山东第一医科大学第一附属医院医联体疼痛诊疗丛书

总主编 刘方铭

脊柱相关性疼痛疾病典型病例

主 编 刘 垒

上海科学技术文献出版社

Shanghai Scientific and Technological Literature Press

图书在版编目（CIP）数据

脊柱相关性疼痛疾病典型病例 / 刘垒主编 . -- 上海：
上海科学技术文献出版社，2022
ISBN 978-7-5439-8628-2

Ⅰ . ①脊… Ⅱ . ①刘… Ⅲ . ①脊柱病—病案 Ⅳ .
① R681.5

中国版本图书馆 CIP 数据核字（2022）第 126136 号

策划编辑：张　树
责任编辑：应丽春
封面设计：李　楠

脊柱相关性疼痛疾病典型病例
JIZHU XIANGGUANXING TENGTONG JIBING DIANXING BINGLI
主　　编：刘　垒
出版发行：上海科学技术文献出版社
地　　址：上海市长乐路 746 号
邮政编码：200040
经　　销：全国新华书店
印　　刷：朗翔印刷（天津）有限公司
开　　本：787mm×1092mm　1/16
印　　张：23
版　　次：2022 年 8 月第 1 版　2022 年 8 月第 1 次印刷
书　　号：ISBN 978-7-5439-8628-2
定　　价：188.00 元
http : //www. sstlp.com

《脊柱相关性疼痛疾病典型病例》

编委会

总主编

刘方铭

主　编

刘　垒

副主编

刘维菊　靖　刚　袁　欣　杜福智　陈　曦
于梦雅　肖文珊　彭盛昕　梁原浩　刘　洋
　　　　张泽文　周硕霞　翟建国
　　　　孙国栋　张吉林　刘志强

编　委

刘凤强　孔维宽　徐晓廷　薛　琳　崔晓鲁
吴文庆　于　慧　李国强　杨文龙　孙钦然
尹　聪　梁　华　苑国华　孙　倩　白　顺
王玉禄　魏　玮　张庆云　马　强　孙　建
王洪超　崔　涛　张志强　周仲景　王丽静
韩　莹　王　锋　高　芳　李　民　赵洪彬
刘成国　李　静　孟　文

主编简介

刘垒，主任医师，教学主任，教授，硕士研究生导师。现任职于山东第一医科大学第一附属医院疼痛科。从事疼痛、骨伤疾病临床研究 20 余年。山东名中医药专家、齐鲁卫生与健康领军人才、山东省高层次人才。荷兰皇家 Erasmus 大学医学中心访问学者，曾赴德国 Apex 脊柱中心进修。

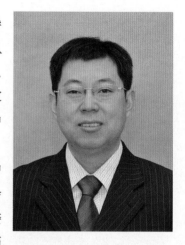

兼任中国中西医结合学会疼痛学专委会常务委员，中华中医药学会脊柱微创专委会常务委员，山东中医药学会疼痛学专委会主任委员，山东省疼痛医学会脊柱内镜专委会主任委员，山东省疼痛医学会宣联部部长，《中国疼痛医学杂志》编委，山东省科学技术协会科普专家，山东省体医融合首批智库专家库成员。

创立"不正则痛"理论体系，专注脊柱椎间病理论、射频镇痛机制、椎间盘干细胞、骨质疏松外泌体等方面研究。擅长脊源性疼痛、头面部疼痛诊治，善于应用脊柱内镜、射频微创、三维正脊、正骨手法等技术治疗各种疑难、顽固性疼痛疾病。发表论文 40 余篇，其中 SCI 11 篇；获山东省科技进步奖二等奖（第 2 位），山东省医学科技奖三等奖（第 1 位）等多项奖项。

自　序

　　本丛书作为医院 60 周年院庆献礼的一部分，我被安排主编《脊柱相关性疼痛疾病典型病例》，按照计划在 2020 年 6 月前完稿并出版。遗憾的是，突如其来的疫情，打断了 60 年院庆的安排，也让我有了拖延完稿的理由。2021 年底本书终于完稿，算是完成了一个拖延的任务。

　　脊柱相关疾患是慢性疼痛性疾病的一大类，涵盖很多种疾病，临床上常见的颈肩腰背腿疼痛等，均可与脊柱源性有关。其中耳熟能详的有腰椎间盘突出症、腰椎椎管狭窄症、颈椎病等，也有盘源性疼痛、筋膜脂肪疝、椎间盘炎、脊神经后支综合征、腰大肌损伤等疼痛科所特有的一些疾病。

　　脊柱相关疼痛疾患诊断上，因其神经的支配分布遍布全身，表现既有神经分布的特点又兼有临床表现复杂的特性，我们遵循的是中西医结合的诊断思路，在脊柱相关疾患的病变解剖特点、致病因素、临床表现、影像检查等全面系统地分析疾病，力求精准诊断。另外我们也注重中医辩证思维，在脊柱相关疾患，尤其是疑难的脊柱源性疼痛诊断上，将中医思维的注重整体关联、注重动态平衡、注重顺应自然，融入到疾患的辨证分型上和病证的认识上。本书对于脊柱椎间病理论、"不正则痛"理论、筋骨平衡等中医理论和诊疗概念都有详细的阐述。同时，在对脊柱相关性疾病的治疗上，我们同样以中西医结合为切入点，既使用椎间孔镜手术、UBE 手术、颈椎内镜手术等先进技术上探索，又坚持传统手法正骨、牵引疗法等临床应用。在善于应用先进的脊柱内镜、射频微创、针刀疗法等微创手术治疗的同时，也结合中西医结合理论指导下的治病策略，如脊柱内镜后三维正脊技术的联合应用、颈椎病的射频微创和针刀松解的联合应用等，这些无不体现将先进的现代医学技术和中医理论指导下的中医技术的相结合。需要指出的是，这也是本书的特点之一：中西医结合的思路下的脊柱相关性疼痛的诊断和治疗。

　　本书的另一个特点是，该书中病例全部来自笔者亲手诊治，这些病例选择包含了作者多年工作中对脊柱相关性疾患的一些思考。在每章文末，笔者体会的段落中，作者力求从理论体系建构、多角度疾患诊治思维、尽量细致的病情分析、微创手术的应用技巧和手术策略等方面予以阐述。固然本书有许多不完善和瑕疵，但也坦诚地将笔者多年的经验编纂成书，很多观点仅为一家之言，与读者分享以求抛砖引玉。

总之，本书通过记录和分析真实的病例，将近年来我们诊治的部分脊柱相关性疼痛性疾病，向大家予以汇报。但鉴于时间仓促，一些有特点、有价值的病例未能收集整理，对笔者而言，亦存有一丝遗憾。本书中病例均为作者诊治案例，大多疗效是满意的，患者和家属对我们工作是认可的，这也算有一丝安慰。

借本书成稿之际，感谢我的恩师吴承远教授多年来的厚爱和关怀；感谢刘方铭教授长期以来对我工作支持和帮助；感谢科室同事们的辛苦工作和对我的包容协助；感谢我的 5 位研究生学生们的辛勤付出；更要感谢我曾经诊疗过的或将来诊疗的患者朋友们，您的信任和理解，是一位医者前进的最大动力！

山东第一医科大学第一附属医院
疼痛科

2021 年 12 月于济南

前　言

　　本书汇集了山东第一医科大学第一附属医院近年来收治的脊柱相关性疼痛疾病的典型病例,大多数病例分别从一般资料、体格检查、辅助检查、入院诊断、诊断依据、鉴别诊断、诊疗计划、治疗经过、出院诊断及讨论进行介绍,思路清晰、明了,对于疼痛的不同治疗技术进行了详细的介绍。

　　病例征集来源于山东第一医科大学第一附属医院,每一个病例都附有作者成功治疗的经验。我们组织编写《脊柱相关性疼痛疾病典型病例》的目的就是通过对每一个疼痛治疗典型病例的治疗过程进行记录,进而展开分析、讨论,让读者熟悉脊柱相关性疼痛病例的诊治思路,同时认识脊柱相关性疼痛病例的治疗方法及经验,即通过每一例典型或疑难病例的疼痛治疗实施,学到一点或几点疼痛治疗的要点,从而帮助疼痛科相关医务人员系统、快速地掌握疼痛治疗的具体方法。

　　本书共精选 33 个病例,其特点和亮点就是每一个病例的治疗经过及讨论。本书实用性强,是一本很好的临床医学辅助教材,适用于规培医师、研究生、进修医师、广大住院医师及疼痛科相关医务人员阅读。

　　本书病例的编写过程难免有不足,书中存在的不妥之处和纰漏,敬请读者和同道批评指正。

编　者

2022 年 1 月

目 录

病例 1　骶骨翼区的腰椎间盘突出症的治疗

一、一般资料

患者伊某，男，67 岁。

主诉：腰痛伴左下肢麻痛 3 年余，加重 1 个月。

现病史：患者 3 年前无明显诱因出现腰部阵发性酸痛，无下肢放射痛，疼痛呈放射性，弯腰、行走活动及劳累后腰部疼痛加重，休息后减轻，疼痛与天气变化无明显相关，曾于山东省立医院就诊，行针灸、推拿等治疗，效果一般。其后疼痛反复发作，时轻时重。1 月前上述症状加重，范围由腰部沿左下肢至足背未行特殊治疗，今为求进一步治疗，来我院就诊，门诊查看病人后，以"腰椎间盘突出症"收入院。

患者发病以来，饮食可，睡眠一般，二便正常。体重未见明显变化。

既往史：既往"糖尿病"20 余年，规律服用二甲双胍 1 片，口服，1 次 / 天，控制良好。否认有高血压病、冠心病等其他慢性病史，否认有肝炎、结核病史及密切接触史，否认有重大外伤史及手术史，否认有输血史，未发现食物及药物过敏史。预防接种史不详。

个人史、婚育史、家族史：出生于当地，无外地久居史，无不良嗜好，饮食无特殊嗜好。适龄结婚，育一子，配偶及子体健，否认家族遗传病史。

二、体格检查

T 36.4℃，P 76 次 / 分，R 17 次 / 分，BP 130/90mmHg。患者老年男性，发育正常，营养中等，形体偏胖，神志清，精神可，查体合作。全身皮肤、黏膜无黄染，无出血点，皮肤色泽正常，弹性好，无蜘蛛痣，皮疹及皮下结节，浅表淋巴结未触及肿大。双眼睑无水肿下垂，眼结膜无充血水肿及出血点，眼球无突出震颤，巩膜无黄染，双瞳孔等大等圆，对光反射正常存在。耳廓无畸形，各鼻窦无压痛各。唇无发绀，口腔黏膜无溃疡，牙龈无出血，悬雍垂居中，咽无充血。颈两侧对称，无抵抗，无颈静脉怒张及颈动脉搏动，气管居中，甲状腺无肿大，胸廓对称无畸形，胸骨无压痛。两侧呼吸动度正常，语颤一致，无胸膜摩擦感，双肺叩音清。肺下界大致相同，呼吸音清，未闻及干湿性啰音及胸膜摩擦音。心前区无局限性隆起，心尖搏动不明显，无抬举性波动，未触及震颤及心包摩擦感，心浊音界无扩大，心律齐，各瓣膜听诊区未闻及病理性杂音。腹平软，无腹壁静脉曲张及胃肠型，无压痛及反跳痛。未触及包块，肝脾肋下未及，肝脾区无叩击痛，肝浊音界无扩大，无移动性浊音，肠鸣音正常，双肾区无叩痛，二阴未查。

专科情况：腰脊柱侧弯，腰椎活动轻度受限。各腰椎棘间及椎旁无明显压痛，右侧臀上皮神经卡压点压痛（+），左侧臀上皮神经卡压点压痛（-），双侧梨状肌牵拉试验（-），左侧直腿抬高试验30°（+），右侧直腿抬高试验（-），左侧"4"字征（+），双侧跟膝腱反射未引出，双下肢肌张力可，双下肢各肌肌力可，双侧下肢深浅感觉未触及明显异常，病理征（-）。

三、辅助检查

2020年4月16日山东省千佛山医院腰椎MRI示：腰椎退行性变：$L_{3/4}$、$L_{4/5}$、L_5/S_1椎间盘膨出并腰水平侧隐窝狭窄，$L_{4/5}$椎管变窄（病例1图1）。

四、入院诊断

1. 中医诊断　腰痛病（瘀血阻络）。
2. 西医诊断　①腰椎间盘突出症；②糖尿病。

五、诊断依据

1. 中医辨病辨证依据　患者腰部及左下肢疼痛，饮食可，大小便正常，睡眠正常，舌质暗红，苔白，脉涩。综观脉症，四诊合参，该病属于祖国医学的"腰痛病"范畴，证属瘀血阻络。患者老年男性，有慢性腰痛病史，久痛入络，腰部经络阻滞不通，气血运行不畅，加之风、寒、湿邪入侵，更益腰部气血运行不畅，不通则痛。舌脉也为瘀血阻络之象。总之，本病病位在腰部，病属标实，考虑病程迁延日久，病情复杂，预后一般。

2. 西医诊断依据

（1）主诉：腰痛伴左下肢麻痛3年余，加重1个月。

（2）专科查体：腰脊柱侧弯，腰椎活动轻度受限。各腰椎棘间及椎旁无明显压痛，右侧臀上皮神经卡压点压痛（+），左侧臀上皮神经卡压点压痛（-），双侧梨状肌牵拉试验（-），左侧直腿抬高试验30°（+），右侧直腿抬高试验（-），左侧"4"字征（+），双侧跟膝腱反射未引出，双下肢肌张力可，双下肢各肌肌力可，双侧下肢深浅感觉未触及明显异常，病理征（-）。

（3）辅助检查：2020年4月16日山东省千佛山医院腰椎MRI示：腰椎退行性变：$L_{3/4}$、$L_{4/5}$、L_5/S_1椎间盘膨出并腰水平侧隐窝狭窄，极外侧突出，$L_{4/5}$椎管变窄。

六、鉴别诊断

1. 中医鉴别诊断　寒湿痹阻证：表现为疼痛部位冷痛重着，转侧不利，痛有定处，虽静亦不减或反而重，昼轻夜重，遇寒痛增，得热则减。舌质胖淡，苔白腻，脉弦紧，故相鉴别。

2. 西医鉴别诊断

（1）腰椎结核：早期局限性腰椎结核可刺激邻近的神经根，造成腰痛及下肢放射痛。腰椎结核有结核病的全身反应，低热乏力、盗汗、腰痛较剧、脊柱畸形、活动受限。X线片上可见椎体或椎弓根的破坏，椎间隙狭窄或消失，脊椎变形和脊柱畸形。CT扫描主要的征象是骨质破坏区可见砂砾状死骨，椎体碎裂后呈不规则碎骨片，椎体前缘浅凹形骨质破坏及椎旁和腰大肌脓肿。可根据患者病史与腰椎影像学检查予以鉴别。

（2）腰椎后关节紊乱：相邻椎体的上下关节突构成腰椎后关节，为滑膜关节，有神经分布。当后关节上、下关节突的关系不正常时，急性期可因滑膜嵌顿产生疼痛，慢性病例可产生后关节创伤性关节炎，出现腰痛。此种疼痛多发生于棘突旁1.5cm处，可有向同侧臀部或大腿后的放射痛，易与腰椎间盘突出症相混。该病的放射痛一般不超过膝关节，且不伴有感觉、肌力减退及反射消失等神经根受损之体征。

七、诊疗计划

1. 中医科Ⅱ级护理。

2. 完善三大常规、心电图等各项辅助检查，嘱患者行双下肢动静脉超声、腰椎薄层CT以明确病情。

3. 给予胞磷胆碱钠营养神经，甘露醇神经脱水，曲马多缓释片、塞来昔布胶囊止痛，奥美拉唑肠溶片抑制胃酸，择日行椎间盘微创消融术为主的微创治疗。

八、诊疗经过

1. 住院第2日刘垒主任医师查房记录

今日查房，患者自诉腰痛伴左下肢疼痛较前无改善，饮食睡眠一般，二便调。专科查体：腰脊柱侧弯，腰椎活动轻度受限。各腰椎棘间及椎旁无明显压痛，右侧臀上皮神经卡压点压痛（＋），左侧臀上皮神经卡压点压痛（－），双侧梨状肌牵拉试验（－），左侧直腿抬高试验30°（＋），右侧直腿抬高试验（－），左侧"4"字征（＋），双侧跟膝腱反射未引出，双下肢肌张力可，双下肢各肌肌力可，双侧下肢深浅感觉未触及明显异常，病理征（－）。入院常规检查未见明显异常。胸片和心电图未见明显异常。腰椎MRI（2020年4月16日山东省千佛山医院）示：腰椎退行性变：$L_{3/4}$、$L_{4/5}$、L_5/S_1椎间盘膨出并腰水平侧隐窝狭窄，$L_{4/5}$椎管变窄。刘垒主任医师查房分析，综合患者的症状、体征和影像学检查，同意目前诊断：中医诊断为腰痛病（瘀血阻络），西医诊断为腰椎间盘突出症。腰椎间盘突出症属于"腰痛病"范畴，好发于 $L_{4/5}$、L_5/S_1 之间。腰椎间盘突出后髓核容易压迫硬膜囊和侧隐窝处的神经根，从而出现充血水肿，产生无菌性炎症，释放组胺、5- 羟色胺等炎性致痛物质而产生的一系列临床表现，并且发生腰椎间盘突出后，引起腰椎周围的肌肉、韧带、筋膜的牵拉、劳损，产生粘连、瘢痕、挛缩及局部血液循环障碍等问题。所以治本病的关键有两点：①缓解椎间盘突出物对神经根的压迫；②消除脊神经根周围水肿、血肿、粘连等无菌性炎症。本次患者入院拟孔镜下椎间盘髓核摘除术，直接针对突出和无菌性炎症组织，松解粘连，解除压迫，同时松解周围神经和组织的卡压，来缓解症状。余治疗不变，密切观察病情变化，及时对症处理。

2. 住院第 2 日术前讨论结论及术前小结

简要病情：患者伊某，男，67 岁，因腰痛伴左下肢麻痛 3 年余，加重 1 个月。于 2020 年 4 月 16 日入院。

患者自诉腰痛伴左下肢疼痛较前无改善，饮食睡眠一般，二便调。专科查体：腰脊柱侧弯，腰椎活动轻度受限。各腰椎棘间及椎旁无明显压痛，右侧臀上皮神经卡压点压痛（+），左侧臀上皮神经卡压点压痛（-），双侧梨状肌牵拉试验（-），左侧直腿抬高试验 30°（+），右侧直腿抬高试验（-），左侧"4"字征（+），双侧跟膝腱反射未引出，双下肢肌张力可，双下肢各肌肌力可，双侧下肢深浅感觉未触及明显异常，病理征（-）。入院常规检查未见明显异常。胸片和心电图未见明显异常。腰椎 MRI（2020 年 4 月 16 日山东省千佛山医院）示：腰椎退行性变：$L_{3/4}$、$L_{4/5}$、L_5/S_1 椎间盘膨出并腰水平侧隐窝狭窄，$L_{4/5}$ 椎管变窄。

术前诊断：中医诊断　腰痛病（瘀血阻络）。西医诊断　①腰椎间盘突出症；②糖尿病。

手术指征：患者腰痛影响日常生活。

拟施手术名称和方式：非血管 DSA 引导下椎间盘髓核摘除术＋脊髓和神经根粘连松解术＋椎间盘射频消融术＋针刀椎管内松解术＋椎间盘造影术＋侧隐窝臭氧注射术＋复杂性针刀治疗＋普通臭氧注射。

拟施麻醉方式：局部麻醉＋心电监护。

术中术后可能出现的风险及应对措施：术中操作可能发生神经、血管、韧带或硬脊膜的意外损伤，麻醉意外，术后可能并发感染，脑脊液外溢。穿刺过程 DSA 引导，减少意外损伤；术后注意伤口清洁干燥，及时换药，预防感染。

特殊的术前准备内容：术前和患者及家属积极沟通病情及治疗方案，签署知情同意书。

注意事项：术中注意观察患者反应情况，关注生命体征，准确定位和充分松解。

手术者术前查看患者情况：刘垒主任医师术前查看患者，已将患者病情及介入的必要性、成功率以及并发症等向患者及家属进一步讲解，患者及家属表示理解并同意。

4. 住院第 3 日手术记录

手术时间：2020 年 4 月 17 日 12：20 至 14：30。

手术名称：非血管 DSA 引导下椎间盘髓核摘除术＋脊髓和神经根粘连松解术＋椎间盘射频消融术＋针刀椎管内松解术＋椎间盘造影术＋侧隐窝臭氧注射术＋复杂性针刀治疗＋普通臭氧注射。

手术经过，术中发现的情况及处理

患者在介入治疗室行 DSA 引导下后路腰椎间盘镜椎间盘髓核摘除术＋椎间盘微创消融术＋普通臭氧注射＋侧隐窝臭氧注射＋神经阻滞麻醉，术前签署知情同意书。患者取右侧卧位于可透视介入手术台上，用弹力绷带固定患者肢体及腰部，行 DSA 辅助下定位 L_5/S_1 左侧椎间孔。严格刷手消毒、铺无菌洞巾，用 0.75% 利多卡因行皮肤、浅筋膜、深筋膜逐层局部浸润麻醉直至 S_1 尖部，使用 TOM1、TOM2 建立穿刺路径，在 DSA 引导下确定正位、侧位以确认穿刺针位置无误，正位位于椎弓根外缘连线、侧位位于 S_1 椎体后缘椎间孔外口（病例 1 图 1），确认靶点准确无误后，置入 60° 开口的工作套管，经透视定位在椎间盘内适当位置，后取出扩张管，在通道内放置内镜系统，调节影响白平衡，连接生理盐水，观察髓核及纤维环，镜下可见工作套管将神经根和硬膜囊挡在外面只显露髓核，仔细辨认分离神经根和髓核，髓核位于神经根腋部。纤维环钳咬穿后纵韧带及纤维环，镜下用髓核钳选择性摘除椎间盘髓核组织，取出椎间盘 1.5～3g，摘除突出椎间盘后转动套管仔细检出有无游离的椎间盘碎块，逐步取出、拨离突出物，充分暴露 L_5 出行神经根（病例 1 图 2），神经充血有自主搏动时说明神经根压迫解除，其间反复用双极可屈性电极射频消融已长入纤维环裂隙内的肉芽组织和神经末梢，并起到彻底止血的作用。抽取浓度为 75% 的臭氧行普通臭氧注射和侧隐窝臭氧注射，生理盐水＋庆大霉素 40 万 U 不间断冲洗，预防椎间盘感染。纤维环成形、侧隐窝成形、椎间孔成形操作完毕，过程中视野清晰，神经根松解彻底，患者未出现运动、感觉障碍，达到手术终止标准，后拔出工作套管，取出椎间盘镜，消毒皮肤后，给予缝合 1 针，皮下无血肿，无菌敷料加压固定，术中出血约 6ml，术后平车推回病房。结果：患者在整个治疗过程中生命体征平稳，无心慌，无头疼，无恶心、呕吐等不适。术后注意事项：去枕平卧 6 小时，卧床休息 3 天，针口 72 小时内不要接触水，以防止感染密切观察病情，及时对症处理。

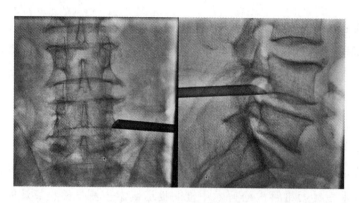

病例1图1　腰椎MRI

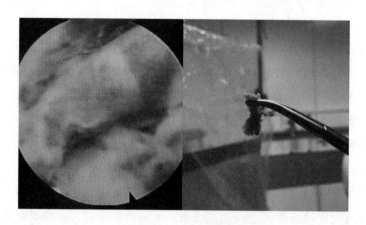

病例1图2　取出、拨离突出物

5. 住院第3日术后首次病程记录　手术完成时间：2020年4月17日14：30。

患者在介入治疗室行DSA引导下后路腰椎间盘镜椎间盘髓核摘除术＋椎间盘微创消融术＋普通臭氧注射＋侧隐窝臭氧注射＋神经阻滞麻醉，术前签署知情同意书。患者取右侧卧位于可透视介入手术台上，用弹力绷带固定患者肢体及腰部，行DSA辅助下定位L_5/S_1左侧椎间孔。严格刷手消毒、铺无菌洞巾，用0.75％利多卡因行皮肤、浅筋膜、深筋膜逐层局部浸润麻醉直至S_1尖部，使用TOM1、TOM2建立穿刺路径，在DSA引导下确定正位、侧位以确认穿刺针位置无误，正位位于棘突中线连线、侧位位于S_1椎体后缘，用4mm、6mm、7mm、8mm骨锯逐级扩张椎间孔直至靶点处，确认靶点准确无误后，置入48°开口的工作套管，经透视定位在椎间盘内适当位置，后取出扩张管，在通道内放置内镜系统，调节影响白平衡，连接生理盐水，观察髓核及纤维环，镜下可见工作套管将神经根和硬膜囊挡在外面只显露髓核，仔细辨认分离神经根和髓核，髓核位于神经根腋部。纤维环钳咬穿后纵韧带及纤维环，镜下用髓核钳选择性摘除椎间盘髓核组织，取出椎间盘约1.5～3g，摘除突出椎间盘后转动套管仔细检出有无游离的椎间盘碎块，逐步取出、拨离突出物，充分暴露S_1神经根，神经充血有自主搏动时说明神经根压迫解除，其间反复用双极可屈性电极射频消融已长入纤维环裂隙内的肉芽组织和神经末梢，并起到彻底止血的作用。抽取浓度为75%的臭氧行普通臭氧注射和侧隐窝臭氧注射，生理盐水＋庆大霉素40万U不间断冲洗，预防椎间盘感染。纤维环成形、侧隐窝成形、椎间孔成形操作完毕，过程中视野清晰，神经根松解彻底，患者未出现运动、感觉障碍，达到手术终止标准，后拔出工作套管，取出椎间盘镜，消毒皮肤后，给予缝合1针，皮下无血肿，无菌敷料加压固定，术中出血约6ml，术后平车推回病房。结果：患者在整个治疗过程中生命体征平稳，无心慌，无头疼，无恶心呕吐等不适。术后注意事项：去枕平卧6小时，卧床休息3天，针口72小时内不要接触水，以防止感染密切观察病情，及时对症处理。

6. 住院第4日刘垒主任医师查房记录 今日查房，患者诉腰部疼痛不明显，左下肢疼痛消失，饮食睡眠可，二便正常。术后第1天暂不查体。刘垒主任医师查房分析：患者$L_{4/5}$椎间盘突出伴左侧侧隐窝狭窄导致患者左下肢疼痛，昨日行经椎间孔入路目标椎间盘髓核摘除术，术中应用骨钻磨削上关节突腹侧缘后，置管位置到达L_5椎体后上缘，应用射频消融和髓核钳抓取部分椎间盘，暴露L_5神经根，沿L_5神经根摘除压迫神经的椎间盘组织，术后解压的神经根随着脉搏自由波动，表面血供开始恢复，术后患者症状消失，直腿抬高试验（-），今日患者腰及双下肢无明显不适，治疗暂不改变，继观。

7. 住院第5日孙钦然主治医师查房记录 今日查房，患者自诉症状明显改善，下床活动后腰痛伴左下肢疼痛明显减轻，饮食睡眠一般，二便正常。专科查体：腰脊柱侧弯，腰椎活动轻度受限。各腰椎棘间及椎旁无明显压痛，右侧臀上皮神经卡压点压痛（+），左侧臀上皮神经卡压点压痛（-），双侧梨状肌牵拉试验（-），左侧直腿抬高试验70°（+），右侧直腿抬高试验（-），左侧"4"字征（+），双侧跟膝腱反射未引出，双下肢肌张力可，双下肢各肌肌力可，双侧下肢深浅感觉未触及明显异常，病理征（-）。孙钦然主治医师查房分析，患者术后3天，今日可行腰背部主动锻炼，由于患者年龄较大，可适当放宽要求，行五点支撑、空蹬自行车，要求保证锻炼的质量，勿追求数量。余治疗不变，继观。

8. 住院第6日刘垒主任医师查房记录 今日查房，患者述腰痛及左下肢疼痛完全消失，下床后左脚后跟轻微麻木，余未觉不适，饮食睡眠可，大小便正常。查体：直腿抬高试验（-），左足未见浅感觉减退，双下肢肌力正常。刘垒主任医师查房，患者术后恢复良好，神经根压迫症状完全解除，麻木症状后期可慢慢恢复，患者及家属要求今日出院，同意今日出院，嘱出院后继续加强腰背肌功能锻炼，出院半月后门诊复查，不适随诊。

九、出院诊断

1. 中医诊断　腰痛病（瘀血阻络）。

2. 西医诊断　①腰椎间盘突出症；②糖尿病。

十、讨论

1974 年，极外侧型腰椎间盘突出首次被报道，包括椎间孔内椎间盘突出和小关节外侧椎间盘突出。此后，不断有学者报道极外侧型腰椎间盘突出症（ELLDH）相对于腰椎间盘突出症的发生率不足 11.7%，发生率较低。ELLDH 多为盘性组织突出或者脱出造成神经根、神经节受到压迫。症状为腰痛伴下肢放射性疼痛，可放射至大腿前侧、腹股沟和髋部，错失治疗时机，消极治疗，可导致股四头肌肌肉萎缩。在此类型的直腿抬高实验，阴性率可达 90%。随着科学技术的不断更新，各种类型的椎间盘突出症，甚至椎管狭窄、脊柱侧弯等病变均可根据术前机体情况、影像学资料和活检结果制订方案。

极外侧型腰椎间盘突出症表现为剧烈的下肢根性疼痛，除椎间孔挤压试验阳性率较高外，缺乏其他针对性阳性体征，诊断主要依靠 CT 和 MRI 检查，但因其突出髓核向椎间孔头侧和椎间孔外移位，常规 MRI 和 CT 由于扫描范围局限和层厚过大常扫描不到突出髓核，易造成漏诊 Montinaro 报道误诊率约 30%。文献报道，CT 与 MRI 对极外侧型腰椎间盘突出的敏感度无明显差异，关键是断层扫描范围要包括整个椎间孔，矢状面扫描到达椎间盘最外侧缘，尤其是薄层扫描，才能提高 ELLDH 的影像诊断率。本组患者均行全腰椎螺旋 CT 扫描，应用 GE-AW4.4CT 影像后处理系统经多平面重建寻找突出间盘的责任靶点，能同步多平面、多角度、全方位显示突出间盘与神经根的位置关系，能沿出行神经走行从椎管内至椎间孔外全程多平面重建，清晰显示硬膜囊受压变形或神经根受压迂曲，责任靶点周围的神经根水肿增粗，使突出髓核与受压神经根的位置关系一目了然。

脊柱微创治疗是 ELLDH 的治疗新趋势。脊柱微创手术同样可取得与开放手术等同的近期疗效。有效地降低患者的疼痛程度，明显地改善患者腰椎功能。脊柱微创治疗相对于传统的开放性手术来说，尽管还有些不足，但是可以有效地降低手术及住院时间，减小患者出血量，减少治疗费用，降低手术风险，避免对神经根的损伤，及时反馈手术效果，能够充分体现出微创介入技术的特点，在 ELLDH 的治疗中应进一步的进行研究和推广。脊柱微创技术的发展使患者受益，使微创医学的理念更加完善。在社会对微创理念认可的同时，期望更多的科学技术能应用到脊柱疾病的治疗中来，提高对脊柱疾病的预防和治疗的能力。

笔者体会：①在临床工作中发现，L_5S_1 节段突出的极外侧型腰椎间盘突出症患者，根性神经痛比其他节段突出的患者更为严重，而且该节段突出的患者中接受微创手术的比例较高。笔者认为，这一现象的发生与该节段骶翼解剖结构的出现有关（病例 1 图 3）。腰神经根的直径从 $L_1 \sim L_5$ 逐渐增加。其中 L_4 和 L_5 神经根的直径特别粗。与之相反，椎间孔的直径从上到下则逐渐减小。在 $L_{4/5}$ 和 L_5S_1 节段，神经管直径小，侧隐窝窄。特别是 L_5S_1 段，神经根粗大，骶骨翼的存在使侧隐窝更加狭窄，使得神经根受压的机会相对其他节段增加，且临床症状更突出明显。因此，笔者将极外侧型腰椎间盘突出症分为椎间孔型、椎间孔外型和骶骨翼型；也可以将腰椎间盘突出症分为椎间孔内型、椎间孔型、椎间孔外型、骶骨翼型；②另外，作者建议：借鉴椎间盘突出水平位分区法，即以椎体后缘为界分 1～4 区，1、2 区为两侧椎弓根内界，即椎管前界，将此分三等分。中 1/3 位 1 区，左右 1/3 合起来称为 2 区。1 区称为中央区，2 区称为旁中央区。3 区称为外侧区，为椎弓根内、外界之间，亦在椎间孔界之间。4 区为极外侧区，为椎弓根外侧以外。对于 L_5/S_1 极外侧腰椎间盘突出症，伴随有骶骨翼位置神经根挤压的情况，我们命名为"5 区"，以区别于其他区域的突出，彰显其特殊性。可供大家商榷；③对于工作套管的置入，我们建议以 CT 横断位片的突出物为靶点的方法，具体操作位：CT 横断位片上测量出皮肤直达极外侧突出处的旁开距离，手术时 C 型臂 X 光侧位图像显示相应椎间隙的平行线，于旁开距离线的交叉点，即为皮肤穿刺点。

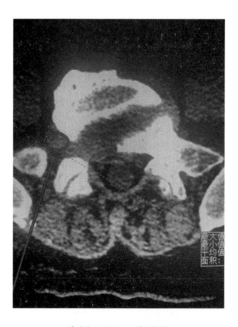

病例 1 图 3　突出物

参考文献

[1] 朱益品，黄如根，陶秀传，等 . 经皮椎间孔镜 BEIS 技术治疗 $L_{4/5}$ 极外侧型腰椎间盘突出症的近期疗效 [J]. 微创医学，2021，16（05）：630-633.

[2] 陈爽，李扬，朱红鹤，等 . 全脊柱内镜下可视化环锯成形术治疗极外侧型腰椎间盘突出症 [J]. 中医正骨，2021，33（10）：63-66.

[3] 徐新宝，吕书军，李立东 . 经皮椎间孔镜技术治疗老年极外侧型椎间盘突出症的临床观察 [J]. 国际老年医学杂志，2021，42（05）：297-300.

[4] 蓝艺婷 . 椎间孔外型极外侧腰椎间盘突出症的影像诊断漏诊分析 [J]. 中国医药指南，2021，19（23）：55-57.

[5] 杨贤玉，董胜利，刘帅，等 .Wiltse 入路单侧经椎间孔椎体间融合术对极外侧型腰椎间盘突出症患者术后疼痛程度及腰椎功能的影响 [J]. 淮海医药，2021，39（02）：138-144.

病例 **2** 椎间孔镜治疗腰椎间盘突出症日间手术

一、一般资料

患者辛某，男，28 岁。

主诉：腰痛伴左下肢疼痛 1 年余。

现病史：患者 1 年前因扭伤后出现下腰部及左臀部阵发性疼痛，伴左大腿后侧放射痛，坐位起身时明显诱发疼痛，行走、上下楼梯、翻身等均不引起疼痛，活动及劳累后疼痛加重，休息后减轻，疼痛与受凉、天气变化无明显相关，曾于山东省中医医院就诊，行中药、膏药治疗，效果不佳，其后自行推拿、电疗、口服止疼药治疗，疼痛未缓解。腰突及左下肢疼痛反复发作，于 2019 年 9 月 23 日在我院住院治疗，给予椎间盘射频消融术＋三维牵引治疗，住院 6 天病情好转出院。出院后患者一般情况可，仍有劳累后腰痛及左下肢疼痛反复发作，为进一步治疗，门诊以"腰椎间盘突出症"再次收入院。

患者自发病以来，饮食睡眠可，二便正常，体重未见明显变化。

既往史：既往体健，否认有高血压病、糖尿病、冠心病等其他慢性病史，否认有肝炎、结核病史及密切接触史。5 年前曾因"鼻息肉"行"息肉切除术"，否认有其他重大外伤史及手术史，否认有输血史；未发现食物及药物过敏史。预防接种史不详。

个人史：生于原籍，无外地久居史，无疫区居住史。平日生活规律，无吸烟史，不饮酒，否认其他不良嗜好。否认工业毒物、粉尘、放射性物质密切接触史。无冶游史。

婚育史：27 岁结婚，育有 1 女，配偶及女儿均体健。

家族史：父母体健，无兄弟姐妹，否认家族遗传病史。

二、体格检查

T 36.5℃，P 77 次 / 分，R 18 次 / 分，BP 135/82mmHg。患者青年男性，发育正常，营养中等，神志清楚，自主体位，检查合作。全身皮肤无黄染，无瘀点，无出血点。全身浅表淋巴结未触及肿大。头颅发育正常，毛发分布均匀，眼睑无水肿，结膜无充血，巩膜无黄染，双侧瞳孔等大等圆，对光反射及调节反射存在，耳、鼻无异常，口唇无发绀，咽部无充血，扁桃体无肿大。颈软，无抵抗，颈静脉无怒张，气管居中，甲状腺无肿大。胸廓对称无畸形，双侧乳房对称，未触及明显包块。双肺呼吸音清晰，未闻及干、湿性啰音。心前区无隆起及凹陷，心界无扩大，心率 72 次 / 分，节律规整，各瓣膜听诊区无闻及病理性杂音。腹部平坦，腹软，无压痛，无反跳痛。肝、脾肋下未触及，Murphy's 征阴性，肝、肾区无叩痛，肠鸣音无亢进，移动性浊音阴性。脊柱无畸形，四肢无畸形，双下肢无水肿。双下肢足背动脉搏动正常。肱二头肌反射正常，膝腱反射正常，腹壁反射正常。巴氏征阴性，布氏征阴性。

专科检查：腰脊柱无侧弯，腰椎活动轻度受限。$L_{4/5}$、L_5/S_1 肌间压痛（−），左侧椎旁压痛（+），叩击痛（+），无下肢反射，双侧臀上皮神经卡压点压痛（−），左侧髂腰韧带压痛（+），双侧梨状肌牵拉试验（−），双侧直腿抬高试验（−），双侧"4"字征（−），双侧跟膝腱反射（++），双下肢肌张力可，双下肢各肌肌力可，双侧下肢深浅感觉未触及明显异常，病理征（−）。

三、辅助检查

腰椎 MRI 示腰椎轻度退行性变：L_5/S_1 椎间盘左后突出并左侧侧隐窝狭窄，$L_{4/5}$ 椎间盘轻度后膨出。（病例 2 图 1）

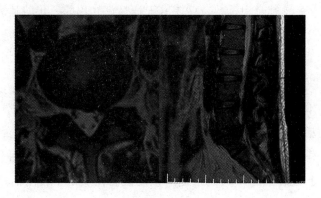

病例 2 图 1　腰椎 MRI

四、入院诊断

1. 中医诊断　腰痛病（瘀血阻络）。
2. 西医诊断　腰椎间盘突出症。

五、诊疗经过

患者入院后完善相关检查，经医疗组讨论后决定：患者腰椎间盘突出症突出症诊断明确，有介入手术指征，排除手术绝对禁忌，于介入治疗室行以经皮椎间孔镜下髓核摘除术为主的综合治疗，针对突出物直接摘除，解除压迫，同时对周围神经嵌压进行松解，缓解症状，术中注意手术操作规范、避免感染，术后观察患者疼痛情况。

入院当日手术记录：

术前诊断：中医诊断　腰痛病（瘀血阻络）。

西医诊断　腰椎间盘突出症。

术中诊断：中医诊断　腰痛病（瘀血阻络）。西医诊断　腰椎间盘突出症。

手术名称：椎间孔镜下 L_5/S_1 髓核摘除术＋椎间盘微创消融术＋侧隐窝臭氧注射。
麻醉方法：局部麻醉＋监护。

手术经过、术中发现的情况及处理：患者患者右侧卧于 DSA 治疗床，开放静脉，侧腹下垫枕，使患者腰椎处于侧卧位，监测生命体征，在非 DSA 透视辅助下定位穿刺点：标记正位线，突出物为靶点，靶点与正位像的 S_1 小关节尖部的连线在体表的投影线；标记侧位线，靶点与侧位像的 S_1 小关节尖部的连线在体表的投影线，两条直线在体表的交叉点为进针穿刺点。

先行椎间盘髓核摘除术＋椎间盘微创消融术：以穿刺导丝为中心切开约 1cm 皮肤，然后依次沿导丝置入细、粗软组织扩张管至小关节内侧缘，扩张软组织通道，拔出软组织扩张管，逐渐置入 TOM1 和 TOM2 在相应小关节腹侧处固定，用锤子敲击至侧位在椎体后缘，正位在椎弓根内侧缘处，后拔出 TOM 针，置入逐级骨钻，磨除部分小关节，再次置入穿刺导丝，拔出骨钻，置入合适的工作套管，经透视定位侧位在椎体后缘，正位在椎弓根内侧缘和棘突连线之间，后取出导丝，在通道内放置内镜系统，调节影响白平衡，连接生理盐水，观察髓核及纤维环，可见工作套管将神经根和硬膜囊挡在外面只显露髓核，分离神经根和髓核，髓核一般位于神经根下部，应仔细辨认。纤维环钳咬穿后纵韧带及纤维环，镜下直视下用髓核钳选择性摘除椎间盘髓核组织，抓取椎间盘过程中应用双极可屈性等离子体多功能刀头逐步消融退变毛糙的突出椎间盘，取出椎间盘约 1g，全部摘除突出椎间盘后转动套管仔细检出有无游离的椎间盘碎块，后再使用双极可屈性电极射频等离子体多功能刀头消融已长入纤维环裂隙内的肉芽组织和神经末梢，同时对术区彻底止血。生理盐水不间断冲洗。

侧隐窝臭氧注射术（病例 2 图 2、病例 2 图 3）：摘除椎间盘后，稍拔出工作套管至侧隐窝处，放入内镜，抽取 $60 \mu g/L$ 臭氧，在内镜监视下注射 10ml 臭氧，注射应用臭氧对残留的髓核消融，并消除神经根水肿、无菌性炎症，预防椎间盘感染。操作完毕，取出椎间盘镜，缝合皮肤，手术结束。术后平车推回病房。

结果：患者在整个治疗过程中生命体征平稳，无心慌，无头疼，无恶心呕吐等不适。

术后注意事项：保持刀口清洁干燥，以防止感染密切观察病情，及时对症处理。

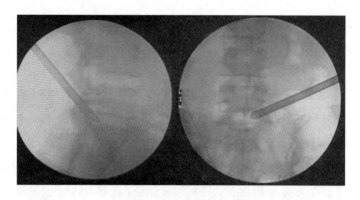

病例2图2 侧隐窝臭氧注射术

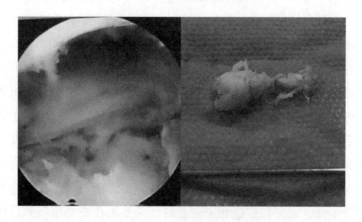

病例2图3 脱出的椎间盘髓核

住院第2日刘垒主任医师查房记录：患者昨日孔镜下 L_5/S_1 突出髓核摘除术后，患者腰痛及左下肢疼痛症状明显缓解，卧床休息无明显不适。查体：伤口敷料少量渗出，无红肿、渗出。双侧直腿抬高试验（－），双侧"4"字征（－），双侧跟膝腱反射（＋＋），双下肢肌力肌张力可。刘垒主任医师查房后，嘱今日下午复查血常规、CRP、降钙素原，若无特殊情况，明日早晨办理出院手续。

六、出院诊断

1. 中医诊断 腰痛病（瘀血阻络）。
2. 西医诊断 腰椎间盘突出症。

七、讨论

1909年英国小儿外科医生 JamesNicoll 最早在《英国医学杂志》上提出了日间手术的概念。1974年美国成立了独立日间手术中心进展委员会，现在该组织被称为联邦日间手术协会，并且开办了官方杂志《日间手术》。1995年由12个国家和地区的日间手术协会共同组建了国际日间手术协会（The International Association of Ambulatory Surgery，IAAS），并且对日间手术做了明确要求，即在日间涉及外科手术的大部分病人，在夜间不需要住在医院而且能够和住院病人一样得到尖端的技术和设施服务，并有严格的术后随访观察。日间手术是一种快捷高效的外科手术处置程序，患者入院开展手术和术后出院均在 1 个工作日内完成，可最大度地减少外科床位占用，提高临床救治率。2015 年中国日间手术联盟提出中国版的日间手术定义：指病人在一日（24h）内入、出院完成的手术或操作，有两点补充：①不包含门诊手术；②根据病情需要延期住院的患者最长住院时间不超 48h。随着日间手术理念的进步和日间手术流程的规范，逐渐形成了日间手术的手术排程、病床管理、术后（麻醉）护理流程、出院标准、术后病人满意度调查等各个方面的规范，这是对传统住院治疗模式的改良和创新，非常符合我国目前卫生经济学发展和医院治疗规范化的需要。

椎间孔镜技术是在本世纪初才逐渐发展起来的新技术，最早于 1997 年由 Tony Yeung 教授提出并逐渐传入国内，该技术经椎间孔内安全三角区进入椎间盘内，通过工作套管置入内镜和器械，直视下由椎间盘内向外切除髓核组织，行间接椎间盘减压。椎间孔镜手术切口仅 7mm，具有手术创伤小、术后恢复快的特点，并且目前大多数脊柱内镜中心均采用局部麻醉下进行手术，术后可即刻下地行走，手术效果立竿见影，因此近年该技术在国内蓬勃发展，获得广大病人的欢迎。

有研究表明，两种模式下椎间孔镜手术对 LDH 患者腰痛、下肢痛和功能障碍的改善效果均相近，且术后 1 年的总优良率也无明显差异（88.9% VS 91.4%），说明日间手术模式对 PELD 的总体疗效不会产生不利影响；而在住院时间和医疗成本方面，日间手术则体现了显著优势，且日间手术患者医疗费用明显低于常规住院患者。

我院起初也是采用传统的住院模式，随着手术的增多和技术的成熟，我们发现椎间孔镜技术手术创伤小、局部麻醉术后恢复快的特点，术后可允许病人即刻下地行走，这非常符合日间手术模式的要求。因此应一部分病人的要求，我院日间门诊手术中心增开了脊柱内镜治疗腰椎间盘突出症的日间手术模式，与传统的住院模式并存。

目前我国正在深化医疗改革，看病难，看病贵，医疗费用不合理的增长，医保基金紧张仍然是改革中要面临的问题。日间手术是模式的创新、流程的优化，各国的临床实践表明日间手术可以保证医疗安全、提高医疗效率、节省医疗费用、缩短住院时间、节约医保资金，同时患者也有较高的满意度。

经椎间孔脊柱内镜手术治疗椎管内骨化的腰椎间盘突出症中长期效果满意，疼痛症状及日常生活状况改善满意。与开放手术相比，对脊柱后方肌肉韧带复合体及脊柱稳定性影响轻微，术中发生神经、硬膜囊损伤概率小，出血少，手术创伤小。脊柱内镜手术可以根据患者病情、影像学表现及术中镜下情况精准切除神经致压物，术后患者全身情况恢复快符合 ERAS 理念。以上的各种优势使患者更容易接受这种微创治疗方法。骨化组织形成病史长，不具有明显临床症状，一般不是引起严重腰腿疼痛的关键因素，"责任靶点"基本上是脱出的髓核。手术重点是摘除髓核，合理处理骨化。又因为骨化组织对椎管容积具有占位效应且较软组织的弹性缓冲能力弱，在此基础上的髓核脱出往往较单纯的椎间盘突出具有更重的神经压迫症状。对于骨化组织是否需要彻底切除目前仍有争议，我们的经验是应该考虑以下方面：年轻患者骨骺离断，骨化组织有较大进展风险；影像学可见神经根管狭窄；骨化组织椎管侵占超过上关节突腹侧甚至大于椎管容积 50%；椎管内症状侧有骨化；内镜下可见骨化组织对神经根及硬膜囊造成压迫，以上 5 方面应行骨化组织切除。

脊柱内镜是治疗椎管内骨化的腰椎间盘突出症可靠技术，它手术创伤小，术后恢复快，具有安全和可重复性的特点，能够达到微创手术治疗的方式，同时保留腰椎的活动度。中长期临床疗效可靠。此外由于本研究样本量较小，难免数据误差发生概率较高，尚需随机对照研究结果支持。

笔者体会：① 2016 年，我曾经在荷兰的 Erasmas 大学医学中心和德国 Apex 脊柱中心进修学习，观察到对于大多数单纯的腰椎间盘突出症患者，尤其是年轻的患者、无全身合并症的患者，他们多采用椎间孔镜日间手术模式治疗。一般来说，手术后平卧 4～6 小时后即可出院。但需要强调的是，患者出院后仍需至就近的社区医院、门诊行康复治疗，这些均需要完善的医疗体系做保障；②日间手术的概念逐渐在国内医院开展，应该将这是以椎间孔镜手术为代表的微创手术的发展方向，可以大大节约医疗资源、节约患者的住院时间和减少经济支出，但仍需考虑患者体质是否适合日间手术的模式，能否有后续的指导下的有效的康复和治疗等情况；③我们建议：对于年轻的、无合并症的、单纯椎间盘突出症、手术效果有保障的患者，可以选择日间手术，但鉴于国人的体质状况及社区医疗的实际情况来讲，仍需要大样本的数据观察提供支持。

参考文献

[1] 王鹏，卢火炎，赵崇程，等 . 脊柱内镜下腰椎间盘切除范围对腰椎稳定性影响的有限元分析 [J]. 中国中医骨伤科杂志，2021，29（12）：12-16.

[2] 智勇，郭麒玉，杨贵成，等 . 脊柱内镜治疗椎管内骨化的腰椎间盘突出症疗效观察 [J]. 中国药物与临床，2021，21（20）：3416-3418.

[3] 陈爽，李扬，朱红鹤，等 . 全脊柱内镜下可视化环锯成形术治疗极外侧型腰椎间盘突出症 [J]. 中医正骨，2021，33（10）：63-66.

[4] 黄晓春 . 飞燕式康复训练在腰椎间盘突出症患者脊柱内镜术后的应用价值观

察 [J]. 中国医学创新，2021，18（29）：120-125.

　　[5] 张亚宁. 靶向穿刺技术在脊柱内镜手术中的应用体会 [J]. 实用骨科杂志，2021，27（09）：833-835.

病例 **3** 椎间孔镜术后纤维环缝合术

一、一般资料

患者李某，男性，37 岁。

主诉：右下肢后外侧疼痛半年，加重 3 天。

现病史：患者半年前无明显诱因出现右下肢疼痛，疼痛范围在右臀部、右小腿后侧，无鞍区麻木，无大小便障碍，无肢体活动不灵，弯腰、行走活动及劳累后右下肢疼痛加重，夜间疼痛明显，休息后减轻，疼痛与天气变化无明显相关，未予重视。3 天前患者无明显诱因上述疼痛加重，休息后缓解不明显。今为求进一步治疗，来我院就诊，门诊查看病人后，以"腰椎间盘突出症（$L_{4/5}$）"收入院。

患者发病以来，饮食可，睡眠一般，二便正常。体重未见明显变化。

既往史：既往体健，否认有高血压病、糖尿病、冠心病等其他慢性病史。否认有肝炎、结核病史及密切接触史。否认有重大外伤史及手术史，否认有输血史；未发现食物及药物过敏史。预防接种史不详。

个人史：生于原籍，无疫区、疫水接触史，无冶游史。无吸烟饮酒等不良嗜好。

婚育史：适龄婚育，育有 1 子，配偶及儿子均体健。

家族史：父母体健，否认家族遗传病及传染病病史。

二、体格检查

T 36.4℃，P 90 次 / 分，R 22 次 / 分，BP 157/96mmHg。患者青年男性，发育正常，营养中等，神志清楚，自主体位，检查合作。全身皮肤无黄染，无瘀点，无出血点。全身浅表淋巴结未触及肿大。头颅发育正常，毛发分布均匀，眼睑无水肿，结膜无充血，巩膜无黄染，双侧瞳孔等大等圆，对光反射及调节反射存在，耳、鼻无异常，口唇无发绀，咽部无充血，扁桃体无肿大。颈软，无抵抗，颈静脉无怒张，气管居中，甲状腺无肿大。胸廓对称无畸形，双侧乳房对称，未触及明显包块。双肺呼吸音清晰，未闻及干、湿性啰音。心前区无隆起及凹陷，心界无扩大，心率 90 次 / 分，节律规整，各瓣膜听诊区无闻及病理性杂音。腹部平坦，腹软，无压痛，无反跳痛。肝、脾肋下未触及，Murphy's 征阴性，肝、肾区无叩痛，肠鸣音无亢进，移动性浊音阴性。脊柱无畸形，四肢无畸形，双下肢无水肿。双下肢足背动脉搏动正常。肱二头肌反射正常，膝腱反射正常，腹壁反射正常。巴氏征阴性，布氏征阴性。

专科查体：腰椎生理曲度变直，腰椎活动轻度受限。$L_{4/5}$ 棘间及椎旁明显压痛，右侧臀上皮神经卡压点压痛（+），右坐骨神经干压痛（+），双侧梨状肌牵拉试验（-），双侧直腿抬高试验：40°（+），双侧"4"字征（-），双侧跟膝腱反射（+），双下肢肌张力可，双下肢各肌肌力可，双侧下肢深浅感觉未触及明显异常，病理征（-）。VAS 评分：6 分。

三、辅助检查

2020 年 3 月 8 日山东省千佛山医院胸部 CT 示：双肺多发结节，建议随访观察；右肺下叶肺大泡。腰椎 MRI 示：腰椎退行性变，$L_{3/4}$、$L_{4/5}$、L_5/S_1 椎间盘膨突出并 $L_{3/4}$、$L_{4/5}$ 水平双侧隐窝狭窄、$L_{4/5}$ 相应水平椎管，$T_{11/12}$ 椎体间水平异常信号影，考虑韧带钙化、骨化，请结合临床。腰椎 CT 检查示：腰椎退行性变，$L_{3/4}$、$L_{4/5}$ 椎间盘膨出并 $L_{4/5}$ 水平双侧隐窝狭窄，$T_{11/12}$ 水平椎体后方条状高密度，考虑韧带钙化。

四、入院诊断

1. 中医诊断　腰痛病（瘀血阻络）。
2. 西医诊断　腰椎间盘突出症（$L_{4/5}$）。

五、诊断依据

1. 中医辨证辨病依据　患者右下肢疼痛半年。饮食可，睡眠正常，大小便正常，舌质暗红，苔白，脉涩。综观脉症，四诊合参，该病属于祖国医学的"腰痛病"范畴，证属瘀血阻络。患者青年男性，有慢性腰痛病史，久痛入络，腰部经络阻滞不通，气血运行不畅，加之风、寒、湿邪入侵，更益腰部气血运行不畅，不通则痛。舌脉也为瘀血阻络之象。总之，本病病位在腰部，病属标实，考虑病程迁延日久，病情复杂，预后一般。

2. 西医诊断依据

（1）主诉：右下肢疼痛半年，加重 3 天。

（2）专科查体：腰椎生理曲度变直，腰椎活动轻度受限。$L_{4/5}$ 棘间及椎旁明显压痛，右侧臀上皮神经卡压点压痛（+），右坐骨神经干压痛（+），双侧梨状肌牵拉试验（-），双侧直腿抬高试验：40°（+），双侧"4"字征（-），双侧跟膝腱反射（+），双下肢肌张力可，双下肢各肌肌力可，双侧下肢深浅感觉未触及明显异常，病理征（-）。VAS 评分：6 分。

（3）辅助检查：胸部 CT（2020 年 3 月 8 日山东省千佛山医院）：双肺多发结节，

建议随访观察；右肺下叶肺大泡。腰椎 MRI 示：腰椎退行性变，$L_{3/4}$、$_{4/5}$、L_5/S_1 椎间盘膨突出并 $L_{3/4}$ 及 $L_{4/5}$ 水平双侧隐窝狭窄、$L_{4/5}$ 相应水平椎管，$T_{11/12}$ 椎体间水平异常信号影，考虑韧带钙化、骨化，请结合临床。腰椎 CT 检查示：腰椎退行性变，$L_{3/4}$、$L_{4/5}$ 椎间盘膨出并 $L_{4/5}$ 水平双侧隐窝狭窄，$T_{11/12}$ 水平椎体后方条状高密度，考虑韧带钙化。

六、鉴别诊断

1. 腰椎结核　早期局限性腰椎结核可刺激邻近的神经根，造成腰痛及下肢放射痛。腰椎结核有结核病的全身反应，腰痛较剧，X 线片上可见椎体或椎弓根的破坏。CT 扫描对 X 线片不能显示的椎体早期局限性结核病灶有独特作用。

2. 腰椎后关节紊乱　相邻椎体的上下关节突构成腰椎后关节，为滑膜关节，有神经分布。当后关节上、下关节突的关系不正常时，急性期可因滑膜嵌顿产生疼痛，慢性病例可产生后关节创伤性关节炎，出现腰痛。此种疼痛多发生于棘突旁 1.5cm 处，可有向同侧臀部或大腿后的放射痛，易与腰椎间盘突出症相混。该病的放射痛一般不超过膝关节，且不伴有感觉、肌力减退及反射消失等神经根受损之体征。

七、诊疗计划

1. 疼痛科护理常规，Ⅱ级护理。

2. 完善腰椎 CT、心电图、血常规、肝肾功能、电解质、凝血等辅助检查协助诊疗。

3. 给予胞磷胆碱钠、甲钴胺营养神经，择日行 C 型臂引导下椎间盘髓核摘除术＋镜下纤维环缝合术。以上病情及治疗方案已向患者及家属讲明，均表示理解并配合治疗。

八、治疗经过

1. 住院第 2 日主治医师查房记录　今日查房，患者自诉右下肢疼痛较剧烈，疼痛范围在右臀部、右小腿后侧，无鞍区麻木，无大小便障碍，无肢体活动不灵，睡眠可，二便调。查体：腰椎生理曲度变直，腰椎活动轻度受限。$L_{4/5}$ 棘间及椎旁明显压痛，右侧臀上皮神经卡压点压痛（+），右坐骨神经干压痛（+），双侧梨状肌牵拉试验（-），双侧直腿抬高试验：40°（+），双侧"4"字征（-），双侧跟膝腱反射（+），双下肢肌张力可，双下肢各肌肌力可，双侧下肢深浅感觉未触及明显异常，病理征（-）。VAS 评分：6 分。腰椎 MRI 示：腰椎退行性变，$L_{3/4}$、$L_{4/5}$、L_5/S_1 椎间盘突出并 $L_{3/4}$、$L_{4/5}$ 水平双侧隐窝狭窄、$L_{4/5}$ 相应水平椎管、$T_{11/12}$ 椎体间水平异常信号影，考虑韧带钙化、骨化，请结合临床。腰椎 CT 检查示：腰椎退行性变，$L_{3/4}$、$L_{4/5}$ 椎间盘膨出并 $L_{4/5}$ 水平双侧隐窝狭窄，$T_{11/12}$ 水平椎体后方条状高密度，考虑韧带钙化，请结合临床。主治医师查房分析综合患者的症状、体征和影像学检查患者目前诊断：中医诊断为腰痛病（瘀血阻络），西医诊断为腰椎间盘突出症。腰椎间盘突出症属于"腰痛病"范畴，好发于 $L_{4/5}$、L_5/S_1 之间。腰椎间盘突出后髓核容易压迫硬膜囊和侧隐窝处的神经根，从而出现充血水肿，产生无菌性炎症，释放组胺、5-羟色胺等炎性致痛物质而产生的一系列临床表现，并且发生腰椎间盘突出后，引起腰椎周围的肌肉、韧带、筋膜的牵拉、劳损，产生粘连、瘢痕、挛缩及局部血液循环障碍等问题。该病需与腰椎结核相鉴别，后者早期局限性腰椎结核可刺激邻近的神经根，造成腰痛及下肢放射痛。腰椎结核有结核病的全身反应，低热乏力、盗汗、腰痛较剧、脊柱畸形、活动受限。X 线片上可见椎体或椎弓根的破坏，椎间隙狭窄或消失，脊椎变形和脊柱畸形。CT 扫描主要的征象是骨质破坏区可见砂砾状死骨，椎体碎裂后呈不规则碎骨片，椎体前缘浅凹形骨质破坏及椎旁和腰大肌脓肿。可根据患者病史与腰椎影像学检查予以鉴别。所以治本病的关键有两点：①缓解椎间盘突出物对神经根的压迫；②消除脊神经根周围水肿、血肿、粘连等无菌性炎症。本患者拟行髓核摘除术为主配合射频和臭氧等的综合疗法，直接针对突出和无菌性炎症组织，松解粘连，解除压迫，同时松解周围神经和组织的卡压。根据入院常规查体，患者无手术禁忌证，择日行椎间孔镜椎间盘髓核摘除术＋镜下纤维环缝合术，术前应和患者充分交流，并签署治疗知情同意书，密切观察病情变化，及时对症处理。

2. 住院第 3 日刘垒主任医师查房记录　今日查房，患者自诉右下肢疼痛较剧烈，活动后明显，纳眠可，二便调。查体：腰椎生理曲度变直，腰椎活动轻度受限。$L_{4/5}$ 棘间及椎旁明显压痛，右侧臀上皮神经卡压点压痛（+），右坐骨神经干压痛（+），双侧梨状肌牵拉试验（-），双侧直腿抬高试验：40°（+），双侧"4"字征（-），双侧跟膝腱反射（+），双下肢肌张力可，双下肢各肌肌力可，双侧下肢深浅感觉未触及明显异常，病理征（-）。VAS 评分：6 分。刘垒主任医师查房分析：根据入院常规查体，患者无手术禁忌证，按计划明日行椎间孔镜椎间盘髓核摘除术＋镜下纤维环缝合术，术前应和患者充分交流，并签署治疗知情同意书，密切观察病情变化，及时对症处理。

3. 住院第 3 日术前讨论记录

刘垒主任医师：该病例有以下特点：主诉："右下肢疼痛半年，加重 3 天"。查体：腰椎生理曲度变直，腰椎活动轻度受限。$L_{4/5}$ 棘间及椎旁明显压痛，右侧臀上皮神经卡压点压痛（+），右坐骨神经干压痛（+），双侧梨状肌牵拉试验（-），双侧直腿抬高试验 40°（+），双侧"4"字征（-），双侧跟膝腱反射（+），双下肢肌张力可，双下肢各肌肌力可，双侧下肢深浅感觉未触及明显异常，病理征（-）。VAS 评分：6 分。辅助检查：腰椎 MRI（2020 年 3 月 9 日本院）示：腰椎退行性变，$L_{3/4}$、$L_{4/5}$、L_5/S_1 椎

间盘膨突出并 $L_{3/4}$、$L_{4/5}$ 水平双侧隐窝狭窄、$L_{4/5}$ 相应水平椎管，$T_{11/12}$ 椎体间水平异常信号影，考虑韧带钙化、骨化，请结合临床。腰椎 CT（2020 年 3 月 8 本院）检查示：腰椎退行性变，$L_{3/4}$、$L_{4/5}$ 椎间盘膨出并 $L_{4/5}$ 水平双侧隐窝狭窄，$T_{11/12}$ 水平椎体后方条状高密度，考虑韧带钙化，请结合临床。目前"腰椎间盘突出症"治疗方法较多，如针灸、理疗、药物等，但存在疗程长，见效慢等的不足，手术创伤大，椎间孔镜髓核摘除术具有定位准确、见效快等特点和优越性，患者及家属同意以上综合疗法。

主任医师：同意以上意见。综合患者病例特点，患者中医诊断为腰痛病（瘀血阻络），西医诊断为腰椎间盘突出症。今日可行椎间孔镜髓核摘除术治疗，进行椎管减压，消除局部炎症。目前患者术前检查无明显手术禁忌，行 C 臂引导下椎间孔镜髓核摘除术＋镜下纤维环缝合术。风险在于该病人疼痛耐受情况，已与患者及其家属交代并签署知情同意书，术前应积极准备，与患者充分沟通，术中注意观察患者生命体征，防止意外的产生；围术期内注意监测生命体征，术后密切观察病情变化，加强康复训练，避免并发症的产生。将手术的必要性、成功率、风险性及可能的并发症向患者及家属讲明，取得家属同意及理解。

护士长：术前应注意患者的生命体征，注意患者情绪疏导，术后保持伤口清洁干燥，指导患者床上功能锻炼。

主持人小结：患者诊断明确，介入适应证明确，无介入禁忌征，准备行 C 臂引导下椎间孔镜髓核摘除术＋椎间盘微创消融术＋镜下纤维环缝合术。

4. 住院第 3 日术前小结

简要病情：患者李某，男，37 岁，因右下肢疼痛半年，加重 3 天。于 2020 年 3 月 8 日入院。

患者目前右下肢疼痛半年。查体：腰椎生理曲度变直，腰椎活动轻度受限。$L_{4/5}$ 棘间及椎旁明显压痛，右侧臀上皮神经卡压点压痛（＋），右坐骨神经干压痛（＋），双侧梨状肌牵拉试验（－），双侧直腿抬高试验：40°（＋），双侧"4"字征（－），双侧跟膝腱反射（＋），双下肢肌张力可，双下肢各肌肌力可，双侧下肢深浅感觉未触及明显异常，病理征（－）。VAS 评分：6 分。辅助检查：腰椎 MRI（2020 年 3 月 9 日本院）示：腰椎退行性变，$L_{3/4}$、$L_{4/5}$、L_5/S_1 椎间盘膨突出并 $L_{3/4}$、$L_{4/5}$ 水平双侧隐窝狭窄、$L_{4/5}$ 相应水平椎管，$T_{11/12}$ 椎体间水平异常信号影，考虑韧带钙化、骨化，请结合临床。腰椎 CT（2020 年 3 月 8 本院）检查示：腰椎退行性变，$L_{3/4}$、$L_{4/5}$ 椎间盘膨出并 $L_{4/5}$ 水平双侧隐窝狭窄，$T_{11/12}$ 水平椎体后方条状高密度，考虑韧带钙化，请结合临床（病例 3 图 1）。

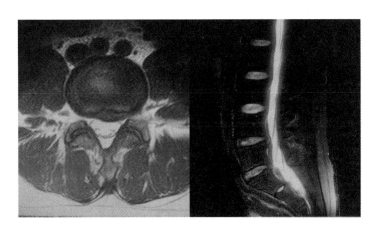

病例 3 图 1　腰椎 CT

术前诊断：中医诊断　腰痛病（瘀血阻络）。

西医诊断　腰椎间盘突出症（$L_{4/5}$）。

手术指征：患者目前右下肢疼痛症状已严重影响日常生活。

拟施手术名称和方式：非 DSA 引导下椎间孔镜髓核摘除术＋椎间盘微创消融术＋镜下纤维环缝合术。

拟施麻醉方式：局部麻醉＋心电监护。

注意事项：介入治疗的难点是准确定位和充分松解，已将术中及术后可能出现的危险和并发症向病人及家属讲明，其表示理解，同意介入治疗，并在协议书上签字。

手术者术前查看患者情况：刘垒主任医师术前查看患者，已将患者病情及介入的必要性、成功率以及并发症等向患者及家属进一步讲解，患者及家属表示理解并同意。

5．住院第 3 日术后首次病程记录　患者青年男性，因"右下肢疼痛半年，加重 3 天"收入院，$L_{4/5}$ 椎间盘突出伴双侧隐窝狭窄导致患者右下肢疼痛，于 2020 年 3 月 11 日行非 DSA 引导下椎间孔镜髓核摘除术＋椎间盘微创消融术＋镜下纤维环缝合术。患者左侧卧于 DSA 治疗床，开放静脉，侧腹下垫枕，使患者腰椎处于侧卧位，监测生命体征，在非 DSA 透视辅助下定位穿刺点：标记正位线，突出物为靶点，靶点与正位像的 L_5 小关节尖部的连线在体表的投影线；标记侧位线，靶点与侧位像的 L_5 小关节尖部的连线在体表的投影线，两条直线在体表的交叉点为进针穿刺点。先行椎间盘臭氧造影术：常规消毒、铺巾，1% 利多卡因逐层局部浸润麻醉后，使用 18G 穿刺针经患侧椎旁肌至椎间隙，穿刺过程中逐层麻醉，透视下监测导针位置无误，穿刺针正位示后置入穿刺导丝，以穿刺导丝为中心切开约 7mm 皮肤，然后依次沿导丝置入细、粗软组织扩张管至小关节内侧缘，扩张软组织通道，拔出软组织扩张管，逐渐置入 TOM1 和 TOM2 在相应小关节腹侧处固定，用锤子敲击至侧位在椎体后缘，正位在椎弓根内侧缘处，后拔出 TOM 针，置入逐级骨钻，磨除部分小关节，再次置入穿刺导丝，拔出骨钻，置入合适的工作套管（病例3图2），经透视定位侧位在椎体后缘，正位在椎弓根内侧缘和棘突连线之间，后取出导丝，在通道内放置内镜系统，调节影响白平衡，连接生理盐水，观察髓核及纤维环，可见工作套管将神经根和硬膜囊挡在外面只显露髓核，分离神经根和髓核，髓核一般位于神经根下部，应仔细辨认。纤维环钳咬穿后纵韧带及纤维环，镜下直视下用髓核钳选择性摘除椎间盘髓核组织，抓取椎间盘过程中应用双极可屈性等离子体多功能刀头逐步消融退变毛糙的突出椎间盘，取出椎间盘约1.5g，摘除突出椎间盘后转动套管仔细检出有无游离的椎间盘碎块，逐步取出、拨离突出物，充分暴露 L_5 神经根，神经充血有自主搏动时说明神经根压迫解除，其间反复用双极可屈性电极射频消融已长入纤维环裂隙内的肉芽组织和神经末梢，并起到彻底止血的作用。生理盐水不间断冲洗。镜下仔细寻找 $L_{4/5}$ 纤维环裂口处，剥离子暴露裂口处，仔细止血后，应用一次性纤维环缝合器，由裂口缘两侧2mm引出缝合线，行镜下的椎间盘纤维环缝合，

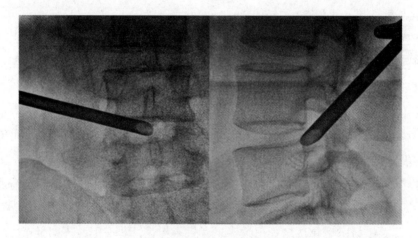

病例3图2　置入工作套管

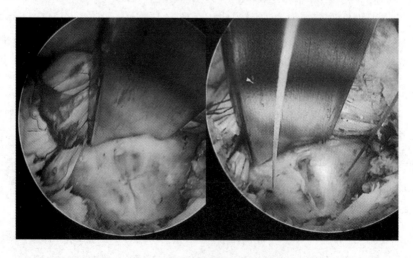

病例3图3　椎间盘纤维环缝合

镜下打结牢靠后，引入镜下线剪剪断缝合线，拔出一次性缝合器（病例 3 图 3）。操作完毕，取出椎间孔镜，缝合皮肤，椎管内手术结束。术后平车推回病房。结果：患者在整个治疗过程中生命体征平稳，无心慌，无头疼，无恶心呕吐等不适。术后注意事项：去枕平卧 6 小时，卧床休息 3 天，刀口保持清洁干燥，以防止感染密切观察病情，及时对症处理。

6. 住院第 4 日吴文庆主治医师查房记录 今日查房，患者诉腰部无明显不适，右下肢疼痛消失，饮食睡眠一般，二便正常。查体：刀口敷料干燥，无渗血渗液。吴文庆主治医师查房分析，患者昨日行经皮椎间孔镜下右侧 $L_{4/5}$ 髓核摘除术＋镜下纤维环缝合术治疗，针对突出物直接摘除，解除压迫，同时对周围神经嵌压进行松解，目前患者腰痛伴右下肢疼痛消失，疗效显著，治疗继续抗炎、神经脱水、营养神经等巩固疗效，继观。

7. 住院第 5 日刘垒主任医师查房记录 今日查房，患者腰痛及右下肢疼痛基本消失，伤口处略有不适。查体见敷料干燥，伤口无明显红肿、渗出，腰椎生理曲度变直，腰椎活动未明显受限。$L_{4～5}$ 棘突右侧旁压痛（-），叩击痛（-），右侧臀中肌压痛（-），右侧直腿抬高试验（-），双侧 "4" 字征（-），双侧梨状肌牵拉试验（-），双侧膝腱反射（-），双侧跟腱反射（-），双下肢肌力肌张力可，双侧下肢深浅感觉未触及明显异常，病理征（-）。刘垒主任医师查房分析：患者突出髓核摘除术后，疼痛基本消失，病情稳定，明日复查血常规、血沉、C 反应蛋白，甲强龙疗程已够，故今日停用，余治疗不变，注意观察病情变化，及时对症处理。

8. 住院第 6 日刘垒主任医师查房记录 患者术后第 3 天，诉右下肢无明显疼痛，稍有不适感，饮食、睡眠可，二便正常。专科查体：直腿抬高试验（-），右蹈趾背伸肌力正常。刘垒主任医师查房后分析：患者目前症状明显减轻，停用七叶皂苷钠，加用丹参活血化瘀，密切观察患者病情变化，及时对症处理。

9. 住院第 8 日刘垒主任医师查房记录 今日查房，患者诉右下肢麻痛基本缓解，饮食睡眠可，二便正常。专科查体：腰椎生理曲度变直，腰椎活动未明显受限。$L_{4～5}$ 棘突右侧旁压痛（-），叩击痛（-），右侧臀中肌压痛（-），右侧直腿抬高试验（-），双侧 "4" 字征（-），双侧梨状肌牵拉试验（-），双侧膝腱反射（-），双侧跟腱反射（-），双下肢肌力肌张力可，双侧下肢深浅感觉未触及明显异常，病理征（-）。患者对治疗效果满意，主动要求今日出院。刘垒主任医师查房分析，患者腰部及右下肢症状基本缓解，同意其今日出院，嘱出院后加强腰背肌锻炼，勿受凉，勿劳累，2 周后复诊，不适随诊。

九、出院诊断

1. 中医诊断　腰痛病（瘀血阻络）。
2. 西医诊断　腰椎间盘突出症。

十、讨论

PETD 有其不足：①关节突扩大成形使用的环锯或骨钻有损伤神经根的危险，关节突成形在非直视下进行，容易过多破坏从而影响脊柱稳定性，同时需要多次透视定位，对术者及患者有放射损害；②内镜使用水介质，长时间椎管内水压可以干扰神经组织，出现类脊髓高压现象，严重时危及生命；③破裂的纤维环在内镜下无法修复，残留髓核部分压迫神经根，增加复发概率。

传统的椎板开窗髓核摘除手术过程中剥离附着在椎板上及关节突的椎旁肌，破裂的纤维环依靠瘢痕修复，易出现复发，容易残留术后腰痛，术后硬膜外纤维化机制使硬膜和神经根周围组织瘢痕增生粘连等并发症。本研究对传统术式改进采用通道下显微镜直视髓核摘除同时结合纤维环缝合治疗青少年腰椎间盘突出症，弥补了传统手术的不足，可即刻恢复纤维环的完整性，既可预防单纯髓核摘除术后 LDH 复发，又能减少因髓核组织过度取出引起椎间隙高度缺失及脊柱失稳的发生。

有报道显示，椎间孔镜镜下腰椎间盘髓核摘除联合纤维环缝合治疗腰椎间盘突出症的临床疗效肯定，较单纯的椎间孔镜下腰椎间盘髓核摘除术后复发率明显降低。

椎间盘由纤维环、髓核、软骨终板组成。椎间盘组织非常容易发生退变，因为椎间盘周围的血液供应非常少，营养极为有限。腰痛常常由纤维环退变破裂后髓核的突出引起。此时纤维环内层的结构常常发生稳定性和病理性的改变，椎间盘周围组织静液压失衡，纤维环自身的强度和抗拉伸能力也发生了一定的退变，然后在炎症介质的浸润下，纤维环内部的微环境发生了变化，当然这种变化是不好的方向，这种变化会使纤维环愈合速度减慢，并逐渐形成恶性循环。随着社会科学水平的进步及医疗技术的不断发展，一种更安全、更快捷、痛苦更小的微创技术成为当今治疗腰椎间盘突出症的主流技术。这种方法不仅可极大地减少患者的痛苦，而且可有效地提高治愈率。十余年的不断研究与进步，微创技术产生了突破性的质变，即从既往的盲目操作发展到现今的全内镜概念。各种技术的突破，可将间接减压转变为直接减压，并且可提高适应证的范围，使之可广泛用于绝大多数类型的手术操作，如融合技术及椎管内减压技术等等，微创技术的发展和突破，正逐渐成为国际骨科领域的热点问题之一。近 20 年来，脊柱疾病的诊疗方法已有了较为快速的发展，特别是内镜的广泛应用，可有效地针对颈椎、胸椎及腰椎的疾病进行准确的治疗。伴随着全内镜下椎间盘髓核摘除术日益完善地开展，在临床上长期观察到的并发症也越来越引起医生及患者的重视，第三军医大学开展了一项长期观察，他们对 10 年间 207 位腰椎间盘突出症术后因为并发症而再次手术的病人进行了统计，得到了纤维环破损是腰椎间盘突出症术后髓核再次突出的主要原因，而 PELD 术后复发率较传统手术并没有明显优势，因此，如何避免全内镜下腰椎间盘突出症术后髓核再次突出，修复破损纤维环成为当今世界的一个热点话题。尽管微创手术可靶向摘除突出的髓核，但是不能使破损的纤维环完整性得到修复，而纤维环自身的修复能力有限，所纤维环在术后仍有不完整的，因此髓核再次突出成为术后的并发症。

对于 LDH 患者的手术治疗，关键在于摘除突出髓核，对神经根的彻底减压，同时尽可能保留椎间盘功能，减少对腰部软组织损伤以及腰椎稳定性的破坏。为此，脊柱内镜技术的发展给上述难题提供了很好的解决方法，临床上最常采用 Hoogland 设计 TESSYS 经皮椎间孔镜技术。此技术适度扩大椎间孔，安全置入工作通道进入椎管，利用脊柱内镜的放大及斜面广角特点，可以由外向内的取出脱出或游离的椎间盘组织，尽量完成神经根腹侧及外侧的减压。具有手术创伤小、术中出血量少、术后恢复快等优点。聂鸿飞等报道 PETD 术后的 VAS 评分和 ODI 较术前明显改善，术后改良 Macnab 疗效评定优良率为 90.0%。

笔者体会：①纤维环缝合器近年来方用于临床，对于年轻的、急性的腰椎间盘突出，镜下突出物摘除后仍存在再突出的可能。纤维环缝合技术理论上可以封闭纤维环裂口，对防止裂口处的再突出是有临床意义的；②但需要指出：纤维环缝合需要寻找纤维环裂口，脊柱内镜仅为微创的通道手术，有时裂隙的位置并不会显露，或者裂隙过大无法进行缝合的情况。另外，我们观察的病例中，存在术后腰部疼痛的情况，我们考虑是纤维环缝合线的刺激原因；③总之，镜下的纤维环缝合技术理论上可以缝补裂隙，但仍存在缺少实际临床效果的大样本观察和报道，我们建议应该有选择的临床应用。

参考文献

[1] 宋通渠，李杰，李益明，等．显微内镜纤维环缝合术与椎间孔镜术治疗青少年腰椎间盘突出症 [J]．中国矫形外科杂志，2018，26（23）：2135-2140．

[2] 张迪晖，李永津，胡广兵，等．环锯切开纤维环技术在椎间孔镜下髓核摘除术中的应用 [J]．广东医学，2018，39（12）：1847-1850．

[3] 王彦鹏，拜珂，全健，等．经皮椎间孔镜下髓核摘除术配合展筋丹治疗腰椎间盘突出症临床研究 [J]．陕西中医，2021，42（11）：1565-1567．

[4] 崔显峰，都嘉明，丁鑫．经皮椎间孔镜髓核摘除与 quadrant 通道下椎间融合减压内固定治疗腰椎退行性病变疗效及对围术期和并发症的影响 [J]．河北医学，

2021，27（10）：1666-1670.

[5] 董宽. 探讨经皮椎间孔镜髓核摘除术治疗腰椎间盘突出症的临床效果分析[J]. 中国医药指南，2021，19（27）：17-19、23.

病例 **4**　椎间病理论下三维正脊疗法治疗腰椎间盘突出症

一、一般资料

患者尚某，男，19 岁。

主诉：腰痛伴左侧臀部疼痛 3 个月余。

现病史：患者 3 个月前无明显诱因出现腰部疼痛，伴左侧臀部疼痛，偶有左下肢疼痛，咳嗽、喷嚏疼痛加重，弯腰疼痛加重，无腰腹部束带感，无下肢无力，无大小便异常，曾在外院行腰椎 CT、腰椎 MRI 示：$L_{3/4}$、$L_{4/5}$ 椎间盘突出。在当地医院住院，给予药物（具体不详）治疗，配合腰椎牵引、膏药外用等，当时疼痛有所减轻，但效果不持久。目前仍有腰痛伴左侧臀部疼痛，晨起疼痛明显，坐位或行走后疼痛逐渐减轻，偶有左下肢疼痛，咳嗽、喷嚏疼痛加重，弯腰疼痛加重，今为求进一步系统治疗，特来我院就诊，门诊以"腰椎间盘突出症"收入院。患者自发病以来，饮食睡眠可，二便正常，体重未见明显变化。

既往史：既往体健。否认有冠心病、糖尿病、高血压病史，否认伤寒、结核等其他传染病史，否认有重大外伤、手术及输血史。未发现食物、药品过敏史。预防接种史不详。

个人史：生于原籍，无外地久居史；无疫区、疫水接触史，无其他不良嗜好。

婚育史：未婚未育。

家族史：父母体健，独生子，否认家族遗传病史。

二、体格检查

T 36.4℃，P 88 次 / 分，R 21 次 / 分，BP 90/72mmHg。患者青年男性，发育正常，营养中等，神志清楚，自主体位，检查合作。全身皮肤无黄染、无瘀点、无出血点。全身浅表淋巴结未触及肿大。头颅发育正常，毛发分布均匀，眼睑无水肿，结膜无充血，巩膜无黄染，双侧瞳孔等大等圆，对光反射及调节反射存在，耳、鼻无异常，口唇无发绀，咽部无充血，扁桃体无肿大。颈软，无抵抗，颈静脉无怒张，气管居中，甲状腺无肿大。胸廓对称无畸形，双侧乳房对称，未触及明显包块。双肺呼吸音清晰，未闻及干、湿性啰音。心前区无隆起及凹陷，心界无扩大，心率 88 次 / 分，节律规整，各瓣膜听诊区无闻及病理性杂音。腹部平坦，腹软，无压痛、反跳痛。肝、脾肋下未触及，Murphy's 征阴性，肝、肾区无叩痛，肠鸣音无亢进，移动性浊音阴性。脊柱无畸形，四肢无畸形，双下肢无水肿。双下肢足背动脉搏动正常。肱二头肌反射正常，腹壁反射正常。巴氏征阴性，布氏征阴性。

专科检查：跛行步态，腰椎生理曲度变直，腰椎各向活动轻度首相。$T_{12} \sim L_4$ 棘间叩击痛（+），伴有腰骶部及左侧臀部放射。$L_{2 \sim 4}$ 左侧椎旁压痛（+），左 L_3 横突压痛（+），直腿抬高试验：左 40°（+），加强试验（+），右 80°（-），双侧"4"字征（+）。双侧梨状肌牵拉试验（-），左侧膝腱反射较对侧减弱（+），双侧跟腱反射对称（++），双下肢肌力正常，蹈趾背伸力正常，双侧下肢深浅感觉未触及异常。

三、辅助检查

2019 年 11 月 2 日（菏泽市交通创伤医院）查腰椎 CT：$L_{3/4}$、$L_{4/5}$ 椎间盘突出；请结合临床，必要时复查或进一步检查。2019 年 12 月 1 日（平阴县人民医院）查腰椎 MRI：$L_{3/4}$、$L_{4/5}$ 椎间盘突出（未见报告单）。

四、入院诊断

1. 中医诊断　痹症（瘀血阻络）。
2. 西医诊断　腰椎间盘突出症。

五、诊断依据

1. 中医辨证辨病依据　患者腰痛伴左侧臀部疼痛 3 个月余，饮食睡眠可，大小便正常，舌质暗红，苔白，脉涩。综观脉症，四诊合参，该病属于祖国医学的"腰痛病"范畴，证属气虚血瘀。患者青年男性，常久坐、缺乏运动，腰部经络阻滞不通，气血运行不畅，加之风、寒、湿邪入侵，更益腰部气血运行不畅，不通则痛。舌脉也为气虚血瘀之象。总之，本病病位在腰部，病属本虚标实，考虑病程迁延日久，病情复杂，预后一般。

2. 西医诊断依据

（1）青年男性，3 个月前无明显诱因出现腰部疼痛，伴左侧臀部疼痛。

（2）神志清，腰痛伴左侧臀部疼痛，晨起疼痛明显，坐位或行走后疼痛逐渐减轻，偶有左下肢疼痛，咳嗽、喷嚏疼痛加重，弯腰疼痛加重。饮食睡眠可，二便调，体重无明显变化。

（3）体检：T 36.4℃，P 88 次 / 分，R 21 次 / 分，BP 90/72mmHg。专科情况：正常步态，腰椎生理曲度变直，腰椎各向活动轻度首相。$T_{12} \sim L_4$ 棘间叩击痛（+），伴有腰骶部及左侧臀部放射。$L_{2\sim4}$ 左侧椎旁压痛（+），左 L_3 横突压痛（+）。直腿抬高试验：左 40°（+），加强试验（+），右 80°（-），双侧"4"字征（+）。双侧梨状肌牵拉试验（-），左侧膝腱反射较对侧减弱（+），双侧跟腱反射对称（++）。

（4）辅助检查：2019 年 11 月 2 日（菏泽市交通创伤医院）查腰椎 CT：$L_{3/4}$、$L_{4/5}$ 椎间盘突出；请结合临床，必要时复查或进一步检查。2019 年 12 月 1 日（平阴县人民医院）查腰椎 MRI：$L_{3/4}$、$L_{4/5}$ 椎间盘突出（未见报告单）。

六、鉴别诊断

1. 中医鉴别诊断　寒湿痹阻证：表现为疼痛部位冷痛重着，转侧不利，痛有定处，虽静亦不减或反而重、昼轻夜重，遇寒痛增，得热则减。舌质胖淡，苔白腻，脉弦紧，故相鉴别。

2. 西医鉴别诊断

（1）腰椎结核：早期局限性腰椎结核可刺激邻近的神经根，造成腰痛及下肢放射痛。腰椎结核有结核病的全身反应，腰痛较剧，X 线片上可见椎体或椎弓根的破坏。CT 扫描对 X 线片不能显示的椎体早期局限性结核病灶有独特作用。

（2）腰椎后关节紊乱：相邻椎体的上下关节突构成腰椎后关节，为滑膜关节，有神经分布。当后关节上、下关节突的关系不正常时，急性期可因滑膜嵌顿产生疼痛，慢性病例可产生后关节创伤性关节炎，出现腰痛。此种疼痛多发生于棘突旁 1.5cm 处，可有向同侧臀部或大腿后的放射痛，易与腰椎间盘突出症相混。该病的放射痛一般不超过膝关节，且不伴有感觉、肌力减退及反射消失等神经根受损之体征。

七、诊疗计划

1. 疼痛科护理常规，Ⅱ级护理。

2. 行骶管滴注＋三维牵引术治疗。

以上病情及治疗方案已向患者及家属讲明，均表示理解并配合治疗。

八、诊疗经过

1. 完善入院检查后，行骶管滴注＋三维牵引术治疗。

术前诊断：中医诊断　痹症（瘀血阻络）。西医诊断　腰椎间盘突出症。

手术经过，术中发现的情况及处理。患者于门诊治疗室行骶管滴注＋腰椎三维牵引复位术治疗，术前签署知情同意书。患者俯卧于治疗床上，充分暴露腰臀部，以骶管裂孔为进针点，局部浸润麻醉后，抽取由 2% 利多卡因 7ml＋维生素 B_{12} 1mg＋曲安奈德注射液 40mg＋0.9% NS 适量组成的消炎镇痛液 40ml，在骶管裂孔处，用 7 号普通针头，垂直皮面快速进针，越过骶尾韧带，阻力感消失，注气无抵抗，皮下无气串，针尖已经进入骶管，然后以每分钟 5ml 的速度缓慢注入消炎镇痛液 40ml，患者出现左侧臀部胀痛不适，注射完毕后，快速出针，迅速用无菌纱布按压针孔 2 分钟，针孔无出血无渗液，再用胶布将无菌棉球加压固定，骶管滴注疗法操作完毕。患者休息10 分钟后行三维正脊复位术治疗，以纠正脊柱间力量不平衡，促进突出物回纳。患者松开腰带，俯卧于牵引床上，胸部和腰部以皮带捆绑固定。牵引间距 60cm，左侧旋转13°，倾角 9°，嘱病人放松，均匀浅呼吸，实施快速 $L_{3/4}$ 椎间盘三维正脊复位术 2 次。治疗结束后，以平车推回病房。患者在整个治疗过程中生命体征平稳，无心慌，无头疼，无恶心呕吐等不适。嘱患者静卧 6 小时，限制活动 3 天。针口 72 小时内保持清洁干燥，以防止感染。

结果：患者在整个治疗过程中生命体征平稳，无心慌，无头疼，无恶心呕吐等不适。

术后注意事项：嘱患者静卧 6 小时，限制活动 3 天。针口 72 小时内保持清洁干燥，以防止感染密。

2. 日间手术　有创诊疗操作记录。

操作名称：骶管滴注＋三维牵引。

操作时间：2020 年 1 月 21 日 16：06。

操作步骤：患者于门诊治疗室由刘维菊主治医师行骶管滴注＋三维牵引术治疗，术前签署知情同意书。患者俯卧于治疗床上，充分暴露腰臀部，首先以骶管裂孔为进针点，抽取由 1% 利多卡因 2ml ＋维生素 B_6 200mg ＋维生素 B_{12} 1mg ＋曲安奈德注射液 40mg ＋ 0.9% NS 适量组成的消炎镇痛液，在骶管裂孔处，用 7 号普通针头，垂直皮面快速进针，越过骶尾韧带，阻力感消失，注气无抵抗，皮下无气串，针尖已经进入骶管，然后以每分钟 5ml 的速度缓慢注入消炎镇痛液 50ml，注射完毕后，快速出针，迅速用无菌纱布按压针孔 2 分钟，针孔无出血无渗液，再用胶布将无菌棉球加压固定，骶管滴注疗法操作成功。骶管滴注完毕，患者休息 15 分钟后行三维正脊治疗，以纠正脊柱间力量不平衡，脊柱小关节紊乱，促进突出物回纳。患者松开腰带，俯卧于牵引床上，胸部和腰部以皮带捆绑固定。嘱病人放松，均匀浅呼吸，实施快速 $L_{4/5}$、L_5/S_1 椎间盘三维正脊治疗。治疗结束后，给患者绑护腰部以制动，以平车推回病房。

结果：患者在整个治疗过程中生命体征平稳，无心慌，无头疼，无恶心呕吐等不适。

术后注意事项：嘱患者静卧 6 小时，限制活动 3 天。针口 72 小时内保持清洁干燥，以防止感染。

九、出院诊断

1. 中医诊断　痹症（瘀血阻络）。

2．西医诊断　腰椎间盘突出症。

十、讨论

腰椎间盘突出症系指因椎间盘变性、纤维环破裂、髓核突出而刺激或压迫神经根、马尾神经所表现出的一种综合病症，患者发病后腰部、尾骨部及坐骨神经疼痛症状明显，严重影响其生活质量。常规治疗方案包括手术治疗、牵引治疗等，手术治疗虽能及时有效缓解病症，但存在一定创伤，且恢复期较长。有研究显示，牵引疗法可以有效缓解腰椎间盘突出症状，但牵引距离、屈曲角度等均由治疗者主观把控，牵引过程中较难精确控制。三维正脊疗法通过电脑监控治疗，利用三维主体旋转和成角瞬间牵引力可在短时间内完成高难度复合治疗，周期短，不良反应小，疗效显著。

三维正脊仪依据生物力学原理及现代医疗科技，在三维空间上以定方向、定角度、定距离、定椎间为基础，使突出物在三维空间内发生不同程度的变位、变形，有效增加了神经根、硬膜囊的相对空间，利于腰椎间盘突出部位的复位、腰椎间盘突出患者临床症状的改善，具有治疗周期短、痛苦程度低、安全性高等优点。三维正脊不同于传统的推拿正骨，是结合现代脊柱生物力学的三维空间理论，将传统的拔伸、斜扳、旋转、推压等手法融合为一体，用于治疗脊柱相关疾病。三维平衡正脊手法主要是针对脊柱进行调整，可以在三维方向调整病变椎体的异常，使其恢复正常的生理解剖位置，并可减少神经根的粘连，解除病变组织对神经根的压迫。

腰椎侧凸 Cobb 角及腰椎前凸角可有效调节椎间盘及小关节功能，使关节复合体发挥作用，但随着腰椎侧凸 Cobb 角逐渐变大或腰椎前凸角逐渐变小，易导致腰椎间隙前宽后窄，后纵韧带承压增大，加重腰椎间盘突出症状。三维正脊疗法通过计算机数字化控制牵引距离、旋转角度等，使作用力作用于椎柱椎间，可缓解病变椎间相应神经根的张力及肌肉痉挛，改善腰患部位的微循环障碍，消除或减轻腰椎突出部位的炎症反应，提升治疗效果；同时有助于矫正腰椎侧凸 Cobb 角及腰椎前凸角，改善腰椎间隙前宽后窄的症状，降低后纵韧带承压，改善腰椎间盘突出症状。

三维正脊疗法可设定精确的旋曲方向及角度、牵引距离等，以机器牵引力取代人工牵引力，避免了术者力度不够等问题，促使牵引过程顺利进行；同时机器牵引速度较快且复位过程较为精确，减轻了对神经根的损伤，有利于减轻牵引即刻疼痛程度。采用三维正脊疗法治疗腰椎间盘突出症患者，能够有效提高治疗效果，矫正腰椎侧凸 Cobb 角及腰椎前凸角，减轻疼痛程度。

笔者观点：论"不正则痛"①椎间病理论是张吉林教授首先提出。其观点为：脊柱超限度运动和超负荷承载等不良力学行为导致椎骨间相对位置发生改变合并椎骨间软组织损伤引起的一系列病症统称为椎间病；发生在某椎间即称某某椎间病，如 $C_{5/6}$

椎间病、$T_{7/8}$ 椎间病、L_5S_1 椎间病等。这种命名既明确了病因和病变部位，又表明了病变实质，符合疾病命名原则。我们认为该理论更为全面和整体的认识脊柱疾病，摆脱了对腰椎间盘突出症、腰肌筋膜炎、腰椎小关节紊乱症等一系列脊柱单一的、局限的疾病认识，符合整体思维的疾病认识模式，有其科学性；②三维正脊疗法和技术，是张吉林教授将椎间病理论为基础，纠正椎间病变的错位关系为出发点，借鉴传统的中医正骨手法操作特点，将精确量化的三维动作同时作用于病变椎间治疗椎间病，而达到超越人工正脊，实现最佳治疗效果这一目的。笔者刘垒作为张吉林教授的学术继承人，多年的临床实践观察和统计，证实该疗法和技术有其临床价值；③在本书中，刘垒教授试图由病机入手，提出"不正则痛"理论的重要性，并力图详细阐述和论述"不正则痛"这一理论和致病的病因病机，并从理论体系构建上与椎间病概念和三维正脊疗法形成一体。

祖国医学中，对于"不通则痛""不荣则痛"理论，有详细的阐述和解释。但是对于"不正则痛"，古今中外论述较少且未得到医家对其致病的充分重视。什么是"不正则痛"？如何论述"不正则痛"？结合以上问题，笔者论"正"的思路如下：

1. 论"正"字　在说文解字中许慎的解释为正的本义是"是也。"即正中，平正，不偏斜。饶炯的《部首订》："'正'下云'是也'。'是'下说'直也'，义即相当无偏之谓……《书》云：'无偏无党，王道荡荡；无党无偏，王道平平；无反无侧，王道正真。'亦是意也。"清代郝懿行《尔雅义疏·释诂下》："《考工记》注：'正，直也。'"比如唐代吴兢《贞观政要·论君道》："未有身正而影曲，上理而下乱者。"近现代汉语也用这个用法，比如鲁迅《而已集·略论中国人的脸》："周的孟轲就是用眸子来判胸中的正不正。"另外，正字可延伸有正气、正常、纠正、正道等含义。

2. 论机体的"正"　广义上讲，人体的"正"包括"正气""正常""正道""纠正"，狭义的正即为纠正。正气，"正气存内，邪不可干"，正气也即是人体的抵抗力，机体健康、抵抗力强、筋骨强壮，就不会出现机体虚弱、失衡失养而致病致痛。人体的"正"还体现"正常""正道"，日常生活工作中，注意防护、劳逸结合，让我们的身体保持在正常运转的状态，就不会有病有疼痛，反之长久的劳作和不良的超限度运动和超负荷承载等不良力学行为，即可产生机体的疼痛反应和功能障碍。人体的"正"还体现"纠正"，机体"不正则痛"，外伤可以导致骨折脱位而出现结构上的不对位不对线，这就需要纠正，使之对位对线，达到正则不通；机体的长期的不良的超限度运动和超负荷承载，亦会出现"筋出槽""骨错位"，亦应需要纠正，这一点也是我们提出的"不正则痛"的主要病机。

3. 论"不正则痛"　"正"，不同于"通"和"荣"，"不通则痛""不荣则痛"更多为气血不通、筋肉不荣，脏腑不通、血脉不荣等表现，体现的多是机体机能或者功能该病致病、致痛的情况，而"不正则痛"指的是人体受外力损伤、筋骨劳损等所致筋骨错位，而致肢体疼痛、运动功能障碍产生疾病的情况，更多表现为机体结构产生病变的一种情况。但需要指出："不正"与"不荣、不通"，三者之间存在互为因果和相互影响的情况。

4. 论"不正则痛"在椎间病的理论体系架构　人体作为一个有机体，任何部位的超限度运动和超负荷承载等不良力学行为，均可出现局部、区域甚至全身的结构性"不正"的病理性改变，而不正就会产生疾病，亦即"不正则病"，由其产生的疾病又可有"不正则痛"（疼痛的感觉）和（或）"不正则废"（功能的障碍）的病机表现，这可用于我们解释"不正"引起的不同的临床表现。而我们在此再次引用张吉林教授的椎间病概念：即脊柱超限度运动和超负荷承载等不良力学行为，导致椎骨间相对位置发生改变合并椎骨间软组织损伤引起的一系列病症统称为椎间病。可以看出，椎间病概念亦是"不正则痛"理论体系下的一种病症或疾病。而张吉林教授的三维正脊疗法及技术，纠正的是"不正"的椎间病，纠正失衡的椎间结构，使椎间结构回归正常，达到祛除疼痛，恢复功能的效果。

5. 论"不正则痛"的指导意义　"不正则痛"的提出，更多强调机体结构异常致病的病机，经典的中医理论，更多侧重于气血脏腑等的调理，着重在功能性调节，即使中医正脊正骨也多仅限于手法复位、整复等手段，我们分析有对"不正则痛"认识高度不足的原因。而提高对"不正则痛"理论的认识，可以使我们充分认识机体结构性致病致痛的重要性，对丰富中医的诊治手段，尤其是有创的纠正手段上，可以开拓思路。例如，我们常见的腰椎间盘突出症，可以称之为椎间病，其病因不仅有椎间盘突出压迫神经，也存在小关节、软组织等筋骨错位的病因，从"不正则痛"的理论角度，对于一些重症的椎间病患者，保守没有意义，我们完全可以选择外科手术的方法，纠正椎管内结构失衡的状态，以求"正则不痛"。

6. 论"不正"与"痛"的因果关系　"不正则痛"理论，亦需要科学研究证实"不正"与"痛""痛症"等之间的因果关系。我们试图通过动物造模"不正"的模型，从炎性因子、疼痛因子表达来进行"痛"的相关性研究；超限度运动和超负荷承载等不良力学行为造成的解剖学的形态变化规律、生物力学作用机制、三维有限元模型亦是研究方向。

总之，"不正则痛"是从理论层面上，由结构改变角度切入，完善中医对"痛证""痹症"等疼痛性疾病的论述，从而指导临床证治的具体实施。椎间病理论或者概念是"不正则痛"理论的具体病症的表现，三维正脊疗法和技术是纠"正"错位的关系，使之"正则不痛""正则不废"，恢复人体正常机能和状态的手段。

参考文献

[1] 张仁豹，赵华 . 三维正脊技术联合推顶手法治疗腰椎间盘突出症的效果 [J] . 实用临床医药杂志，2016，20（19）：95-96 .

[2] 左松波，王志平，吕俊勇，等 . 强腰益肾汤联合三维正脊牵引及骶疗治疗腰椎间盘突出症疗效观察 [J] . 现代中西医结合杂志，2015，24（22）：2428-2430 .

[3] 金伟，王胜，顾国群，等 . 中西医综合三联疗法治疗腰椎间盘突出症疗效观察 [J] . 浙江中西医结合杂志，2015，25（06）：580-582 .

[4] 赵冬梅，阮海军 . 三维正脊复位治疗腰椎间盘突出症的预见性护理 [J] . 中医正骨，2014，26（07）：72-73 .

[5] 张星高，张吉林 . ZJL-2000-A 型三维正脊仪治疗腰椎间盘突出症 831 例 [J] . 环球中医药，2014，7（06）：459-461 .

病例 **5**　射频手术治疗不宁腿综合征

一、一般资料

患者李某，男，52 岁。

主诉：双下肢发凉、麻木半年余。

现病史：患者半年前无明显诱因出现双下肢发凉、麻木，无下肢放射痛，凉痛感起自双侧大腿，未系统治疗，逐渐加重并累及双侧小腿至足底，安静状态症状加重，活动后症状稍有缓解，未系统治疗。今为求进一步治疗，来我院就诊，今为求进一步治疗，来我院就诊，门诊以"腰椎间盘突出症、不宁腿综合征"收入院。患者发病以来，饮食可，睡眠差，二便可。体重未见明显变化。

既往史：既往体健，否认高血压病、糖尿病、冠心病等病史；否认肝炎、结核、外伤、伤寒等传染病病史；未发现药物及食物过敏史；预防接种史不详。

个人史：生于原籍，无外地久居史；无疫区、疫水接触史，无冶游史，无吸烟及饮酒等不良嗜好。

婚育史：26 岁结婚，育有 2 子，配偶及儿子均体健。

家族史：父母去世，具体不详，2 哥 2 妹 1 弟，均体健；否认家族遗传病史及传染病病史。

二、体格检查

T 36.9℃，P 78 次 / 分，R 17 次 / 分，BP 133/74mmHg。患者中年男性，发育正常，营养中等，神志清楚，自主体位，检查合作。全身皮肤无黄染、无瘀点、无出血点。全身浅表淋巴结未触及肿大。头颅发育正常，毛发分布均匀，眼睑无水肿，结膜无充血，巩膜无黄染，双侧瞳孔等大等圆，对光反射及调节反射存在，耳、鼻无异常，口唇无发绀，咽部无充血，扁桃体无肿大。颈软，无抵抗，颈静脉无怒张，气管居中，甲状腺无肿大。胸廓对称无畸形，双侧乳房对称，未触及明显包块。双肺呼吸音清晰，未闻及干、湿性啰音。心前区无隆起及凹陷，心界无扩大，心率 78 次 / 分，节律规整，各瓣膜听诊区无闻及病理性杂音。腹部平坦，腹软，无压痛，无反跳痛。肝、脾肋下未触及，Murphy's 征阴性，肝、肾区无叩痛，肠鸣音无亢进，移动性浊音阴性。脊柱后凸，四肢无畸形，双下肢无水肿。双下肢足背动脉搏动正常。肱二头肌反射正常，腹壁反射正常。

专科查体：腰椎生理曲度变直，腰椎活动未明显受限。$L_2 \sim L_4$ 棘间压痛（+），叩击痛（-），双侧秩边穴压痛（-），双侧臀中肌压痛（-），双侧臀上皮神经卡压点压痛（-），双侧直腿抬高试验（-），双侧"4"字征（-），双侧梨状肌牵拉试验（-），双侧膝腱反射（++），双侧跟腱反射（++），双下肢肌张力、肌力可，双侧踇趾背伸肌力可，双侧下肢深浅感觉未触及明显异常，病理征（-）。VAS 评分 3 分。

三、辅助检查

肌电图显示正常。

四、入院诊断

1. 中医诊断　痹症（气虚血瘀）。
2. 西医诊断　①腰椎间盘突出症；②不宁腿综合征。

五、诊断依据

1. 中医辨证辨病依据　患者双下肢发凉、麻木半年余，加重 1 天，饮食可，大小便正常，睡眠正常，舌质暗红，苔白，脉沉缓。综观脉症，四诊合参，该病属于祖国医学的"痹症病"范畴，证属气虚血瘀。患者中年男性，有慢性腰痛病史，久痛入络，腰部经络阻滞不通，气血运行不畅，加之风、寒、湿邪入侵，更益腰部气血运行不畅，不通则痛。舌脉也为瘀血阻络之象。总之，本病病位在腰部，病属标实，考虑病程迁延日久，病情复杂，预后一般。

2. 西医诊断依据

（1）双下肢发凉、麻木半年余。

（2）既往体健。

（3）专科查体：腰椎生理曲度变直，腰椎活动未明显受限。$L_2 \sim L_4$ 棘间压痛（+），叩击痛（-），双侧秩边穴压痛（-），双侧臀中肌压痛（-），双侧臀上皮神经卡压点压痛（-），双侧直腿抬高试验（-），双侧"4"字征（-），双侧梨状肌牵拉试验（-），双侧膝腱反射（++），双侧跟腱反射（++），双下肢肌张力、肌力可，双侧踇趾背伸肌力可，双侧下肢深浅感觉未触及明显异常，病理征（-）。VAS 评分 3 分。

六、鉴别诊断

1. 中医鉴别诊断　寒湿痹阻证：表现为疼痛部位冷痛重着，转侧不利，痛有定处，虽静亦不减或反而重、昼轻夜重，遇寒痛增，得热则减。舌质胖淡，苔白腻，脉弦紧，故相鉴别。

2. 西医鉴别诊断

（1）周围神经损伤：多是由外伤、牵拉伤、铅和酒精中毒等引起受该神经支配的区域出现感觉障碍、运动障碍和营养障碍。多以运动和感觉障碍为主，表现为局部麻木、烧灼痛、温度觉减退、肌肉萎缩、肌力下降。外伤多呈急性发病，中毒多呈慢性发病。本病人仅存在感觉及末梢循环障碍，无肌力下降等运动损伤，与本病不完全相符，询问病史亦无重金属接触史。

（2）末梢神经炎：是有多种原因引起的多发性末梢神经损害的总称，表现为肢体远端对称性感觉、运动和自主神经功能障碍。临床多见双下肢远端蚁行感或针刺感或袜套样感。病因多为重金属中毒、糖尿病、结缔组织病等，本患者存在局部浅感觉减退，但无运动障碍，无其他并发症，考虑为循环障碍有关性疾病，暂时排除末梢神经炎。

七、诊疗计划

1. 疼痛科护理常规，Ⅱ级护理。

2. 完善各项辅助检查，如血常规、CRP、ESR、肝功、肾功能、心电图、胸片等，行胸腰部 MRI 明确病情。

3. 给予胞磷胆碱钠营养神经，择日行非 DSA 引导下感觉根射频温控热凝术＋神经阻滞麻醉。

以上病情及治疗方案已向患者及家属讲明，均表示理解并配合治疗。

八、诊疗经过

1. 住院第 2 日刘垒主任医师查房记录　今日查房，患者自诉双下肢凉痛、麻木较前改善不明显，饮食睡眠一般，二便调。专科查体：腰椎生理曲度变直，腰椎活动未明显受限。$L_2 \sim L_4$ 棘间压痛（＋），叩击痛（－），双侧秩边穴压痛（－），双侧臀中肌压痛（－），双侧臀上皮神经卡压点压痛（－），双侧直腿抬高试验（－），双侧"4"字征（－），双侧梨状肌牵拉试验（－），双侧膝腱反射（＋＋），双侧跟腱反射（＋＋），双下肢肌张力、肌力可，双侧跗趾背伸肌力可，双侧下肢深浅感觉未触及明显异常，病理征（－）。VAS 评分 3 分。胸片及心电图未见明显异常，化验结果未见明显异常。胸腰椎 MRI 示：胸、腰椎退行性变 $L_{3/4}$、$L_{4/5}$ 椎间盘膨出。腰椎 CT 示：腰椎退行性变，$L_{2/3}$、$L_{3/4}$、$L_{4/5}$ 椎间盘膨出刘垒主任医师查房分析，综合患者的症状、体征和影像学检查，同意目前诊断明确。患者目前症状可考虑从腰交感神经节调制改善患者下肢血液循环，从而达到缓解症状的目的。今日请神经内科会诊排除手术禁忌证。今日行非 DSA 引导下双侧 $L_{2,3}$ 交感神经感觉根射频温控热凝术＋神经阻滞麻醉，术前应和患者充分交流，并签署治疗知情同意书，余治疗不变，继观。

2．住院第2日术前讨论结论及术前小结

简要病情：患者李某，男，52岁，因双下肢发凉、麻木半年余。于2019年9月26日入院。患者双下肢发凉、麻木半年余。专科查体：腰椎生理曲度变直，腰椎活动未明显受限。$L_2 \sim L_4$ 棘间压痛（+），叩击痛（-），双侧秩边穴压痛（-），双侧臀中肌压痛（-），双侧臀上皮神经卡压点压痛（-），双侧直腿抬高试验（-），双侧"4"字征（-），双侧梨状肌牵拉试验（-），双侧膝腱反射（++），双侧跟腱反射（++），双下肢肌张力、肌力可，双侧踇趾背伸肌力可，双侧下肢深浅感觉未触及明显异常，病理征（-）。VAS评分3分。辅助检查：胸腰椎MR示：胸、腰椎退行性变 $L_{3/4}$、$L_{4/5}$ 椎间盘膨出。腰椎CT示：腰椎退行性变，$L_{2/3}$、$L_{3/4}$、$L_{4/5}$ 椎间盘膨出。

术前诊断：中医诊断　痹症（气虚血瘀）。西医诊断　①腰椎间盘突出症；②不宁腿综合征。

手术指征：患者双下肢凉痛、麻木影响日常生活。

拟施手术名称和方式：非血管DSA引导下感觉根射频温控热凝术＋神经阻滞麻醉

拟施麻醉方式：局部麻醉＋心电监护。

术中术后可能出现的风险及应对措施：术中操作可能发生神经、血管、韧带或硬脊膜的意外损伤；麻醉意外；术后可能并发感染。脑脊液外溢。穿刺过程DSA引导，减少意外损伤；射频消融前测阻抗，运动、感觉测试，以验证针尖位置，避免损伤神经。术后注意伤口清洁干燥，及时换药，预防感染。

特殊的术前准备内容：术前和患者及家属积极沟通病情及治疗方案，签署知情同意书。

注意事项：术中注意观察病人反应情况，关注生命体征，准确定位和充分松解。

手术者术前查看患者情况：刘垒主任医师术前查看患者，已将患者病情及介入的必要性、成功率以及并发症等向患者及家属进一步讲解，患者及家属表示理解并同意。

3．住院第2日手术记录

术前诊断：中医诊断　痹症（气虚血瘀）。西医诊断　①腰椎间盘突出症；②不宁腿综合征。

术中诊断：中医诊断　痹症（气虚血瘀）。西医诊断　①腰椎间盘突出症；②不宁腿综合征。

手术名称：非血管DSA引导下感觉根射频温控热凝术＋神经阻滞麻醉。麻醉方法：局部麻醉。

手术经过、术中发现的情况及处理：患者于介入治疗室由刘垒主任医师行非DSA引导下感觉根射频热凝术＋神经阻滞麻醉，术前签署知情同意书。患者俯卧于治疗床上，充分暴露腰部。分别以 L_2、L_3 棘突双侧旁开 50mm 为四个标记点，用 0.75% 碘伏无菌棉球以标记点为中心进行常规消毒，铺无菌洞巾。抽取 1% 利多卡因 20ml 并于上述四个标记点局部麻醉，并于 DSA 引导下进行调整后，使用 15cm 探针穿刺并于 DSA 下精确定位，确认椎体前缘腰交感神经，于两侧行 $L_{2、3}$ 交感神经节处行双针脉冲射频治疗，42℃，8 分钟，患者无下肢放射麻木等不适症状，然后于 $L_{2、3}$ 交感神经节处行双针射频热凝，测阻抗在正常范围内，分别以 60℃、70℃ 各 1 分钟，75℃　3 分钟，患者无下肢放射麻木等不适症状，抽取由 2% 利多卡因 4ml＋维生素 B_6 100mg＋维生素 B_{12} 0.5mg＋曲安奈德注射液 10mg＋0.9% NS 适量组成的消炎镇痛液 3ml 注射，将射频针拔出，用无菌棉球按压 2 分钟，再用胶布将无菌棉球加压固定，术毕平车推回病房。平车推回病房。结果：治疗期间患者未出现心慌、头晕、恶心、呕吐等症状，生命体征均正常，密切观察病情变化。术后注意事项：患者术后双下肢无任何不适，可暂且观察症状变化，嘱患者限制活动 3 天，针口 72 小时内避免接触水，以防止针口局部感染。（病例 5 图 1、病例 5 图 2）

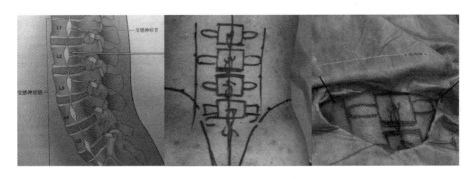

病例 5 图 1　术前定位

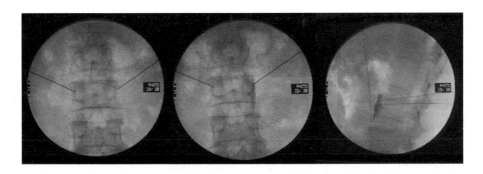

病例 5 图 2　置入工作套管补充图题

结果：患者在整个治疗过程中生命体征平稳，无心慌，无头疼，无恶心呕吐等不适症状。治疗结束后，患者精神状态好，无其他不适症状，叮嘱患者术后注意事项后，以平车推回病房。

术后注意事项：嘱患者适当活动，避免腰部不当受力动作，针口 72 小时内避免接触水，以防止针口局部感染。

3. 住院第 2 日术后首次病程记录　手术完成时间：2019 年 9 月 27 日 14：55。

患者于介入治疗室由刘垒主任医师行非 DSA 引导下感觉根射频热凝术＋神经阻滞麻醉，术前签署知情同意书。患者俯卧于治疗床上，充分暴露腰部。分别以 L_2、L_3 棘突双侧旁开 50mm 为四个标记点，用 0.75％碘伏无菌棉球以标记点为中心进行常规消毒，铺无菌洞巾。抽取 1％利多卡因 20ml 并于上述四个标记点局部麻醉，并于 DSA 引导下进行调整后，使用 15cm 探针穿刺并于 DSA 下精确定位，确认椎体前缘腰交感神经，于两侧行 L_2、L_3 交感神经节处行双针脉冲射频治疗，42℃，8 分钟，患者无下肢放射麻木等不适症状，然后于 L_2、L_3 交感神经节处行双针射频热凝，测阻抗在正常范围内，分别以 60℃、70℃各 1 分钟，75℃ 3 分钟，患者无下肢放射麻木等不适症状，抽取由 2％利多卡因 4ml ＋维生素 B_6 100mg ＋维生素 B_{12} 0.5mg ＋曲安奈德注射液 10mg ＋ 0.9％ NS 适量组成的消炎镇痛液 3ml 注射，将射频针拔出，用无菌棉球按压 2 分钟，再用胶布将无菌棉球加压固定，术毕平车推回病房。平车推回病房。结果：治疗期间患者未出现心慌、头晕、恶心、呕吐等症状，生命体征均正常，密切观察病情变化。术后注意事项：患者术后双下肢无任何不适，可暂且观察症状变化，嘱患者限制活动 3 天，针口 72 小时内避免接触水，以防止针口局部感染。

结果：患者在整个治疗过程中生命体征平稳，无心慌，无头疼，无恶心、呕吐等不适症状。治疗结束后，患者精神状态好，无其他不适症状，叮嘱患者术后注意事项后，以平车推回病房。

术后注意事项：嘱患者适当活动，避免腰部不当受力动作，针口 72 小时内避免接触水，以防止针口局部感染。

4. 住院第 3 日刘垒主任医师查房记录　今日查房，患者诉双下肢凉痛感明显缓解，余未诉特殊不适。术后第 1 天暂不查体。刘垒主任医师查房后分析：患者行双侧侧腰交感神经节脉冲射频调制术，脉冲射频神经调制术是通过脉冲式电流，在神经组织周围形成高电压，用＜ 42℃的温度进行治疗，该方法对神经无破坏作用，具有危险小、准确定位、不破坏神经、可重复治疗的优点。通过脉冲干扰交感神经的功能，使神经局部产生抑制交感神经的传出冲动，扩张区域的小动脉和微动脉，从而有效的改善下肢发凉症状。患者自述胸背部酸痛不适感，考虑为胸椎小关节紊乱导致，可于明日于介入室行胸椎小关节针刀松解治疗，术前签署知情同意书，余治疗方案暂不变，继观。

5. 住院第 3 日术前讨论结论及术前小结

简要病情：患者李某，男，52 岁，因双下肢发凉、麻木半年余。于 2019 年 9 月 26 日入院。

患者双下肢发凉、麻木半年余。患者行交感神经脉冲射频术后，现患者胸背部酸痛不适感。专科查体：胸椎棘突间压痛（+），椎旁压痛（+），腰椎活动未明显受限。$L_2 \sim L_4$ 棘间压痛（+），叩击痛（-），双侧秩边穴压痛（-），双侧臀中肌压痛（-），双侧臀上皮神经卡压点压痛（-），双侧直腿抬高试验（-），双侧"4"字征（-），双侧梨状肌牵拉试验（-），双侧膝腱反射（++），双侧跟腱反射（++），双下肢肌张力、肌力可，双侧踇趾背伸肌力可，双侧下肢深浅感觉未触及明显异常，病理征（-）。VAS 评分 3 分。辅助检查：胸椎 MR 示：胸椎退行性变。

术前诊断：中医诊断　痹症（气虚血瘀）。医诊断：①腰椎间盘突出症；②不宁腿综合征。

手术指征：患者胸背部酸痛影响日常生活。

拟施手术名称和方式：非血管 DSA 引导下复杂性针刀松解＋普通臭氧注射术。

拟施麻醉方式：局部麻醉＋心电监护。

术中术后可能出现的风险及应对措施：术中操作可能发生神经、血管、韧带或硬脊膜的意外损伤；麻醉意外；术后可能并发感染。脑脊液外溢。穿刺过程 DSA 引导，减少意外损伤。术后注意伤口清洁干燥，及时换药，预防感染。

特殊的术前准备内容：术前和患者及家属积极沟通病情及治疗方案，签署知情同意书。

注意事项：术中注意观察病人反应情况，关注生命体征，准确定位和充分松解。

手术者术前查看患者情况：刘垒主任医师术前查看患者，已将患者病情及介入的必要性、成功率以及并发症等向患者及家属进一步讲解，患者及家属表示理解并同意。

6. 住院第 4 日刘垒主任医师查房记录　今日查房，患者诉患者诉双下肢凉痛感明显缓解，胸背部酸痛不适，饮食睡眠可，二便正常。专科查体同前。今日行非 DSA 引导下复杂性针刀松解＋普通臭氧注射术，术前应和患者充分交流，并签署治疗知情同意书，余治疗方案暂不变，继观。

7. 住院第 4 日手术记录

术前诊断：中医诊断　痹症（气虚血瘀）。西医诊断　①腰椎间盘突出症；②不宁腿综合征。

术中诊断：中医诊断　痹症（气虚血瘀）。西医诊断　①腰椎间盘突出症；②不宁腿综合征。

手术名称：非血管 DSA 引导下复杂性针刀松解＋普通臭氧注射术。麻醉方法：局部麻醉。

手术经过、术中发现的情况及处理：患者于介入治疗室由刘垒主任医师行非血管 DSA 引导下复杂性小针刀松解术＋普通臭氧注射术，术前签署知情同意书。患者俯卧于治疗床上，充分暴露胸背部。以 $T_1 \sim T_{12}$ 棘间韧带，$T_1 \sim T_{12}$ 双侧小关节囊，天宗穴、曲垣穴、脑户及脑空穴为标记点，于 DSA 引导下进行调整后，用碘伏无菌棉球以标记点为中心进行常规消毒，铺无菌洞巾，铺无菌单。用无痛泵局部麻醉，抽取 1% 利多卡因 20ml 并于上述标记点局部麻醉，后抽取由维生素 B_6 200mg ＋维生素 B_{12} 1mg ＋曲安奈德注射液 40mg ＋醋酸泼尼松龙注射液 125mg ＋ 0.9% NS 适量组成的消炎镇痛液，每处注射 3 ～ 5ml，并于以上述标记点注射 45% 浓度臭氧，每穴各注射 5ml 臭氧。于上述标记点进行针刀松解，并于 DSA 调整下精确定位，确定针尖到达棘上韧带、棘间韧带、胸椎小关节囊，松解后迅速出针，用无菌纱布按压针眼 2 分钟后用敷贴覆盖针口。

结果：患者在整个治疗过程中生命体征平稳，无心慌，无头疼，无恶心呕吐等不适症状。治疗结束后，患者精神状态好，无其他不适症状，叮嘱患者术后注意事项后，以平车推回病房。

术后注意事项：嘱患者适当活动，避免腰部不当受力动作，针口 72 小时内避免接触水，以防止针口局部感染。

8. 住院第 4 日术后首次病程记录

手术完成时间：2019 年 9 月 29 日 09：50。

患者于介入治疗室由刘垒主任医师行非血管 DSA 引导下复杂性小针刀松解术＋普通臭氧注射术，术前签署知情同意书。患者俯卧于治疗床上，充分暴露胸背部。以 $T_1 \sim T_{12}$ 棘间韧带，$T_1 \sim T_{12}$ 双侧小关节囊，天宗穴、曲垣穴、脑户及脑空穴为标记点，于 DSA 引导下进行调整后，用碘伏无菌棉球以标记点为中心进行常规消毒,铺无菌洞巾，铺无菌单。用无痛泵局部麻醉，抽取 1% 利多卡因 20ml 并于上述标记点局部麻醉，后抽取由维生素 B_6 200mg ＋维生素 B_{12} 1mg ＋曲安奈德注射液 40mg ＋醋酸泼尼松龙注射液 125mg ＋ 0.9% NS 适量组成的消炎镇痛液，每处注射 3 ～ 5ml，并于以上述标记点注射 45% 浓度臭氧，每穴各注射 5ml 臭氧。于上述标记点进行针刀松解，并于 DSA 调整下精确定位，确定针尖到达棘上韧带、棘间韧带、胸椎小关节囊，松解后迅速出针，用无菌纱布按压针眼 2 分钟后用敷贴覆盖针口。

结果：患者在整个治疗过程中生命体征平稳，无心慌，无头疼，无恶心呕吐等不适症状。治疗结束后，患者精神状态好，无其他不适症状，叮嘱患者术后注意事项后，以平车推回病房。

术后注意事项：嘱患者适当活动，避免腰部不当受力动作，针口 72 小时内避免接触水，以防止针口局部感染。

9. 住院第 5 日刘垒主任医师查房记录　今日查房，患者未诉明显不适，双下肢凉痛感明显缓解，胸背部未诉明显不适，饮食睡眠可，二便正常。专科查体：专科查体：胸椎棘突间压痛（+-），椎旁压痛（+-），腰椎活动未明显受限。$L_2 \sim L_4$ 棘间压痛

（+-），叩击痛（-），双侧秩边穴压痛（-），双侧臀中肌压痛（-），双侧臀上皮神经卡压点压痛（-），双侧直腿抬高试验（-），双侧"4"字征（-），双侧梨状肌牵拉试验（-），双侧膝腱反射（++），双侧跟腱反射（++），双下肢肌张力、肌力可，双侧蹈趾背伸肌力可，双侧下肢深浅感觉未触及明显异常，病理征（-）。VAS 评分 1 分。患者对治疗效果满意，主动要求今日出院。刘方铭主任医师查房分析，患者腰部及双下肢症状基本缓解，同意其今日出院，嘱出院后加强腰背肌锻炼，勿受凉，勿劳累，2 周后复诊，不适随诊。

九、出院诊断

1. 中医诊断　痹症（气虚血瘀）。
2. 西医诊断　①腰椎间盘突出症；②不宁腿综合征。

十、讨论

不宁腿综合征（restless legs syndrome，RLS）为临床常见的中枢神经系统感觉运动障碍性疾病，发病机制尚不十分清楚。1672 年，英国 Thomas Willis 医生首次用拉丁文描述该病临床表现，并于 1685 年译成英文。1945 年，瑞典神经病学家 Ekbom 首次报告 8 例患者，同时命名为"不宁腿综合征"，亦称为"Ekbom 综合征"。

RLS 中老年常见，其主要表现为休息时肢体有强烈的不适感，伴不可抗拒的活动腿的欲望。其临床症状呈进行性发展，常在夜间睡眠或安静时出现，进而导致睡眠障碍，严重影响病人的生活质量，并可导致抑郁和焦虑。目前，许多研究认为中枢神经系统多巴胺能功能紊乱、铁缺乏和基因变异等是导致 RLS 的主要原因。因而，临床上多采用口服多巴胺能药物进行治疗，但其头痛、恶心、疲劳等不良反应明显，且随着治疗时间的延长及治疗剂量的增加会导致临床症状的加重。

射频技术（radio frequency，RF）已经广泛应用于临床疼痛的治疗，其中传统的射频热凝技术（continuous radiofrequency，CRF）是利用高频电流的持续输出，产生高温效应，使组织凝固失去生物活性，达到治疗效果。这种热凝损伤会导致非选择性的神经元损害，严重者会导致阻滞性疼痛，可能比原发疼痛更严重。因此，脉冲射频技术（pulsed radio frequency，PRF）越来越受到临床医师的重视，这是一项对传统的射频热凝术的改进。PRF 通过脉冲式传播热量，有效避免了局部组织因高热而导致的热损伤和潜在损害，如去神经痛。近年来，PRF 迅速发展并广泛应用于临床各种慢性疼痛的治疗中，有效性与安全性被广泛接受和证实。

选择性神经根脉冲射频可有效改善了 RLS 病人的临床症状，缓解腿部的不适感，进而改善了入睡质量。其可能的机制包括两个方面：①背根神经节（dorsal root ganglion，DRG）作为感觉传入的一级神经元，其大部分中枢突直接进入脊髓背角。DRG 细胞与脊髓背角神经元之间突触联系的重塑以及胶质细胞功能的变化，在痛觉过敏的发病机制中起重要作用。脉冲射频可以利用高能脉冲电流及其产生的场效应，刺激 DRG 细胞，干扰神经信号通路，引起神经突触的膜电位改变，影响突触信号传导，可逆性抑制神经元突触，逆转突触传导异常增强的效应；②由于交感神经节后纤维通过灰交通支加入脊神经根，并随之下行。脉冲射频产生的高能脉冲电流，可以抑制节后纤维 α_1 肾上腺能受体，从而降低了交感神经传出纤维的活性。同时，通过场效应，也可以降低交感神经节前神经元活性来减少儿茶酚胺的释放，从而减少交感节后神经元的 α_1 肾上腺能受体的功能亢进。

综上所述，选择性神经根脉冲射频治疗，提高了 RLS 的治疗效果，降低了不良反应的发生率，具有良好的有效性和安全性。

参考文献

[1] 朱谦，赵晶，苗羽，等．选择性神经根脉冲射频联合普瑞巴林治疗不宁腿综合征的临床疗效 [J]．中国疼痛医学杂志，2021，27（11）：829-834.

[2] 戴剑，潘集阳，张小涛，等．炎症因子表达在不宁腿综合征中的应用研究 [J]．右江民族医学院学报，2021，43（05）：592-595.

[3] 梁轶岚，何德娇，杨定平，等．有氧联合伸展运动对血液透析患者不宁腿综合征及生命质量的影响 [J]．中国实用护理杂志，2021，37（29）：2280-2287.

[4] 张琴，李红艳，徐红芳，等．普拉克索联合高通量血液透析在维持性血液透析不宁腿综合征患者中的临床疗效观察 [J]．中外医学研究，2021，19（27）：34-37.

[5] 徐靖妮，倪金霞，闫昊玥，等．从形神同调理念探讨头穴丛刺法治疗不宁腿综合征 [J]．上海中医药大学学报，2021，35（05）：75-79.

病例 **6** 射频靶点热凝术治疗腰椎间盘突出症

一、一般资料

患者周某，男，27 岁。

主诉：腰痛伴右下肢麻痛 1 个月余，加重 10 天。

现病史：患者 1 个月前可能与劳累及腰部用力不当扭伤有关，出现腰痛伴有右下肢疼痛，咳嗽、喷嚏时疼痛加剧，翻身、转侧疼痛加重，行走及劳累后腰部疼痛加重，休息后减轻，在当地医院就诊，行腰椎 MRI 示：$L_{4/5}$ 椎间盘突出并右侧侧隐窝狭窄；L_5/S_1 椎间盘突出并椎管狭窄、双侧侧隐窝狭窄；$L_{1/2}$、$L_{2/3}$ 椎间盘轻度膨出。给予药物、针灸、理疗等治疗，腰痛及右下肢疼痛有所减轻，但仍有腰突及右下肢疼痛，下肢疼痛以右侧臀部、右小腿肚疼痛为主，并逐渐出现右下肢无力，踇背伸肌、踝背伸肌力减弱，来我院我科住院治疗，行"$L_{4/5}$ 椎间盘髓核摘除术"，术后疼痛症状明显减轻后出院。

出院后患者一般情况可，10 天前无明显诱因出现腰痛伴右下肢疼痛，翻身、转侧疼痛加重，行走及劳累后腰部疼痛加重，休息后减轻，来我院就诊，门诊以"腰椎间盘突出症"收入院。

患者发病以来，饮食可，睡眠一般，二便正常。体重未见明显变化。

既往史：既往体健，否认有高血压病、糖尿病、冠心病等其他慢性病史。否认有肝炎、结核病史及密切接触史。否认有重大外伤史及手术史，否认有输血史；对"海鲜、牛肉、羊肉"过敏，未发现其他食物及药物过敏史。预防接种史不详。

个人史：生于原籍，无外地久居史，无疫区、疫水接触史，无冶游史。无吸烟饮酒等不良嗜好。

婚育史：未婚未育。

家族史：父母体健，家中独子，否认家族遗传病及传染病史。

二、体格检查

T 36.5℃，P 85 次 / 分，R 18 次 / 分，BP 124/90mmHg。患者青年男性，发育正常，营养中等，神志清楚，自主体位，检查合作。全身皮肤无黄染、无瘀点、无出血点。全身浅表淋巴结未触及肿大。头颅发育正常，毛发分布均匀，眼睑无水肿，结膜无充血，巩膜无黄染，双侧瞳孔等大等圆，对光反射及调节反射存在，耳、鼻无异常，口唇无发绀，咽部无充血，扁桃体无肿大。颈软，无抵抗，颈静脉无怒张，气管居中，甲状腺无肿大。胸廓对称无畸形，双侧乳房对称，未触及明显包块。双肺呼吸音清晰，未闻及干、湿性啰音。心前区无隆起及凹陷，心界无扩大，心率78次/分，节律规整，各瓣膜听诊区无闻及病理性杂音。腹部平坦，腹软，无压痛，无反跳痛。肝、脾肋下未触及，Murphy's 征阴性，肝、肾区无叩痛，肠鸣音无亢进，移动性浊音阴性。脊柱无畸形，四肢无畸形，双下肢无水肿。双下肢足背动脉搏动正常。肱二头肌反射正常，膝腱反射正常，腹壁反射正常。巴氏征阴性，布氏征阴性。

专科查体：腰椎活动轻度受限。L4/5、L5/S1 棘间压痛（−），椎旁压痛（−），直腿抬高试验右 30（＋），加强试验（＋），左 70 度（＋），交叉试验（＋），双侧"4"字征（−），双侧膝腱反射、跟膝腱反射对称存在（＋＋），右下肢踇背伸肌力 4− 级，踝背伸肌力 4 级，双下肢肌张力可，双侧下肢深浅感觉未触及明显异常，病理征（−）。

三、辅助检查

2020 年 2 月 20 日腰椎 MRI（淄博市周村区人民医院）示：① $L_{4/5}$ 椎间盘突出术后表现，$L_{4/5}$ 椎间盘后缘高信号；② L_5/S_1 椎间盘突出并椎管狭窄、双侧侧隐窝狭窄；③ $L_{1/2}$、$L_{2/3}$ 椎间盘轻度膨出。

四、入院诊断

1. 中医诊断　腰痛病（瘀血阻络）。
2. 西医诊断　腰椎间盘突出症。

五、诊断依据

1. 中医辨证辨病依据　患者腰痛伴右下肢麻痛 1 个月余，加重 10 天，饮食可，大小便正常，睡眠正常，舌质暗红，苔白，脉沉缓。综观脉症，四诊合参，该病属于祖国医学的"腰痛病"范畴，证属瘀血阻络。患者青年男性，常久坐、缺乏运动，有腰部扭伤和受凉史，致腰部经络阻滞不通，气血运行不畅，加之风、寒、湿邪入侵，更益腰部气血运行不畅，不通则痛。舌脉也为瘀血阻络之象。总之，本病病位在腰部，病属标实，考虑病程迁延日久，病情复杂，预后一般。

2. 西医诊断依据

（1）腰痛伴右下肢麻痛 1 个月余，加重 10 天。

（2）对"海鲜、牛肉、羊肉"过敏。

（3）专科查体：腰椎活动轻度受限。$L_{4/5}$、L_5/S_1 棘间压痛（−），椎旁压痛（−），直腿抬高试验右 30（+），加强试验（+），左 70°（+），交叉试验（+），双侧"4"字征（-），双侧膝腱反射、跟膝腱反射对称存在（++），右下肢跗背伸肌力 4⁻ 级，踝背伸肌力 4 级，双下肢肌张力可，双侧下肢深浅感觉未触及明显异常，病理征（-）。

（4）辅助检查：腰椎 MRI（淄博市周村区人民医院）示：① $L_{4/5}$ 椎间盘突出术后表现，$L_{4/5}$ 椎间盘后缘高信号；② L_5/S_1 椎间盘突出并椎管狭窄、双侧侧隐窝狭窄；③ $L_{1/2}$、$L_{2/3}$ 椎间盘轻度膨出。

六、鉴别诊断

1. 腰椎结核　早期局限性腰椎结核可刺激邻近的神经根，造成腰痛及下肢放射痛。腰椎结核有结核病的全身反应，腰痛较剧，X 线片上可见椎体或椎弓根的破坏。CT 扫描对 X 线片不能显示的椎体早期局限性结核病灶有独特作用。

2. 腰椎后关节紊乱　相邻椎体的上下关节突构成腰椎后关节，为滑膜关节，有神经分布。当后关节上、下关节突的关系不正常时，急性期可因滑膜嵌顿产生疼痛，慢性病例可产生后关节创伤性关节炎，出现腰痛。此种疼痛多发生于棘突旁 1.5cm 处，可有向同侧臀部或大腿后的放射痛，易与腰椎间盘突出症相混。该病的放射痛一般不超过膝关节，且不伴有感觉、肌力减退及反射消失等神经根受损之体征，此患者不能排除腰椎后关节紊乱，需行腰部 MRI 明确诊断。

3. 泌尿系统结石　是泌尿系统常见的疾病，根据结石所在部位不同，分为肾结石、输尿管结石、膀胱结石、尿道结石。本病的形成与环境因素、全身性疾病及泌尿系统疾病有密切关系。其典型的临床表现可见腰腹绞痛、血尿，或伴有尿频、尿急、尿痛等泌尿系统梗阻和感染的症状，患者虽腰痛明显，但无泌尿系统伴随症状和体征，暂不考虑此疾病，患者家属对此疑虑重重，为排除不典型的此类疾病引起的症状，可行泌尿系统 B 超明确病情。

七、诊疗计划

1. 疼痛科 Ⅱ 级护理。

2. 完善各项辅助检查，如血常规、CRP、ESR 等，行腰椎薄层 CT 明确诊断。

3. 给予甘露醇脱水，丹参注射液活血化瘀，择日行 C 型臂引导下椎间盘射频消融＋侧隐窝松解术。

以上病情及治疗方案已向患者及家属讲明，均表示理解并配合治疗。

八、治疗经过

1. 住院第 2 日刘垒主任医师查房记录　今日查房，患者自诉腰痛及右下肢疼痛略有缓解，NRS 评分：4分，饮食睡眠可，二便调。专科查体：腰椎活动轻度受限。$L_{4/5}$、L_5/S_1 棘间压痛（-），椎旁压痛（-），直腿抬高试验右 30（+），加强试验（+），左 70°（+），交叉试验（+），双侧"4"字征（-），双侧膝腱反射、跟膝腱反射对称存在（++），右下肢踇背伸肌力 4- 级，踝背伸肌力 4 级，双下肢肌张力可，双侧下肢深浅感觉未触及明显异常，病理征（-）。入院辅助检查未见明显异常。复查腰椎 CT：腰椎轻度退行性变：$L_{1/2}$、$L_{2/3}$、$L_{3/4}$、$L_{4/5}$、L_5/S_1 椎间盘膨出并 L_5/S_1 间盘水平椎管略窄、$L_{4/5}$ 间盘右侧侧隐窝略窄。刘垒主任医师查房分析，综合患者的症状、体征和影像学检查，同意目前诊断，目前诊断为：中医诊断为腰痛病（瘀血阻络），西医诊断为腰椎间盘突出症。患者孔镜下 $L_{4/5}$ 突出髓核摘除术后，对比术前术后 CT 及 MRI 检查，未见新发突出，考虑术后活动等各种因素，局部出血、渗出等因素，刺激神经引起疼痛反复。准备明日行介入引导下椎间盘射频消融＋侧隐窝松解，以及局部冲洗为主，注意观察病情变化，及时对症处理。

2. 住院第 2 日术前讨论及术前小结

简要病情：患者周某，男，27 岁，因腰痛伴右下肢麻痛 1 个月余，加重 10 天于 2020 年 3 月 7 日入院。

患者 1 月前行"$L_{4/5}$ 椎间盘髓核摘除术"，术后疼痛症状明显减轻。10 天前无明显诱因出现腰痛伴右下肢疼痛，翻身、转侧疼痛加重，行走及劳累后腰部疼痛加重，休息后减轻。查体：腰椎活动轻度受限。$L_{4/5}$、L_5/S_1 棘间压痛（-），椎旁压痛（-），直腿抬高试验右 30（+），加强试验（+），左 70°（+），交叉试验（+），双侧"4"字征（-），双侧膝腱反射、跟膝腱反射对称存在（++），右下肢踇背伸肌力 4- 级，踝背伸肌力 4 级，双下肢肌张力可，双侧下肢深浅感觉未触及明显异常，病理征（-）。腰椎 MRI：① $L_{4/5}$ 椎间盘突出术后表现，$L_{4/5}$ 椎间盘后缘高信号；② L_5/S_1 椎间盘突出并椎管狭窄、双侧侧隐窝狭窄；③ $L_{1/2}$、$L_{2/3}$ 椎间盘轻度膨出。腰椎 CT：腰椎轻度退行性变：$L_{1/2}$、$L_{2/3}$、$L_{3/4}$、$L_{4/5}$、L_5/S_1 椎间盘膨出并 L_5/S_1 间盘水平椎管略窄、$L_{4/5}$ 间盘右侧侧隐窝略窄。

术前诊断：中医诊断　腰痛病（瘀血阻络）；西医诊断　腰椎间盘突出症。

手术指征：患者腰痛及右下肢疼痛，曾经椎间孔镜手术，现影响日常生活。

拟施手术名称和方式：非血管 DSA 引导下椎间盘射频消融术＋侧隐窝臭氧注射术。

拟施麻醉方式：局部麻醉＋心电监护。

术中术后可能出现的风险及应对措施：术中操作可能发生神经、血管、韧带或硬脊膜的意外损伤；麻醉意外；术后可能并发感染。脑脊液外溢。穿刺过程 DSA 引导，减少意外损伤；射频消融前测阻抗，运动、感觉测试，以验证针尖位置，避免损伤神经。术后注意伤口清洁干燥，及时换药，预防感染。

特殊的术前准备内容：术前和患者及家属积极沟通病情及治疗方案，签署知情同意书。

注意事项：术中注意观察患者反应情况，关注生命体征，准确定位和充分松解。

手术者术前查看患者情况：刘垒主任医师术前查看患者，已将患者病情及介入的必要性、成功率以及并发症等向患者及家属进一步讲解，患者及家属表示理解并同意。

3. 住院第2日手术记录

术前诊断：①中医诊断　腰痛病（瘀血阻络）；②西医诊断　腰椎间盘突出症。

术中诊断：同上。

手术名称：椎间盘微创消融术＋侧隐窝臭氧注射。麻醉方法：局部麻醉。

手术经过、术中发现的情况及处理：患者于介入治疗室行非血管DSA技术引导下 $L_{4/5}$ 射频椎间盘微创消融术＋侧隐窝臭氧注射术，术前签署知情同意书。患者俯卧于治疗床上，开放静脉通道，常规监测生命体征。用0.75％碘伏无菌棉球以 $L_{4/5}$ 椎间隙为中心进行常规消毒，铺无菌手术巾。在C型臂引导下定位 $L_{4/5}$ 椎间隙，旁开9cm，1％利多卡因局部麻醉后，硬膜外穿刺针穿刺，正位透视引导下缓缓进针至右侧椎弓根内缘内0.5cm，侧位显示针尖位于椎体后缘（病例6图1），抽出血性渗出液约1ml，考虑上次椎间孔镜导致的椎管内血肿所致（病例6图2）。盐水＋臭氧反复冲洗，冲洗液清晰后拔出硬膜外穿刺针。后持15cm长，裸露端0.5cm射频针穿刺，正位透视引导下缓缓进针至右侧椎弓根内缘内0.5cm，侧位显示针尖位于椎体后缘，连接射频仪，测量阻抗，阻抗值均符合椎间盘组织参数范围，测量阻抗完毕后，行感觉及运动刺激，无异常感觉和运动后，行 $L_{4/5}$ 椎间盘微创消融术，依次以60°、70°、80°、90° 1分钟，94° 3分钟分别进行热凝，患者在80°时出现左下肢温热感，射频热凝术操作完毕，再拔出射频针少许，在C型臂引导下定位在侧隐窝和椎间孔位置，注射消炎镇痛液3ml，射频操作完毕，局部贴敷无菌敷贴。患者在整个治疗过程中生命体征平稳，无心慌，无头疼，无恶心呕吐等不适症状。治疗结束后，患者精神状态好，无其他不适症状，以平车推回病房。

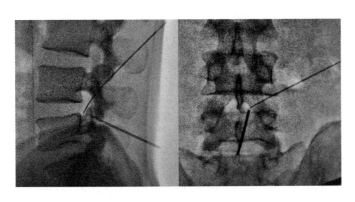

病例6图1　硬膜外穿刺针穿刺

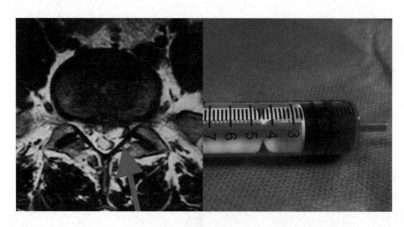

病例 6 图 2　椎管内血肿

4．住院第 2 日术后首次病程记录　患者于介入治疗室由刘垒主任医师行非血管 DSA 技术引导下 $L_{4/5}$ 射频椎间盘微创消融术＋侧隐窝臭氧注射术，术前签署知情同意书。患者俯卧于治疗床上，开放静脉通道，常规监测生命体征。用 0.75％碘伏无菌棉球以 $L_{4/5}$ 椎间隙为中心进行常规消毒，铺无菌手术巾。在 C 型臂引导下定位 $L_{4/5}$ 椎间隙，棘突旁开 1cm，1％利多卡因局部麻醉后，侧隐窝穿刺针穿刺，正位透视引导下缓缓进针至右侧椎弓根内缘内 0.5cm，侧位显示针尖位于椎体后缘，抽出血性渗出液约 1ml，盐水＋臭氧反复冲洗，冲洗液清晰后拔出穿刺针。后持 15cm 长，裸露端 0.5cm 射频针穿刺，由 $L_{4/5}$ 棘突旁开 11cm，由 C 臂 X 光透视下，沿椎间孔方向穿刺至突出椎间盘突出靶点位置，正位透视引导下缓缓进针至右侧椎弓根内缘内 0.5cm，侧位显示针尖位于椎体后缘，连接射频仪，测量阻抗，阻抗值均符合椎间盘组织参数范围，测量阻抗完毕后，行感觉及运动刺激，无异常感觉和运动后，行 $L_{4/5}$ 椎间盘微创消融术，依次以 60°、70°、80°、90° 1 分钟，94° 3 分钟分别进行热凝（病例 6 图 3），患者在 80° 时出现左下肢温热感，射频热凝术操作完毕，再拔出射频针少许，在 C 型臂引导下定位在侧隐窝和椎间孔位置，注射消炎镇痛液 3ml，射频操作完毕，局部贴敷无菌敷贴。患者在整个治疗过程中生命体征平稳，无心慌，无头疼，无恶心、呕吐等不适症状。治疗结束后，患者精神状态好，无其他不适症状，叮嘱患者术后注意事项后，以平车推回病房。嘱患者限制活动，避免腰部不当受力动作，针口 72 小时内保持清洁干燥，以防止针口局部感染。

5．住院第 3 日刘垒主任医师查房记录　今日刘垒主任医师查房，患者自诉腰痛及右下肢疼痛明显缓解，NRS 评分：2 分，饮食睡眠可，二便调。术后第一天暂不进行查体。分析患者昨日已行腰椎射频为主的综合治疗，椎间盘射频消融术，是精确定位在突出椎间盘的位置，通过局部加热，破坏髓核内的胶原蛋白分子，椎间盘内压力降低，髓核回缩，从而达到对椎间盘周围组织、神经根、动脉、脊髓等的减压目的，同时还可灭活窦椎神经末梢，使疼痛减轻。患者目前症状好转，治疗方案暂不变，继观病情变化。

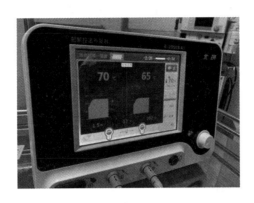

病例6图3 热凝

6．住院第4日病程记录 今日查房，患者一般情况可，腰痛伴右下肢疼痛明显缓解，自诉卧床时间长后，觉右侧臀部不适，活动后减轻。查体：双侧直腿抬高试验70°（-）。刘维菊主治医师查房后，指导患者床上腰臀腿部主动功能锻炼，适当下床站立行走。停甘露醇，余治疗方案不变，继观病情变化。

7．住院第5日刘维菊主治医师查房记录 今日查房，患者一般情况可，腰部无明显疼痛，仍有平卧时间长后，右侧臀部不适，活动后减轻。余未诉特殊不适。查体：腰骶部无明显压痛、叩击痛，双侧直腿抬高试验70°（-）。刘垒主任医师查房后，分析：患者目前病情稳定好转，适当增加活动量，锻炼腰臀腿部肌肉功能，同时针灸、干涉波等，以促进恢复，余治疗方案不变，继观病情变化。

8．住院第6日刘垒主任医师查房记录 今日查房，患者病情稳定好转，诉腰部及右下肢疼痛明显缓解，右侧臀部不适较前减轻，增加站立、行走时间后，无明显不适。饮食、睡眠可。专科查体：腰椎生理曲度变直，腰椎活动未明显受限。腰骶部无明显压痛、叩击痛，右侧臀中肌压痛（-），双侧直腿抬高试验（-），双侧"4"字征（-），双侧梨状肌牵拉试验（-）。患者目前症状明显缓解，要求出院。刘垒主任医师查房嘱，患者疼痛基本缓解，明日办理出院，院外注意休息，避免劳累，避免长时间负重站立行走。出院后请定期复查，若有不适请及时就诊。

九、出院诊断

1．中医诊断 腰痛病（瘀血阻络）。

2．西医诊断 腰椎间盘突出症。

十、讨论

腰椎间盘突出症是腰间盘组成成分在不同程度的退行性改变后，并在某些外力因素的作用下导致椎间盘的髓核组织在椎管内向外突出，从而压迫邻近的脊神经根，最终表现为腰部疼痛或者下肢麻木等症状的疾病。严重者会出现感觉障碍和肌力下降等情况，很大程度上影响了患者的生活质量。腰椎间盘髓核摘除术是治疗 LDH 的传统开放手术，它可以明显改善患者的疼痛症状和功能指数。传统开放手术一直以来是在保守治疗无效后的主要治疗手段，但随着医学技术的进步，越来越多的学者通过临床验证认为微创手术可以达到与传统手术一样的临床效果，而其中射频热凝靶点消融术作为一种微创手术，在 LDH 的治疗中有效率可达到 90% 以上，而且术后恢复效果较为理想。该技术一方面可以使维持胶原蛋白三维结构的共价键断裂，从而使胶原蛋白固缩，体积缩小，盘内压力减小，另一方面可使深入纤维环内层的伤害感受器消融，并使组织神经长入，损毁窦神经末梢，减少椎间盘退行性病变组织对神经的刺激。

射频靶点热凝是利用射频电极在椎间盘内形成射频电场，在工作端周围一定范围内发挥作用，一方面使维持胶原蛋白三维结构的共价键断裂，从而使胶原蛋白固缩，体积缩小，盘内压力减小；另一方面可使深入纤维环内层的感受器消融，并阻止神经长入，毁损窦神经末梢，减少椎间盘退行性病变组织对神经的刺激。特别是对因机械压迫引起的腰腿痛的包容性 LDH，采取射频消融术减压的治疗方式，使完整纤维环和后纵韧带的弹性反作用力之下，将突出部分髓核组织挤入减压形成的负压腔隙，使突出组织还纳或部分还纳，从而减轻甚至解除病变椎间盘对神经根和硬膜囊的压迫起到良好的疗效。另外射频电场刺激及热效应能修补损伤的纤维环，改善椎管内血液循环，改善神经代谢，调节局部免疫反应，减少局部炎性介质，从而间接缓解腰腿痛症状。

射频热凝靶点消融术除了可以明显地减轻患者的疼痛程度外，并且还具有不出血、创伤小、费用低、效果好、术后复发率低等优点。相关文献研究显示，相较于传统手术，射频热凝靶点消融术术中几乎不出血，创口仅为 0.7mm，感染率为 0，临床中治疗的有效率高。王锁良等研究发现，射频使用的细针损伤小，可以直接穿过硬膜囊而不损伤马尾神经，且穿刺通道小，无渗出，避免了麻醉药的使用，极少引起脑脊液的渗漏，因而并发症少；袁金宁等采用 Oswestry 腰椎功能障碍指数（ODI）评价手术效果，相较于单纯接受神经阻滞治疗的患者，加用射频热凝靶点消融术治疗的患者术后 2 周的 ODI 指数明显下降，并且无不良反应的发生；刘运林等研究同样发现，射频热凝靶点消融术不仅可以明显减轻患者的疼痛程度和改善患者腰椎功能，并且相较于传统手术，其手术时间更短，仅为 15 ～ 20 分钟。综上所述，射频热凝靶点消融术不仅具有传统手术能达到的止痛治疗效果，同时减少了手术并发症和手术时间，已逐渐成为治疗 LDH 的主要治疗方法。

与现有其他微创手术相比，射频技术的优点在于可控性的神经热凝灶，射频电针组织损伤小，在操作时患者多无不适，并且通过 C 型臂 X 光机的协助，可以对病变的椎间盘进行精确定位及局部麻醉后，更加有效地治疗病灶。刘雯文等认为，穿刺部位和后方侧隐窝相比较，选择在后外侧经椎间孔的安全三角入路会更加安全，尽最大可能避免损伤神经根。另有研究学者认为，手术操作过程中的靶点定位的精确度和射频导丝插入病变髓核的深度是手术成功的重要因素。王诗成等认为，可以通过对穿刺过程中患者是否有疼痛症状复制出现来验证穿入点的准确性。对神经信号阻断是否成功的验证中，据相关研究报道显示，可以通过 100Hz 的高频电流配合 0.8 ～ 1.0mA 的生理刺激，若患者没有出现较为剧烈的疼痛或其他的异常情况，则通常说明热凝区内成功阻断了感觉神经。在 3Hz 低频电流配合 1.2 ～ 3.0mA 下，患者没有出现相应的肌肉抽搐或收缩，则证明热凝区无运动神经，确保手术安全，在保护运动神经的前提下，阻断感觉神经的信号传递。综上所述，在实际操作射频热凝靶点消融术时，采用 CT 准确定位后外侧经椎间孔的安全三角，合理选用低频和高频电流强度避免运动神经的损伤，是影响射频热凝靶点消融术手术效果的关键所在。

射频靶点热凝治疗腰椎间盘突出症注意事项：①入路方式及穿刺点的选择：根据临床操作经验，将椎间盘正中层面椎体后方中点向小关节突外侧缘由内向外依次等分为 4 区，将突出椎间盘位于 1 区、2 区的选择从小关节内侧缘入路，而突出椎间盘位于 3 区、4 区的选择从安全三角入路，对于部分突出过大者可考虑联合入路方式。术前应行 CT 扫描测量穿刺点位置、旁开距离及旁开角度并标定预穿刺点；②靶点的选择一定是突出物的中心，且突出物的长轴应与射频毁损范围的长轴相一致，对突出物大于毁损范围时，应选择多个靶点治疗，治疗过程中一定要复制出患者原有症状，以确保疗效；③做神经电刺激时如果频繁出现阳性刺激症状，要判断是否穿刺针绝缘层破坏，必要时更换穿刺针。

笔者体会：根据笔者多年的临床经验总结：①靶点的重要性：射频手术治疗各种神经性疼痛性疾病，尤其是三叉神经痛、椎间盘压迫神经等疾病，掌握好、选择好适应证，疗效是确切的。但需要强调的是，射频手术一定突出"靶点"这一位置的准确性，以椎间盘突出射频治疗为例，我们建议穿刺突出物靶点后，以 75℃射频热凝能否复制处原疾病区域的疼痛反应或者原症状区域的温热、串胀感觉为判断是否到达靶点的标准。如在此温度下，未出现上述症状或者不明显的反应，建议调整针尖位置；反之如出现下肢区域难以忍受的烧灼感，表明距离神经过近，亦需要调整针尖位置。靶点的准确与否是射频热凝成功的关键所在；②穿刺的重要性：射频手术的椎间盘临床普遍选择的有两种：一为侧方安全三角入路，直奔椎间隙的髓核组织而去；二为腰椎小关节内侧缘入路，亦即侧隐窝穿刺入路，可直接到达突出物靶点。但需要注意：安全三角入路往往因旁开距离过小、过平，上关节突阻碍等因素，难以达到椎管内的突出物靶点，最终仅仅作用于椎间隙相对正常的髓核组织，难以形成有效的热凝治疗；小关节内侧缘入路可以直接到达靶点，尤其 L_5/S_1 突出者，但穿刺过程中存在刺破硬膜囊的较大概率，尤其是对于 $L_{4/5}$ 及以上椎间盘突出者更是如此。我们借鉴椎间孔镜侧入路的穿刺方法，提出"椎间孔入路的射频靶点热凝术"，具体为穿刺针沿斜行往下的椎间孔入路，直奔椎管内突出靶点，这种入路操作简单，大大减少刺破硬膜囊导致脑脊液漏的概率，并且可以精准施以靶点射频手术，临床效果满意，值得临床推广。

参考文献

[1] 黄锦益，韦克，邓军，等 . 靶点射频热凝术联合臭氧消融术治疗腰椎间盘突出症的临床疗效 [J]. 中国临床医生杂志，2021，49（03）：281-284.

[2] 于红光 . 椎间盘靶点射频热凝术治疗腰椎间盘突出症的临床疗效 [J]. 广东医学，2020，41（05）：520-524、530. DOI：10.13820/j.cnki.gdyx.20192846.

[3] 吴涛 . 射频热凝靶点消融术治疗腰椎间盘突出症研究进展 [J]. 中国中西医结合外科杂志，2018，24（06）：806-809.

[4] 施长生，吕维富，郑春生，等 .CT 引导下射频靶点热凝联合臭氧治疗腰椎间盘突出症的临床研究 [J]. 介入放射学杂志，2015，24（02）：134-137.

病例 7 射频靶点热凝术联合颈项部针刀松解治疗神经根型颈椎病

一、一般资料

患者陶某，男，42 岁。

主诉：颈肩伴右上肢麻木疼痛 2 年，加重 7 天。

现病史：患者 2 年前无明显诱因出现颈肩部疼痛，伴右上肢麻木不适，疼痛由右肩部沿上臂外侧向手心放射，示指麻木感明显，疼痛呈反复性，遇冷加重，得温痛减，疼痛与天气变化无关，休息后减轻，劳累后加重，未行系统治疗，7 天前无明显诱因出现上述症状加重，伴咽喉部不适，不能平卧，现为求系统治疗，来我院就诊，门诊以"神经根型颈椎病"收入院。

患者自发病以来，纳眠差，二便调，体重无明显减轻。

既往史：既往腰椎间盘突出病史 5 年余，2017 年于巨野人民医院行腰椎内固定手术（具体不详），否认有高血压病、糖尿病、冠心病等其他慢性病史。否认有结核、乙肝等传染病史、否认有其他重大外伤史及手术史，否认有输血史。未发现食物及药物过敏史。预防接种史不详。

个人史：生于原籍，无长期外地居住史。无冶游史，每日吸烟约 20 支，不规律饮酒史，无疫区疫水接触史，无工业毒物、粉尘及放射性物质接触史。

婚育史：适龄结婚，育有 1 女 1 子，配偶及子女均体健。

家族史：兄弟姐妹 5 人，父母已故，否认家族传染病及遗传病史。

二、体格检查

T 36.4℃，P 78 次 / 分，R 19 次 / 分，BP 132/78mmHg。患者中年男性，发育正常，营养中等，神志清楚，自主体位，检查合作。全身皮肤无黄染、无瘀点、无出血点。全身浅表淋巴结未触及肿大。头颅发育正常，毛发分布均匀，眼睑无水肿，结膜无充血，巩膜无黄染，双侧瞳孔等大等圆，对光反射及调节反射存在，耳、鼻无异常，口唇无发绀，咽部无充血，扁桃体无肿大。颈软，无抵抗，颈静脉无怒张，气管居中，甲状腺无肿大。胸廓对称无畸形，双侧乳房对称，未触及明显包块。双肺呼吸音清晰，未闻及干、湿性啰音。心前区无隆起及凹陷，心界无扩大，心率 78 次 / 分，节律规整，各瓣膜听诊区无闻及病理性杂音。腹部平坦，腹软，无压痛，无反跳痛。肝、脾肋下未触及，Murphy's 征阴性，肝、肾区无叩痛，肠鸣音无亢进，移动性浊音阴性。脊柱无畸形，四肢无畸形，双下肢无水肿。双下肢足背动脉搏动正常。肱二头肌反射正常，膝腱反射正常，腹壁反射正常。巴氏征阴性，布氏征阴性。

专科查体：颈椎生理曲度变直，颈椎活动度尚可，双侧风池穴、肩井穴、肩胛内角、天宗穴压痛（+），叩顶试验（+），右侧臂丛神经牵拉试验（+），双上肢肌力、肌张力正常，双上肢深浅感觉未见明显异常。双侧肱二头肌反射（++），双侧肱三头肌腱反射（+），双侧巴氏征（-），双侧霍夫曼征（-）。双侧足背动脉搏动正常。

三、辅助检查
CT 显示符合诊断。

四、入院诊断
1. 中医诊断　项痹（气虚血瘀）。
2. 西医诊断　①神经根型颈椎病；②腰椎内固定术后。

五、诊断依据
1. 中医辨证辨病依据　患者颈部不适伴左上肢麻痛 2 年余，加重 7 天，饮食可，小便正常，舌质暗红，苔白，脉弦细。综观脉症，四诊合参，该病属于祖国医学的"项痹"范畴，证属气虚血瘀。患者中年男性，气血亏虚，气不行血使血液运行不畅，导致肩背部经络阻滞不通，加之风、寒、湿邪入侵，更益于肩背部气血运行不畅，不通则痛，不容则木。舌脉也为气虚血瘀之象。总之，本病病位在颈，病属本虚标实，考虑病程迁延日久，病情复杂，预后一般。

2. 西医诊断依据
（1）颈肩伴右上肢麻木疼痛 2 年，加重 7 天。
（2）2017 年于巨野人民医院行"腰椎内固定手术"（具体不详）。
（3）专科查体：颈椎生理曲度变直，颈椎活动度尚可，双侧风池穴、肩井穴、肩胛内角、天宗穴压痛（+），叩顶试验（+），左侧臂丛神经牵拉试验（+），左侧肱二头肌反射（++），左侧肱三头肌腱反射（+），双侧霍夫曼征（-）。双侧足背动脉搏动正常。
（4）CT 示：颈椎轻度退行性变；$C_{2/3}$、$C_{3/4}$、$C_{4/5}$、$C_{5/6}$、$C_{6/7}$ 椎间盘突出伴 $C_{3/4}$、$C_{5/6}$ 水平椎管狭窄。

六、鉴别诊断

1. 颈椎结核　为慢性病。好发于脊柱、髋关节、膝关节，多见于儿童和青壮年。结核原发病灶一般不在骨与关节，约95％继发于肺部结核。多为血源性，少数通过淋巴管，或由胸膜或淋巴结病灶直接蔓延。两者都可出现脊髓受压的症状，但是颈椎结核有结核接触病史或肺结核病史，可伴有全身慢性感染，X线平片提示椎体有破坏，椎间隙变窄。通过影像学检查可进一步排除。

（2）脊柱肿瘤：脊柱是原发或转移肿瘤的常见部位，大部分肿瘤是溶骨性的，其首先破坏椎体，导致椎体的压缩骨折、肿瘤突破椎体后壁，侵入椎管，导致脊髓、神经根受压产生临床症状，通过影像学检查可发现椎体破坏和椎管内占位等影像。

七、诊疗计划

1. 疼痛科Ⅱ级护理。

2. 完善三大常规、胸部 CT、心电图、肝功能、肾功能、凝血常规等各项辅助检查，嘱患者行颈椎 CT 明确病情。

3. 给予胞磷胆碱钠、甲钴胺营养神经，给予地左辛止痛，因患者疼痛剧烈，血象胸部 CT 未见异常，拟于今日于门诊治疗室行复杂性针刀松解术＋局部浸润麻醉治疗，术后密切观察，择日行椎间盘射频消融术。

以上病情及治疗方案已向患者及家属讲明，均表示理解并配合治疗。

八、治疗经过

1. 住院第 2 日术前讨论及术前小结

简要病情：患者陶某，男，42 岁，因颈肩伴右上肢麻木疼痛 2 年，加重 7 天。于 2020 年 3 月 6 日入院。

患者 2 年前无明显诱因出现颈肩部疼痛，伴右上肢麻木不适，疼痛由右肩部沿上臂外侧向手心放射，示指麻木感明显，疼痛呈反复性，遇冷加重，得温痛减，疼痛与天气变化无关，休息后减轻，劳累后加重，未行系统治疗，7 天前无明显诱因出现上述症状加重，伴咽喉部不适，不能平卧。查体：颈椎生理曲度变直，颈椎活动度尚可，双侧风池穴、肩井穴、肩胛内角、天宗穴压痛（＋），叩顶试验（＋），右侧臂丛神经牵拉试验（＋），双上肢肌力、肌张力正常，双上肢深浅感觉未见明显异常。双侧肱二头肌反射（＋＋），双侧肱三头肌腱反射（＋），双侧巴氏征（－），双侧霍夫曼征（－）。双侧足背动脉搏动正常。颈椎 CT 示：颈椎轻度退行性变；$C_{2/3}$、$C_{3/4}$、$C_{4/5}$、$C_{5/6}$、$C_{6/7}$ 椎间盘突出伴 $C_{3/4}$、$C_{5/6}$ 水平椎管狭窄

术前诊断：中医诊断　项痹（气虚血瘀）。西医诊断　①神经根型颈椎病；②腰

椎内固定术后。

手术指征：患者腰痛影响日常生活。

拟施手术名称和方式：复杂针刀松解术＋局部浸润麻醉。

拟施麻醉方式：局部麻醉＋心电监护。

术中术后可能出现的风险及应对措施：术中操作可能发生神经、血管、韧带的意外损伤；麻醉意外；术后可能并发感染。术后注意伤口清洁干燥，及时换药，预防感染。

特殊的术前准备内容：术前和患者及家属积极沟通病情及治疗方案，签署知情同意书。

注意事项：术中注意观察病人反应情况，关注生命体征，准确定位和充分松解。

手术者术前查看患者情况：刘垒主任医师术前查看患者，已将患者病情及介入的必要性、成功率以及并发症等向患者及家属进一步讲解，患者及家属表示理解并同意。

2. 住院第 2 日手术记录

术前诊断：中医诊断　项痹（气虚血瘀）。西医诊断　①神经根型颈椎病；②腰椎内固定术后。

术中诊断：同"术前诊断"。

手术名称：复杂针刀松解术＋局部浸润麻醉。麻醉方法：局部麻醉。

手术经过、术中发现的情况及处理：患者于门诊治疗室由刘垒主任医师行复杂针刀松解术＋局部浸润麻醉，术前签署知情同意书。患者左侧卧于治疗床上，充分暴露肩背部。以脑户穴、大椎穴、双侧脑空穴、双侧曲垣穴、双侧天宗穴、夺命穴及神道穴、颈椎旁等共 15 个部位为标记点，用 0.75% 碘伏无菌棉球以标记点为中心进行常规消毒，铺无菌洞巾。抽取 1% 利多卡因 5ml 并于上述标记点局部麻醉，后抽取由 2% 利多卡因 2ml ＋维生素 B_6 200mg ＋维生素 B_{12} 1mg ＋ 0.9% NS 适量组成的消炎镇痛液，每处注射 3～5ml。再持 I 型 2 号针刀，刀口线与人体纵轴平行，刀体垂直于皮肤，分别在上述标记点快速进针，行针刀松解后，快速出针，迅速用无菌棉球按压针孔 2 分钟，针刀松解术操作完毕。

结果：患者在整个治疗过程中生命体征平稳，无心慌，无头疼，无恶心、呕吐等不适。治疗结束后，以平车推回病房。

术后注意事项：嘱患者限制活动 3 天，针口 72 小时内避免接触水，以防止针口局部感染。密切观察病情，及时对症处理。

3. 住院第 2 日术后首次病程记录

手术完成时间：2020 年 3 月 6 日 16：00。

患者于门诊治疗室由刘垒主任医师行复杂针刀松解术＋局部浸润麻醉，术前签署知情同意书。患者左侧卧于治疗床上，充分暴露肩背部。以脑户穴、大椎穴、双侧脑空穴、双侧曲垣穴、双侧天宗穴、夺命穴及神道穴、颈椎旁等共 15 个部位为标记点，用 0.75% 碘伏无菌棉球以标记点为中心进行常规消毒，铺无菌洞巾。抽取 1% 利多卡因 5ml 并于上述标记点局部麻醉，后抽取由 2% 利多卡因 2ml ＋维生素 B_6 200mg ＋维生素 B_{12} 1mg ＋0.9% NS 适量组成的消炎镇痛液，每处注射 3～5ml。再持 I 型 2 号针刀，刀口线与人体纵轴平行，刀体垂直于皮肤，分别在上述标记点快速进针，行针刀松解后，快速出针，迅速用无菌棉球按压针孔 2 分钟，针刀松解术操作完毕。

结果：患者在整个治疗过程中生命体征平稳，无心慌，无头疼，无恶心、呕吐等不适。治疗结束后，以平车推回病房。

术后注意事项：嘱患者限制活动 3 天，针口 72 小时内避免接触水，以防止针口局部感染。密切观察病情，及时对症处理。

4. 住院第 3 日刘垒主任医师查房记录　患者术后第 1 天，今日查房，患者自述颈部无明显不适，右侧疼痛感较前稍改善，饮食可，睡眠一般，二便正常，术后第 1 天暂不查体，刘垒主任医师综合患者的症状体征分析：患者于昨日行复杂性针刀为主的微创治疗，术后第 1 天，不做效果评估。针刀松解是在颈椎周围选取穴位，通过松解使颈肩背部诸经气血畅通，减轻或消除对受累神经的压力及对周围痛觉感受器的刺激，达到症状、体征缓解目的，术后患者症状稍有缓解。治疗计划暂不改变，密切关注患者病情变化，及时对症处理。

5. 住院第 4 日吴文庆主治医师查房记录　今日查房，患者自诉颈部疼痛及右上肢麻木疼痛无明显改善，饮食睡眠一般，二便调。专科查体：颈椎生理曲度变直，颈椎活动度尚可，双侧风池穴、肩井穴、肩胛内角、天宗穴压痛 (+)，叩顶试验 (+)，右侧臂丛神经牵拉试验 (+)，双上肢肌力、肌张力正常，双上肢深浅感觉未见明显异常。双侧肱二头肌反射 (++)，双侧肱三头肌腱反射 (+)，双侧巴氏征 (−)，双侧霍夫曼征 (−)。双侧足背动脉搏动正常。辅助检查：颈椎 CT 示：颈椎轻度退行性变；$C_{2/3}$、$C_{3/4}$、$C_{4/5}$、$C_{5/6}$、$C_{6/7}$ 椎间盘突出伴 $C_{3/4}$、$C_{5/6}$ 水平椎管狭窄。吴文庆主治医师查房分析综合患者的症状、体征和影像学检查，患者目前诊断：中医诊断为项痹（气虚血瘀）；西医诊断为神经根型颈椎病、腰椎内固定术后诊断成立。颈椎病属于"项痹"范畴，是指颈椎间盘腿行性变及其继发性椎间关节退行性变所致临近组织（脊髓、神经根、椎动脉、交感神经）受累而引起的相应的症状和体征，该患者症状较为复杂，影像学检查示：突出较大、椎管狭窄，患者行针刀松解治疗后，症状缓解不明显，患者无手术禁忌证，定于明日行颈椎间盘射频消融术为主的治疗，术前应和患者充分交流，并签署治疗知情同意书，密切观察病情变化，及时对症处理。

6．住院第5日术前讨论及术前小结

简要病情：患者陶某，男，42岁，因颈肩伴右上肢麻木疼痛2年，加重7天。于2020年3月6日入院。

患者2年前无明显诱因出现颈肩部疼痛，伴右上肢麻木不适，疼痛由右肩部沿上臂外侧向手心放射，示指麻木感明显，疼痛呈反复性，遇冷加重，得温痛减，疼痛与天气变化无关，休息后减轻，劳累后加重，未行系统治疗，7天前无明显诱因出现上述症状加重，伴咽喉部不适，不能平卧曾。行针刀治疗后，患者疼痛症状未见明显改善。查体：颈椎生理曲度变直，颈椎活动度尚可，双侧风池穴、肩井穴、肩胛内角、天宗穴压痛（+），叩顶试验（+），右侧臂丛神经牵拉试验（+），双上肢肌力、肌张力正常，双上肢深浅感觉未见明显异常。双侧肱二头肌反射（++），双侧肱三头肌腱反射（+），双侧巴氏征（−），双侧霍夫曼征（−）。双侧足背动脉搏动正常。颈椎CT示：颈椎轻度退行性变；$C_{2/3}$、$C_{3/4}$、$C_{4/5}$、$C_{5/6}$、$C_{6/7}$椎间盘突出伴$C_{3/4}$、$C_{5/6}$水平椎管狭窄。

术前诊断：中医诊断　项痹（气虚血瘀）。西医诊断　①神经根型颈椎病；②腰椎内固定术后。

手术指征：患者腰痛影响日常生活。

拟施手术名称和方式：非DSA引导下椎间盘微创消融术＋椎间盘臭氧造影治疗术＋局部浸润麻醉。

拟施麻醉方式：局部麻醉＋心电监护。

术中术后可能出现的风险及应对措施：术中操作可能发生神经、血管、韧带或硬脊膜的意外损伤；麻醉意外；术后可能并发感染。脑脊液外溢。穿刺过程DSA引导，减少意外损伤；射频消融前测阻抗，运动、感觉测试，以验证针尖位置，避免损伤神经。术后注意伤口清洁干燥，及时换药，预防感染。

特殊的术前准备内容：术前和患者及家属积极沟通病情及治疗方案，签署知情同意书。

注意事项：术中注意观察病人反应情况，关注生命体征，准确定位和充分松解。

手术者术前查看患者情况：刘垒主任医师术前查看患者，已将患者病情及介入的必要性、成功率以及并发症等向患者及家属进一步讲解，患者及家属表示理解并同意。

7．住院第5日手术记录

手术时间：2020年3月9日18：00。

术前诊断：中医诊断　项痹（气虚血瘀）。西医诊断　①神经根型颈椎病；②腰椎内固定术后。

术中诊断：同上。

手术名称：椎间盘微创消融术＋椎间盘臭氧造影治疗术＋神经阻滞麻醉。麻醉方法：局部麻醉。

手术经过、术中发现的情况及处理：患者于介入治疗室由刘垒主任医师行非 DSA 引导下椎间盘微创消融术＋椎间盘臭氧造影治疗术＋神经阻滞麻醉，术前签署知情同意书。患者仰卧于治疗床上，充分暴露颈部。以 $C_{6/7}$ 椎间隙左侧旁开 3cm 为标记点，并于 DSA 引导下进行调整后，用 0.75％碘伏无菌棉球以标记点为中心进行常规消毒，铺无菌洞巾。椎间盘臭氧造影术：1％利多卡因逐层局部浸润麻醉后，使用 18G 穿刺针经患侧椎旁肌至椎间隙，穿刺过程中逐层麻醉，透视下监测导针位置无误，穿刺针正位示后置入穿刺导丝，C 型臂确认位置，拔出穿刺针芯，取 60μg/L 臭氧，注射至椎间盘，非 DSA 透视显示椎间隙间气体影，椎管内有少量气体影，说明患者椎间盘已破裂，椎间盘臭氧造影术结束。抽取 1％利多卡因 20ml 并于上述标记点局部麻醉，使用 15cm 探针穿刺并于 DSA 下精确定位，于 DSA 下确认针尖刺入颈椎间盘内，正位片在椎体右侧，侧位片在椎体后缘处，行单极射频消融，测阻抗在正常范围内，分别以 60°、70°、80° 各 1 分钟，90° 3 分钟，患者无双上放射麻木等不适症状，将射频针拔出，无菌棉球按压 2 分钟，无渗出后用一次性无菌敷贴贴敷，颈椎间盘微创消融术操作完毕，平车推回病房。

结果：治疗期间患者未出现心慌、头晕、恶心、呕吐等症状，术后生命体征均正常，密切观察病情变化，及时对症处理。

术后注意事项：嘱患者静卧 6 小时，针口 72 小时内避免接触水，以防止针口局部感染。

8．住院第 5 日术后首次病程记录

手术完成时间：2020 年 3 月 9 日 18：40。

患者于介入治疗室由刘垒主任医师行非 DSA 引导下椎间盘微创消融术＋椎间盘臭氧造影治疗术＋神经阻滞麻醉，术前签署知情同意书。患者仰卧于治疗床上，充分暴露颈部。以 $C_{6/7}$ 椎间隙左侧旁开 3cm 为标记点，并于 DSA 引导下进行调整后，用 0.75％碘伏无菌棉球以标记点为中心进行常规消毒，铺无菌洞巾。椎间盘臭氧造影术：1％利多卡因逐层局部浸润麻醉后，使用 18G 穿刺针经患侧椎旁肌至椎间隙，穿刺过程中逐层麻醉，透视下监测导针位置无误（病例 7 图 1），穿刺针正位示后置入穿刺导丝，C 型臂确认位置，拔出穿刺针芯，取 60μg/L 臭氧，注射至椎间盘，非 DSA 透视显示椎间隙间气体影，椎管内有少量气体影，说明患者椎间盘已破裂，椎间盘臭氧造影术结束。抽取 1％利多卡因 20ml 并于上述标记点局部麻醉，使用 15cm 探针穿刺并于 DSA 下精确定位，于 DSA 下确认针尖刺入颈椎间盘内，正位片在椎体右侧，侧位片在椎体后缘处，行单极射频消融，测阻抗在正常范围内，分别以 60°、70°、80° 各 1 分钟，90 度 3 分钟（病例 7 图 2），患者无双上放射麻木等不适症状，将射频针拔出，无菌棉球按压 2 分钟，无渗出后用一次性无菌敷贴贴敷，颈椎间盘微创消融术操作完毕，平车推回病房。

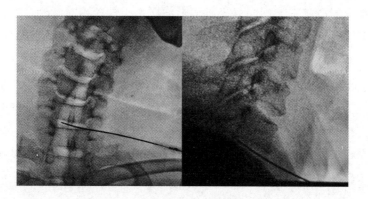

病例 7 图 1　穿刺

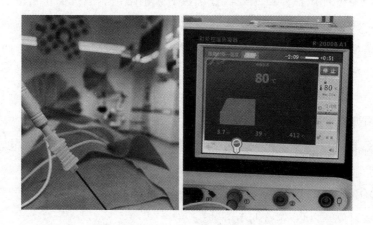

病例 7 图 2　射频消融

结果：治疗期间患者未出现心慌、头晕、恶心、呕吐等症状，术后生命体征均正常，密切观察病情变化，及时对症处理。

术后注意事项：嘱患者静卧 6 小时，针口 72 小时内避免接触水，以防止针口局部感染。

9. 住院第 6 日刘垒主任医师查房记录　术后第 1 天，今日查房，患者诉颈部、右上肢症状较前无明显变化，饮食可，睡眠一般，大小便正常。术后第 1 天暂不查体。刘垒主任医师查房后分析：患者昨日行 $C_{6/7}$ 椎间盘微创消融术为主的介入治疗，射频热凝术是近年来新兴的微创治疗之一，它是通过特定穿刺针精确输出超高频无线电波，使局部组织产生局部高温，起到热凝固作用，从而治疗疾病。该方法既能使椎间盘髓核体积缩小，以减轻椎间盘周围组织、神经根、动脉、脊髓等的压力，起到消除和缓解临床症状目的，同时热能可以破坏椎间盘内痛觉感受器，灭活分布在纤维环外层的痛觉神经末梢，使之失去接受和传递痛觉信号的能力。另外局部温度在短时间内的增高，还可以改善局部循环，使因疼痛而引起的肌肉痉挛得到缓解和改善。此患者术后第 1 天疼痛症状缓解暂不明显，考虑到患者身体情况好，按计划今日在门诊行针刀松解术治疗，密切观察患者症状，不适症状及时对症处理。

10．住院第 6 日手术记录

手术时间：2020 年 3 月 10 日 10∶50。

术前诊断：中医诊断　项痹（气虚血瘀）。西医诊断　①神经根型颈椎病；②腰椎内固定术后。

术中诊断：同前。

手术名称：复杂性针刀松解术。麻醉方法：局部麻醉。

手术经过、术中发现的情况及处理：患者于门诊治疗室由刘垒主任医师行复杂针刀松解术＋局部浸润麻醉，术前签署知情同意书。患者俯侧卧于治疗床上，充分暴露肩背部。以脑户穴、大椎穴、双侧脑空穴、双侧曲垣穴、双侧天宗穴、夺命穴及神道穴、颈椎旁等共 10 个部位为标记点，用 0.75% 碘伏无菌棉球以标记点为中心进行常规消毒，铺无菌洞巾。抽取 1% 利多卡因 5ml 并于上述标记点局部麻醉，后抽取由 2% 利多卡因 2ml ＋维生素 B_6 200mg ＋维生素 B_{12} 1mg ＋ 0.9% NS 适量组成的消炎镇痛液，每处注射 3～5ml。再持 Ⅰ 型 2 号针刀，刀口线与人体纵轴平行，刀体垂直于皮肤，分别在上述标记点快速进针，行针刀松解后，快速出针，迅速用无菌棉球按压针孔 2 分钟，针刀松解术操作完毕。

结果：患者在整个治疗过程中生命体征平稳，无心慌，无头疼，无恶心、呕吐等不适。治疗结束后，以平车推回病房。

术后注意事项：嘱患者限制活动 3 天，针口 72 小时内避免接触水，以防止针口局部感染。密切观察病情，及时对症处理。

11．住院第 6 日术后首次病程记录

手术完成时间：2020 年 3 月 10 日 11∶15。

患者于门诊治疗室由刘垒主任医师行复杂针刀松解术＋局部浸润麻醉，术前签署知情同意书。患者俯侧卧于治疗床上，充分暴露肩背部。以脑户穴、大椎穴、双侧脑空穴、双侧曲垣穴、双侧天宗穴、夺命穴及神道穴、颈椎旁等共 10 个部位为标记点，用 0.75% 碘伏无菌棉球以标记点为中心进行常规消毒，铺无菌洞巾。抽取 1% 利多卡因 5ml 并于上述标记点局部麻醉，后抽取由 2% 利多卡因 2ml ＋维生素 B_6 200mg ＋维生素 B_{12} 1mg ＋ 0.9% NS 适量组成的消炎镇痛液，每处注射 3～5ml。再持 Ⅰ 型 2 号针刀，刀口线与人体纵轴平行，刀体垂直于皮肤，分别在上述标记点快速进针，行针刀松解后，快速出针，迅速用无菌棉球按压针孔 2 分钟，针刀松解术操作完毕。

结果：患者在整个治疗过程中生命体征平稳，无心慌，无头疼，无恶心、呕吐等不适。治疗结束后，以平车推回病房。

术后注意事项：嘱患者限制活动 3 天，针口 72 小时内避免接触水，以防止针口局部感染。密切观察病情，及时对症处理

12．住院第 7 日吴文庆主治医师查房记录　今日查房，患者自诉颈部疼痛伴右上肢不适疼痛症状明显缓解，右上肢麻木感无明显改善，活动时右前胸仍有不适感，饮食睡眠可，二便正常。查体：颈椎椎旁压痛（+-），双侧风池穴、肩井穴、天宗穴、曲垣穴压痛（+），叩顶试验（+），右侧臂丛神经牵拉试验（+），叩顶试验（-），旋颈试验（-），双侧肱二头肌反射（++），双侧肱三头肌腱反射（++），双上肢皮肤深浅感觉未触及异常。吴文庆主治医师结合患者查体后分析：针刀医学是在中医理论指导下，将针与刀结合起来，发挥两者双重作用的一种闭合性手术治疗方法。其认为动态平衡失调和力平衡失调是颈椎病发生的根本原因。用针刀松解颈椎病变软组织改变和解除粘连、瘢痕、挛缩、堵塞等病理变化，解除对神经的刺激或压迫，恢复颈椎动态平衡，同时改善局部微循环，解除肌肉紧张、痉挛，改善局部代谢，促进炎症致痛物质的消除，激发体内神经－内分泌－免疫系统，产生镇痛物质，起到镇痛作用从而达到治疗目的。目前本患者治疗后症状明显减轻，暂不做治疗方案改变，密切关注患者病情变化，及时对症治疗。

13．住院第 7 日会诊记录　患者因"神经根型颈椎病"入院，自述喉部不适 10 余天，特请耳鼻喉科会诊。查体：口咽未见异常，余见电子喉镜。建议：①同意贵科处理；②建议应用抑酸药物治疗。以上会诊意见已向患者及家属交代清楚，患者及家属均表示理解，遵会诊意见，积极治疗，继观。

14．住院第 8 日刘垒主任医师查房记录　今日查房，患者疼痛较轻明显改善，右上肢麻木感仍明显，活动后右前胸仍有不适感，未出现恶心等不适，饮食睡眠可，二便正常。查体：颈椎生理曲度及活动度尚可，双侧风池穴压痛（-），双侧曲垣穴、天突穴压痛（-）。叩顶试验（-），双侧臂丛神经牵拉试验（-），旋颈试验（-），双侧霍夫曼征（-）。双上肢肌张力、肌力正常，双侧腱反射正常。患者对治疗效果满意。刘垒主任医师查房后，嘱患者病情稳定，疼痛症状均明显改善，准予明日出院。出院后继续营养神经等对症治疗，半月后复查。

九、出院诊断

1．中医诊断　项痹（气虚血瘀）。

2．西医诊断　①神经根型颈椎病；②腰椎内固定术后。

十、讨论

神经根型颈椎病是临床上最常见的一种颈椎病，它以颈椎间盘退行性改变为基础，包括颈部肌肉、关节继发性改变和相邻椎体退变增生压迫或刺激颈脊神经等病理改变。临床上主要以不同程度颈肩部僵痛，颈椎活动受限、单侧或双侧上肢相应部位放射性疼痛、麻木等不适为主要表现，严重影响患者工作、学习和生活。

目前神经根型颈椎病的治疗主要有 3 种：①非手术治疗：非手术治疗方法多种多样，虽然有一定的效果，但治疗时间长，疗效不确切，病情易反复；②开放手术：手术方式主要有前路减压植骨融合术、后路椎管扩大成形术、椎板切除术以及人工椎间盘置换重建术等。这类手术疗效肯定，但开放手术有严格的适应证，并且均存在创伤大、费用高、恢复慢、并发症多等缺点，临床上应用受到一定的限制；③微创治疗：随着脊柱微创技术的不断涌现，以安全可靠且创伤小的方法治疗颈椎病将成为骨科手术新的趋势。

目前临床治疗神经根型颈椎病以非手术治疗为主，常采用脊神经根阻滞术治疗，即在脊神经根周围注射 1ml 复方倍他米松注射液、2ml 盐酸利多卡因注射液及 2ml 氯化钠注射液的混合液，消除椎管外颈神经根的炎症水肿、局部血管痉挛，缓解颈项部肌肉痉挛僵直，改善血液循环和营养，并直接阻止神经纤维的痛觉传入，减少不良刺激传入中枢，缓解局部疼痛发生。

射频治疗是近年来新兴的椎间盘微创介入方法之一，利用射频电极在椎间盘内形成电场，射频能量通过射频针的裸露部分汽化部分椎间盘髓核组织，使椎间盘髓核体积缩小，盘内压力减小，达到对椎间盘周围组织神经根、动脉、脊髓等的减压目的；热凝效应还有利于炎症因子、致痛因子、窦椎神经痛觉感受器的灭活和水肿的消除。郭雪娇等认为射频热凝在脊神经后支源性腰痛治疗方面具有明显的优势及较长期的疗效，可以作为首选治疗方案。Lakemeier 等开展的一项随机、双盲、对照试验结果显示，射频热凝在疼痛缓解、功能改善以及减少口服镇痛药物剂量方面具有良好的短期和中期疗效。射频热凝治疗过程中温度、时间、范围的可控性强，误差小，而且通过感觉神经和运动神经测试，以确定射频针处于安全部位，可以有效避免神经的热损伤，使治疗的风险大为降低。

椎间盘具有明显的体积弹性模量特征，即很小的体积改变便可导致较大的压力变化。射频热凝治疗是通过电极针在椎间盘内将射频能量经尖端的裸露部分发射，与贴在肢体的弥散电场形成射频电场，造成局部温度在短时间内增高，使突出的椎间盘髓核、纤维环变性、凝固，使得病变椎间盘的内部压力减低，突出的椎间盘回缩，达到对其周围组织、神经根、动脉、脊髓等减压的目的。其局部温度升高，改善局部循环，使因疼痛而引起的肌肉痉挛得以缓解和改善；同时能毁损进入纤维环内的窦椎神经和破坏、降解炎性致痛因子。部分患者术后数分钟颈肩背部及肢体疼痛等症状明显缓解或消失，即刻的治疗效果与局部直接高温消除椎旁组织水肿及神经激惹有关，即局部理疗作用，远期治疗效果与椎间盘纤维环压力减低、减轻对纤维环周围及脊神经刺激有关。

射频控温热凝仪有阻抗监测系统，感觉、运动神经电生理测试系统，通过感觉和运动刺激可准确判定穿刺针与神经根的位置关系。治疗过程中的逐步升高温度试验及对时间、温度、热凝范围有可控制性等安全设置，误差小，可避免造成神经根及脊髓的热损伤。85～95℃的治疗温度，有效减少出血，感染概率低。射频热凝术只作用于致病椎间盘部位，作用范围精确，对正常髓核、纤维环影响甚微，不破坏颈椎的稳定性，并使得椎体后缘纤维环及后纵韧带局部应力减小，阻止或延缓后缘骨赘及后纵韧带钙化的形成。射频用穿刺针较细、直径0.7mm，穿刺造成的损伤小，减少穿刺通道的损伤，避免麻醉药的使用，为多点穿刺提供条件。

射频热凝治疗神经根型颈椎病的适应证为：①颈肩部疼痛或伴一侧、双侧上肢麻木、指麻木；②颈肩痛伴头昏、心慌，但排除高血压及器质性心脏病等；③CT、MRI、脊髓造影或椎间盘造影呈现典型的间盘突出征象，且突出的髓核组织仍被纤维环或后纵韧带所包绕，并未形成游离入椎管内；④至少有2个月的神经受损症状及经过保守治疗无效者。

射频热凝治疗神经根型颈椎病的禁忌证为：①颈椎间盘突出伴后纵韧带钙化；②明显的椎管狭窄，椎间隙狭窄、椎间隙在3mm以下；③椎间盘破裂及突出物钙化或骨化者；④颈椎不稳，有严重颈椎骨质增生、骨桥形成者；⑤伴严重心脑血管疾病及神经功能障碍者。

以下几点值得注意：①必须熟悉颈部的解剖结构，避免穿刺造成血管、食道、气管和脊髓的损伤；②必须在高清晰度影像引导下，通过正侧位来判断穿刺针在椎间盘内的位置；③操作过程中须全程请麻醉师监测生命体征，并开放静脉通道，准备好一切抢救措施；④在靶点射频热凝前一定要对感觉和运动进行测试，以避免频带来的神经或脊髓的热损伤。只有严格按照以上几点来进行操作，才能真正保障安全性。

笔者体会：根据笔者多年的临床经验总结：①靶点的重要性：射频手术治疗神经根型颈椎病，掌握好、选择好适应证，疗效是确切的。但需要强调的是，射频手术一定突出"靶点"这一位置的准确性，以颈椎间盘突出射频治疗为例，我们建议前路穿刺突出物靶点后，以75℃射频热凝能否复制处原疾病区域的疼痛反应或者原症状区域的温热、串胀感觉为判断是否到达靶点的标准。如在此温度下，未出现上述症状或者不明显的反应，建议调整针尖位置；反之如出现下肢区域难以忍受的烧灼感，表明距离神经过近，亦需要调整针尖位置。靶点的准确与否是射频热凝成功的关键所在；②穿刺的重要性：颈椎间盘射频手术的椎间盘临床普遍选择"前路对侧穿刺方法"，具体为：沿着症状侧的对侧气管鞘和颈部血管鞘之间进针，在 C 臂 X 光透视引导下，穿刺至对侧的颈椎间盘突出靶点的位置。这种入路操作简单，大大减少刺破椎管内结构及硬膜囊导致脑脊液漏的概率，并且可以精准施以靶点射频手术，需要注意的是：穿刺过程中切忌反复穿刺，导致穿刺针误入咽喉、血管、喉返神经等组织，而出现椎间隙感染、颈部动脉损伤、喉返神经损伤等情况，为后期恢复形成障碍。笔者椎间隙感染和喉返神经损伤均在临床遇到，考虑均为反复穿刺所造成；③本例患者我们以椎间盘射频靶点热凝手术为主，配合使用颈项部外周的针刀松解手术。在临床中我们发现：颈腰椎疾病在治疗上存在很多差异，腰椎疾病例如腰椎间盘突出症、腰椎椎管狭窄症等应主要解决椎管内的压迫问题为主，外周的疼痛往往随着椎管内问题解决而消失。而颈椎病不同，尤其是神经根型颈椎病，往往合并颈项部及肩背、上肢的疼痛麻木等症状，很多时候，我们仅处理外周痛点，例如应用针刀松解外周痛点或腧穴，局部阻滞处理痛点、推拿针灸等等，均可很快解决疼痛。甚至不必处理椎管内即可。分析原因：我们认为颈腰椎内的神经根结构，尤其是神经根外膜结构存在差异，腰椎神经根外膜束膜相比颈椎神经根来讲，更加致密，作用在外周的一些反馈机制疗法，难以向颈椎神经根施以更大的影响。由此我们提出："颈椎疾患多向（椎管）外求治，腰椎疾患多向（椎管）内求治"的观点，其机制亟需大家探讨和指正；④本例患者我们考虑突出明显、症状较重，选择颈椎间盘射频热凝联合针刀松解腧穴治疗，其既解决椎管内的机械压迫问题，又在椎管外施以外周松解，对顽固性、严重性疼痛的颈椎病患者，其疗效远远大于单一手段治疗；⑤临床上，臂丛神经牵拉试验常被作为诊断神经根型颈椎病的必要体格检查，但实际情况是：很多严重的神经根型颈椎病患者，该试验并不呈现为阳性，反而这些患者的椎间孔挤压试验呈现为阳性体征。究其原因，系因椎间孔区域的椎间盘突出，常常臂丛神经牵拉试验时因为椎间孔的容积扩大，而反表现出症状减轻的特征，椎间孔挤压试验时阳性亦是椎间孔容积改变的因素所致。同理，在极外侧腰椎间盘突出症诊断上，也存在直腿抬高试验阴性表现而椎间孔挤压试验阳性表现的特点，这一点临床医生应该注意。

参考文献

[1] 蔡显义，王贵清，杨立群，等 . 射频热凝靶点消融术联合臭氧注射治疗神经根型颈椎病 [J]. 实用骨科杂志，2012，18（7）：580-582.

[2] 杨小龙，梅敦成，高宇，等 . 射频热凝联合选择性神经根阻滞治疗神经根型颈椎病临床观察 [J]. 中国疼痛医学杂志，2012，18（6）：380-381.

[3] 李辉，周进林，胡跃，等 . 射频热凝术治疗神经根型颈椎病初步探讨 [J]. 颈腰痛杂志，2011，32（5）：394-395.

病例 **8** 脊柱内镜的手术策略选择——脱出上翘型椎间盘突出

病例 1:

一、一般资料

患者卞某,男,54 岁。

主诉:腰痛伴双下肢麻痛 5 月余,加重 2 个月。

现病史:患者 5 月前劳累后出现腰痛伴双下肢交替性麻痛,疼痛呈放射性,范围由腰部沿双下肢后部至足踝上,弯腰、行走活动及劳累后腰部疼痛加重,休息后减轻,疼痛与天气变化无明显相关,曾于当地诊所行局部贴敷膏药、口服中草药等治疗,症状时轻时重,反复发作。2 月前症状加重,咳嗽,活动时均加重,严重影响日常生活,于当地医院就诊行腰椎 MRI(2021 年 9 月 13 日济南市中西医结合医院)示:腰椎退行性变,$L_{4/5}$ 脱出并椎管狭窄;$L_{2/3}$、$L_{3/4}$ 椎间盘突出,当时未行系统治疗,今为求进一步治疗,来我院就诊,门诊查看病人后,以“腰椎间盘突出”收入院。患者发病以来,饮食可,睡眠一般,二便正常。体重未见明显变化。

既往史:既往“高血压病”病史 7 年余,规律口服厄贝沙坦片,2 片,1 次 / 天,血压控制可;否认有糖尿病、冠心病等其他慢性病史。否认有肝炎、结核病史及密切接触史,否认有重大外伤史及手术史,否认有输血史;未发现食物及药物过敏史。预防接种史不详。

个人史:生于原籍,无外地久居史,无疫区、疫水接触史,无冶游史。吸烟饮酒史 30 余年,无其他不良嗜好。

婚育史:23 岁结婚,育有 1 女,配偶及女均体健。

家族史:母亲已故,死因不详,父亲健在;有 2 哥哥,1 弟弟均体健,否认家族遗传病史。

二、体格检查

T 36.4℃,P 72 次 / 分,R 16 次 / 分,BP 150/82mmHg。患者中年男性,发育正常,营养中等,神志清楚,自主体位,检查合作。全身皮肤无黄染、无瘀点、无出血点。全身浅表淋巴结未触及肿大。头颅发育正常,毛发分布均匀,眼睑无水肿,结膜无充血，巩膜无黄染，双侧瞳孔等大等圆，对光反射及调节反射存在，耳、鼻无异常，口唇无发绀，咽部无充血，扁桃体无肿大。颈软，无抵抗，颈静脉无怒张，气管居中，甲状腺无肿大。胸廓对称无畸形，双侧乳房对称，未触及明显包块。双肺呼吸音清晰，未闻及干、湿性啰音。心前区无隆起及凹陷，心界无扩大，心率 72 次 / 分，节律规整，各瓣膜听诊区无闻及病理性杂音。腹部平坦，腹软，无压痛，无反跳痛。肝、脾肋下未触及，Murphy's 征阴性，肝、肾区无叩痛，肠鸣音无亢进，移动性浊音阴性。脊柱无畸形，四肢无畸形，双下肢无水肿。双下肢足背动脉搏动正常。肱二头肌反射正常，膝腱反射正常，腹壁反射正常。巴氏征阴性，布氏征阴性。

专科查体：腰脊柱侧弯，腰椎活动受限。腰椎棘间及椎旁压痛，臀上皮神经卡压点压痛（+），双侧梨状肌牵拉试验（-），双侧直腿抬高试验：左 45°（+），右侧 45°（+），双侧"4"字征（-），双侧跟膝腱反射未引出，双下肢肌张力可，双下肢各肌肌力可，双侧下肢深浅感觉未触及明显异常，病理征（-）。

三、辅助检查

腰椎 MRI 示腰椎退行性变，$L_{4/5}$ 脱出并椎管狭窄；$L_{2/3}$、$L_{3/4}$ 椎间盘突出。

四、入院诊断

1. 中医诊断　腰痛病（瘀血阻络）。
2. 西医诊断　①腰椎间盘突出；②高血压。

五、诊断依据

1. 中医辨证辨病依据　患者腰痛伴双下肢麻痛 5 个月余，加重 2 个月，饮食可，大小便正常，睡眠正常，舌质暗红，苔白，脉涩。综观脉症，四诊合参，该病属于祖国医学的"腰痛病"范畴，证属瘀血阻络。患者中年男性，有慢性腰痛病史，久痛入络，腰部经络阻滞不通，气血运行不畅，加之风、寒、湿邪入侵，更益腰部气血运行不畅，不通则痛。舌脉也为瘀血阻络之象。总之，本病病位在腰部，病属标实，考虑病程迁延日久，病情复杂，预后一般。

2. 西医诊断依据

（1）腰部及双下肢疼痛 5 个月，加重 2 个月余。

（2）既往"高血压病"病史。

（3）查体：腰脊柱侧弯，腰椎活动受限。腰椎棘间及椎旁压痛，臀上皮神经卡压点压痛（+），双侧梨状肌牵拉试验（-），双侧直腿抬高试验：左 45°（+），右侧 45°（+），双侧"4"字征（-），双侧跟膝腱反射未引出，双下肢肌张力可，双下肢各肌肌力可，双侧下肢深浅感觉未触及明显异常，病理征（－）。

（4）辅助检查：腰椎 MRI 示：腰椎退行性变腰椎退行性变，$L_{4/5}$ 脱出并椎管狭窄；$L_{2/3}$、$L_{3/4}$ 椎间盘突出。（病例 8 图 1）

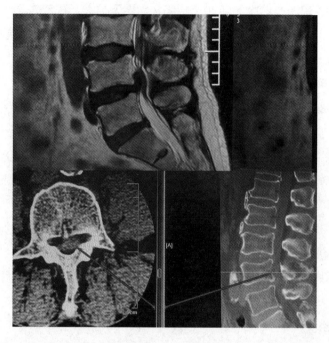

病例 8 图 1　腰椎 MRI

六、鉴别诊断

1. 腰椎结核　早期局限性腰椎结核可刺激邻近的神经根，造成腰痛及下肢放射痛。腰椎结核有结核病的全身反应，低热乏力、盗汗、腰痛较剧、脊柱畸形、活动受限。X 线片上可见椎体或椎弓根的破坏，椎间隙狭窄或消失，脊椎变形和脊柱畸形。CT 扫描主要的征象是骨质破坏区可见砂砾状死骨，椎体碎裂后呈不规则碎骨片，椎体前缘浅凹形骨质破坏及椎旁和腰大肌脓肿。可根据患者病史与腰椎影像学检查予以鉴别。

2. 腰椎后关节紊乱　相邻椎体的上下关节突构成腰椎后关节，为滑膜关节，有神经分布。当后关节上、下关节突的关系不正常时，急性期可因滑膜嵌顿产生疼痛，慢性病例可产生后关节创伤性关节炎，出现腰痛。此种疼痛多发生于棘突旁 1.5cm 处，可有向同侧臀部或大腿后的放射痛，易与腰椎间盘突出症相混。该病的放射痛一般不超过膝关节，且不伴有感觉、肌力减退及反射消失等神经根受损之体征。

七、诊疗计划

1. 疼痛科 Ⅱ 级护理。

2. 完善三大常规、肝功能、肾功能、心电图等各项辅助检查，嘱患者行腰椎薄层 CT 以明确病情。

3. 给予丹参注射液改善微循环，明日行非血管 DSA 引导下椎管扩大减压术＋椎间盘髓核摘除术＋椎间盘射频消融术＋椎间盘造影术＋侧隐窝臭氧注射。

以上病情及治疗方案已向患者及家属讲明，均表示理解并配合治疗。

八、治疗经过

1. 住院第 2 日刘垒主任医师查房记录　今日查房，患者自诉腰痛伴双下肢疼痛较前无改善，饮食睡眠一般，二便调。专科查体：腰脊柱侧弯，腰椎活动受限。腰椎棘间及椎旁压痛，臀上皮神经卡压点压痛（＋），双侧梨状肌牵拉试验（－），双侧直腿抬高试验：左 45°（＋），右侧 45°（＋），双侧 “4” 字征（－），双侧跟膝腱反射未引出，双下肢肌张力可，双下肢各肌肌力可，双侧下肢深浅感觉未触及明显异常，病理征（－）。入院常规检查已回：血常规、血糖、肾功、肝功、血脂等未见明显异常。胸部及腰椎 CT：右肺中叶纤维灶；腰椎退行性变：$L_{1/2}$、$L_{2/3}$、$L_{3/4}$、$L_{4/5}$、L_5/S_1 椎间盘膨突出并 $L_{2/3}$、$L_{3/4}$、$L_{4/5}$ 水平椎管狭窄及 $L_{3/4}$、$L_{4/5}$ 双侧侧隐窝狭窄。

综合分析，患者的症状、体征和影像学检查，同意目前诊断。腰椎间盘突出症属于 “腰痛病” 范畴，好发于 $L_{4/5}$、L_5/S_1 之间。腰椎间盘突出后髓核容易压迫硬膜囊和侧隐窝处的神经根，从而出现充血水肿，产生无菌性炎症，释放组胺、5- 羟色胺等炎性致痛物质而产生的一系列临床表现，并且发生腰椎间盘突出后，引起腰椎周围的肌肉、韧带、筋膜的牵拉、劳损，产生粘连、瘢痕、挛缩及局部血液循环障碍等问题。所以治本病的关键有两点：一是缓解椎间盘突出物对神经根的压迫；二是消除脊神经根周围水肿、血肿、粘连等无菌性炎症。计划今日拟孔镜下椎间盘髓核摘除术，直接针对突出和无菌性炎症组织，松解粘连，解除压迫，同时松解周围神经和组织的卡压，来缓解症状。积极术前准备，术前给予镇痛、镇静等治疗，余治疗不变，密切观察病情变化，及时对症处理。

2. 住院第 2 日术前讨论结论及术前小结　简要病情：患者卞某，男，54 岁，因腰痛伴双下肢麻痛 5 个月余，加重 2 个月于 2021 年 10 月 24 日入院。患者自诉腰痛伴双下肢麻痛 5 个月余，加重 2 个月。既往有高血压病病史。专科查体：腰脊柱侧弯，腰椎活动受限。腰椎棘间及椎旁压痛，臀上皮神经卡压点压痛（＋），双侧梨状肌牵拉试验（－），双侧直腿抬高试验：左 45°（＋），右侧 45°（＋），双侧 “4” 字征（－），双侧跟膝腱反射未引出，双下肢肌张力可，双下肢各肌肌力可，双侧下肢深浅感觉未触及明显异常，病理征（－）。辅助检查：腰椎 MRI 示：腰椎退行性变腰椎退行性变，$L_{4/5}$ 脱出并椎管狭窄；$L_{2/3}$、$L_{3/4}$ 椎间盘突出。

术前诊断：中医诊断　腰痛病（瘀血阻络）。西医诊断　①腰椎间盘突出症；②高血压。

手术指征：患者腰腿痛，保守无效，疼痛剧烈，影响日常生活。

拟施手术名称和方式：非血管 DSA 引导下椎管扩大减压术＋椎间盘髓核摘除术＋椎间盘射频消融术。

拟施麻醉方式：局部麻醉＋心电监护。

术中术后可能出现的风险及应对措施：术中操作可能发生神经、血管、韧带或硬脊膜的意外损伤；麻醉意外；术后可能并发感染。脑脊液外溢。穿刺过程 DSA 引导，减少意外损伤；术后注意伤口清洁干燥，及时换药，预防感染。

特殊的术前准备内容：术前和患者及家属积极沟通病情及治疗方案，签署知情同意书。

注意事项：术中注意观察病人反应情况，关注生命体征，准确定位和充分松解。

手术者术前查看患者情况：刘垒主任医师术前查看患者，已将患者病情及介入的必要性、成功率以及并发症等向患者及家属进一步讲解，患者及家属表示理解并同意。

住院第 2 日手术记录

术前诊断：同前。

术中诊断：同前。

手术名称：非血管 DSA 引导下椎管扩大减压术＋椎间盘髓核摘除术；麻醉方法：局部麻醉手术经过、术中发现的情况及处理。

患者今日由刘垒主任医师在介入治疗性行非血管 DSA 引导下椎管扩大减压术＋椎间盘髓核摘除术＋椎间盘微创消融术。术前签署知情同意书。患者右侧卧于治疗床，开放静脉，侧腹下垫枕，使患者腰椎处于右侧卧位，监测生命体征，在非 DSA 透视辅助下行"交叉点"定位穿刺点：具体方法为侧位 X 透视片棘突后缘连线的纵线为一条线，侧位 X 透视片手术椎间隙的上位椎体后上缘和同侧椎体上关节突尖部，两点连线为一条线，两线相交即为"交叉点"，亦即皮肤穿刺点。行椎管扩大减压术＋椎间盘髓核摘除术＋椎间盘微创消融术：以穿刺导丝为中心切开约 1cm 皮肤，然后依次沿导丝置入细、粗软组织扩张管至小关节内侧缘，扩张软组织通道，拔出软组织扩张管，逐渐置入 TOM1 和 TOM2 在相应小关节腹侧处固定，用锤子敲击至侧位在椎体后缘，正位在椎弓根内侧缘处，后拔出 TOM 针，置入逐级骨钻，磨除部分小关节，再次置入穿刺导丝，拔出骨钻，置入合适的工作套管（病例 8 图 2），经透视定位侧位在椎体后缘，正位在椎弓根内侧缘和棘突连线之间，后取出导丝，在通道内放置内镜系统，调节影响白平衡，连接生理盐水，观察髓核及纤维环，可见工作套管将神经根和硬膜囊挡在外面只显露髓核，分离神经根和髓核，髓核一般位于神经根下部，应仔细辨认。纤维环钳咬穿后纵韧带及纤维环，镜下直视下用髓核钳选择性摘除椎间盘髓核组织，抓取椎间盘过程中应用双极可屈性等离子体多功能刀头逐步消融退变毛糙的突出椎间盘，取出椎间盘2～3g，全部摘除突出椎间盘后转动套管仔细检出有无游离的椎间盘碎块，后再使用双极可屈性电极射频等离子体多功能刀头消融已长入纤维环裂隙内的肉芽组织和神经末梢，同时对术区彻底止血。生理盐水不间断冲洗。（病例8图3）操作完毕，取出椎间盘镜，缝合皮肤，椎管内手术结束。

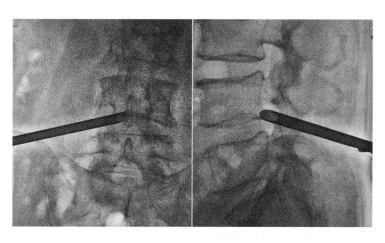

病例8图2 穿刺

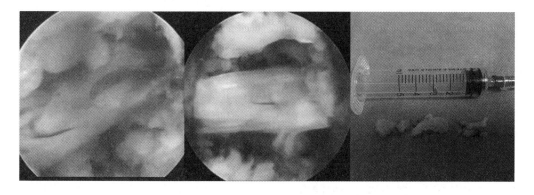

病例8图3 摘除突出物后显露的神经根

结果：患者在整个治疗过程中生命体征平稳，无心慌，无头疼，无恶心呕吐等不适。

术后注意事项：针口72小时内不要接触水，以防止感染密切观察病情，及时对症处理。

3. 住院第2日术后首次病程记录

手术完成时间：2021年10月25日15：40。

患者今日由刘全主任医师在介入治疗性行非血管DSA引导下椎管扩大减压术＋椎间盘髓核摘除术＋椎间盘微创消融术。术前签署知情同意书。患者右侧卧于治疗床，开放静脉，侧腹下垫枕，使患者腰椎处于侧卧位，监测生命体征，手术操作同手术记录。操作完毕，取出椎间盘镜，缝合皮肤，椎管内手术结束。术后平车推回病房。患者在整个治疗过程中生命体征平稳，无心慌，无头疼，无恶心、呕吐等不适。嘱患者针口72小时内不要接触水，以防止感染密切观察病情，及时对症处理。

4. 住院第3日刘垒主任医师查房记录　今日刘垒主任医师查房，患者术后第1天，诉腰部及双下肢疼痛消失，饮食睡眠可，二便正常。术后第1天暂不查体。刘垒主任医师查房分析：患者 $L_{4/5}$ 椎间盘突出，昨日行经椎间孔入路目标椎间盘髓核摘除术，应用射频消融和髓核钳抓取部分椎间盘，暴露 L_5 神经根，沿 L_5 神经根摘除压迫神经的椎间盘组织，术后解压的神经根随着脉搏自由波动，表面血供开始恢复，术后患者症状消失，直腿抬高试验（－），今日患者腰及双下肢无明显不适，治疗暂不改变，继观。

5. 住院第4日刘垒主任医师查房记录　今日查房，患者自诉腰痛伴双下肢疼痛消失，饮食睡眠一般，二便调。专科查体：腰脊柱侧弯，腰椎活动受限。腰椎棘间及椎旁压痛，臀上皮神经卡压点压痛（－），双侧梨状肌牵拉试验（－），双侧直腿抬高试验：（－），双侧"4"字征（－），双侧跟膝腱反射未引出，双下肢肌张力可，双下肢各肌肌力可，双侧下肢深浅感觉未触及明显异常，病理征（－）。嘱明日复查炎性指标，继观。

6. 住院第5日刘垒主任医师查房记录　今日刘垒主任医师查房，患者自诉腰痛伴双下肢疼痛消失，饮食睡眠一般，二便调。专科查体：腰脊柱侧弯，腰椎活动受限。腰椎棘间及椎旁压痛，臀上皮神经卡压点压痛（－），双侧梨状肌牵拉试验（－），双侧直腿抬高试验：（－），双侧"4"字征（－），双侧跟膝腱反射未引出，双下肢肌张力可，双下肢各肌肌力可，双侧下肢深浅感觉未触及明显异常，病理征（－）。目前患者疼痛消失，复查炎性指标未见明显异常，要求出院，刘垒主任医师批准今日出院，嘱出院后加强腰背肌锻炼，术后10天于门诊拆线，不适随诊。

九、出院诊断

1. 中医诊断　腰痛病（瘀血阻络）。
2. 西医诊断　①腰椎间盘突出；②高血压。

病例 2

一、一般资料

患者：刘某，男，66岁。

主诉：双侧臀及下肢胀痛2个月。

现病史：患者2个月前受凉后出现双臀及双下肢阵发性胀痛，弯腰、行走活动

100 米后疼痛加重，休息后减轻，疼痛与天气变化无明显相关，左足偶有麻木，双下肢发凉，于当地医院诊断为腰椎间盘突出，行针灸、推拿等治疗，效果一般。此症状反复发作，今为求进一步治疗，来我院就诊，门诊查看病人后，以"腰椎间盘突出"收入院。

患者发病以来，饮食可，睡眠一般，二便正常。体重未见明显变化。

既往史：既往有高血压病 20 余年，平时口服卡托普利、硝苯地平控制血压，未系统监测血压，否认有糖尿病、冠心病等其他慢性病史。否认有肝炎、结核病史及密切接触史。否认有重大外伤史及手术史，否认有输血史；未发现食物及药物过敏史。预防接种史不详。

个人史：生于原籍，久居该地，无疫区、疫水接触史，无冶游史。吸烟 40 余年，1 包 / 天，无饮酒等不良嗜好。

婚育史：24 岁结婚，育有 1 子 1 女，配偶及子均体健。

家族史：父母已故，死因不详，兄弟姐妹 4 人，体健，否认家族遗传病及传染病史。

二、体格检查

T 36.3℃，P 81 次 / 分，R 20 次 / 分，BP 142/87mmHg。患者老年男性，发育正常，营养中等，神志清楚，自主体位，检查合作。全身皮肤无黄染、无瘀点、无出血点。全身浅表淋巴结未触及肿大。头颅发育正常，毛发分布均匀，眼睑无水肿，结膜无充血，巩膜无黄染，双侧瞳孔等大等圆，对光反射及调节反射存在，耳、鼻无异常，口唇无发绀，咽部无充血，扁桃体无肿大。颈软，无抵抗，颈静脉无怒张，气管居中，甲状腺无肿大。胸廓对称无畸形，双侧乳房对称，未触及明显包块。双肺呼吸音清晰，未闻及干、湿性啰音。心前区无隆起及凹陷，心界无扩大，心率 81 次 / 分，节律规整，各瓣膜听诊区无闻及病理性杂音。腹部平坦，腹软，无压痛，无反跳痛。肝、脾肋下未触及，Murphy's 征阴性，肝、肾区无叩痛，肠鸣音无亢进，移动性浊音阴性。脊柱无畸形，四肢无畸形，双下肢无水肿。双下肢足背动脉搏动正常。肱二头肌反射正常，膝腱反射正常，腹壁反射正常。巴氏征阴性，布氏征阴性。

专科查体：腰脊柱生理曲度可，腰椎活动受限。$L_4 \sim S_1$ 椎棘间及椎旁压痛（+），双侧臀上皮神经卡压点压痛（+），双侧梨状肌牵拉试验（−），直腿抬高试验左 30°（+）、右 15°（+），双侧"4"字征（+），双侧跟膝腱反射（++），双下肢肌张力可，双下肢各肌肌力 4 级，右足背浅感觉减退，左侧下肢深浅感觉未触及明显异常，病理征（−）。

三、辅助检查

腰椎 MRI 示：腰椎退行性变，$L_{2/3}$、$L_{3/4}$、L_5/S_1 椎间盘突出、$L_{4/5}$ 椎间盘脱出并

$L_{3/4}$、$L_{4/5}$ 水平椎管及两侧隐窝狭窄。

四、入院诊断

1. 中医诊断　腰痛病（瘀血阻络）
2. 西医诊断　①腰椎间盘突出症；②腰椎椎管狭窄；③高血压 3 级。

五、诊断依据

1. 中医辨证辨病依据　患者双臀及双下肢胀痛 2 个月，饮食可，大小便正常，睡眠正常，舌质暗红，苔白，脉沉缓。综观脉症，四诊合参，该病属于祖国医学的"腰痛病"范畴，证属瘀血阻络。患者老年男性，有慢性腰痛病史，久痛入络，腰部经络阻滞不通，气血运行不畅，加之风、寒、湿邪入侵，更益腰部气血运行不畅，不通则痛。舌脉也为瘀血阻络之象。总之，本病病位在腰部，病属标实，考虑病程迁延日久，病情复杂，预后一般。

2. 西医诊断依据

（1）双臀及双下肢胀痛 2 个月。

（2）既往有高血压病病史。

（3）专科查体：腰脊柱生理曲度可，腰椎活动受限。$L_4 \sim S_1$ 椎棘间及椎旁压痛（+），双侧臀上皮神经卡压点压痛（+），双侧梨状肌牵拉试验（−），直腿抬高试验左 30°（+）、右 15°（+），双侧"4"字征（+），双侧跟膝腱反射（++），双下肢肌张力可，双下肢各肌肌力 4 级，右足背浅感觉减退，左侧下肢深浅感觉未触及明显异常，病理征（−）。

（4）腰椎 MRI 示：腰椎退行性变，$L_{2/3}$、$L_{3/4}$、L_5/S_1 椎间盘突出、$L_{4/5}$ 椎间盘脱出并 $L_{3/4}$、$L_{4/5}$ 水平椎管及两侧隐窝狭窄。

六、鉴别诊断

1. 腰椎结核　早期局限性腰椎结核可刺激邻近的神经根，造成腰痛及下肢放射痛。腰椎结核有结核病的全身反应，腰痛较剧，X 线片上可见椎体或椎弓根的破坏。CT 扫描对 X 线片不能显示的椎体早期局限性结核病灶有独特作用。

2. 腰椎后关节紊乱　相邻椎体的上下关节突构成腰椎后关节，为滑膜关节，有神经分布。当后关节上、下关节突的关系不正常时，急性期可因滑膜嵌顿产生疼痛，慢性病例可产生后关节创伤性关节炎，出现腰痛。此种疼痛多发生于棘突旁 1.5cm 处，可有向同侧臀部或大腿后的放射痛，易与腰椎间盘突出症相混。该病的放射痛一般不超过膝关节，且不伴有感觉、肌力减退及反射消失等神经根受损之体征。

七、诊疗计划

1. 中医科Ⅱ级护理。

2. 完善各项辅助检查，如血常规、CRP、ESR、肝功能、肾功能、心电图、胸片等，行腰部 MR、腰椎 CT 明确病情。

3. 给予丹参注射液活血化瘀、甲钴胺营养神经，择日行经皮椎间盘镜椎间盘髓核摘除术＋椎间盘射频消融术。

以上病情及治疗方案已向患者及家属讲明，均表示理解并配合治疗。

八、治疗经过

1. 住院第 2 日吴文庆主治医师查房记录　今日吴文庆主治医师查房，患者入院第 2 天，自诉双下肢胀痛较前改善不明显，饮食睡眠一般，二便调。专科查体：腰脊柱生理曲度可，腰椎活动受限。$L_4 \sim S_1$ 椎棘间及椎旁压痛（+），双侧臀上皮神经卡压点压痛（+），双侧梨状肌牵拉试验（-），直腿抬高试验左 30°（+）、右 15°（+），双侧"4"字征（+），双侧跟膝腱反射（++），双下肢肌张力可，双下肢各肌肌力 4 级，右足背浅感觉减退，左侧下肢深浅感觉未触及明显异常，病理征（-）。入院常规检查未见明显异常。腰椎 MRI 示：腰椎退行性变，$L_{2/3}$、$L_{3/4}$、L_5/S_1 椎间盘突出、$L_{4/5}$ 椎间盘脱出并 $L_{3/4}$、$L_{4/5}$ 水平椎管及两侧隐窝狭窄，吴文庆主治医师详查病人后指出目前患者诊断明确，中医诊断为腰痛病（瘀血阻络）；西医诊断为腰椎间盘突出症、腰椎椎管狭窄、高血压 3 级。腰椎间盘突出症属于"腰痛病"范畴，好发于 $L_{4/5}$、L_5/S_1 之间。腰椎间盘突出后髓核容易压迫硬膜囊和侧隐窝处的神经根，从而出现充血水肿，产生无菌性炎症，释放组胺、5-羟色胺等炎性致痛物质而产生的一系列临床表现，并且发生腰椎间盘突出后，引起腰椎周围的肌肉、韧带、筋膜的牵拉、劳损，产生粘连、瘢痕、挛缩及局部血液循环障碍等问题。所以治本病的关键有两点：一是缓解椎间盘突出物对神经根的压迫；二是消除脊神经根周围水肿、血肿、粘连等无菌性炎症。本患者责任间盘为 $L_{4/5}$，入院计划拟行内镜下腰椎间盘髓核摘除术＋椎间盘射频消融术为主的综合治疗，术前应和患者充分交流，并签署治疗知情同意书，术后加用七叶皂苷钠神经脱水，丹参注射液改善微循环，甲钴胺营养神经等，余治疗不变，密切观察病情变化，及时对症处理。

2. 住院第 2 日术前讨论及术前小结

简要病情：患者刘某，男，66 岁，因双臀及双下肢胀痛 2 个月于 2020 年 8 月 3 日入院。

患者双臀及双下肢胀痛 2 个月。既往有"高血压病"病史。专科查体：腰脊柱生理曲度可，腰椎活动受限。$L_4 \sim S_1$ 椎棘间及椎旁压痛（+），双侧臀上皮神经卡压点压痛（+），双侧梨状肌牵拉试验（-），直腿抬高试验左 30°（+）、右 15°（+），双侧

"4"字征（＋），双侧跟膝腱反射（＋＋），双下肢肌张力可，双下肢各肌肌力4级，右足背浅感觉减退，左侧下肢深浅感觉未触及明显异常，病理征（－）。辅助检查：腰椎MRI示（病例8图4）：腰椎退行性变，$L_{2/3}$、$L_{3/4}$、L_5/S_1椎间盘突出、$L_{4/5}$椎间盘脱出并$L_{3/4}$、$L_{4/5}$水平椎管及两侧隐窝狭窄。

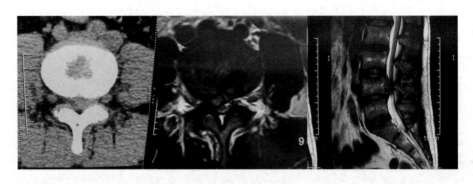

病例8图4 腰椎MRI

术前诊断：中医诊断 腰痛病（瘀血阻络）。西医诊断 ①腰椎间盘突出症；②腰椎椎管狭窄；③高血压3级。

手术指征：患者双下肢疼痛严重影响日常生活。

拟施手术名称和方式：非血管DSA引导下内镜下腰椎间盘髓核摘除术＋椎间盘射频消融术＋椎间盘造影术＋侧隐窝臭氧注射术

拟施麻醉方式：局部麻醉＋心电监护。

术中术后可能出现的风险及应对措施：术中操作可能发生神经、血管、韧带或硬脊膜的意外损伤；麻醉意外；术后可能并发感染。脑脊液外溢。穿刺过程DSA引导，减少意外损伤；术后注意伤口清洁干燥，及时换药，预防感染。

特殊的术前准备内容：术前和患者及家属积极沟通病情及治疗方案，签署知情同意书。

注意事项：术中注意观察病人反应情况，关注生命体征，准确定位和充分松解。

手术者术前查看患者情况：刘垒主任医师术前查看患者，已将患者病情及介入的必要性、成功率以及并发症等向患者及家属进一步讲解，患者及家属表示理解并同意。

3. 住院第2日手术记录

术前诊断：中医诊断 腰痛病（瘀血阻络）。西医诊断 ①腰椎间盘突出症；②腰椎椎管狭窄。

术中诊断：同前。

手术名称：内镜下腰椎间盘髓核摘除术＋椎间盘射频消融术＋椎间盘造影术＋侧隐窝臭氧注射术＋普通臭氧注射。手术切口类型：Ⅰ类切口（清洁手术）。

麻醉方法：局部麻醉。

手术经过、术中发现的情况及处理：患者左侧卧于 DSA 治疗床，开放静脉，侧腹下垫枕，使患者腰椎处于侧卧位，监测生命体征，在非 DSA 透视辅助下定位穿刺点：标记正位线，突出物为靶点，靶点与正位像的 L_5 小关节尖部的连线在体表的投影线；标记侧位线，靶点与侧位像的 L_5 小关节尖部的连线在体表的投影线，两条直线在体表的交叉点为进针穿刺点。

常规消毒、铺巾，1% 利多卡因逐层局部浸润麻醉后，使用 18G 穿刺针经患侧椎旁肌至椎间隙，穿刺过程中逐层麻醉，透视下监测导针位置无误，穿刺针正位示后置入穿刺导丝，C 型臂确认位置，行椎间盘髓核摘除术＋椎间盘微创消融术：以穿刺导丝为中心切开约 1cm 皮肤，然后依次沿导丝置入细、粗软组织扩张管至小关节内侧缘，扩张软组织通道，拔出软组织扩张管，逐渐置入 TOM1 和 TOM2 在相应小关节腹侧处固定，用锤子敲击至侧位在椎体后缘，正位在椎弓根内侧缘处，后拔出 TOM 针，置入逐级骨钻，磨除部分小关节，再次置入穿刺导丝，拔出骨钻，置入合适的工作套管，经透视定位侧位在椎体后缘，正位在椎弓根内侧缘和棘突连线之间，后取出导丝，在通道内放置内镜系统，调节影响白平衡，连接生理盐水，观察髓核及纤维环，可见工作套管将神经根和硬膜囊挡在外面只显露髓核，分离神经根和髓核，髓核一般位于神经根下部，应仔细辨认。纤维环钳咬穿后纵韧带及纤维环，镜下直视下用髓核钳选择性摘除椎间盘髓核组织，抓取椎间盘过程中应用双极可屈性等离子体多功能刀头逐步消融退变毛糙的突出椎间盘，取出椎间盘 1.5 ～ 2g，全部摘除突出椎间盘后转动套管仔细检出有无游离的椎间盘碎块，后再使用双极可屈性电极射频等离子体多功能刀头消融已长入纤维环裂隙内的肉芽组织和神经末梢，同时对术区彻底止血。生理盐水不间断冲洗（病例 8 图 5、病例 8 图 6）。

操作完毕，取出椎间盘镜，缝合皮肤，椎管内手术结束。术后平车推回病房。

结果：患者在整个治疗过程中生命体征平稳，无心慌，无头疼，无恶心呕吐等不适。

术后注意事项：针口 72 小时内不要接触水，以防止感染密切观察病情，及时对症处理。

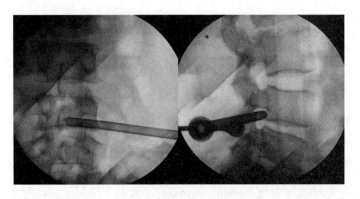

病例 8 图 5　透视下定位

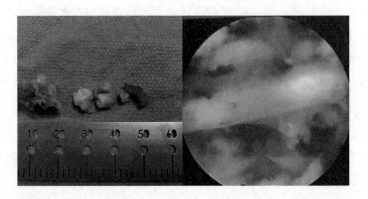

病例 8 图 6　取出的椎间盘组织

4. 住院第 2 日术后首次病程　手术完成时间：2020 年 8 月 5 日 16：50。

患者左侧卧于 DSA 治疗床，开放静脉，侧腹下垫枕，使患者腰椎处于侧卧位，监测生命体征，在非 DSA 透视辅助下定位穿刺点，行椎间盘臭氧造影术，再行椎间盘髓核摘除术＋椎间盘微创消融术，镜下直视下用髓核钳选择性摘除椎间盘髓核组织 1.5～ 2g，同时对术区彻底止血。生理盐水不间断冲洗。操作完毕，取出椎间盘镜，缝合皮肤，椎管内手术结束。术后平车推回病房。

结果：患者在整个治疗过程中生命体征平稳，无心慌，无头疼，无恶心、呕吐等不适。

术后注意事项：针口 72 小时内不要接触水，以防止感染密切观察病情，及时对症处理。

5. 住院第 3 日刘垒主任医师查房记录　今日刘垒主任医师查房，患者自诉双下肢胀痛明显缓解，未诉明显不适。术后第一天暂不查体。刘垒主任医师查房分析，患者 $L_{4/5}$ 椎间盘突出并椎管狭窄，昨日行经椎间孔入路目标椎间盘髓核摘除术，术中重点磨除小关节突腹侧增生组织，摘除突出椎间盘，并应用等离子多功能手术刀头消融部分椎间盘组织，最终目的暴露 L_5 神经根，沿 L_5 神经根摘除压迫神经的椎间盘组织和关节增生组织，术后给予甲强龙抗神经水肿，七叶皂苷钠静脉滴注脱水，治疗方案不变，继观。

6. 住院第 4 日刘垒主任医师查房记录　今日查房，患者术后第 2 天，自诉双下肢胀痛较前明显缓解，自诉感双臀部酸痛，饮食睡眠一般，二便调。专科查体：腰脊柱生理曲度可，腰椎活动轻度受限。$L_4 \sim S_1$ 椎棘间及椎旁压痛（-），双侧臀上皮神经卡压点压痛（-），双侧梨状肌牵拉试验（-），直腿抬高试验（-），双侧"4"字征（-），双侧跟膝腱反射（++），双下肢肌张力可，双下肢各肌肌力 4 级，右足背浅感觉减退，左侧下肢深浅感觉未触及明显异常，病理征（-）。嘱明日停用甲强龙，复查炎性指标，指导患者床上锻炼。

7. 住院第 5 日刘垒主任医师查房记录　今日查房，患者术后第 3 天，自诉双下肢胀痛较前明显缓解，自诉仍感双臀部酸痛，饮食睡眠一般，二便调。专科查体：腰脊柱生理曲度可，腰椎活动轻度受限。$L_4 \sim S_1$ 椎棘间及椎旁压痛（-），双侧臀上皮神经卡压点压痛（-），双侧梨状肌牵拉试验（-），直腿抬高试验（-），双侧"4"字征（-），双侧跟膝腱反射（++），双下肢肌张力可，双下肢各肌肌力 4 级，右足背浅感觉减退，左侧下肢深浅感觉未触及明显异常，病理征（-）。患者目前病情稳定，要求出院，刘垒主任医师批准今日出院，嘱加强腰背肌锻炼，不适随诊。

九、出院诊断

1. 中医诊断　腰痛病（瘀血阻络）。
2. 西医诊断　①腰椎间盘突出症；②腰椎椎管狭窄；③高血压 3 级。

十、讨论

腰椎间盘突出症的发病率在脊柱疾患中占有很大的比重，临床上对该病常见的诊断分型以及治疗都有较多的研究。在多种分类系统中，游离型腰椎间盘突出症的发病率相较其他类型并不多见，作为游离型的一种特殊类型，上移型腰椎间盘脱出在临床上更是少有报道。根据美国矫形外科医师协会（AAOS）和国际腰椎研究会（ISSLS）制订的分类方法，本 3 例病例应归于游离型。游离型作为腰椎间盘突出症中特殊的一种类型，在多种因素引起腰椎间盘突出后，椎间盘组织突出的方向多为后方或下后方，而当突出的组织难以突破后纵韧带或反复受到扭转外力，椎间盘组织即可进入上位椎体后方甚至上一椎间隙水平的椎管内。因此，本研究的上移是指以病变椎间隙水平为参照，主要区别于常见的向下或向后下移位者，而两者的病理改变并没有大的差异。

目前，上移型腰椎间盘脱出的发病机制还没有明确，可能与反复的外伤、不恰当的手法治疗以及后纵韧带增厚等因素有关。腰椎间盘组织退变的程度随着年龄的增长呈现正相关的关系，在游离型腰椎间盘突出症以及中年患者中，受损椎间盘周围的肉芽组织生长比较常见，加之反复的炎症刺激使得后纵韧带变性增厚，突出的椎间盘组织无法突破后纵韧带，随着突出组织的不断堆积和变性粘连，导致向上方突出的发生。此外，在椎间盘组织堆积的过程中，由于不恰当的活动或者外力作用，同样可以引起突出的组织克服重力转向椎间盘水平上方。

上移型腰椎间盘脱出患者由于脱出的组织对后方马尾神经的压迫重，多数患者都伴有明显的神经根性症状和体征。对该型患者保守治疗效果不佳，手术往往是解决患者根本问题的有效手段。早年间，对上移型腰椎间盘脱出患者多采取半椎板减压、全椎板减压甚至植骨融合内固定术，尽管患者的痛苦症状得以解决，但后期腰椎不稳定或者邻近节段退变的发生均在一定程度上降低了患者的长期生活质量。

腰椎 CT 检查发现椎间盘髓核脱出，形成突入椎管内的软组织影，与突出的椎间盘有狭颈相连或脱出的髓核游离于椎管内，与突出的椎间盘分离，其他伴随征象有许莫尔氏结节、椎间盘真空征、椎间盘脱出钙化、侧隐窝及椎管狭窄、黄韧带肥厚、椎体及小关节骨质增生。MRI 检查发现髓核与纤维环分离，离开椎间盘平面进入上下椎管。椎管内髓核组织游离，无蒂部与病变间盘相连，髓核游离在病变间盘水平上方，游离髓核在 T_1 上呈等信号或低信号，T_2 上髓核尚未出现水分脱失时，呈均匀高信号，当髓核水分脱失后，在 T_2 上出现不均匀的片状较低信号。

通过对上移型腰椎间盘脱出发病特点及解剖位置的研究，我们认为预先通过扩张管在责任节段的椎板上进行一定程度的剥离后，可使工作通道在椎板上下移动获得满意开窗，从而摘取向上突出的髓核组织，达到神经减压的目的。

在诊断方面，由于上移型腰椎间盘脱出有着独特的影像学征象，尤其是突出的髓核组织与椎间盘完全分离，往往容易被误诊为椎管内肿瘤，因此，在术前必须仔细观察患者的腰椎核磁共振片，必要时可增加拍摄增强扫描。在手术操作中，神经根压迫解除不完全是该型患者术后疗效不佳最关键的问题，原因主要是由于术者可能仅摘除病变椎间隙水平的髓核组织，而真正引发症状的上位椎体或椎管内髓核组织没能进行完全减压。对于此类情况，笔者认为术者在术前应当认真阅片以了解椎间盘组织的突出方向，术中可根据自身习惯依次处理病变椎间隙水平及以上位置突出的椎间盘组织，但无论如何，去除上位游离的椎间盘组织并向上探查神经根压迫情况是不可或缺的步骤，最终以神经根松弛、过度的张力消失、颜色及外形恢复为减压彻底的标准。此外，观察摘除后髓核组织的量对判断减压是否充分亦有一定的参考作用。

脱出游离型腰椎间盘突出症采用 PTED 治疗较为棘手，其原因在于椎间孔狭窄、椎体后缘、关节突以及椎弓根的阻挡，影响手术视野，单纯的椎间孔及椎板间入路难以获得优良的减压效果。同时，游离的髓核组织分布在椎管中的不同位置也影响穿刺精确度。另外，近端脱垂游离髓核通常位于出行根下方、硬膜外侧前间隙，且向上游离的椎间盘一般没有蒂部，主要压迫出行根及背侧神经节。常规 TESSYS 技术置入的工作管道往往抵在下关节突关节表面，远离靶点，且因穿刺方向以及肌肉束缚，向近端摆动困难，无法达到靶点位置。

所以手术成功的关键是最大限度获得上位椎体后缘椎管内腹侧足够空间，接近靶点，直视下摘除，避免损伤出行根。出行根损伤通常为冠状位与通道角度减少所致。解剖学证实腰椎椎间孔由下至上高度是增大的，特别是 $L_{2\sim3}$、$L_{3\sim4}$ 近端椎间孔宽度远大于远端，且近端椎间孔足够大，狭窄非常少，可以提供操作空间和良好视野。文献指出，$L_{1\sim5}$ 节段使用镜下环锯或动力系统去除骨性结构及黄韧带扩大椎间孔顶部安全有效，结合摆动工作管道方向达到近端髓核。我们体会，近端水平入路刚好位于椎间孔最宽处，通过上位椎间孔完全可以到达上位椎体后缘，直接到达靶点位置，甚至不用摆动工作管道仅通过可屈曲探子及可弯曲 Pocnch 钳完全摘除。同时水平置管加大与冠状位角度，有效避开对出行根的干扰。

目前侧路常规 TESSYS 技术治疗游离椎间盘突出可以取得较好效果，但因穿刺方向所限仅适用向远端脱垂的髓核，处理范围有限，因此对向近端脱垂游离的椎间盘突出效果较差，引起失败的原因可能与术者经验、游离髓核脱垂游离的距离不能有效到达靶点位置等有关，但最主要是由出行根、上位椎弓根及肥大关节突阻挡等解剖因素所致。目前治疗近端脱垂游离椎间盘大部分以椎板间入路，但对于上位腰椎因椎板间隙小，磨除过多骨质可引起峡部骨折导致脊柱不稳。甚至术中需要动力系统打磨椎板及反复透视，延长手术时间短，增加经济负担及医患放射暴露等，且Ⅰ区脱出的髓核无黄韧带保护，对硬膜损伤风险大，容易出现脑脊液漏。而椎板联合椎间孔入路也仅仅适合向远端游离脱垂，并没有说明向近端游离脱垂亦有效。

常规的穿刺技术无论是 YESS 还是 TESSYS，因肌肉及软组织嵌压向头侧摆动困难，很难摘除近端脱垂游离的髓核。而我们对于Ⅰ区水平椎间孔通过水平穿刺及穿刺点上移顶住上位关节面下缘，同样避开上位神经根以免导致感觉异常，通过结合可弯曲髓核钳Ⅰ区达到上位椎体终板上缘。为最大限度接近靶点，术前精心测量设计手术路线尤为重要，结合影像学设计穿刺角度及安全线路线获得足够的管道空间避免腹腔脏器损伤。有文献报道 $L_{4\sim5}$ 对于近端脱垂游离的髓核以上无需行椎间孔扩大成型，但我们体会对于Ⅰ区脱垂游离至腋部甚至硬膜囊背侧摘除难者，还是要通过扩大的椎孔以获得更大空间，结合漂浮摆动椎管，以彻底清除脱出的髓核，特别是散碎的髓核，保证临床效果同时可以避免可屈曲探子盲目探测导致的椎管内出血。

综上所述，手术的要点在于：①精确的靶向穿刺。将穿刺靶点定位于脱出髓核蒂部，即 C 臂机正位透视下椎间隙的中心，向下脱出者侧位透视位于下位椎体的后上角，向上脱出者反之。对于 $L_5 \sim S_1$ 病变者，受横突、髂嵴、关节突的阻挡，难以精确穿刺至靶点，可利用弯头导棒微调穿刺针，并经过透视监视确定导丝头端是否准确靠近靶点；②建立工作通道后，应首先取出突出于椎间隙水平的髓核组织，并对后纵韧带间隙及纤维环进行松解，处理椎体后角、椎弓根上下缘及周围组织以获得更大的操作空间。对于镜下可视范围之外的游离髓核，镜下磨钻系统的运用为扩大手术视野起到了重要作用。磨除部分关节突或椎体后角部分骨质，可获得足够的操作空间以摘除髓核组织；③术者在采用 PTED 治疗上移型腰椎间盘脱出前，必须熟练掌握 PTED 的手术技巧，初次尝试也应当在有经验的医师指导下开展，避免在实际操作中过多的牵拉或撕扯，造成不必要的损伤。

　　笔者体会：①腰椎间盘突出后脱出上翘是一种严重的疾病，往往会引起较重的临床症状，原因为脱出上翘的突出物挤压了出行神经根，从而引起相应神经受压、炎性水肿的临床表现。但需要注意的是，体格检查上这一类型的椎间盘脱出，直腿抬高试验往往表现为阴性，甚至咳嗽、打喷嚏等腹压增大时，疼痛也并不会加重，我们分析系因为神经根的"逃逸机制"，脱出的髓核游离至相对较少影响神经移行的区域，因此以上表现不明显，不代表突出压迫的不严重。另外，临床上单纯的 CT 椎间盘层面的扫描，往往容易漏诊，遗漏椎间隙上层面的上翘突出，需要结合 MRI 的检查。我们的经验是：常规行全腰椎区域的薄层螺旋 CT 扫描，层厚可选择 1.25mm，这种检查对于腰椎间盘突出，尤其是脱出、极外侧突出、较小的不易察觉的突出来讲，非常必要；②置入工作套管方式上，我们仍然遵循：以上关节突为支点的、朝向突出/脱出靶点的、T/B 技术改良下的、个体化的精准置管原则。本患者突出物中央偏右、脱出上翘的特点，我们选择正位工作套管远端至上位椎体下缘 2 区位置、侧位工作套管远端至上位椎体后上缘的位置，力求更好的摘除脱出物，需要指出的是避免伤及出行根非常重要；③椎间孔镜技术来讲，对于初学者来说，比较难以掌握的和困惑的是皮肤穿刺点的选择，我们总结了大量的临床资料，为大家提供一种简便、直观、有效的确定穿刺点的方法，我们称之为"交叉点"定位法，该两位患者具体方法为：侧位 X 透视片棘突后缘连线的纵线为一条线，侧位 X 透视片手术椎间隙的上位椎体后上缘和同侧椎体上关节突尖部，两点连线为一条线，两线相交即为"交叉点"（病例 8 图 7），亦即皮肤穿刺点，这种定位方法让穿刺点的选择，更加直观、准确和个体化，避免了既往选择" $L_{4/5}$ 旁开 10 ~ 12cm、L_5/S_1 旁开 12 ~ 14cm"这类模糊的描述。当然，对于绝大多数患者这个定位法是行之有效的。总体来讲，这种定位方法是一种值得临床推广的小技巧。

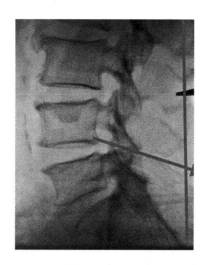

病例 8 图 7　"交叉点"定位法

参考文献

[1] 刘红光，吴小涛，黄爱，等．经皮内镜下腰椎间盘切除术治疗脱出游离型腰椎间盘突出症的疗效分析 [J]．颈腰痛杂志，2019，40（06）：834-836.

[2] 穆小平，韦建勋，韦敏克，等．显微内镜椎间盘切除系统在上移型腰椎间盘脱出中的应用价值 [J]．广东医学，2016，37（14）：2127-2129.

[3] 张大勇，李重茂．腰椎间盘突出上移症 [J]．中国骨伤，2002（08）：42-43.

[4]Samini F, Gharedaghi M, Khajavi M, et al. The etiologies of low back pain in patients with lumbar disk herniation[J]. Iran Red Crescent Med J, 2014, 16（10）：e15670

病例 **9** 腰椎间盘突出合并椎管狭窄症的治疗

一、一般资料

患者翟某，男，75 岁。

主诉：腰痛伴左下肢后外侧麻痛 2 个月。

现病史：患者 2 个月前劳累后出现腰部阵发性酸痛，疼痛呈放射性，范围由腰部沿左下肢后外侧，弯腰、行走活动及劳累后腰部疼痛加重，休息后减轻，疼痛与天气变化无明显相关，曾行局部贴敷膏药、理疗等，效果一般。于当地医院行腰椎 CT 示：腰椎退行性变，$L_{3/4}$、$L_{4/5}$、L_5/S_1 椎间盘突出并椎管狭窄，今为进一步诊治来我院就诊，门诊以"腰椎间盘突出"收入院。

患者发病以来，饮食可，睡眠一般，二便正常。体重未见明显变化。

既往史：既往体健；否认有高血压、冠心病等其他慢性病史。否认有肝炎、结核病史及密切接触史。否认有重大外伤史及手术史，否认有输血史；未发现食物及药物过敏史。预防接种史不详。

个人史：生于原籍，无外地久居史，无疫区、疫水接触史，无冶游史。无吸烟饮酒等不良嗜好。

婚育史：适龄结婚，育有 1 子 3 女，配偶及子女均体健。

家族史：父母已故，具体不详；有 1 姐姐，3 妹妹均体健，否认家族遗传病史。

二、体格检查

T 36.0℃，P 72 次 / 分，R 18 次 / 分，BP 134/74mmHg。患者老年男性，发育正常，营养中等，神志清楚，自主体位，检查合作。全身皮肤无黄染、无瘀点、无出血点。全身浅表淋巴结未触及肿大。头颅发育正常，毛发分布均匀，眼睑无水肿，结膜无充血，巩膜无黄染，双侧瞳孔等大等圆，对光反射及调节反射存在，耳、鼻无异常，口唇无发绀，咽部无充血，扁桃体无肿大。颈软，无抵抗，颈静脉无怒张，气管居中，甲状腺无肿大。胸廓对称无畸形，双侧乳房对称，未触及明显包块。双肺呼吸音清晰，未闻及干、湿性啰音。心前区无隆起及凹陷，心界无扩大，心率 72 次 / 分，节律规整，各瓣膜听诊区无闻及病理性杂音。腹部平坦，腹软，无压痛，无反跳痛。肝、脾肋下未触及，Murphy's 征阴性，肝、肾区无叩痛，肠鸣音无亢进，移动性浊音阴性。脊柱无畸形，四肢无畸形，双下肢无水肿。双下肢足背动脉搏动正常。肱二头肌反射正常，膝腱反射正常，腹壁反射正常。巴氏征阴性，布氏征阴性。

专科查体：腰脊柱侧弯，腰椎活动轻度受限。左侧 $L_{4/5}$、L_5/S_1 棘间及椎旁压痛，左侧臀上皮神经卡压点压痛（+），双侧梨状肌牵拉试验（-），双侧直腿抬高试验（-），双侧"4"字征（-），双侧跟膝腱反射未引出，双下肢肌张力可，双下肢各肌肌力可，双侧下肢深浅感觉未触及明显异常，病理征（-）。

三、辅助检查

腰椎 CT 示：$L_{3/4}$、$L_{4/5}$、L_5/S_1 椎间盘突出并椎管狭窄。

四、入院诊断

1. 中医诊断　腰痛病（寒湿阻络）。
2. 西医诊断　腰椎间盘突出伴神经根病。

五、诊断依据

1. 中医辨证辨病依据　患者腰痛伴左下肢麻痛。饮食可，大小便正常，睡眠正常，舌质暗红，苔白，脉涩。综观脉症，四诊合参，该病属于祖国医学的"腰痛病"范畴，证属寒湿阻络。患者老年男性，有慢性腰痛病史，久痛入络，腰部经络阻滞不通，气血运行不畅，加之风、寒、湿邪入侵，更益腰部气血运行不畅，不通则痛。舌脉也为寒湿阻络之象。总之，本病病位在腰部，病属标实，考虑病程迁延日久，病情复杂，预后一般。

2. 西医诊断依据

（1）腰痛伴左下肢麻痛 2 个月。

（2）专科查体：腰脊柱侧弯，腰椎活动轻度受限。左侧 $L_{4/5}$、L_5/S_1 棘间及椎旁压痛，左侧臀上皮神经卡压点压痛（+），双侧梨状肌牵拉试验（-），双侧直腿抬高试验（-），双侧"4"字征（-），双侧跟膝腱反射未引出，双下肢肌张力可，双下肢各肌肌力可，双侧下肢深浅感觉未触及明显异常，病理征（-）。

（3）辅助检查：腰椎 CT 示 $L_{3/4}$、$L_{4/5}$、L_5/S_1 椎间盘突出。

六、鉴别诊断

1. 腰椎结核　早期局限性腰椎结核可刺激邻近的神经根，造成腰痛及下肢放射痛。腰椎结核有结核病的全身反应，低热乏力、盗汗、腰痛较剧、脊柱畸形、活动受限。X 线片上可见椎体或椎弓根的破坏，椎间隙狭窄或消失，脊椎变形和脊柱畸形。CT 扫描主要的征象是骨质破坏区可见砂砾状死骨，椎体碎裂后呈不规则碎骨片，椎体前缘浅凹形骨质破坏及椎旁和腰大肌脓肿，可根据患者病史与腰椎影像学检查予以鉴别。

2. 腰椎后关节紊乱　相邻椎体的上下关节突构成腰椎后关节，为滑膜关节，有神经分布。当后关节上、下关节突的关系不正常时，急性期可因滑膜嵌顿产生疼痛，慢性病例可产生后关节创伤性关节炎，出现腰痛。此种疼痛多发生于棘突旁 1.5cm 处，可有向同侧臀部或大腿后的放射痛，易与腰椎间盘突出症相混。该病的放射痛一般不超过膝关节，且不伴有感觉、肌力减退及反射消失等神经根受损之体征。

七、诊疗计划

1. 疼痛科 II 级护理。

2. 完善三大常规、肝功能、肾功能、凝血常规、腰椎 MRI、胸部 CT、心电图等各项辅助检查。

3. 给予丹参注射液改善微循环，择日行非血管 DSA 引导下椎管扩大减压术＋后路腰椎间盘髓核摘除术＋椎间盘微创消融术＋椎间盘臭氧造影治疗术＋神经阻滞麻醉术。

以上病情及治疗方案已向患者及家属讲明，均表示理解并配合治疗。

八、治疗经过

1. 住院第 2 日崔晓鲁主治医师查房记录　今日崔晓鲁主治医师查房，患者入院第 2 天，自诉左下肢胀痛较前改善不明显，饮食睡眠一般，二便调。专科查体：腰脊柱侧弯，腰椎活动轻度受限。左侧 $L_{4/5}$、L_5/S_1 棘间及椎旁压痛，左侧臀上皮神经卡压点压痛（＋），双侧梨状肌牵拉试验（－），双侧直腿抬高试验（－），双侧"4"字征（－），双侧跟膝腱反射未引出，双下肢肌张力可，双下肢各肌肌力可，双侧下肢深浅感觉未触及明显异常，病理征（－）。入院常规检查未见明显异常。胸部 CT 示：右肺下叶钙化灶；纵隔淋巴结稍大；气管内异常密度，考虑痰栓可能性大，建议复查；甲状腺双侧叶异常密度，建议结合超声检查。腰椎 MRI 示：腰椎退行性变。$L_{3/4}$、$_{4/5}$、L_5/S_1 椎间盘膨／突出并相应水平椎管及侧隐窝狭窄。崔晓鲁主治医师详查病人后指出：目前患者诊断明确。腰椎间盘突出症属于"腰痛病"范畴，好发于 $L_{4/5}$、L_5/S_1 之间。腰椎间盘突出后髓核容易压迫硬膜囊和侧隐窝处的神经根，从而出现充血水肿，产生无菌性炎症，释放组胺、5-羟色胺等炎性致痛物质而产生的一系列临床表现，并且发生腰椎间盘突出后，引起腰椎周围的肌肉、韧带、筋膜的牵拉、劳损，产生粘连、瘢痕、挛缩及局部血液循环障碍等问题。所以治本病的关键有两点：一是缓解椎间盘突出物对神经根的压迫；二是消除脊神经根周围水肿、血肿、粘连等无菌性炎症。本患者责任间盘为

$L_{4/5}$，患者左侧 $L_{4/5}$ 椎间盘突出伴左侧关节突关节增生，计划行经椎间孔入路目标椎间盘髓核摘除术，术中重点磨除小关节突腹侧增生组织，摘除突出椎间盘，并应用等离子多功能手术刀头消融部分椎间盘组织，最终目的暴露 L_5 神经根，沿 L_5 神经根摘除压迫神经的椎间盘组织和关节增生组织，术前无手术禁忌证，签署知情同意书后明日可行椎间盘髓核摘除术为主的微创手术，术前半小时给予吗啡注射液镇痛、甲氧氯普胺注射液预防药物胃肠反应、阿托品肌注减少腺体分泌等，术后给予甲强龙抗神经水肿，甘露醇静脉滴注脱水，余治疗方案不变，继观。

2. 住院第 3 日刘垒主任医师查房记录 今日查房，患者自诉腰部疼痛伴左下肢麻痛，余未诉明显不适。专科查体同前。刘垒主任医师查房分析，患者左侧 $L_{4/5}$ 椎间盘突出伴左侧关节突关节增生，计划行经椎间孔入路目标椎间盘髓核摘除术，术中重点磨除小关节突腹侧增生组织，摘除突出椎间盘，并应用等离子多功能手术刀头消融部分椎间盘组织，最终目的暴露 L_5 神经根，沿 L_5 神经根摘除压迫神经的椎间盘组织和关节增生组织，术前无手术禁忌证，签署知情同意书后今日行椎间盘髓核摘除术为主的微创手术，术前半小时给予给予吗啡注射液、甲氧氯普胺注射液、阿托品肌注止痛、镇静、减少腺体分泌等，术后给予甲强龙抗神经水肿，甘露醇静脉滴注脱水，治疗方案不变，继观。

3. 住院第 3 日术前讨论结论及术前小结

简要病情：患者翟某，男，75 岁，因"腰痛伴左下肢麻痛 2 个月"于 2021 年 11 月 17 日入院。

患者自诉腰痛伴左下肢疼痛较前无改善，饮食睡眠一般，二便调。专科查体：腰脊柱侧弯，腰椎活动轻度受限。左侧 $L_{4/5}$、L_5/S_1 棘间及椎旁压痛，左侧臀上皮神经卡压点压痛（+），双侧梨状肌牵拉试验（-），双侧直腿抬高试验（-），双侧"4"字征（-），双侧跟膝腱反射未引出，双下肢肌张力可，双下肢各肌肌力可，双侧下肢深浅感觉未触及明显异常，病理征（-）。腰椎 MRI 示：腰椎退行性变。$L_{3/4}$、$_{4/5}$、L_5/S_1 椎间盘膨/突出并相应水平椎管及侧隐窝狭窄。

术前诊断：中医诊断 腰痛病（瘀血阻络）。西医诊断 腰椎间盘突出伴坐骨神经痛。

手术指征：患者腰痛影响日常生活。

拟施手术名称和方式：非血管 DSA 引导下椎管扩大减压术＋后路腰椎间盘髓核摘除术＋椎间盘微创消融术＋椎间盘臭氧造影治疗术＋侧隐窝臭氧注射术＋神经阻滞麻醉术。

拟施麻醉方式：局部麻醉＋心电监护。

术中术后可能出现的风险及应对措施：术中操作可能发生神经、血管、韧带或硬脊膜的意外损伤；麻醉意外；术后可能并发感染。脑脊液外溢。穿刺过程 DSA 引导，减少意外损伤；术后注意伤口清洁干燥，及时换药，预防感染。

特殊的术前准备内容：术前和患者及家属积极沟通病情及治疗方案，签署知情同意书。

注意事项：术中注意观察病人反应情况，关注生命体征，准确定位和充分松解。

手术者术前查看患者情况：刘垒主任医师术前查看患者，已将患者病情及介入的必要性、成功率以及并发症等向患者及家属进一步讲解，患者及家属表示理解并同意。

4. 住院第 3 日手术记录

术前诊断：同前。

术中诊断：同前。

手术名称：非血管 DSA 引导下椎管扩大减压术＋椎间盘髓核摘除术＋椎间盘微创消融术。麻醉方法：局部麻醉。

手术经过、术中发现的情况及处理：患者今日由刘垒主任医师在介入治疗性行非血管 DSA 引导下椎管扩大减压术＋椎间盘髓核摘除术＋椎间盘微创消融术＋椎间盘臭氧造影术＋侧隐窝臭氧注射术＋神经阻滞麻醉。术前签署知情同意书。患者右侧卧于治疗床，开放静脉，侧腹下垫枕，使患者腰椎处于侧卧位，监测生命体征，在非 DSA 透视辅助下定位穿刺点：标记正位线，突出物为靶点，靶点与正位像的 L_5 小关节尖部的连线在体表的投影线；标记侧位线，靶点与侧位像的 L_5 小关节尖部的连线在体表的投影线，两条直线在体表的交叉点为进针穿刺点。先行椎间盘臭氧造影术：常规消毒、铺巾，1％利多卡因逐层局部浸润麻醉后，使用 18G 穿刺针经患侧椎旁肌至椎间隙，穿刺过程中逐层麻醉，透视下监测导针位置无误，穿刺针正位示后置入穿刺导丝，C 型臂确认位置，拔出穿刺针芯，取 60μg/L 臭氧，注射至椎间盘，非 DSA 透视显示椎间隙间气体影，椎管内有少量气体影，说明患者椎间盘已破裂，椎间盘臭氧造影术结束。再行椎管扩大减压术＋椎间盘髓核摘除术＋椎间盘微创消融术：以穿刺导丝为中心切开约 1cm 皮肤，然后依次沿导丝置入细、粗软组织扩张管至小关节内侧缘，扩张软组织通道，拔出软组织扩张管，逐渐置入 TOM1 和 TOM2 在相应小关节腹侧处固定，用锤子敲击至侧位在椎体后缘，正位在椎弓根内侧缘处，后拔出 TOM 针，置入逐级骨钻，磨除部分小关节，再次置入穿刺导丝，拔出骨钻，置入合适的工作套管，经透视定位侧位在椎体后缘，正位在椎弓根内侧缘和棘突连线之间，后取出导丝，在通道内放置内镜系统，调节影响白平衡，连接生理盐水，观察髓核及纤维环，可见工作套管将神经根和硬膜囊挡在外面只显露髓核，分离神经根和髓核，髓核一般位于神经根下部，应仔细辨认。纤维环钳咬穿后纵韧带及纤维环，镜下直视下用髓核钳选择性摘除椎间盘髓核组织，抓取椎间盘过程中应用双极可屈性等离子体多功能刀头逐步消融退变毛糙的突出椎间盘，取出椎间盘 2 ~ 3g，全部摘除突出椎间盘后转动套管仔细检出有无游离的椎间盘碎块，后再使用双极可屈性电极射频等离子体多功能刀头消融已长入纤维环裂隙内的肉芽组织和神经末梢，同时对术区彻底止血。生理盐水不间断冲洗。侧隐窝臭氧注射术：摘除椎间盘后，稍拔出工作套管至侧隐窝处，放入内镜，抽取 60μg/L 臭氧，在内镜监视下注射 10ml 臭氧，注射应用臭氧对残留的髓核消融，并消除神经根水肿、无菌性炎症，预防椎间盘感染。操作完毕，取出椎间盘镜，缝合皮肤，椎管内手术结束。术后平车推回病房。患者在整个治疗过程中生命体征平稳，无心慌，无头疼，无恶心、呕吐等不适。嘱患者针口 72 小时内不要接触水，以防止感染密切观察病情，及时对症处理。

结果：患者在整个治疗过程中生命体征平稳，无心慌，无头疼，无恶心呕吐等不适。

术后注意事项：针口 72 小时内不要接触水，以防止感染密切观察病情，及时对症处理。

5. 住院第 3 日术后首次病程记录

手术完成时间：2021 年 11 月 19 日 16：50。

患者今日由刘垒主任医师在介入治疗性行非血管 DSA 引导下椎管扩大减压术＋椎间盘髓核摘除术＋椎间盘微创消融术＋椎间盘臭氧造影术＋侧隐窝臭氧注射术＋神经阻滞麻醉。术前签署知情同意书。患者右侧卧于治疗床，开放静脉，侧腹下垫枕，使患者腰椎处于侧卧位，监测生命体征，在非 DSA 透视辅助下定位穿刺点：标记正位线，突出物为靶点，靶点与正位像的 L_5 小关节尖部的连线在体表的投影线；标记侧位线，靶点与侧位像的 L_5 小关节尖部的连线在体表的投影线，两条直线在体表的交叉点为进针穿刺点。先行椎间盘臭氧造影术：常规消毒、铺巾，1％利多卡因逐层局部浸润麻醉后，使用 18G 穿刺针经患侧椎旁肌至椎间隙，穿刺过程中逐层麻醉，透视下监测导针位置无误，穿刺针正位示后置入穿刺导丝，C 型臂确认位置，拔出穿刺针芯，取 60μg/L 臭氧，注射至椎间盘，非 DSA 透视显示椎间隙间气体影，椎管内有少量气体影，说明患者椎间盘已破裂，椎间盘臭氧造影术结束。再行椎管扩大减压术＋椎间盘髓核摘除术＋椎间盘微创消融术：以穿刺导丝为中心切开约 1cm 皮肤，然后依次沿导丝置入细、粗软组织扩张管至小关节内侧缘，扩张软组织通道，拔出软组织扩张管，逐渐置入 TOM1 和 TOM2 在相应小关节腹侧处固定，用锤子敲击至侧位在椎体后缘，正位在椎弓根内侧缘处，后拔出 TOM 针，置入逐级骨钻，磨除部分小关节，再次置入穿刺导丝，拔出骨钻，置入合适的工作套管，经透视定位侧位在椎体后缘，正位在椎弓根内侧缘和棘突连线之间，后取出导丝，在通道内放置内镜系统，调节影响白平衡，连接生理盐水，观察髓核及纤维环，可见工作套管将神经根和硬膜囊挡在外面只显露髓核，分离神经根和髓核，髓核一般位于神经根下部，应仔细辨认。纤维环钳咬穿后纵韧带及纤维环，镜下直视下用髓核钳选择性摘除椎间盘髓核组织，抓取椎间盘过程中应用双极可屈性等离子体多功能刀头逐步消融退变毛糙的突出椎间盘，取出椎间盘 2～3g，全部摘除突出椎间盘后转动套管仔细检出有无游离的椎间盘碎块，后再使用双极可屈性电极射频等离子体多功能刀头消融已长入纤维环裂隙内的肉芽组织和神经末梢，同时对术区彻底止血。生理盐水不间断冲洗。侧隐窝臭氧注射术：摘除椎间盘后，稍拔出工作套管至侧隐窝处，放入内镜，抽取 $60\mu g/L$ 臭氧，在内镜监视下注射 10ml 臭氧，注射应用臭氧对残留的髓核消融，并消除神经根水肿、无菌性炎症，预防椎间盘感染。操作完毕，取出椎间盘镜，缝合皮肤，椎管内手术结束。术后平车推回病房。患者在整个治疗过程中生命体征平稳，无心慌，无头疼，无恶心呕吐等不适。嘱患者针口 72 小时内不要接触水，以防止感染密切观察病情，及时对症处理。

5. 住院第 4 日刘垒主任医师查房记录　今日查房，患者诉腰部无明显不适，左下肢疼痛消失，饮食睡眠一般，二便正常。术后第 1 天暂不专科查体。刘垒主任医师查房分析，患者昨日行经皮椎间孔镜下髓核摘除术为主的综合治疗，针对突出物直接摘除，解除压迫，同时对神经嵌压进行松解，目前患者腰痛伴左下肢疼痛消失，疗效显著，治疗继续改善神经水肿、营养神经等巩固疗效，继观。

6. 住院第 5 日崔晓鲁主治医师查房记录　今日查房，患者诉腰痛消失，左下肢稍有不适感，饮食睡眠一般，二便正常。专科查体：腰椎生理曲度变直，$L_{4/5}$、L_5/S_1 棘间及椎旁压痛（-），左腰三横突压痛（-），左侧臀上皮神经卡压点压痛（-），左侧秩边穴压痛（-），左侧臀中肌压痛（+），双侧直腿抬高试验（-），双侧"4"字征（-），双侧梨状肌牵拉试验（-），双侧膝腱反射（++），左侧跟腱反射（+），双下肢肌张力、肌力可，左侧小腿外侧至足底外侧浅感觉减退，病理征（-）。崔晓鲁主治医师查房分析，术后第二天，患者症状消失，对比传统脊柱后路椎板开窗髓核摘除术，椎间孔镜椎间盘髓核摘除术具有如下优势：切口小，避免了传统开放性大切口对椎旁肌肉广泛剥离，以及对椎板、黄韧带、关节突等组织的破坏；并发症低，传统开放椎间盘切除术的并发症包括对硬膜囊和神经根的牵拉、硬膜穿孔、神经损伤、脑脊液漏、脊膜假性膨出、脑膜炎、椎间隙感染等。椎间孔镜下直视操作可以更为直观的保护神经根、硬膜囊等组织，避免术中医源性损伤；另外整个手术在局部麻醉下进行，患者始终保持清醒状态，对术中可能出现的疼痛、麻木、疼痛等各种不适进行及时沟通，避免术者对上述组织的损伤；椎间孔镜复发率较传统手术明显降低。患者目前症状消失，无明显其他不适，查体阳性体征消失，说明神经根压迫解除，明日复查血常规、CRP、ESR、降钙素原等评估炎症情况，甘露醇、甲强龙疗程已足故今日停用，余治疗不变，继观。

7. 住院第 6 日刘垒主任医师查房记录　今日查房，患者诉腰部无明显不适，左下肢疼痛消失，饮食睡眠一般，二便正常。专科查体：腰椎生理曲度尚可，腰椎活动未明显受限。腰椎棘间、夹脊穴压痛（-），双侧 L_3 横突压痛（+-），双侧臀中肌压痛（-），双侧秩边穴压痛（-），腰椎叩击痛（-），双侧直腿抬高试验左 80°（-），加强试验（-），右 80°（-），余可。复查化验结果已回示：白细胞计数稍升高，CRP、ESR 正常。刘垒主任医师查房分析，患者术后第三天，症状较前缓解，根据化验结果提示白细胞计数升高，考虑到患者无体温升高，无局部疼痛加剧等症状，分析升高的原因可能与激素反应及手术刺激有关，可不予处理。患者今日可行腰背部主动锻炼，针对腰背肌锻炼方法有三种，五点支撑、空蹬自行车、飞燕点水，要求保证锻炼的质量，勿追求数量，余治疗不变，继观。

8. 住院第 7 日会诊记录　患者因"腰椎间盘突出"入院。查胸部 CT 示：右肺下叶钙化灶，纵隔淋巴结稍大，气管内异常密度，考虑痰栓可能性大，建议复查。甲状腺双侧叶异常密度，建议结合超声检查。为进一步诊治请呼吸科会诊，呼吸科李慧梅主任医师会诊建议：行气管镜检查明确，请示上级医师同意会诊意见，明日支气管镜后可出院。

9. 住院第 8 日刘垒主任医师查房记录　今日查房，患者于门诊行支气管镜后无明显不适，腰及左下肢未诉明显不适，饮食睡眠可，二便正常。专科查体：腰椎活动无明显受限。腰部无明显压痛点，双侧腹股沟压痛（+-），双侧直腿抬高试验（-），双侧"4"字征（-），双侧梨状肌牵拉试验（-），双侧膝腱反射（++），双侧跟腱反射（++），双下肢肌力正常，踇趾背伸力正常，双侧下肢深浅感觉未触及明显异常。患者对治疗效果满意，主动要求今日出院。刘垒主任医师查房分析，患者腰部及下肢症状基本缓解，同意其今日出院，嘱出院后加强腰背肌锻炼，勿受凉，勿劳累，2 周后复诊，不适随诊。

九、出院诊断

1. 中医诊断　腰痛病（寒湿阻络）。
2. 西医诊断　腰椎间盘突出伴神经根病。

十、讨论

腰椎管狭窄在解剖和影像上表现为上下关节突增生内聚、后纵韧带钙化、黄韧带肥厚等，造成腰椎中央椎管、神经根管、侧隐窝等容积减少，进而引起腰腿痛，如果合并存在腰椎间盘突出，则上述症状加重明显。治疗上应兼顾椎管减压和腰椎稳定性的重建。

一般椎管狭窄合并椎间盘突出的患者首先采取保守治疗如腰背肌及腹肌锻炼、腰部围腰保护、避免外伤及剧烈运动、理疗、药物外敷、活血化淤功能药物应用等治疗 2～3 个月或更长时间无效，反复发作较频繁症状渐加重者，可采取手术治疗。传统的单纯全椎板切除减压术手术简单，近期疗效好，但存在破坏脊柱后结构稳定性、远期并发症较多而被逐渐淘汰。近年来比较流行采用全椎板切除椎管扩大减压椎间盘摘除椎体间融合（目前多选用 Cage）椎弓根螺钉内固定术，这样做的优点是减压充分，黄炎等认为此法创伤较大，李长青等认为其影响脊柱的稳定性，尤为年龄在 65 岁以上有严重并发症等不能耐受此方法治疗。虽然此法在解决了患者的椎管狭窄及腰椎间盘突出等问题的同时，增加了脊柱的稳定性，但存在手术创伤大、麻醉风险高、术后康复时间长等问题，增加了老年患者治疗风险。特别是随着大量国内外的远期随访及生物力学研究发现，固定并不代表稳定，不恰当的融合内固定反而成为顽固性腰痛的发生原因。于峥嵘等认为单侧神经根刺激症状的腰椎管狭窄症患者采取椎间孔镜技术进行神经根减压，手术创伤小、恢复快，近期治疗效果满意。韩广等认为经皮椎间孔镜技术治疗腰椎间盘突出症和腰椎间孔狭窄总体疗效满意，手术相关并发症发生率较低。

有研究随访时发现，对老年患者的脊柱失稳会随着关节突增生、后纵韧带及黄韧带肥厚、骨质增生等，在失稳滑脱的位置上重新获得相对稳定，并且腰腿痛的症状得到明显缓解。因此，我们针对老年腰腿痛患者首选采用 PTED 术式治疗其腰椎间盘突出和腰椎管狭窄，通过微创选择性、有限性减压的方式解除神经根及腰骶部硬膜囊的压迫，尽可能少的破坏其后路的稳定性和肌肉韧带组织的正常结构，避免了术后的不稳定加重、邻近节段退变的加重及大量瘢痕组织增生造成的顽固性腰痛。

经后路椎板间开窗椎管扩大减压加经内镜下突出间盘摘除治疗单节段腰椎间盘突出合并相应节段腰椎椎管狭窄症微创手术技术是通过椎板间切掉少许椎板，在内镜下通过磨钻去掉小关节内面增生的骨质及将增厚的部分椎板边缘及内面去掉，充分的切除肥厚的黄韧带，直视下明确神经根及硬膜囊的位置，安全的插入导杆扩张管及工作通道套管，电视下微创拨开后纵韧带摘除突出的椎间盘，操作上完全避免了以往开的窗口不规则或太大（使窗口更规则，将摩擦降到最小）损伤小关节影响其稳定性，避免了以往手术对神经根及硬膜囊的牵拉挤压及损伤。避免了以往后路孔镜盲穿植入工作通道损伤神经根、硬膜囊、马尾神经的弊端，最大限度地保留了后纵韧带及纤维环的完整性、防止间盘再突出且不影响脊柱稳定性、使椎管扩大，硬膜囊及神经根充分松解，其滋养血管不受嵌压，神经不受异常刺激，症状得到明显改善。张勇等等认为此法无需内固定、创伤小、并发症很少、疗效好，患者乐于接受。因其减压范围是单节段，所以最佳适应证为：年龄在 65 岁以上、并发症较多、症状较重且典型、不能耐受或不接受全椎板切除椎管扩大减压椎间盘摘除椎体间融合手术的单节段腰椎间盘突出伴有相应节段椎管狭窄症的患者，尤为对严重多节段骨性椎管狭窄者、麻痹迅速进展或出现马尾神经综合征者、椎体滑脱脊柱不稳者、合并出血性疾病或椎管和椎体肿瘤等病变者、心肺等重要脏器功能严重不全者、有严重心理障碍者要禁忌做此手术。手术前要详细查体，结合CT或核磁找准受压的神经，精确定位靶点减压。术中切除位置一定要准确，必要时多次透视定位，切莫损伤硬膜或神经根；术前要精细设计切除范围，最大限度的保留脊柱的稳定性，达到安全而又低创伤的治疗目的。术中严密观察心率、血压、血氧饱和度等，以防心脑肺重要脏器并发症发生。术中不断询问患者腰及下肢感受，以防损伤粘连的硬膜及神经的变异分支，咬骨钳及磨钻头紧贴骨质操作。

操作技巧及注意事项主要有：①术前病变椎间隙的准确定位是手术成功首要条件。老年患者长期腰椎退变造成上下小关节突骨赘增生、内聚，且椎板间隙大都被增生的骨质所覆盖，这些增生的骨质解剖结构造成了后路径工作导管的定位及放置困难。在术中操作时，需先行去除增生的骨质，枪式咬骨钳无法清除增生骨质时可改用髓核钳；②合并有椎间孔及侧隐窝狭窄时，采用潜行扩大减压法。术中操作时向内侧倾斜工作套筒，对上位椎间孔及神经根侧隐窝狭窄处咬除增生骨质，清除外侧黄韧带、前方部分关节囊，尽量保留下关节突，取出突出的椎间盘髓核组织，彻底松解神经根周围的粘连。

术后的直腿抬高锻炼需要坚持3个月以上，抬腿次数过少、幅度过低不利于术后预防神经根的粘连；而抬腿次数不能太多、幅度不能过大，以避免引起神经根水肿而加重下肢放射痛。因此，术后应在医师指导下进行正确的直腿抬高锻炼。老年患者腰背部肌肉力量都相对较弱，常伴发腰背部及病变侧臀髋部的劳损性肌筋膜炎和滑囊炎，这些症状是神经根及硬膜囊压迫解除后仍无法缓解的，而需要靠增强腰背肌力量来改善。另外腰背肌功能锻炼在一定程度上可以增加脊柱后路稳定性，但腰背肌功能锻炼要视老年患者体力及全身情况而定，年高体弱者慎行。

参考文献

[1] 黄炎，孔雷，孔荣，等 . 经皮椎间孔镜技术在脊柱微创手术中应用的研究进展 [J]. 中华解剖与临床杂志，2015，20（05）：469-473.

[2] 于峥嵘，李淳德，朱赛楠，等 . 经皮椎间孔入路内镜下神经根减压治疗腰椎管狭窄症的短期随访 [J]. 北京大学学报（医学版），2017，49（02）：252-255.

[3] 韩广，汤锋武，张赛，等 . 经皮椎间孔镜技术治疗腰椎间盘突出症和腰椎间孔狭窄的并发症原因分析与处理 [J]. 中国现代神经疾病杂志，2016，16（04）：210-215.

[4] 李长青，周跃，王建，等 . 经皮椎间孔内镜下靶向穿刺椎间盘切除术治疗腰椎间盘突出症 [J]. 中国脊柱脊髓杂志，2013，23（03）：193-197.

病例 **10** 极限脱垂（水滴样脱出下垂）的腰椎间盘突出症的治疗（双针穿刺、远端染色法）

一、一般资料

患者魏某，男，63 岁。

主诉：腰痛伴右下肢疼痛 20 余天。

现病史：患者 20 余天前劳累后出现腰及右下肢疼痛，右下肢胀痛为著，范围由腰部沿右下肢后外侧至足背，伴右蹞趾麻木感，翻身、弯腰、行走活动及劳累后疼痛加重，休息后疼痛稍减轻，间歇性跛行约 10m，疼痛与天气变化无明显相关，曾于淄博市第一人民医院就诊，行腰椎 MRI（2021 年 8 月 17 日）示：腰椎间盘突出（$L_{4/5}$ 脱出、L_5/S_1 突出），住院行针灸、药物等治疗 5 天，效果不显。今为求进一步治疗，来我院就诊，门诊查看病人后，以"腰椎间盘突出症"收入院。

患者发病以来，饮食可，睡眠一般，二便正常。体重未见明显变化。

既往史：既往"高血压病"病史 20 余年，血压最高至 200/120mmHg，规律服用"氨氯地平"治疗，血压控制可；否认有糖尿病、冠心病等其他慢性病史。否认有肝炎、结核病史及密切接触史。否认有重大外伤史及手术史，否认有输血史；未发现食物及药物过敏史。预防接种史不详。

个人史：生于原籍，无疫区、疫水接触史，无冶游史。吸烟史 40 余年，20 支 / 日，饮酒史 40 余年，500mg/ 日，否认其他不良嗜好。

婚育史：适龄结婚，育有 1 子，配偶及子均体健。

家族史：父母已故，死因不详，有 3 哥 2 姐，1 哥哥已故，余均体健，否认家族遗传病及传染病病史。

二、体格检查

T 36.5℃，P 80 次 / 分，R 20 次 / 分，BP 146/88mmHg。患者老年男性，发育正常，营养中等，神志清楚，自主体位，检查合作。全身皮肤无黄染、无瘀点、无出血点。全身浅表淋巴结未触及肿大。头颅发育正常，毛发分布均匀，眼睑无水肿，结膜无充血，巩膜无黄染，双侧瞳孔等大等圆，对光反射及调节反射存在，耳、鼻无异常，口唇无发绀，咽部无充血，扁桃体无肿大。颈软，无抵抗，颈静脉无怒张，气管居中，甲状腺无肿大。胸廓对称无畸形，双侧乳房对称，未触及明显包块。双肺呼吸音清晰，未闻及干、湿性啰音。心前区无隆起及凹陷，心界无扩大，心率 80 次 / 分，节律规整，各瓣膜听诊区无闻及病理性杂音。腹部平坦，腹软，无压痛，无反跳痛。肝、脾肋下未触及，Murphy's 征阴性，肝、肾区无叩痛，肠鸣音无亢进，移动性浊音阴性。脊柱无畸形，四肢无畸形，双下肢无水肿。双下肢足背动脉搏动正常。肱二头肌反射正常，膝腱反射正常，腹壁反射正常。巴氏征阴性，布氏征阴性。

专科查体：腰脊柱生理曲度变直，腰椎活动轻度受限。$L_{4/5}$、L_5/S_1 椎旁压痛明显，右侧臀上皮神经卡压点压痛（+），左侧臀上皮神经卡压点压痛（-），双侧梨状肌牵拉试验（-），双侧直腿抬高试验：右：15°（+），左 40°（+），双侧"4"字征（-），双侧跟膝腱反射（+），双下肢肌张力可，双下肢肌力可，双踇趾背伸力III级，右下肢后外侧皮肤痛觉敏感，双侧下肢深感觉未触及明显异常，病理征（-）。

三、辅助检查

腰椎 MRI 示：腰椎间盘突出（$L_{4/5}$ 脱出、L_5/S_1 突出）。

四、入院诊断

1. 中医诊断　腰痛病（瘀血阻络）。
2. 西医诊断　①腰椎间盘突出症（$L_{4/5}$）；②高血压病（3 级，很高危）。

五、诊断依据

1. 中医辨证辨病依据　患者腰痛伴右下肢疼痛 20 余天。饮食可，大小便正常，睡眠正常，舌质暗红，苔白，脉涩。综观脉症，四诊合参，该病属于祖国医学的"腰痛病"范畴，证属瘀血阻络。患者老年男性，有腰部不当受力及劳累史，腰部经络阻滞不通，气血运行不畅，加之风、寒、湿邪入侵，更益腰部气血运行不畅，不通则痛。舌脉也为瘀血阻络之象。总之，本病病位在腰部，病属标实，考虑病程迁延日久，病情复杂，预后一般。

2. 西医诊断依据

（1）患者老年男性，因"腰痛伴右下肢疼痛 20 余天"入院。

（2）既往"高血压"病史。

（3）查体：腰脊柱生理曲度变直，腰椎活动轻度受限。$L_{4/5}$、L_5/S_1 椎旁压痛明显，右侧臀上皮神经卡压点压痛（+），左侧臀上皮神经卡压点压痛（-），双侧梨状肌牵拉试验（-），双侧直腿抬高试验：右：15°（+），左 40°（+），双侧"4"字征（-），双侧跟膝腱反射（+），双下肢肌张力可，双下肢肌力可，双踇趾背伸力III级，右下肢后外侧皮肤痛觉敏感，双侧下肢深感觉未触及明显异常，病理征（−）。

（4）辅助检查：腰椎 MRI 示腰椎间盘突出（$L_{4/5}$ 脱出、L_5/S_1 突出）。

六、鉴别诊断

1. 腰椎结核　早期局限性腰椎结核可刺激邻近的神经根，造成腰痛及下肢放射痛。腰椎结核有结核病的全身反应，腰痛较剧，X 线片上可见椎体或椎弓根的破坏。CT 扫描对 X 线片不能显示的椎体早期局限性结核病灶有独特作用。

2. 腰椎后关节紊乱　相邻椎体的上下关节突构成腰椎后关节，为滑膜关节，有神经分布。当后关节上、下关节突的关系不正常时，急性期可因滑膜嵌顿产生疼痛，慢性病例可产生后关节创伤性关节炎，出现腰痛。此种疼痛多发生于棘突旁 1.5cm 处，可有向同侧臀部或大腿后的放射痛，易与腰椎间盘突出症相混。该病的放射痛一般不超过膝关节，且不伴有感觉、肌力减退及反射消失等神经根受损之体征。

七、诊疗计划

1. 疼痛科 Ⅱ 级护理。

2. 完善各项辅助化验检查，排除术前禁忌证，行腰椎薄层 CT 进一步评估突出情况。

3. 给予胞磷胆碱钠、甲钴胺营养神经，择日行非血管 DSA 引导下椎间盘髓核摘除术为主的微创治疗。

以上病情及治疗方案已向患者及家属讲明，均表示理解并配合治疗。

八、治疗经过

1. 住院第 1 日术前讨论结论及术前小结

简要病情：患者魏某，男，63 岁，因腰痛伴右下肢疼痛 20 余天于 2021 年 8 月 24 日入院。

患者自诉腰痛伴右下肢疼痛较前无改善，饮食睡眠一般，二便调。专科查体：腰脊柱生理曲度变直，腰椎活动轻度受限。$L_{4/5}$、L_5/S_1 椎旁压痛明显，右侧臀上皮神经卡压点压痛（+），左侧臀上皮神经卡压点压痛（−），双侧梨状肌牵拉试验（−），双侧直腿抬高试验：右：15°（+），左 40°（+），双侧"4"字征（−），双侧跟膝腱反射（+），双下肢肌张力可，双下肢肌力可，双踇趾背伸力 Ⅲ 级，右下肢后外侧皮肤痛觉敏感，双侧下肢深感觉未触及明显异常，病理征（−）。入院常规检查未见明显异常。腰椎 MRI（2021 年 8 月 7 日淄博市第一人民医院）：腰椎间盘突出（$L_{4/5}$ 脱出、L_5/S_1 突出）（未见报告单）。新型冠状病毒核酸检测（2021 年 8 月 24 日本院）：阴性。腰椎 CT 示（病例 10 图 1）：腰椎退行性变，$L_{4/5}$、L_5/S_1 椎间盘突出并相应水平双侧隐窝及 L_5/S_1 椎管变窄。

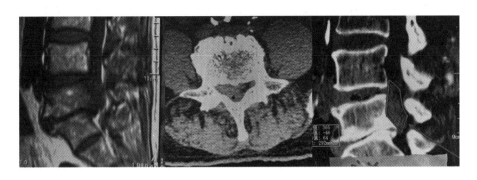

病例10图1　腰椎CT

术前诊断：中医诊断　腰痛病（瘀血阻络）。西医诊断　①腰椎间盘突出症（$L_{4/5}$）；②高血压病（3级，很高危）。

手术指征：患者腰痛、右下肢疼痛，脱出巨大，保守治疗预期不佳，影响日常生活。

拟施手术名称和方式：非血管DSA引导下右$L_{4/5}$椎间盘髓核摘除术＋椎管扩大减压术＋椎间盘微创消融术治疗。

拟施麻醉方式：局部麻醉＋心电监护。

术中术后可能出现的风险及应对措施：术中操作可能发生神经、血管、韧带或硬脊膜的意外损伤；麻醉意外；术后可能并发感染。脑脊液外溢。穿刺过程DSA引导，减少意外损伤；术后注意伤口清洁干燥，及时换药，预防感染。

特殊的术前准备内容：术前和患者及家属积极沟通病情及治疗方案，签署知情同意书。

注意事项：①注意控制血压；②患者卧床时间多，预防下肢静脉血栓。

手术者术前查看患者情况：刘垒主任医师术前查看患者，患者椎间盘脱出下垂，呈水滴样，手术的难点在于孔镜置管入路的选择，本例患者为$L_{4/5}$脱出呈"水滴形"极限游离下垂，对此术前设计为：外侧椎间孔入路，偏向下方置管、抹除部分L_5椎弓根部分上沿皮质，以最大限度接触突出物上缘；并设计L_5/S_1椎板间隙穿刺，直至突出物的下垂远端，然后行亚甲蓝远端局限染色，目的是为了判断镜下摘除情况，亦即摘除出远端染色的突出髓核时，即可证实摘除彻底。已将患者病情及介入的必要性、成功率以及并发症等向患者及家属进一步讲解，患者及家属表示理解并同意。

2.住院第2日刘垒主任医师查房记录　今日查房，患者自诉腰痛伴右下肢疼痛，右下肢明显，饮食睡眠一般，二便调。专科查体：腰脊柱生理曲度变直，腰椎活动轻度受限。$L_{4/5}$、L_5/S_1椎旁压痛明显，右侧臀上皮神经卡压点压痛（＋），左侧臀上皮神经卡压点压痛（－），双侧梨状肌牵拉试验（－），双侧直腿抬高试验：右：15°（＋），左 40°（+），双侧"4"字征（-），双侧跟膝腱反射（+），双下肢肌张力可，双下肢肌力可，双踇趾背伸力Ⅲ级，右下肢后外侧皮肤痛觉敏感，双侧下肢深感觉未触及明显异常，病理征（-）。腰椎 CT 示：腰椎退行性变，$L_{4/5}$、L_5/S_1 椎间盘突出并相应水平双侧隐窝及 L_5/S_1 椎管变窄。余结果未见明显异常。心电图未见明显异常。刘垒主任医师查房分析：腰椎管突出症是指由各种原因引起的腰椎骨与软组织发生形态与组织结构的变化，使神经根受到刺激或压迫而引起的一系列临床症状的疾病。其常见原因包括退行性、创伤性、肿瘤性等，其中退行性腰椎管突出症最常见，发病率逐渐增高。腰椎间盘突出症是中老年人的常见病，影响患者的日常生活及工作，手术治疗腰椎间盘突出症的理想目的是在彻底减压的同时恢复或保持脊椎的稳定性。但其创伤相对较大，对周围肌肉破坏较多，且传统手术需要切除棘突、椎板等附件，从而破坏脊柱后柱结构的稳定性，术后患者可能恢复缓慢或存在潜在性慢性腰痛等。该病应与腰椎结核相鉴别，早期局限性腰椎结核可刺激邻近的神经根，造成腰痛及下肢放射痛。腰椎结核有结核病的全身反应，腰痛较剧，X 线片上可见椎体或椎弓根的破坏。CT 扫描对 X 线片不能显示的椎体早期局限性结核病灶有独特作用。根据入院常规查体，患者无手术禁忌证，患者为腰椎间盘脱出，椎管狭窄，按计划今日拟行椎间孔镜髓核摘除术为主的治疗，术前应和患者充分交流，并签署治疗知情同意书，术后积极抗炎、神经根脱水、营养神经等对症治疗，余治疗不变，密切观察病情变化，及时对症处理。

3. 住院第 2 日手术记录

术前诊断：同前。

术中诊断：同前。

手术名称：行非血管 DSA 引导下非血管 DSA 引导下右 L4/5 椎间盘髓核摘除术＋椎管扩大减压术＋椎间盘微创消融术　麻醉方法：局部麻醉

手术经过、术中发现的情况及处理：患者今日由刘垒主任医师在介入治疗性行非血管 DSA 引导下非血管 DSA 引导下右 $L_{4/5}$ 椎间盘髓核摘除术＋椎管扩大减压术＋椎间盘微创消融术治疗。术前签署知情同意书。患者左侧卧于非血管 DSA 治疗床，开放静脉，侧腹下垫枕，使患者腰椎处于侧位置，监测生命体征。①置入工作套管：在 C 型臂透视辅助下定位穿刺点。标记正位线，突出物为靶点，靶点与正位像的 L_5 小关节尖部的连线在体表的投影线；标记侧位线，L_5 椎体后上 1/3 处为靶点与侧位像的 L_5 小关节尖部的连线在体表的投影线，两条直线在体表的交叉点为进针穿刺点。常规消毒、铺巾，1% 利多卡因逐层局部浸润麻醉后，使用 18G 穿刺针经患侧椎旁肌至椎间隙，穿刺过程中逐层麻醉，透视下监测导针位置无误，后置入穿刺导丝，C 型臂确认位置，拔出穿刺针，以穿刺导丝为中心切开约 1cm 皮肤，然后依次沿导丝置入细、粗软组织扩张管至小关节内侧缘，扩张软组织通道，拔出软组织扩张管，逐渐置入 TOM1 和 TOM2 在相应小关节腹侧处固定，用锤子敲击至侧位在椎体后缘，正位在椎弓根内侧缘处，后拔出 TOM 针，置入逐级骨钻，磨除部分小关节，再次置入穿刺导丝，拔出骨钻，置入合适的工作套管，经透视定位侧位在 L_5 椎体后上 1/4 处，正位在椎弓根内侧缘和棘突连线之间，套管内放入椎间孔镜髓核钳，证实可到达突出物处（病例10 图2）；②远端突出髓核染色：C 型臂引导下，沿 L_5/S_1 椎板间隙入路，18G 针穿刺至突出物远端髓核处，即正位片在 L_5/S_1 椎板间隙的棘突外缘和椎弓根内侧缘之间，侧位片见穿刺针到达 L_5 椎体下缘处，注射生理盐水有一定阻力，证实穿刺针位于髓核内，注入稀释后的亚甲蓝＋碘海醇造影剂 1.0ml，透视下显示远端髓核染色成功（病例10 图3）；③镜下摘除髓核：取出导丝，在通道内放置内镜系统，调节影响白平衡，连接生理盐水，观察髓核及纤维环，可见工作套管将神经根和硬膜囊挡在外面只显露髓核，分离神经根和髓核，髓核一般紧邻神经根，应仔细辨认（病例10 图4）。纤维环钳咬穿后纵韧带及纤维环，镜下直视下用髓核钳选择性摘除椎间盘髓核组织，直至摘除有染色的髓核时，共取出椎间盘 3～4g（病例10 图5）；④注入造影剂证实椎管内通畅：由 L_5/S_1 穿刺针注入碘海醇造影剂 2ml，可见造影剂沿椎管内上行至 $L_{4/5}$ 椎间孔处，证实椎管内硬膜外腔隙通畅；⑤射频电极消融止血：全部摘除突出椎间盘后转动套管仔细检出有无游离的椎间盘碎块，后再使用双极可屈性电极射频消融已长入纤维环裂隙内的肉芽组织和神经末梢，同时对术区彻底止血。生理盐水不间断冲洗，最后注射应用臭氧对残留的髓核消融，并消除神经根水肿、无菌性炎症，预防椎间盘感染。术后解压的神经根随着脉搏自由波动，表面血供开始恢复，操作完毕，取出椎间孔镜，缝合皮肤，无菌敷料加压固定，术后平车推回病房。

结果：患者在整个治疗过程中生命体征平稳，无心慌，无头疼，无恶心、呕吐等不适。

术后注意事项：伤口 72 小时内不要接触水，以防止感染密切观察病情，及时对症处理。

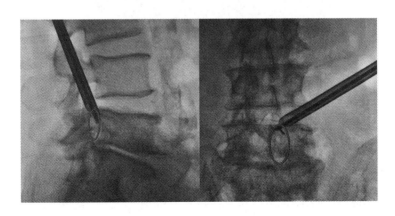

病例10 图2 套管内放入椎间孔镜髓核钳，证实可到达突出物处

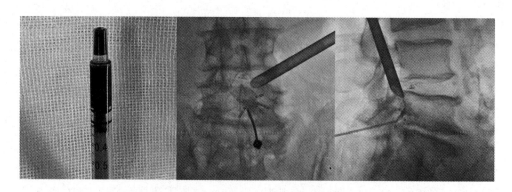

病例 10 图 3　透视下显示远端髓核染色成功

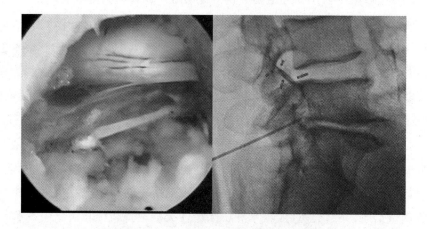

病例 10 图 4　内镜下观察髓核及纤维环

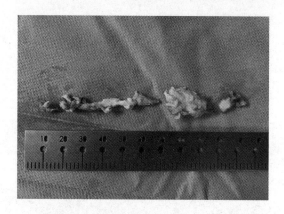

病例 10 图 5　取出椎间盘 3 ~ 4g

4. 住院第 2 日术后首次病程记录　患者老年男性，因"腰痛伴右下肢疼痛半年，加重 1 周"入院，$L_{4/5}$ 椎间盘突出伴脱出右侧侧隐窝狭窄导致患者右下肢疼痛，并于 2021 年 8 月 25 日行非血管 DSA 引导下非血管 DSA 引导下右 $L_{4/5}$ 椎间盘髓核摘除术＋椎管扩大减压术＋椎间盘微创消融术治疗。手术过程同手术记录。患者在整个治疗过程中生命体征平稳，无心慌，无头疼，无恶心、呕吐等不适。术后患者症状消失，直腿抬高试验（-）。术后注意事项：密切观察刀口，及时换药，以防止感染，给予甲强龙抗神经炎症及水肿，密切观察病情，及时对症处理。

5. 住院第 3 日刘垒主任医师查房记录　今日查房，患者诉腰部疼痛不明显，左下肢疼痛消失，饮食睡眠可，二便正常。术后第一天暂不查体。刘垒主任医师查房分析：患者 L_5/S_1 椎间盘突出伴左侧侧隐窝狭窄导致患者左下肢疼痛，昨日行经椎间孔入路目标椎间盘髓核摘除术，术中应用骨钻磨削上关节突腹侧缘后，置管位置到达 L_5 椎体后上缘，应用射频消融和髓核钳抓取部分椎间盘，暴露 L_5 神经根，沿 L_5 神经根摘除压迫神经的椎间盘组织，术后解压的神经根随着脉搏自由波动，表面血供开始恢复，术后患者症状消失，直腿抬高试验（-），今日患者腰及双下肢无明显不适，治疗暂不改变，继观。

6. 住院第 4 日吴文庆主治医师查房记录　今日查房，患者诉右下肢疼痛较前明显缓解，右小腿紧张疼痛不适感，饮食睡眠一般，二便正常。专科查体：腰脊柱生理曲度变直，腰椎活动轻度受限。$L_{4/5}$、L_5/S_1 椎旁压痛（-），右侧臀上皮神经卡压点压痛（-），左侧臀上皮神经卡压点压痛（-），双侧梨状肌牵拉试验（-），双侧直腿抬高试验：（-），双侧"4"字征（-），双侧跟膝腱反射（+），双下肢肌张力可，双下肢肌力可，双踇趾背伸力Ⅳ级，双侧下肢深浅感觉未触及明显异常，病理征（-）。余查体大致同前。今日吴文庆主治医师查房分析，患者术后第 2 天，症状较前缓解，给予伤口无菌换药，继续给予抗炎、营养神经、活血化瘀支持治疗。复查血常规、C 反应蛋白、血沉等炎性指标，积极复查腰椎 MRI，密切观察病情，及时对症处理。

7. 住院第 5 日刘垒主任医师查房记录　今日查房，患者诉腰部、右下肢疼痛基本缓解。饮食、睡眠可，大小便通畅且性状正常。专科查体：腰脊柱生理曲度变直，腰椎活动轻度受限。$L_{4/5}$、L_5/S_1 椎旁压痛（-），右侧臀上皮神经卡压点压痛（-），左侧臀上皮神经卡压点压痛（-），双侧梨状肌牵拉试验（-），双侧直腿抬高试验：（-），双侧"4"字征（-），双侧跟膝腱反射（+），双下肢肌张力可，双下肢肌力可，双踇趾背伸力Ⅳ级，双侧下肢深浅感觉未触及明显异常，病理征（-）。腰椎 MR 示：腰椎术后改变，腰椎退行性变。患者目前症状明显缓解，要求出院。今日刘垒主任医师查房分析：患者腰部、右下肢疼痛减轻，综合分析患者病情好转，如无异常可于今日出院，院外注意休息，避免劳累，避免长时间负重站立行走。出院后请定期复查，若有不适请及时就诊，我科随诊（病例 10 图 6）。

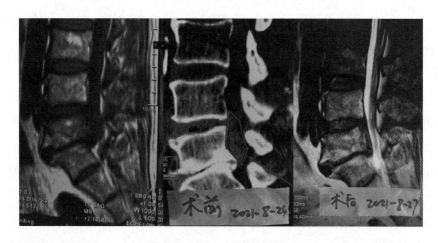

病例 10 图 6　腰椎 MRI

九、出院诊断

1. 中医诊断　腰痛病（瘀血阻络）
2. 西医诊断　①腰椎间盘突出症；②高血压病（3 级，很高危）。

十、讨论

亚甲蓝作为一种染色剂，在经皮椎间孔镜 TESSYS 技术中可使退行性病变椎间盘组织染色成为蓝色，有利于术者在镜下及时、准确地辨别致压靶点，充分摘除病变髓核组织，提高手术安全性。

亚甲蓝是一种氧化还原剂，在人体内外的存在形式有两种，即还原型和氧化型，两者在一定条件下可以相互转化。还原型亚甲蓝是无色的，可以透过细胞膜。氧化型亚甲蓝呈蓝色，不能直接透过细胞膜，进入细胞时需要转化成还原型，待进入细胞后可再次被氧化成为氧化型亚甲蓝。椎间盘组织的正常 pH 范围为 7.0～7.2，在退行性病变椎间盘组织中局部环境呈酸性，pH 可以下降至 6.5，甚至下降至 5.5。亚甲蓝是一种强碱性活性染料，可使局部环境呈酸性的退行性病变椎间盘组织染色成为蓝色。在经皮椎间孔镜 TESSYS 技术中，可用亚甲蓝对退行性病变椎间盘组织进行染色，进而明确致压靶点，提高手术安全性。经皮椎间孔镜 TESSYS 技术学习曲线陡峭，对于初学者而言，镜下无法及时、准确辨认椎间盘、神经根、韧带等组织是主要技术难度。若有一种染料能将退行性病变椎间盘组织染色，区分退行性病变椎间盘组织与周围其他组织，将会大大降低手术难度。由于亚甲蓝的染色特性，在经皮椎间孔镜 TESSYS 技术中将亚甲蓝注入椎间盘后，可使退变的局部椎间盘组织染色成为蓝色，同时亚甲蓝可沿压力相对较低的纤维环破裂口溢出使椎管内退变的椎间盘组织染色，术者在镜下可及时、准确地辨别致压靶点，从而避免损伤神经根、硬膜囊，并充分摘除病变髓核组织。本组术中可见蓝染的椎间盘组织主要集中在纤维环破裂处或神经受压处，而其余组织基本呈黄白色，术中只要彻底摘除蓝染组织即可达到精确减压。因此，在经皮椎间孔镜 TESSYS 技术中应用亚甲蓝对退行性病变椎间盘组织染色可提高手术安全性，增强术者信心，改善手术效果。

亚甲蓝的嗜神经作用较强，具有神经阻滞作用，可阻碍感觉神经的异常疼痛传导，已被用于治疗多种疼痛性疾病。亚甲蓝对神经组织产生的损害一般是可逆的，神经修复期一般为 25 ～ 30 天。由于亚甲蓝的神经阻滞作用，有学者提出应用亚甲蓝治疗椎间盘源性下腰痛。Peng 等认为椎间盘源性下腰痛主要是由于在退行性病变椎间盘的纤维环裂隙中存在大量导致疼痛的神经纤维所致，而亚甲蓝可阻碍这些神经纤维的疼痛传导，在退行性病变椎间盘内注射亚甲蓝取得良好的止痛效果。经皮椎间孔镜 TESSYS 技术治疗的患者椎间盘中也存在大量导致疼痛的神经纤维，理论上在其治疗过程中局部应用亚甲蓝也可达到缓解疼痛作用，但其治疗效果尚待进一步论证。既然椎间盘内注射亚甲蓝对椎间盘局部的神经纤维有损害作用，而在经皮椎间孔镜 TESSYS 技术中，尤其是纤维环完全破裂者，亚甲蓝不可避免地会进入椎管内，那么溢出到椎管内的亚甲蓝对周围的神经根、脊髓等神经组织是否也有害？刘春雨等在大鼠硬膜外腔内注入亚甲蓝后观察脊神经诱发电位幅度、潜伏期和阈值的变化，同时在光学显微镜下观察组织结构改变，证实 1% 的亚甲蓝对腰椎脊髓、神经节的传导功能和组织结构没有影响。

笔者发现在多数情况下亚甲蓝会进入椎管内，但未发生亚甲蓝影响神经功能的情况，这可能是因为亚甲蓝对较厚的神经外膜和硬膜囊的穿透性较弱。此外，经皮椎间孔镜 TESSYS 技术中亚甲蓝用量较少，而且为局部注射，本组亦未出现头痛、头晕、神志不清、恶心、呕吐、胸闷、腹胀、血压下降、大量出汗等全身不良反应。

亚甲蓝应用时的注意事项：①亚甲蓝绝对禁用于鞘内注射。因此在术中注射亚甲蓝之前，必须透视确认穿刺针针尖位于椎间盘内，而非蛛网膜下腔。若在穿刺、摆放通道过程中发生硬脊膜破裂，为避免导致严重后果，建议不再应用亚甲蓝；②还原型亚甲蓝进入神经细胞后能迅速被氧化成为氧化型亚甲蓝，从而使神经组织特异性染色成为蓝色。亚甲蓝的嗜神经性较强，可对神经组织特异性染色，但在临床操作中仅偶见少量患者出现神经根、硬膜囊染色，分析原因可能是较厚的神经外膜和硬膜囊的物理阻隔使亚甲蓝不能通过此屏障。有学者发现亚甲蓝对较细的神经有染色作用，但对较粗的神经的染色作用较差。因此，在经皮椎间孔镜 TESSYS 技术中，虽然亚甲蓝主要针对退行性病变椎间盘组织染色，但在操作过程中仍需仔细辨认，避免神经损伤。同时，行亚甲蓝染色时不可注入过量，以避免过多的亚甲蓝溢出到椎管；③亚甲蓝在体内被吸收后，74% 在 6 天内由尿液排出，其中 22% 为原形，使尿液呈蓝色（亚甲蓝尿）。经皮椎间孔镜 TESSYS 技术手术过程中亚甲蓝用量较少，亚甲蓝尿发生比例也较低。

本组 186 例中仅 2 例发生亚甲蓝尿，尿液颜色在 24 小时内恢复正常，尿常规未见异常，无小便疼痛；④亚甲蓝在皮下、肌内注射时可引起局部组织坏死，所以需要避免于皮下、肌内注射。综上所述，经皮椎间孔镜 TESSYS 技术操作过程中应用亚甲蓝对退行性病变椎间盘组织染色，能使术者在镜下及时、准确地辨别致压靶点，从而充分摘除病变髓核组织。此方法可提高手术安全性，增强术者信心，改善手术效果，而且溢出到椎管内的亚甲蓝对神经功能无影响。但在亚甲蓝使用过程中必须充分认识到可能出现的风险，避免出现不良后果。

笔者体会：极限型的椎间盘脱出临床并不多见，其往往因为较巨大的脱出，且游离椎间盘母体的脱出物、上翘或者下垂，导致严重的神经根压迫症状，甚至出现马尾神经压迫的表现。椎间孔镜作为微创的脊柱内镜手术，可以解决椎间盘突出的问题，但是①对这种类型的脱出，如何置管到位而行之有效的摘除突出物非常重要。我们仍然遵循：以上关节突为支点的、朝向突出 / 脱出靶点的、T/B 技术改良下的、个体化的精准置管原则。该病例 $L_{4/5}$ 脱出呈"水滴形"极限游离下垂，术前设计和实际操作为：外侧椎间孔入路，偏向下方置管、抹除部分 L_5 椎弓根部分上沿皮质，以最大限度接触突出物上缘；并设计 L_5/S_1 椎板间隙穿刺，直至突出物的下垂远端，然后行亚甲蓝远端局限染色，目的是为了判断镜下摘除情况，亦即摘除出远端染色的突出髓核时，即可证实摘除彻底；②对髓核摘除是否彻底的医学循证的思考：椎间孔镜可以解决摘除突出的髓核，解决神经根压迫，但在对突出物是否完全摘除彻底、神经根是否完全减压、椎管内是否存在残留的髓核方面，虽有 Beis 技术规范对于镜下神经根减压的判断标准，或有以摘除突出组织体积与影像学突出形态体积是否相符等判断，但临床中仍然不足以循证医学角度证实，而本例患者的朝向脱出方向极限置管＋远端局限染色＋摘除后造影形态，对于极限下垂"水滴样"巨大突出，可以某种程度上解决循证医学的客观的判断证据。临床上，我们也证实是有临床价值的一种方法；③对于单一椎间孔镜通道未能摘除染色髓核，亦即未能完全摘除脱出髓核的情况，我们以远端染色的穿刺针为导向，可以进行置管操作，再次进行远端的镜下操作。

参考文献

[1] 刘永征，李成权，徐强，等 . CT 引导下椎间盘造影后亚甲蓝注射治疗椎间盘源性下腰痛 [J]. 中国骨与关节损伤杂志，2011，26（03）：227-228.

[2] 王建民，刘长利，韩敦鑫，等 . 亚甲蓝在经皮椎间孔镜 TESSYS 技术中的应用价值 [J]. 中国骨与关节损伤杂志，2019，34（05）：472-475.

[3] Zhang X, Hao J, Hu Z, et al. Clinical evaluation and magnetic resonance imaging assessment of intradiscal methylene blue injection for

the treatment of discogenic low back pain [J]. Pain Physician,2016,19（8）：E1189-E1195.

[4]Peng B，Zhang Y，Hou S，et al.Intradiscal methylene blue injection for the treatment of chronic discogenic low back pain[J].Eur Spine J，2007，16（1）：33-38.

病例 **11** 颈椎间盘微创术后感染的治疗

一、一般资料

患者许某，男，46岁。

主诉：颈痛伴右上肢疼痛麻木3个月余，加重半月。

现病史：患者3个月余前无明显诱因出现颈部疼痛，伴右上肢疼痛麻木不适，疼痛呈反复性，遇冷加重，得温痛减，疼痛与天气变化无关，休息后减轻，劳累后加重，曾于山东省中医院行针灸、口服中药治疗，效果不显。无畏寒、盗汗，无头晕、恶心症状，疼痛严重时影响睡眠，现为求系统治疗，来我院就诊，门诊以"神经根型颈椎病"收入院。患者自发病以来，纳眠可，二便调，体重无明显减轻。

既往史：既往体健，否认有高血压病、糖尿病、冠心病等其他慢性病史。否认有结核、乙肝等传染病史、否认有重大外伤史及手术史，否认有输血史。未发现食物及药物过敏史。预防接种史不详。

个人史：生于原籍，无长期外地居住史。无冶游史，无吸烟饮酒史，无疫区疫水接触史，无工业毒物、粉尘及放射性物质接触史。

婚育史：适龄结婚，育有1子，配偶及子女均体健。

家族史：父母体健，否认家族传染病及遗传病史。

二、体格检查

T 36℃，P 79次/分，R 19次/分，BP 132/78mmHg。患者中年男性，发育正常，营养中等，神志清楚，强迫体位，检查合作。全身皮肤无黄染、无瘀点、无出血点。全身浅表淋巴结未触及肿大。头颅发育正常，毛发分布均匀，眼睑无水肿，结膜无充血，巩膜无黄染，双侧瞳孔等大等圆，对光反射及调节反射存在，耳、鼻无异常，口唇无发绀，咽部无充血，扁桃体无肿大。颈软，无抵抗，颈静脉无怒张，气管居中，甲状腺无肿大。胸廓对称无畸形，双侧乳房对称，未触及明显包块。双肺呼吸音清晰，未闻及干、湿性啰音。心前区无隆起及凹陷，心界无扩大，心率79次/分，节律规整，各瓣膜听诊区无闻及病理性杂音。腹部平坦，腹软，无压痛，无反跳痛。肝、脾肋下未触及，Murphy's征阴性，肝、肾区无叩痛，肠鸣音无亢进，移动性浊音阴性。脊柱无畸形，四肢无畸形，双下肢无水肿。双下肢足背动脉搏动正常。肱二头肌反射正常，膝腱反射正常，腹壁反射正常。巴氏征阴性，布氏征阴性。

专科查体：颈椎生理曲度变直，颈椎活动度尚可，颈椎活动受限，不敢后仰及右侧歪头，$C_{6/7}$ 椎旁压痛（+），右侧风池穴、肩井穴、肩胛内角、天宗穴压痛（+），叩顶试验（-），右侧臂丛神经牵拉试验（+），双上肢肌张力正常，左上肢肌力正常，右上肢肌力 4 级，双上肢深浅感觉未见明显异常。双侧肱二头肌反射（++），双侧肱三头肌腱反射（++），双侧巴氏征（-），双侧霍夫曼征（-）。双侧足背动脉搏动正常。

三、辅助检查

新型冠状病毒核酸检测示：阴性。

四、入院诊断

1. 中医诊断　项痹（气虚血瘀）。
2. 西医诊断　神经根型颈椎病。

五、诊断依据

1. 中医辨证辨病依据　患者颈痛伴右上肢疼痛麻木 3 个月余，加重半月。饮食可，小便正常，舌质暗红，苔白，脉弦细。综观脉症，四诊合参，该病属于祖国医学的"项痹"范畴，证属气滞血瘀。患者中年男性，劳作日久伤筋，气血运行不畅，血脉瘀滞，导致颈部经络阻滞不通，加之风、寒、湿邪入侵，更益颈部气血运行不畅，不通则痛。舌脉也为气滞血瘀之象。总之，本病病位在颈肩部，病属本虚标实，考虑病程迁延日久，病情复杂，预后一般。

2. 西医诊断依据

（1）颈痛伴右上肢疼痛麻木 3 个月余，加重半月。

（2）既往体健。

（3）专科查体：$C_{6/7}$ 椎旁压痛（+），右侧风池穴、肩井穴、肩胛内角、天宗穴压痛（+），右侧臂丛神经牵拉试验（+），双侧肱二头肌反射（++），双侧肱三头肌腱反射（++）。

（4）辅助检查：见上述相关内容（病例 11 图 1）。

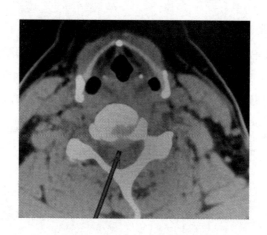

病例 11 图 1　可见突出组织

六、鉴别诊断

1. 颈椎结核　为慢性病。好发于脊柱、髋关节、膝关节，多见于儿童和青壮年。结核原发病灶一般不在骨与关节，约 95% 继发于肺部结核。多为血源性，少数通过淋巴管，或由胸膜或淋巴结病灶直接蔓延。两者都可出现脊髓受压的症状，但是颈椎结核有结核接触病史或肺结核病史，可伴有全身慢性感染，X 线平片提示椎体有破坏，椎间隙变窄。通过影像学检查可进一步排除。

2. 脊柱肿瘤　脊柱是原发或转移肿瘤的常见部位，大部分肿瘤是溶骨性的，其首先破坏椎体，导致椎体的压缩骨折、肿瘤突破椎体后壁，侵入椎管，导致脊髓、神经根受压产生临床症状，通过影像学检查可发现椎体破坏和椎管内占位等影像。

七、诊疗计划

1. 疼痛科 II 级护理。

2. 完善入院各项辅助检查，如三大常规、胸片、心电图、肝功、肾功、凝血常规等各项辅助检查，排除手术禁忌，行颈椎 CT 检查，以明确病情。

3. 给予丹参注射液活血化瘀，氟比洛芬酯缓解疼痛。

4. 明日行非血管 DSA 引导下颈椎间盘射频消融术。

八、诊疗经过

1. 住院第 2 日刘垒主任医师查房记录　今日查房，患者自述颈部不适伴右上肢疼痛仍较明显，饮食睡眠一般，二便正常。专科查体：颈椎生理曲度变直，颈椎活动度尚可，颈椎活动受限，椎间孔挤压试验（++），$C_{6/7}$ 椎旁压痛（+），右侧风池穴、肩井穴、肩胛内角、天宗穴压痛（+），叩顶试验（−），右侧臂丛神经牵拉试验（+），双上肢肌张力正常，左上肢肌力正常，右上肢肌力 4 级，双上肢深浅感觉未见明显异常。双侧肱二头肌反射（++），双侧肱三头肌腱反射（++），双侧巴氏征（−），双侧霍夫曼征（−）。双侧足背动脉搏动正常。辅助检查：颈椎 CT：颈椎退行性变，$C_{2/3}$、$C_{3/4}$、$C_{4/5}$、$C_{5/6}$、$C_{6/7}$ 椎间盘突出并 $C_{5/6}$、$C_{6/7}$ 间盘椎管狭窄。化验结果示血常规、肝功能、肾功能、凝血常规未见明显异常。刘垒主任医师查房分析：综合患者的症状、体征及辅助检查同意目前诊断：中医诊断为项痹（气虚血瘀），西医诊断为神经根型颈椎病。神经根型颈椎病是临床常见的颈椎病，指颈椎椎间盘退行性改变及其继发性病理改变所导致神经根受压引起相应神经分布区疼痛为主要临床表现的总称。颈椎间盘射频消融术是近 10 余年来治疗神经根型颈椎病微创方法之一。射频消融术治疗颈椎病的原理是精确定位在突出椎间盘的位置，通过局部加热，破坏髓核内的胶原蛋白分子，椎间盘内压力降低，髓核回缩，从而达到对椎间盘周围组织、神经根、动脉、脊髓等的减压目的，同时还可灭活窦椎神经末梢，使疼痛减轻。在髓核内注入少量高浓度臭氧气体可以对射频消融后的局部髓核发挥强氧化作用，使髓核快速分解萎缩，并且不至于大量的气体进入而增加盘内压力，避免造成严重并发症，部分渗出的臭氧还可发挥局部抗炎、抗渗出、消肿及防止粘连的作用。定于今日于介入室行 $C_{6/7}$ 椎间盘微创消融术＋椎间盘臭氧造影术（病例 11 图 2），术前与患者及家属充分沟通，签署知情同意书，治疗方案暂不改变，继观。

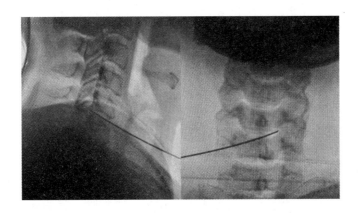

病例 11 图 2　$C_{6/7}$ 椎间盘微创消融术＋椎间盘臭氧造影术

2．住院第 2 日术前讨论内容：住院医师汇报病例略。

主治医师：该病例有以下特点：①颈痛伴右上肢疼痛麻木 3 个月余，加重半月；②既往体健；③专科查体：颈椎生理曲度变直，颈椎活动度尚可，颈椎活动受限，椎间孔挤压试验（++），$C_{6/7}$ 椎旁压痛（+），右侧风池穴、肩井穴、肩胛内角、天宗穴压痛（+），叩顶试验（−），右侧臂丛神经牵拉试验（+），双上肢肌张力正常，左上肢肌力正常，右上肢肌力 4 级，双上肢深浅感觉未见明显异常。双侧肱二头肌反射（++），双侧肱三头肌腱反射（++），双侧巴氏征（−），双侧霍夫曼征（−）。双侧足背动脉搏动正常；④辅助检查：颈椎 CT：颈椎退行性变，$C_{2/3}$、$C_{3/4}$、$C_{4/5}$、$C_{5/6}$、$C_{6/7}$ 椎间盘突出并 $C_{5/6}$、$C_{6/7}$ 间盘椎管狭窄。化验结果示血常规、肝功能、肾功能、凝血常规未见明显异常。该患者目前诊断明确。

刘垒主任医师：同意以上意见。综合患者病例特点，神经根型颈椎病诊断明确，准备今日下午行非血管 DSA 引导下 $C_{6/7}$ 椎间盘射频消融术＋椎间盘臭氧造影术，射频产生电流直接作用于椎间盘突出部位，短时间内局部温度升高至 $80 \sim 100℃$，使部分突出的髓核组织消融并让局部血液循环得到改善，减轻炎症反应，让突出部位的椎间盘髓核、纤维环变性凝固后内部压力减低，从而使纤维环受热回缩，减轻或消除对神经的压迫；其产生的热凝效应还有利于消除炎症因子、致痛因子，减轻水肿，灭活窦椎神经痛觉感受器等，已与患者及其家属交代并签署知情同意书，术前应积极准备，与患者充分沟通，术中注意观察患者生命体征，防止意外的产生；围术期内注意监测生命体征，术后密切观察病情变化，加强康复训练，避免并发症的产生。将手术的必要性、成功率、风险性及可能的并发症向患者及家属讲明，取得家属同意及理解。

主持人小结：患者诊断明确，介入适应证明确，无介入禁忌证，准备行非血管 DSA 引导下 $C_{6/7}$ 椎间盘射频消融术＋椎间盘臭氧造影术。

3. 住院第 2 日术前小结

简要病情：患者许某，男，46 岁。患者颈痛伴右上肢疼痛麻木 3 个月余，加重半月。既往体健。专科检查：颈椎生理曲度变直，颈椎活动度尚可，颈椎活动受限，椎间孔挤压试验（++），$C_{6/7}$ 椎旁压痛（+），右侧风池穴、肩井穴、肩胛内角、天宗穴压痛（+），叩顶试验（−），右侧臂丛神经牵拉试验（+），双上肢肌张力正常，左上肢肌力正常，右上肢肌力 4 级，双上肢深浅感觉未见明显异常。双侧肱二头肌反射（++），双侧肱三头肌腱反射（++），双侧巴氏征（−），双侧霍夫曼征（−）。双侧足背动脉搏动正常。

辅助检查：颈椎 CT：颈椎退行性变，$C_{2/3}$、$C_{3/4}$、$C_{4/5}$、$C_{5/6}$、$C_{6/7}$ 椎间盘突出并 $C_{5/6}$、$C_{6/7}$ 间盘椎管狭窄。化验结果示血常规、肝功能、肾功能、凝血常规未见明显异常。

术前诊断：中医诊断　项痹（气虚血瘀）。西医诊断　神经根型颈椎病。

手术指征：患者颈肩部疼痛及右上肢疼痛影响日常生活。

拟施手术名称和方式：非血管 DSA 引导下 $C_{6/7}$ 椎间盘射频消融术＋椎间盘臭氧造影术。拟施麻醉方式：局部麻醉＋心电监护

注意事项：术中注意观察病人反应情况，关注生命体征，准确定位和充分松解。已将术中及术后可能出现的危险和并发症向病人及家属讲明，其表示理解，同意介入治疗，并在协议书上签字。

手术者术前查看患者情况：刘垒主任医师术前查看患者，已将患者病情及介入的必要性、成功率以及并发症等向患者及家属进一步讲解，患者及家属表示理解并同意。

4. 住院第 2 日手术记录

术前诊断：中医诊断　项痹（气滞血瘀）。西医诊断　神经根型颈椎病。

术中诊断：同前。

手术名称：非血管 DSA 引导下右 $C_{6/7}$ 椎间盘微创消融术＋椎间盘臭氧造影治疗术。

手术经过、术中发现的情况及处理。

患者仰卧于治疗床上，充分暴露颈部。以 $C_{6/7}$ 椎间隙右侧旁开 3cm 为标记点，并 DSA 引导下进行调整后，用 0.75％碘伏无菌棉球以标记点为中心进行常规消毒，铺无菌洞巾。抽取 1％利多卡因 20ml，左超声引导下行 $C_{6、7}$ 神经根麻醉，且于上述标记点局部麻醉，使用 15cm 探针穿刺并于 DSA 下精确定位，于 DSA 下确认针尖刺入颈椎间盘内，穿刺完毕穿刺完毕后取 60μg/L 臭氧 2ml 注射至椎间盘内，注射阻力小说明椎间盘已破裂，椎间盘臭氧造影治疗术完毕。后行单极射频消融，测阻抗在正常范围内，分别以 60°、70°、80°各 1 分钟，90° 3 分钟，患者无双上放射麻木等不适症状，将射频针拔出，无菌棉球按压 2 分钟，无渗出后用一次性无菌敷贴贴敷，颈椎间盘微创消融术操作完毕，术后平车推回病房。

结果：治疗期间患者未出现心慌、头晕、恶心、呕吐等症状，术后生命体征均正常，密切观察病情变化，及时对症处理。

术后注意事项：嘱患者静卧 6 小时，针口 72 小时内避免接触水，以防止针口局部感染。

5. 住院第 2 日术后首次病程记录　患者术后 6 小时，一般情况良好，伤口敷料干燥在位。患者生命体征平稳，无心慌，无头疼，无恶心、呕吐等不适。嘱术后注意事项：针口 72 小时内不要接触水，以防止感染密切观察病情，及时对症处理。

6. 住院第 3 日刘垒主任医师查房记录　今日查房，患者自述项背部及右上肢疼痛麻木较前减轻不明显，仍有疼痛，饮食可，睡眠一般，二便正常，术后第 1 天暂不查体，刘垒主任医师查房分析：患者于昨日行非血管 DSA 引导下椎间盘微创消融术＋椎间盘臭氧造影治疗术，术后第 1 天，不做效果评估。椎间盘射频消融术，是精确定位在突出椎间盘的位置，通过局部加热，破坏髓核内的胶原蛋白分子，椎间盘内压力降低，髓核回缩，从而达到对椎间盘周围组织、神经根、动脉、脊髓等的减压目的，同时还可灭活窦椎神经末梢，使疼痛减轻。在髓核内注入少量高浓度臭氧气体可以对射频消融后的局部髓核发挥强氧化作用，使髓核快速分解萎缩，并且不至于大量的气体进入而增加盘内压力，避免造成严重并发症，部分渗出的臭氧还可发挥局部抗炎、抗渗出、消肿及防止粘连的作用，加快症状的消退。考虑患者仍有疼痛，今日加以理疗，余治疗暂不改变，继观。

7. 住院第 3 日有创诊疗操作记录

操作名称：复杂性针刀松解术。

操作步骤：患者于门诊治疗室由刘垒主任医师行复杂性针刀松解术，术前签署知情同意书。患者俯卧于治疗床上，充分暴露颈肩部。以脑户穴、大椎穴、双脑空穴、双完骨穴、双曲垣穴、双天宗穴为标记点，用 0.75% 碘伏无菌棉球以标记点为中心进行常规消毒，铺无菌洞巾。抽取 1% 利多卡因 5ml 并于上述标记点局部麻醉，再抽取由 2% 利多卡因 2ml ＋维生素 B_6 200mg ＋维生素 B_{12} 1mg ＋ 0.9% NS 适量组成的消炎镇痛液，每穴注射 3ml，于上述每标记点（脑户穴、双脑空穴、双完骨穴除外），操作完毕。再持 I 型 3 号针刀，刀口线与人体纵轴平行，刀体垂直于皮肤，分别在上述标记点快速进针，针刀尖达骨面后行针刀松解，纵疏横拨 2 ～ 3 刀，快速出针，迅速用无菌棉球按压针孔 2 分钟，无渗出后用一次性敷贴贴敷，针刀松解术操作完毕。术后安返病房。

结果：患者在整个治疗过程中生命体征平稳，无心慌，无头疼，无恶心、呕吐等不适。治疗结束后，以平车推回病房。

术后注意事项：嘱患者刀口 72 小时内避免接触水，以防止针口局部感染。密切观察病情，及时对症处理。

8. 住院第 4 日刘垒主任医师查房记录　今日查房，患者自诉项背部及右上肢疼痛加重，头部不能后仰，饮食可，睡眠可，二便正常。专科查体：体温 39.2°，强迫体位，颈椎生理曲度变直，颈椎活动严重受限，叩顶试验（+），椎间孔挤压试验不能完成，臂丛神经牵拉试验不能完成，双上肢肌力、肌张力正常，双上肢深浅感觉未见明显异常。双侧肱二头肌反射（++），双侧肱三头肌腱反射（+），双侧巴氏征（-），双侧霍夫曼征（-）。双侧足背动脉搏动正常。刘垒主任医师结合患者症状体征后分析：患者椎间盘微创消融术后疼痛加重，急查血常规、CRP 示：白细胞计数 16.26×10⁹/L 应为 $16.26×10^9$/L（参考值：3.5 ～ 9.5），中性粒细胞百分比 0.940（0.40 ～ 0.75），淋巴细胞% 0.043（0.2 ～ 0.5），中性粒细胞 $15.284×10^9$/L（1.8 ～ $6.3×10^9$/L）。化验提示感染，部位不明确。目前密切观察病情，下午再次给予炎性指标化验，排除糖皮质激素反应性白细胞升高后，可给予抗菌治疗，密切观察生命体征。

9. 住院第 5 日吴文庆主治医师查房记录　今日查房，患者自诉项背部及右上肢疼痛仍重，头部后仰后右上肢麻木疼痛，饮食可，睡眠可，二便正常。体温最高 39.5℃，专科查体同前，VAS 评分 6 分。化验结果示：白细胞计数：$10.33×10^9$/L（3.5 ～ $9.5×10^9$/L），中性粒细胞百分比 0.875（0.40 ～ 0.75），中性粒细胞计数 $9.04×10^9$/L（1.8 ～ $6.3×10^9$/L），C 反应蛋白（散射比浊）4.94mg/L（0 ～ 3.48）。CRP、ESR 正常。今日吴文庆主治医师查房分析：患者颈椎间盘射频消融术后第3天，疼痛症状加重，颈部强直，伴高热，不排除手术相关感染可能性，患者入院前多次激素使用史，导致自身免疫力低下可能，给予甘露醇消肿、吲哚美辛降温、莫西沙星抗感染、血培养加药敏明确感染细菌及敏感药物，考虑可能为与手术相关的耐药革兰阳性球菌或阴性杆菌感染，经验性应用喹诺酮类抗生素莫西沙星，待培养结果出来后调整，密切观察病情变化。

10．住院第8日刘垒主任医师查房记录　今日查房，患者自诉颈部疼痛伴右上肢疼痛无明显改善，饮食睡眠可，二便正常。查体：颈部肌肉僵硬，右侧肩井穴、曲垣穴压痛（＋）。病理征（－）。血培养及鉴定（仪器法）示苯唑西林敏感表皮葡萄球菌。刘垒主任医师结合患者查体后分析：核磁共振（病例11图3）及患者疼痛特点符合椎间盘炎诊断，经抗感染治疗后，患者病情出现波动，目前血培养结果回示，嘱积极请药学部会诊，调整抗生素用药，嘱继续抗感染治疗，嘱患者平卧，可积极佩戴颈托保护颈部，继观。

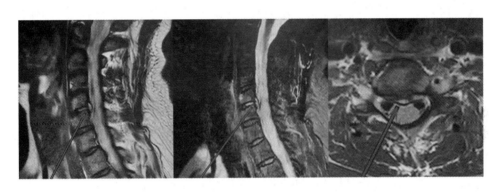

病例 11 图 3　核磁共振

11．住院第8日　药学部会诊记录　患者因"神经根型颈椎病"入院。行右侧 $C_{6/7}$ 椎间盘射频热凝术，术后2天出现颈部疼痛伴发热，给予莫西沙星等药物抗炎对症治疗，血培养示表皮葡萄球菌。请药学部孙主任会诊，孙主任查看化验结果后：患者因"神经根型颈椎病"入院。行右侧 $C_{6/7}$ 椎间盘射频热凝术，术后2天出现颈部疼痛伴发热，给予莫西沙星等药物抗炎对症治疗，血培养示苯唑西林敏感表皮葡萄球菌，目前患者血象高，发热。建议：①加用 NS 250ml ＋青霉素 G 480万单位每8小时一次静脉注射慢滴皮试；②监测炎性指标。遵会诊意见，将会诊意见告知患者，充分沟通后，医嘱已执行。

12．住院第10日神经外科会诊记录　患者因"神经根型颈椎病"入院。行右侧 $C_{6/7}$ 椎间盘射频热凝术，术后2天出现颈部疼痛伴发热，给予莫西沙星等药物抗炎对症治疗，血培养示表皮葡萄球菌。脑血管病神经外科孟主任查看患者后，敬阅病历查病人同上。患者为颈间盘突出行髓核溶解术后。查体：神清，颈部活动时疼痛明显，右肩及右上肢疼痛麻木，余查体同上。考虑：术后间盘感染？处理：①同意贵科处理，抗感染治疗；②建议行颈椎 MRI ＋强化；③神外随诊。遵会诊意见，嘱患者积极完善磁共振检查。继观。

13. 住院第 11 日刘垒主任医师查房记录　患者颈部及右上肢疼痛较前有所缓解，夜间未出现剧烈疼痛，饮食、睡眠可，二便正常。查体：右侧颈部肌肉僵硬，右侧肩井穴、曲垣穴压痛（+）。病理征（-）。化验示：C 反应蛋白 15.6mg/L，血沉 30mm/h，白细胞计数 $7.84×10^9$/L，正常。今日主治医师查房，患者疼痛有所缓解，化验示炎症指标仍较高，已积极联系药学部孙主任及刘垒主任，经讨论后认为：①患者增加诊断椎间盘炎；②患者本次化验结果距离上次化验时间较久，血象增高不能判断为炎症控制欠佳，暂不支持升级抗生素；③结合血培养药敏结果，目前仍主张继续青霉素为主抗感染治疗，并增加为 640 万单位，3 天后复查血象，嘱患者颈托支持保护，嘱鼓励患者积极治疗，如疼痛症状控制，可适当减少镇痛药物治疗，继观。

14. 住院第 14 日吴文庆主治医师查房记录　今日查房，患者诉颈及右上肢仍有明显疼痛不适感，较前稍有缓解，饮食睡眠可，二便正常。专科查体：右侧颈部肌肉僵硬，右侧肩井穴、曲垣穴压痛（+）。化验回示：C 反应蛋白 5.25mg/L，血沉 30mm/h，白细胞计数 $7.84×10^9$/L，正常。吴文庆主治医师结合患者查体后分析：患者积极抗感染治疗后，炎症指标下降，停用地佐辛等镇痛药物，疼痛症状较前改善，嘱继续抗感染治疗，并适当配合理疗，积极告知患者病情，鼓励患者积极抗感染治疗，如疼痛缓解，嘱积极性颈椎 MRI 检查，继观。

15. 住院第 16 日刘垒主任医师查房记录　今日查房，患者感颈及右上肢疼痛逐渐减轻，饮食正常，二便正常，纳眠一般。查体：颈部肌肉僵硬，颈椎生理曲度变直，颈椎活动度尚可，颈椎活动受限，不敢后仰及右侧歪头，$C_{6/7}$ 椎旁压痛（+），右侧风池穴、肩井穴、肩胛内角、天宗穴压痛（+），叩顶试验（-），右侧臂丛神经牵拉试验（+），双上肢肌张力正常，左上肢肌力正常，右上肢肌力 4 级，双上肢深浅感觉未见明显异常。双侧肱二头肌反射（++），双侧肱三头肌腱反射（++），双侧巴氏征（-），双侧霍夫曼征（-）。双侧足背动脉搏动正常。患者主动要求出院，核酸检测示新型冠状病毒核酸检测阴性，正常，C 反应蛋白 4.01mg/L，血沉 30mm/h。今日刘垒主任医师查房，患者因疼痛无法完成磁共振检查，目前疼痛较前明显好转，化验结果显示病情较前稳定，查阅椎间盘炎指南治疗方案，抗感染治疗需持续 4 周左右，嘱患者继续抗感染治疗，并将可能抗炎严重后果告知患者，患者因个人原因要求出院，已签署自动出院知情同意书，嘱患者必须出院继续严格按治疗方案抗感染治疗，每隔 3 ~ 7 天复查血象，嘱积极治疗。半月后复查，不适随诊。

九、出院诊断

1. 中医诊断　项痹（气虚血瘀）。
2. 西医诊断　①神经根型颈椎病；②椎间盘炎。

十、讨论

椎间盘炎是指发生于椎间盘、软骨终板和相邻近椎体的炎症性病变。曾被称为椎间型感染性脊椎炎、椎间隙感染、化脓性椎间盘炎，文献报道颈椎间盘炎少见。临床多发生在腰椎间盘。文献中论及椎间盘炎的病因有三种学说：细菌感染、无菌性炎症和人体自身免疫学说。

椎间盘术后并发椎间盘炎是由于椎间盘本身血液循环较差，手术后椎间隙血肿和组织碎片残留，血肿和坏死组织成为细菌生长的良好培养基。椎间盘切除术后的感染率为0.8%～4%。患者自身情况、环境、手术操作等也是影响术后并发椎间盘炎的因素。高龄、营养不良、合并尿路感染或褥疮、肥胖、吸烟、长期卧床、长期应用类固醇激素或免疫抑制剂等患者自身因素和手术时间过长均会增加感染的概率。而细致的手术操作和妥善的术后处理则可减少术后感染的发生。

其临床特点为颈肩部剧烈疼痛，即使轻微的体位改变，亦可加剧疼痛。体征主要以皮肤感觉过敏为主，局部压痛，颈部僵硬，活动受限，而肌力、肌张力改变不明显；伴发热、血沉加快。影像学表现为受累椎间隙狭窄及上、下椎体终板破坏呈花边样改变，随后可伴有不规则的骨质增生、椎间隙变窄，直至融合。

椎间盘炎的治疗方法目前存在争议，尚无相关的治疗标准。术后常规应用抗生素可降低椎间盘炎的发生概率，但一旦发生椎间盘炎，抗生素的作用就很微弱。椎间盘炎治疗的关键是恢复脊柱稳定性、控制感染及解除神经压迫。目前的治疗方法可分为非手术治疗和手术治疗两大类。

非手术治疗：严格卧床休息，支具固定，必要时牵引治疗，应用足量有效的广谱抗生素直至患者症状减轻或消失4～6周，应用镇痛、镇静药物，必要时使用类固醇类激素。

手术治疗：椎间盘炎经正规非手术治疗2周后，患者症状不减轻甚至加重、实验室检查指标升高时，应果断采用手术干预。也有一些学者认为，患者出现神经症状、败血症、脊柱不稳及畸形，或疑似恶性病变等情况应进行手术治疗。椎间盘炎采用手术治疗旨在去除感染灶、明确病原菌、重建受累椎体节段的稳定性和恢复椎管容积。目前常用的手术方法有后路病灶清除植骨融合内固定术、前路或侧方入路病灶清除植骨融合术、经皮旋切椎间病灶清除术等。

本例经制动及早期大剂量抗生素治疗有效地控制了病情发展，减轻了症状。适当延长使用抗生素的时间是必要的，本例患者经保守治疗取得了较好的临床效果。

参考文献

[1] 孙序基，赵东，张东方，等．颈椎间盘炎一例报告 [J]．中华骨科杂志，1999，19（11）：668．

[2] 卢乙磊，田松云，李书强．椎间盘炎的诊断与治疗进展 [J]．中医正骨志，2016，28（03）：71-73．

[3] 李树林，柳健，秦耀维．颈椎间盘炎 2 例临床报告 [C]．第三届全国中西医结合骨科微创学术交流会论文汇编，2013-9-27，经验交流：351-353．

病例 **12** 椎间盘原因致顽固性肛周疼痛的治疗

一、一般资料

患者王某，女，60 岁。

主诉：肛门下坠不适 1 个月余。

现病史：患者自诉 1 月前无明显诱因开始出现肛门下坠不适感，无明显大便带血及肛门内肿物脱出，未予系统治疗。现为明确诊断，系统治疗，特来我院就诊，门诊以"肛门下坠"收入院。患者自发病以来神志清，精神、饮食可，夜间睡眠可，无发热，小便正常，大便日行 1 次到 2 次，质软不成形，无便血，无黏液便或脓血便，无恶心、呕吐，无腹痛，腹胀症状，体重无明显改变。

既往史：既往糖尿病病史 7 年余，血糖平时控制尚可，混合痔、直肠黏膜脱垂手术史 1 年，否认乙肝、结核等传染病病史及其密切接触史。否认高血压、心脏病等慢性病史，无重大外伤及其他手术史，否认输血史。否认药物、食物过敏史，预防接种随当地。

个人史：生于原籍，无外地久居史，否认疫区长期居住史，生活规律，否认吸烟及饮酒史。

婚育史：23 岁结婚，育有 1 子，配偶及女子均体健。

月经史：月经量中等，无痛经史。

家族史：否认家族性遗传病及传染病病史。

二、体格检查

T 36.5℃，P 88 次 / 分，R 22 次 / 分，BP 106/71mmHg。患者老年女性，发育正常，营养中等，神志清楚，自主体位，检查合作。全身皮肤无黄染、无瘀点、无出血点。全身浅表淋巴结未触及肿大。头颅发育正常，毛发分布均匀，眼睑无水肿，结膜无充血，巩膜无黄染，双侧瞳孔等大等圆，对光反射及调节反射存在，耳、鼻无异常，口唇无发绀，咽部无充血，扁桃体无肿大。颈软，无抵抗，颈静脉无怒张，气管居中，甲状腺无肿大。胸廓对称无畸形，双侧乳房对称，未触及明显包块。双肺呼吸音清晰，未闻及干、湿性啰音。心前区无隆起及凹陷，心界无扩大，心率 88 次 / 分，节律规整，各瓣膜听诊区无闻及病理性杂音。腹部平坦，腹软，无压痛，无反跳痛。肝、脾肋下未触及，Murphy's 征阴性，肝、肾区无叩痛，肠鸣音无亢进，移动性浊音阴性。脊柱及四肢、生理病理反射见专科查体。

专科查体：$L_3 \sim S_1$ 棘间压痛、叩击痛（+），双侧直腿抬高试验（−），双侧"4"字征（−）。双侧跟膝腱反射未引出，双下肢肌张力可，双下肢各肌肌力可，双侧下肢深浅感觉未触及明显异常，病理征（−）。

三、辅助检查

腰骶部 CT、MRI 提示：腰椎退行性病变，$L_{3/4}$、L_5/S_1 椎间盘突出，左后突出并相应水平左侧椎间孔狭窄（病例 12 图 1）。

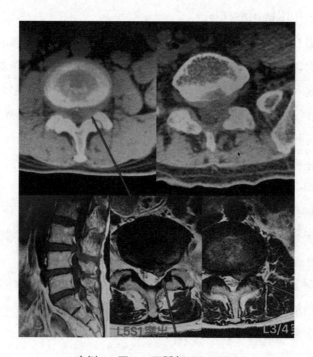

病例 12 图 1　腰骶部 CT、MRI

四、入院诊断

1. 中医诊断　腰痛病（瘀血阻络）。

2. 西医诊断　①腰椎间盘突出症；②会阴痛；③肛门直肠下坠；④混合痔术后；⑤直肠黏膜脱垂术后；⑥糖尿病。

五、诊断依据

1. 中医辨病辨证依据　患者肛门下坠不适 1 个月余，饮食可，大小便正常，睡眠正常，舌质暗红，苔白，脉涩。综观脉症，四诊合参，该病属于祖国医学的"腰痛病"范畴，证属瘀血阻络。患者老年女性，有慢性腰痛病史，久痛入络，腰部经络阻滞不通，气血运行不畅，加之风、寒、湿邪入侵，更益腰部气血运行不畅，不通则痛。舌脉也为瘀血阻络之象。总之，本病病位在腰部，病属标实，考虑病程迁延日久，病情复杂，预后一般。

2．西医诊断依据

（1）主诉：肛门下坠不适 1 个月余。

（2）既往"糖尿病"病史 7 年余，血糖平时控制尚可，"混合痔、直肠黏膜脱垂"手术史 1 年，

（3）专科查体：$L_3 \sim S_1$ 棘间压痛、叩击痛（+），双侧直腿抬高试验（-），双侧"4"字征（-）。

（4）辅助检查：腰骶部 MRI 提示：腰椎退行性病变，$L_{3/4}$、L_5/S_1 椎间盘突出出，左后突出并相应水平左侧椎间孔狭窄。VAS 评分：7 分。

六、鉴别诊断

1．中医鉴别诊断　寒湿痹阻证：表现为疼痛部位冷痛重着，转侧不利，痛有定处，虽静亦不减或反而重、昼轻夜重，遇寒痛增，得热则减。舌质胖淡，苔白腻，脉弦紧，故相鉴别。

2．西医鉴别诊断

（1）腰椎结核：早期局限性腰椎结核可刺激邻近的神经根，造成腰痛及下肢放射痛。腰椎结核有结核病的全身反应，低热乏力、盗汗、腰痛较剧、脊柱畸形、活动受限。X 线片上可见椎体或椎弓根的破坏，椎间隙狭窄或消失，脊椎变形和脊柱畸形。CT 扫描主要的征象是骨质破坏区可见砂砾状死骨，椎体碎裂后呈不规则碎骨片，椎体前缘浅凹形骨质破坏及椎旁和腰大肌脓肿。可根据患者病史与腰椎影像学检查予以鉴别。

（2）腰椎后关节紊乱：相邻椎体的上下关节突构成腰椎后关节，为滑膜关节，有神经分布。当后关节上、下关节突的关系不正常时，急性期可因滑膜嵌顿产生疼痛，慢性病例可产生后关节创伤性关节炎，出现腰痛。此种疼痛多发生于棘突旁 1.5cm 处，可有向同侧臀部或大腿后的放射痛，易与腰椎间盘突出症相混。该病的放射痛一般不超过膝关节，且不伴有感觉、肌力减退及反射消失等神经根受损之体征。

七、诊疗计划

1．疼痛科护理常规，Ⅱ级护理。

2．完善入院后各项辅助检查，包括心电图、血常规、肝肾功能、CRP、腰椎 MRI 等。

3．拟行内镜下突出髓核摘除术。

八、治疗经过

1. 第一次手术记录（住院第 1 日）

术前诊断：中医诊断　腰痛病（瘀血阻络）。西医诊断　①腰椎间盘突出症；②会阴痛；③肛门直肠下坠；④混合痔术后；⑤直肠黏膜脱垂术后；⑥糖尿病。

术中诊断：同前。

手术名称：$L_{3/4}$、L_5/S_1 椎间盘突出髓核摘除＋椎间盘微创消融术＋侧隐窝臭氧注射术＋椎间盘臭氧造影。

手术经过，术中发现的情况及处理：患者右侧卧于 DSA 治疗床，开放静脉，侧腹下垫枕，使患者腰椎处于侧卧位，监测生命体征，在非 DSA 透视辅助下定位 $L_{3/4}$、L_5/S_1 椎间隙。$L_{3/4}$ 侧路进针，L_5/S_1 后路进针。

先行 $L_{3/4}$ 椎间盘治疗：椎间盘臭氧造影术：常规消毒、铺巾，侧路进针，1％利多卡因逐层局部浸润麻醉后，使用 18G 穿刺针经患侧椎旁肌至椎间隙，穿刺过程中逐层麻醉，透视下监测导针位置无误，穿刺针正位示后置入穿刺导丝，C 型臂确认位置，拔出穿刺针芯，以穿刺导丝为中心切开约 1cm 皮肤，然后依次沿导丝置入细、粗软组织扩张管至小关节内侧缘，扩张软组织通道，拔出软组织扩张管，逐渐置入 TOM1 和 TOM2 在相应小关节腹侧处固定，用锤子敲击至侧位在椎体后缘，正位在椎弓根内侧缘处，后拔出 TOM 针，置入逐级骨钻，磨除部分小关节，再次置入穿刺导丝，拔出骨钻，置入合适的工作套管，经透视定位侧位在椎体后缘，正位在椎弓根内侧缘和棘突连线之间，后取出导丝，在通道内放置内镜系统，调节影响白平衡，连接生理盐水，观察髓核及纤维环，可见工作套管将神经根和硬膜囊挡在外面只显露髓核，分离神经根和髓核。纤维环钳咬穿后纵韧带及纤维环，镜下直视下用髓核钳选择性摘除椎间盘髓核组织，抓取椎间盘过程中应用双极可屈性等离子体多功能刀头逐步消融退变毛糙的突出椎间盘，取出椎间盘约 2g，摘除突出椎间盘后转动套管仔细检出有无游离的椎间盘碎块，逐步取出、拨离突出物，充分暴露 L_4 神经根，神经充血有自主搏动时说明神经根压迫解除，其间反复用双极可屈性电极射频消融已长入纤维环裂隙内的肉芽组织和神经末梢，并起到彻底止血的作用。生理盐水不间断冲洗。

再行 L_5/S_1 椎间盘治疗：后路进针，1％利多卡因逐层局部浸润麻醉后，使用 18G 穿刺针经患侧椎旁肌至椎间隙，穿刺过程中逐层麻醉，透视下监测导针位置无误，穿刺针正位示后置入穿刺导丝，C 型臂确认位置，拔出穿刺针芯，以穿刺导丝为中心切开约 1cm 皮肤，然后依次沿导丝置入细、粗软组织扩张管至小关节内侧缘，扩张软组织通道，拔出软组织扩张管，置入合适的工作套管，经透视定位侧位在椎体后缘，正位在椎弓根内侧缘和棘突连线之间，后取出导丝，在通道内放置内镜系统，调节影响白平衡，连接生理盐水，观察髓核及纤维环，可见工作套管将神经根和硬膜囊挡在外面只显露髓核，分离神经根和髓核。纤维环钳咬穿后纵韧带及纤维环，镜下直视下用髓核钳选择性摘除椎间盘髓核组织，抓取椎间盘过程中应用双极可屈性等离子体多功能刀头逐步消融退变毛糙的突出椎间盘，取出椎间盘 3g，摘除突出椎间盘后转动套管仔细检出有无游离的椎间盘碎块，逐步取出、拨离突出物，充分暴露 S_1 神经根，神经充血有自主搏动时说明神经根压迫解除，其间反复用双极可屈性电极射频消融已长入纤维环裂隙内的肉芽组织和神经末梢，并起到彻底止血的作用。生理盐水不间断冲洗以消除神经根水肿、无菌性炎症，预防椎间盘感染。L_5/S_1 椎间盘治疗操作完毕，取出椎间盘镜，缝合皮肤。手术结束（病例 12 图 2、病例 12 图 3）。

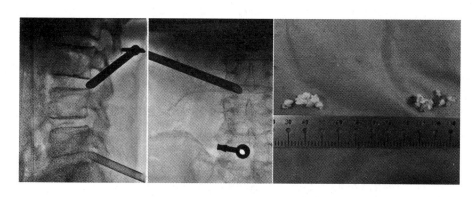

病例 12 图 2　经透视定位侧位在椎体后缘及摘除的椎间盘组织

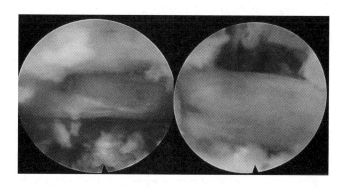

病例 12 图 3　内镜下观察髓核

结果：患者在整个治疗过程中生命体征平稳，无心慌，无头疼，无恶心呕吐等不适。

术后注意事项：术后平车推回病房。指导患者卧床休息 3 天，刀口保持清洁干燥，以防止感染。

住院第 1 日术后首次病程记录：患者返回病房后，生命体征平稳，无心慌，无头疼，无恶心、呕吐等不适。指导患者卧床休息 3 天，刀口保持清洁干燥，以防止感染。密切观察病情，及时对症处理。

住院第 2 日术后第 2 日刘维菊主治医师查房记录：今日查房，患者病情稳定，卧床休息无明显肛门疼痛。查体见：刀口愈合良好，无红肿，敷料少量渗出。直腿抬高试验（-），双下肢肌力无异常。刘维菊主治医师查房分析：患者昨日行经椎间孔入路目标椎间盘髓核摘除术，应用射频消融和髓核钳抓取部分椎间盘，摘除压迫神经的椎间盘组织，术后无明显不适，饮食可，停用脂肪乳，继观病情变化。

住院第5日术后第5日刘垒主任医师查房记录：今日查房，患者诉近2日逐渐增加活动后，仍有肛门疼痛，时轻时重，疼痛不影响夜间睡眠。查体未见明显阳性体征。刘垒主任医师查房分析：肛门术后肛周疼痛产生的主要原因首先是手术切口阻滞和神经的损伤，继而是阻滞损伤后释放的炎症介质，即致痛因子，而致痛因子引起的疼痛是术后疼痛的主要病理基础 它们一方面作为化学感受器刺激传入，引起疼痛，另一方面使高阈值的感受器发生外周敏化，两者综合起来使阻滞对正常的非伤害刺激和阈上刺激反应曾家，导致感觉超敏，产生持久性疼痛，从解剖学方面分析：齿线以下的肛管阻滞由脊神经支配，感觉十分敏锐，受到手术刺激后可产生剧烈疼痛，伸直可引起肛门括约肌的痉挛，导致肛门局部血液循环受阻，引起局部缺血而使疼痛加重。本患者1年前曾行肛门手术治疗。肛门下坠疼痛1个月余。行腰椎髓核摘除术后，疼痛减轻，但仍有疼痛，疼痛时轻时重，可考虑明日行奇神经节射频调制配合骶管置管术。进一步和患者沟通病情及治疗方案，表示理解并配合治疗。

2. 第二次手术记录（住院第11日）

术前诊断：中医诊断　腰痛病（瘀血阻络）。西医诊断　①腰椎间盘突出症；②会阴痛；③肛门直肠下坠；④混合痔术后；⑤直肠黏膜脱垂术后。

术中诊断：同前。

手术名称：非血管 DSA 引导下奇神经节射频温控热凝＋骶管滴注＋椎管内置管术＋神经阻滞麻醉。

手术经过，术中发现的情况及处理：患者俯卧于治疗床上，腰腹下垫枕，开放静脉通道，常规监测生命体征。DSA 定位 S_5 与尾骨间隙。局部皮下 1% 的利多卡因麻醉，在 C 型臂引导下，用 15cm 长，裸露端 0.5cm 射频穿刺针经标记点垂直皮肤向 S_5 与尾骨间隙穿刺，正位透视引导下缓缓进针至 S_5 与尾骨间隙，到达奇神经周围，回抽无出血。注射造影剂，奇神经节位置显示良好。穿刺完毕后分别连接射频仪，测量阻抗，阻抗值均符合椎间盘组织参数范围，测量阻抗完毕后，行感觉及运动刺激，无异常感觉和运动后，依次以 60 度 1 分钟、70 度 2 分钟，患者没有出现麻胀热感、触电感，射频热凝术操作完毕，拔出电极。

后行骶管置管术＋椎管内麻醉术：先标记骶管裂孔体表投影，以标记点为中心消毒铺巾，以骶管裂孔为进针点，抽取由 1% 利多卡因 2ml 在骶管裂孔处用 7 号普通针头做皮下麻醉，后用硬膜外穿刺针于穿刺点垂直皮面快速进针，越过骶尾韧带，阻力感消失，注气无抵抗，皮下无气串，针尖已经进入骶管，后向尾侧倾斜与皮肤呈 15°角，缓慢进针 2cm，然后拔出针芯，置入硬膜外导管 15cm，后缓慢退出硬膜外穿刺针，置管后注射 5ml 消炎镇痛液，证实导管通畅，将硬膜外导管建立皮下隧道，固定于左侧髂棘上缘，骶管置管完毕（病例 12 图 4）。

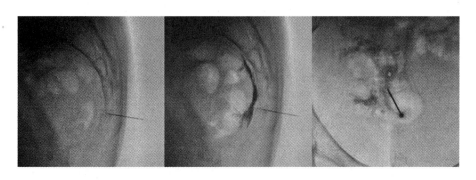

病例 12 图 4　将硬膜外导管建立皮下隧道，固定于左侧髂棘上缘

结果：患者在整个治疗过程中生命体征平稳，无心慌、头晕、恶心、呕吐等症状。

术后注意事项：术后平车推回病房。指导患者卧床休息 3 天，刀口保持清洁干燥，以防止感染。

住院第 11 日　术后首次病程记录：治疗期间患者未出现心慌、头晕、恶心、呕吐等症状，术后生命体征均正常，密切观察病情变化，及时对症处理。术后注意事项：嘱患者静卧 6 小时，针口 72 小时保持清洁干燥，以防止针口局部感染。术后每日于骶管置管处注射药物 10ml　1 次 / 天，药物组成：3ml 利多卡因＋ 0.5ml 地塞米松＋ 6.5ml 生理盐水。

住院第 12 日　术后第 2 日病程记录：患者昨日行奇神经节射频温控热凝＋骶管置管后，自诉肛门疼痛有所减轻，但减轻不理想，仍有活动后肛周坠胀不适感。查体：骶管内置管见回血，推药不通。刘垒主任医师查房后，分析：置管内回血凝，不能继续使用，可考虑拔出后，下午重置。

九、出院诊断

1. 中医诊断　腰痛病（瘀血阻络）。

2. 西医诊断　①腰椎间盘突出症；②会阴痛；③肛门直肠下坠；④混合痔术后；⑤直肠黏膜脱垂术后。

十、讨论

腰椎间盘突出症（LDH）是因纤维环破裂（伴或不伴有髓核溢出）、刺激神经或脊髓引起的以腰腿麻痛为主要症状的腰椎退行性病变，临床可分为退变型、膨出型、突出型、脱出型及游离型。

脱出型是腰椎间盘突出症较为常见的类型，其椎间盘纤维环呈全层断裂，髓核突破纤维环并压迫神经根，在机械性压迫的同时伴有剧烈的炎症反应，下肢的根性症状较重。不少的脱出型腰椎间盘突出症（prolapsed lumbar disc herniation，PLDH）患者行保守治疗无明显效果，需手术方可解除疼痛。

近年来，在治疗腰椎间盘突出症的诸多技术中，椎间孔镜技术发展相对较快。它是通过椎间孔内镜设备，逐步扩大椎间孔，使工作套管进入椎管内硬膜囊前方间隙，进而直接摘除脱出的椎间盘组织，解除神经的压迫，因其创伤小、疗效较好而受到广大医务人员和患者欢迎，尤其是对于向下脱出型的腰椎间盘突出症疗效更佳。

单纯向下脱出型腰椎间盘突出症神经压迫来源较单一，经皮椎间孔镜技术对该病具有显著疗效，其不仅摘除了突出的髓核组织，调整了纤维环的张力失衡，减轻了椎间盘内的压力，缩小或消除了挤压病灶，并能调整纤维环，解除了神经及硬膜的压迫。同时具有以下优点：①安全性高。局部麻醉，能在术中与患者互动，避免伤及神经和血管。出血少，大大降低误操作风险；②破坏性小。不破坏腰部后方肌肉及腰椎重要的关节韧带结构，保护了腰椎的稳定性。不需切开周围的神经组织，而且术中无需分离和牵拉神经根与硬脊膜囊，因此不干扰椎管内神经组织，不会导致椎管内明显的出血和粘连，同时也减轻了患者的心理压力；③术后并发症少，形成血栓和感染的概率低；④时间短；手术时间 30～60 分钟，术后卧床时间 5～8 小时，3～5 天出院；⑤术后护理方便。

尽管椎间孔技术因其上述优势，逐渐代替了传统的髓核摘除开放手术，但椎间孔镜技术解除神经根的机械性压迫的同时却难以立即去除神经根周围的炎症反应，因而患者术后早期仍有较轻的腰腿痛症状。为此，近年来有关学者着眼于在经皮椎间孔镜技术治疗 PLDH 的同时，联合应用硬膜外注射药物来减轻其神经根的炎症反应。有关研究也证实了经皮椎间孔镜治疗脱出型腰椎间盘突出症创伤小，疼痛缓解明显，功能恢复好。术中联合使用硬膜外注射短期内疼痛缓解及功能改善更加显著，可减少术后住院时间，早日恢复工作，是一种安全有效的手段。

参考文献

[1] 许兵，丁岚，吴波，等．椎间孔镜治疗腰椎间盘突出症的疗效分析［J］．中国骨与关节损伤杂志，2013，28（5）：42-43.

[2] 赵学军，左玲，傅志俭，等．经皮椎间孔镜下髓核摘除术治疗腰椎间盘突出症［J］．中国疼痛医学杂志，2013，19（1）：8-11.

［3］吴海昊，汤涛，等．经皮椎间孔镜联合硬膜外注射治疗脱出型腰椎间盘突出症．中国骨伤，2017，30（2）：110-114．

［4］鞠冀东，吴锦春，等．经皮椎间孔镜髓核摘除术治疗脱出型腰椎间盘突出症的效果．实用临床医药杂志，2021，25（4）：93-95．

［5］胥成平，谭芳，等．硬膜外注射辅助椎间孔镜技术治疗脱出型腰椎间盘突出症的疗效观察．颈腰痛杂志，2017，38（6）：534-537．

病例 **13** 脱出下垂型椎间盘突出的治疗

一、一般资料

患者李某，男，46岁。

主诉：左下肢酸痛不适4个月余。

现病史：患者4个月前无明显诱因出现左下肢酸痛不适，疼痛以大腿背侧及小腿背侧为著，平卧时亦感左下肢酸胀不适，劳作及长时间行走后疼痛加重，休息时减轻，与天气变化无明显相关，在国外自行贴敷膏药、口服止痛片（具体药物不详）治疗，疼痛无缓解。回国后于2019年9月11日到江苏省中医院行腰椎CT检查，示：①腰椎退行性病变；② $L_{3/4}$、$L_{4/5}$、L_5/S_1 腰椎间盘突出并 $L_{4/5}$ 腰椎椎管狭窄（该CT未见报告），给予理疗、口服中药等治疗（具体方剂不详），症状无明显缓解。今为求进一步治疗，来我院就诊，门诊检诊以"腰椎间盘突出症"收入院。患者发病以来，饮食可，睡眠一般，二便正常。体重未见明显变化。

既往史：既往体健，否认糖尿病、冠心病、高血压病等病史，否认肝炎、结核、伤寒等传染病病史，无重大外伤及输血史，无食物、药物过敏史，预防接种史不详。

个人史：生于原籍，在加拿大居住多年。无疫区、疫水接触史，无吸烟史。饮酒史2年余，每2～3日1次，每次约250ml。

婚育史：27岁结婚，婚后育有3女，其女及其配偶均体健。

家族史：否认家族遗传病史。

二、体格检查

T 36.6℃，P 86次/分，R 18次/分，BP 132/88mmHg。患者中年男性，发育正常，营养中等，神志清楚，自主体位，检查合作。全身皮肤无黄染、无瘀点、无出血点。全身浅表淋巴结未触及肿大。头颅发育正常，毛发分布均匀，眼睑无水肿，结膜无充血，巩膜无黄染，双侧瞳孔等大等圆，对光反射及调节反射存在，耳、鼻无异常，口唇无发绀，咽部无充血，扁桃体无肿大。颈软，无抵抗，颈静脉无怒张，气管居中，甲状腺无肿大。胸廓对称无畸形，双侧乳房对称，未触及明显包块。双肺呼吸音清晰，未闻及干、湿性啰音。心前区无隆起及凹陷，心界无扩大，心率86次/分，节律规整，各瓣膜听诊区无闻及病理性杂音。腹部平坦，腹软，无压痛，无反跳痛。肝、脾肋下未触及，Murphy's 征阴性，肝、肾区无叩痛，肠鸣音无亢进，移动性浊音阴性。脊柱无畸形，四肢无畸形，双下肢无水肿。双下肢足背动脉搏动正常。肱二头肌反射正常，腹壁反射正常。

专科查体：腰椎生理曲度可，腰椎活动未明显受限。腰椎无明显压痛及叩击痛，双侧 L_3 横突压痛（－），双侧臀上皮神经出筋膜点压痛（－），双侧臀中肌压痛（－），直腿抬高试验：左 60°（＋）右（－），"4"字征：左（－）右（－），膝腱反射：左（＋＋）右（＋＋）；双下肢肌力、肌张力正常；左下肢外侧浅感觉减退，双下肢深感觉未触及明显异常。双侧 Hoffmann 征（－），Babinski 征（－）。双侧髌阵挛、踝阵挛未引出。

三、辅助检查

腰椎查 CT 示：①腰椎退行性病变；② $L_{3/4}$、$L_{4/5}$、L_5/S_1 腰椎间盘突出并 $L_{4/5}$ 腰椎椎管狭窄。

四、入院诊断

1. 中医诊断　腰痛病（瘀血阻络）。
2. 西医诊断　腰椎间盘突出症。

五、诊断依据

1. 中医辨病辨证依据　患者左下肢酸痛不适 4 个月余，饮食可，大小便正常，睡眠一般，舌质暗红，苔白，脉涩。综观脉症，四诊合参，该病属于祖国医学的"腰痛病"范畴，证属瘀血阻络。患者中年男性，常久坐，有慢性腰痛病史，久痛入络，腰部经络阻滞不通，气血运行不畅，加之风、寒、湿邪入侵，更益腰部气血运行不畅，不通则痛。舌脉也为瘀血阻络之象。总之，本病病位在腰部，病属标实，考虑病程迁延日久，病情复杂，预后一般。

2. 西医诊断依据

（1）主诉：左下肢酸痛不适 4 个月余。

（2）既往体健。

（3）专科查体：腰椎生理曲度可，腰椎活动未明显受限。腰椎无明显压痛及叩击痛，双侧 L_3 横突压痛（－），双侧臀上皮神经出筋膜点压痛（－），双侧臀中肌压痛（－），直腿抬高试验：左 60°（＋）右（－），"4"字征：左（－）右（－），膝腱反射：左（＋＋）右（＋＋）。

（4）辅助检查：腰椎查 CT、MRI 示：①腰椎退行性病变；② $L_{3/4}$、$L_{4/5}$、L_5/S_1 腰椎间盘突出并 $L_{4/5}$ 下垂脱出、腰椎椎管狭窄。（病例 13 图 1）

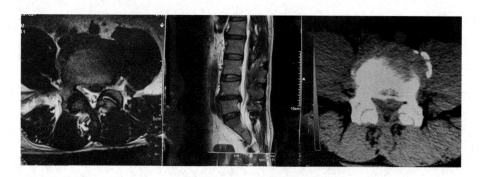

病例 13 图 1　腰椎 MRI

六、鉴别诊断

1. 中医鉴别诊断　寒湿痹阻证：表现为疼痛部位冷痛重着，转侧不利，痛有定处，虽静亦不减或反而重、昼轻夜重，遇寒痛增，得热则减。舌质胖淡，苔白腻，脉弦紧，故相鉴别。

2. 西医鉴别诊断

（1）腰椎结核：早期局限性腰椎结核可刺激邻近的神经根，造成腰痛及下肢放射痛。腰椎结核有结核病的全身反应，低热乏力、盗汗、腰痛较剧、脊柱畸形、活动受限。X 线片上可见椎体或椎弓根的破坏，椎间隙狭窄或消失，脊椎变形和脊柱畸形。CT 扫描主要的征象是骨质破坏区可见砂砾状死骨，椎体碎裂后呈不规则碎骨片，椎体前缘浅凹形骨质破坏及椎旁和腰大肌脓肿。可根据患者病史与腰椎影像学检查予以鉴别。

（2）腰椎后关节紊乱：相邻椎体的上下关节突构成腰椎后关节，为滑膜关节，有神经分布。当后关节上、下关节突的关系不正常时，急性期可因滑膜嵌顿产生疼痛，慢性病例可产生后关节创伤性关节炎，出现腰痛。此种疼痛多发生于棘突旁 1.5cm 处，可有向同侧臀部或大腿后的放射痛，易与腰椎间盘突出症相混。该病的放射痛一般不超过膝关节，且不伴有感觉、肌力减退及反射消失等神经根受损之体征。

七、诊疗计划

1. 疼痛科护理常规，Ⅱ级护理。

2. 完善入院后各项辅助检查，包括心电图、血常规、肝肾功、CRP、腰椎 CT 等。

3. 择日行 C 型臂下拟行本次患者入院拟孔镜下椎间盘髓核摘除术。

八、治疗经过

1. 住院第 2 日手术记录

术前诊断：中医诊断　腰痛病（瘀血阻络）。西医诊断　腰椎间盘突出症。

术中诊断：同前。

手术名称：侧后入路椎间盘摘除术＋脊神经粘连松解术＋椎间盘髓核消融术。

手术经过，术中发现的情况及处理：患者左侧卧于非血管 DSA 治疗床，开放静脉，侧腹下垫枕，使患者腰椎处于侧位置，监测生命体征，在 C 型臂透视辅助下定位穿刺点。

穿刺点标记：标记正位线，突出物为靶点，靶点与正位像的 L_5 小关节尖部的连线在体表的投影线；标记侧位线，靶点与侧位像的 L_5 小关节尖部的连线在体表的投影线，两条直线在体表的交叉点为进针穿刺点。

常规消毒、铺巾，1％利多卡因逐层局部浸润麻醉后，使用 18G 穿刺针经患侧椎旁肌至椎间隙，穿刺过程中逐层麻醉，透视下监测导针位置无误，后置入穿刺导丝，C 型臂确认位置，拔出穿刺针，以穿刺导丝为中心切开约 1cm 皮肤，然后依次沿导丝置入细、粗软组织扩张管至小关节内侧缘，扩张软组织通道，拔出软组织扩张管，逐渐置入 TOM1 和 TOM2 在相应小关节腹侧处固定，用锤子敲击至侧位在椎体后缘，正位在椎弓根内侧缘处，后拔出 TOM 针，置入逐级骨钻，磨除部分小关节，再次置入穿刺导丝，拔出骨钻，置入合适的工作套管，经透视定位侧位在椎体后缘，正位在椎弓根内侧缘和棘突连线之间，后取出导丝，在通道内放置内镜系统，调节影响白平衡，连接生理盐水，观察髓核及纤维环，可见工作套管将神经根和硬膜囊挡在外面只显露髓核，分离神经根和髓核，髓核一般位于神经根下部，应仔细辨认。纤维环钳咬穿后纵韧带及纤维环，镜下直视下用髓核钳选择性摘除椎间盘髓核组织，取出椎间盘 2 ～ 3g，全部摘除突出椎间盘后转动套管仔细检出有无游离的椎间盘碎块，后再使用双极可屈性电极射频消融已长入纤维环裂隙内的肉芽组织和神经末梢，同时对术区彻底止血。生理盐水不间断冲洗，最后注射应用臭氧对残留的髓核消融，并消除神经根水肿、无菌性炎症，预防椎间盘感染。操作完毕，取出椎间盘镜，缝合皮肤，无菌敷料加压固定（病例 13 图 2、病例 13 图 3、病例 13 图 4）。

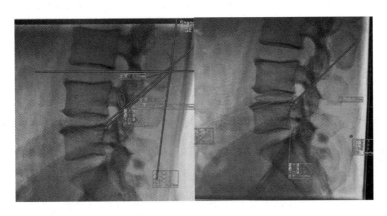

病例 13 图 2　术前置管设计

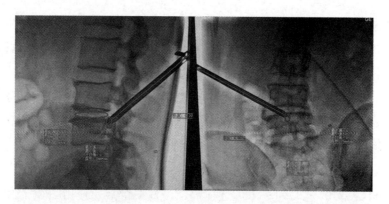

病例 13 图 3   工作套管位置

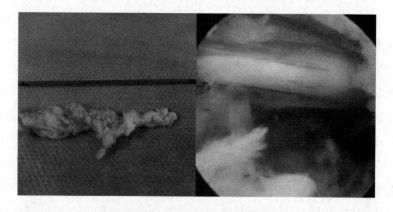

病例 13 图 4   突出物摘除后松解的神经根

结果：患者在整个治疗过程中生命体征平稳，无心慌，无头疼，无恶心呕吐等不适，术后平车推回病房。

术后注意事项：术后严密监测生命体征变化情况，嘱针口 72 小时内不要接触水，以防止感染密切观察病情，及时对症处理。

2. 住院第 2 日术后首次病程记录　患者在整个治疗过程中生命体征平稳，无心慌，无头疼，无恶心呕吐等不适。术后注意事项：针口 72 小时内不要接触水，以防止感染密切观察病情，及时对症处理。

3. 住院第 3 日刘维菊主治医师查房记录　今日查房，患者诉腰部无明显不适，左下肢疼痛消失，饮食睡眠一般，二便正常。术后第一天暂不专科查体。刘维菊主治医师查房分析，患者昨日行经皮椎间孔镜下髓核摘除术为主的综合治疗，针对突出物直接摘除，解除压迫，同时对周围神经嵌压进行松解，目前患者腰痛伴左下肢疼痛消失，疗效显著，治疗继续抗炎、神经脱水、营养神经等巩固疗效，继观。

九、出院诊断

1. 中医诊断　腰痛病（瘀血阻络）。
2. 西医诊断　腰椎间盘突出症。

十、讨论

腰椎间盘突出症（lumbar disco herniation，LDH）是引起慢性腰腿痛常见的疾病，患者往往合并椎间盘钙化、椎管狭窄、腰椎失稳、神经根管狭窄、侧隐窝狭窄等。LDH 患者由于长期过度劳作、长时间站立，导致人体椎间盘不断变薄、椎间韧带松弛，椎间小关节之间的摩擦和重复碰撞，造成椎间关节肥厚增生，关节囊增生，黄韧带肥厚和骨赘生长，这种腰椎关节突关节的退变性增生肥厚是神经孔骨性狭窄的主要病因。

从临床表现来看，腰椎间盘突出症合并神经根管狭窄者，出行根及行走根均受到压迫，下肢疼痛及感觉异常往往涉及两个神经根辐射区域。以 L_5／S_1 椎间盘突出伴神经根管狭窄为例，L_5 神经根受到根管狭窄影响，形成以 L_5 神经根损害为临床特征的表现，但当伴有 L_5／S_1 椎间盘旁中央型突出时，患者亦表现有 S_1 神经根损害为临床特征的表现，若伴有 L_5／S_1 椎间盘极外侧型突出，则只表现为以 L_5 神经根损害为临床特征的表现。与中央型腰椎管狭窄相比，神经根管骨性狭窄所造成的神经根性疼痛更加明显和剧烈，特别是腰椎椎间盘突出伴神经根管骨性狭窄时，神经根性疼痛更加明显。目前采用非手术保守治疗效果欠佳，而传统外科手术会切除病变椎间盘组织，可对患者机体造成严重损伤，且术后存在发生腰椎不稳的风险。

经皮椎间孔镜腰椎间盘切除术（percutaneous endoscopic lumbar discectomy，PELD）是近年来迅速发展的一种新型脊柱微创手术，由于其具有保持腰椎自身解剖结构和生物力学、出血少及恢复快的特点，已成为治疗腰椎间盘突出症（LDH）的新型微创治疗方法。临床中 PELD 入路有两种：① YESS（yeung endoscopic spine system）技术：经"Kambin 安全三角"进入椎间盘内摘除髓核组织行盘内减压，并配合高速磨钻及侧孔激光辅助技术行椎间孔扩大术进入椎管；适应于包容型、后纵韧带下型、椎间孔型、极外侧型的椎间盘突出及间盘源性腰痛，但脱出或游离的髓核组织难以摘除，高髂嵴、中央管及侧隐窝狭窄易导致手术失败；② TESSYS（transforaminal endoscopic spine system）技术：主要先通过环锯去除病变椎间隙下位椎体上关节突部分骨质，行椎间孔扩大成形术，之后直视下经硬膜外前间隙取出脱出或游离的髓核组织；适用于几乎所有类型的椎间盘突出（巨大型、脱出型、游离型及骨化形成等），处理侧隐窝及椎间孔狭窄、开放术后复发型优势明显。

PELD 手术结合经皮穿刺技术、射频消融及内镜辅助技术的优点。广角内镜能显著扩大手术视野，旋转、调整工作通道可清晰观察椎间盘突出及神经根、硬膜囊受压情况，并直接摘除椎管内、椎间盘内退变及突出椎间盘组织，达到神经根局部减压、疼痛症状即刻缓解的效果，且能避免因髓核摘除及神经根松解不完全的二次手术。摘除突出椎间盘组织的同时最大限度地降低脊柱骨性结构及软组织损伤，脊柱稳定性保持良好。双极射频技术可减少术中出血量及术后椎管内外血肿形成，纤维环皱缩成形术可防止椎间盘高度过度丢失、降低术后复发概率及瘢痕化。TESSYS 技术提前运用环钻行椎间孔扩大成型，减少术中对神经根及背根神经节的牵拉及挤压，降低"日光灼烧综合征"的发生率及再次手术可能。手术在局部麻醉下操作，可与患者随时进行沟通，有利于椎间盘造影疼痛诱发实验确定病变椎间隙，且能及时观察患者下肢疼痛情况，避免医源性神经根损伤。

尽管 PELD 存在诸多优点，但是仍有以下几方面的注意点：我们认为椎间孔镜 TESSYS 技术治疗腰椎间盘突出症合并神经根管狭窄，具有创伤小、出血少、恢复快等优点，具有较好的临床疗效。但应注意以下几个方面：第一，严格掌握手术适应证是手术成功的关键和疗效保证。"责任间隙"明确，可以有效解除引起根性症状的神经根的压迫，达到准确、微创、有限化的治疗目的。严重腰椎失稳、滑脱为该治疗技术的禁忌证。在操作中应注意：①穿刺点不能太靠近中线，一般距正中线 12～14cm 为宜。距离太近难以进入椎管处理突出的椎间盘；距离太远常常受到髂嵴的遮挡而影响穿刺；②当 L_5 横突过大时，穿刺点往往位于上关节尖部后缘，导丝置入椎间盘比较困难，此时可在导棒引导下术者用骨锤将蓝色环锯轻轻叩进上关节突骨质内，防止滑动造成神经及血管损伤，在旋转推进时应注意方向的把握，并在 X 线监控下进行，以完成椎间孔成形术；③当 L_5 / S_1 间隙术前评估高髂嵴、横突过大有穿刺困难时，应谨慎选择。第二，穿刺过程中需要反复透视，尤其是穿刺困难的病例，增加了医务人员的射线辐射，应做好职业暴露防护，尤其对手和眼睛的保护。第三，术者应熟悉解剖结构，并建立解剖结构的立体概念，防止误伤重要结构。第四，椎间孔镜下视野狭小，有时出血、水雾等干扰术者对镜下结构的辨识，应及时清除干扰因素，避免盲目操作。第五，镜下硬膜囊清晰可见，并随心跳而搏动，是减压彻底和手术终止的重要标志。

笔者体会：①椎间孔镜或者单通道技术脊柱内镜手术对于腰椎间盘突出症来说，只要置管到位，均可以比较轻松解决。其局部麻醉、微创、痛苦小、疗效确切等优势明显。②椎间孔镜或者单通道技术脊柱内镜技术其成功的关键在于置管是否到位，但镜下的操作同样重要，作者对镜下的手术成功标准是：①镜下应该分明和清晰；②镜下有"纵横"，"纵"指的是由头端神经根减压和出行根的显示—椎间隙层面的神经根减压—足端的神经根减压和侧隐窝的显露；"横"指的是镜下显示神经根的背侧黄韧带减压—神经根暴露—后纵韧带—椎间隙层面的椎间盘。这样从纵向和横向多角度视野的椎管内结构的显示，来判断是否神经根有效减压的标准（病例 13 图 5、病例 13 图 6）。

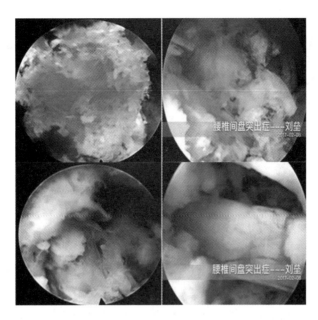

病例 13 图 5　镜下情况所见

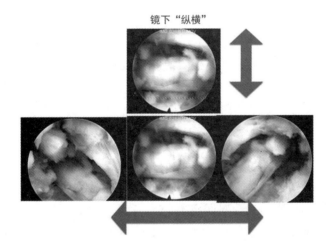

病例 13 图 6　镜下图示

参考文献

[1] 唐劲，向兴胜. 经皮椎间孔镜 TESSYS 技术治疗腰椎间盘突出症合并神经根管狭窄的疗效及对筋膜代偿能力的影响 [J]. 颈腰痛杂志，2019，40（05）：663-666.

[2] 杨五洲，曹奇，杨铁军，等. 经皮椎间孔镜治疗腰椎间盘突出症的临床应用 [J]. 实用医学杂志，2016，32（04）：633-635.

[3] 高国勇，陈廖斌，镇万新，等. 经皮椎间孔镜微创技术治疗腰椎间盘突出症 [J]. 中华显微外科杂志，2012，35（5）：423-425.

病例 **14** 射频热凝靶点术联合针刀松解治疗神经根型颈椎病

一、一般资料

患者宋某，女，44岁。

主诉：颈肩部疼痛伴左上肢麻木半年余，加重2个月余。

现病史：患者半年前无明显诱因出现颈肩部疼痛，伴左上肢麻木不适，疼痛位于左侧颈部、左侧肩胛区明显，呈反复性，遇冷加重，得温痛减，疼痛与天气变化无关，夜间疼痛明显，劳累后加重。未行系统治疗。2个月前患者无明显诱因上述疼痛麻木症状加重，伴眩晕不适感，无畏寒、盗汗，无恶心、呕吐症状，疼痛严重时影响睡眠，现为求系统治疗，来我院就诊，门诊以"混合型颈椎病"收入院。患者自发病以来，饮食可，睡眠差，二便调，体重无明显减轻。

既往史：既往体健，否认有高血压病、糖尿病、冠心病等其他慢性病史。否认有结核、乙肝等传染病史、否认有重大外伤史及手术史，否认有输血史。未发现食物及药物过敏史。预防接种史不详。

个人史：生于原籍，无长期外地居住史。无冶游史，无吸烟饮酒史，无疫区疫水接触史，无工业毒物、粉尘及放射性物质接触史。

婚育史：适龄结婚，育有1子，配偶及儿子均体健。

月经史：否认痛经史，月经周期规律。

家族史：父亲体健，母亲已故（具体不详），否认家族传染病及遗传病史。

二、体格检查

T 36.5℃，P 78次/分，R 18次/分，BP 146/82mmHg。患者中年女性，发育正常，营养中等，神志清楚，自主体位，检查合作。全身皮肤无黄染、无瘀点、无出血点。全身浅表淋巴结未触及肿大。头颅发育正常，毛发分布均匀，眼睑无水肿，结膜无充血，巩膜无黄染，双侧瞳孔等大等圆，对光反射及调节反射存在，耳、鼻无异常，口唇无发绀，咽部无充血，扁桃体无肿大。颈软，无抵抗，颈静脉无怒张，气管居中，甲状腺无肿大。胸廓对称无畸形，双侧乳房对称，未触及明显包块。双肺呼吸音清晰，未闻及干、湿性啰音。心前区无隆起及凹陷，心界无扩大，心率78次/分，节律规整，各瓣膜听诊区无闻及病理性杂音。腹部平坦，腹软，无压痛，无反跳痛。肝、脾肋下未触及，Murphy's 征阴性，肝、肾区无叩痛，肠鸣音无亢进，移动性浊音阴性。脊柱无畸形，四肢无畸形，双下肢无水肿。双下肢足背动脉搏动正常。肱二头肌反射正常，膝腱反射正常，腹壁反射正常。巴氏征阴性，布氏征阴性。

专科查体：颈椎生理曲度变直，颈椎活动度尚可，左侧风池穴、肩井穴、肩胛内角、天宗穴压痛（+），叩顶试验（+），左侧臂丛神经牵拉试验（-），双上肢肌力、肌张力正常，双上肢深浅感觉未见明显异常。双侧肱二头肌反射（++），双侧肱三头肌腱反射（+），双侧巴氏征（-），双侧霍夫曼征（-）。双侧足背动脉搏动正常。

三、辅助检查

颈椎平片示：颈椎退行性病变及齿状突加冠综合征待排，请结合临床。

四、入院诊断

1. 中医诊断　项痹（气虚血瘀）。
2. 西医诊断　①混合型颈椎病；②失眠。

五、诊断依据

1. 中医辨证辨病依据　患者颈肩部疼痛伴左上肢麻木半年余，加重2个月余。饮食可，小便正常，舌质暗红，苔白，脉弦细。综观脉症，四诊合参，该病属于祖国医学的"项痹"范畴，证属气虚血瘀。患者中年女性，气血亏虚，气不行血，血脉瘀滞，血行不畅，导致颈肩部经络阻滞不通，加之风、寒、湿邪入侵，更益颈肩部气血运行不畅，不通则痛，气血虚弱，化源不足，经络不荣，不荣则痛。舌脉也为气虚血瘀之象。总之，本病病位在颈肩部，病属本虚标实，考虑病程迁延日久，病情复杂，预后一般。

2. 西医诊断依据

（1）颈肩部疼痛伴左上肢麻木半年余，加重2个月余。

（2）既往体健。

（3）专科查体：左侧风池穴、肩井穴、肩胛内角、天宗穴压痛（+），叩顶试验（+），双侧肱二头肌反射（++），双侧肱三头肌腱反射（+）。

（4）辅助检查：MRI：$C_{4/5}$ 椎间盘突出。颈椎退行性病变及齿状突加冠综合征待排，请结合临床。（病例14图1）

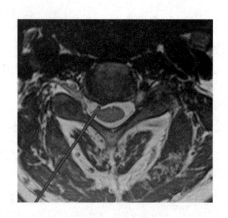

病例 14 图 1　MRI

六、鉴别诊断

1. 颈椎结核　为慢性病。好发于脊柱、髋关节、膝关节，多见于儿童和青壮年。结核原发病灶一般不在骨与关节，约 95％继发于肺部结核。多为血源性，少数通过淋巴管，或由胸膜或淋巴结病灶直接蔓延。两者都可出现脊髓受压的症状，但是颈椎结核有结核接触病史或肺结核病史，可伴有全身慢性感染，X 线平片提示椎体有破坏，椎间隙变窄。通过影像学检查可进一步排除。

2. 脊柱肿瘤　脊柱是原发或转移肿瘤的常见部位，大部分肿瘤是溶骨性的，其首先破坏椎体，导致椎体的压缩骨折、肿瘤突破椎体后壁，侵入椎管，导致脊髓、神经根受压产生临床症状，通过影像学检查可发现椎体破坏和椎管内占位等影像。

七、诊疗计划

1. 疼痛科护理常规，Ⅱ级护理。

2. 完善入院各项辅助检查，如三大常规、胸片、心电图、肝功能、肾功能、凝血常规等各项辅助检查，排除手术禁忌，行颈椎 CT 检查，以明确病情。

3. 给予甲钴胺营养神经。

4. 择日行非血管 DSA 引导下椎间盘微创消融术、针刀臭氧为主的综合治疗。

八、治疗经过

1. 住院第 2 天刘垒主任医师查房记录　今日查房，患者仍自觉颈痛、左侧上肢麻木疼痛，伴头晕不适感，夜间睡眠差。专科查体：颈椎生理曲度变直，颈椎活动度尚可，左侧风池穴、肩井穴、肩胛内角、天宗穴压痛（+），叩顶试验（+），左侧臂丛神经牵拉试验（−），双上肢肌力、肌张力正常，双上肢深浅感觉未见明显异常。双侧肱二头肌反射（++），双侧肱三头肌腱反射（+），双侧巴氏征（−），双侧霍夫曼征（−）。

双侧足背动脉搏动正常。化验未见明显异常。辅助检查：颈椎、胸部 CT（2021 年 9 月 1 日本院）示：胸部 CT 平扫未见明显异常，颈椎退行性变，考虑 $C_{6/7}$ 相应水平后纵韧带钙化，MR：$C_{4/5}$ 椎间盘突出。$C_{3/4}$、$C_{4/5}$、$C_{5/6}$、$C_{6/7}$ 椎间盘突出并 $C_{5/6}$ 椎管狭窄。刘垒主任医师查房分析：患者中年女性，颈及左上肢疼痛麻木半年余，劳累后明显，夜间疼痛加重。颈椎 CT 提示颈椎病。目前混合型颈椎病诊断明确。本次入院拟分 2 次进行，今日行椎间盘射频消融术＋臭氧注射术，择日行颈周腧穴针刀松解＋臭氧注射。射频治疗颈椎病的原理是精确定位在突出椎间盘的位置，通过局部加热，破坏髓核内的胶原蛋白分子，椎间盘内压力降低，髓核回缩，从而达到对椎间盘周围组织、神经根、动脉、脊髓等的减压目的，同时还可灭活窦椎神经末梢，使疼痛减轻。在髓核内注入少量高浓度臭氧气体可以对射频消融后的局部髓核发挥强氧化作用，使髓核快速分解萎缩，并且不至于大量的气体进入而增加盘内压力，避免造成严重并发症，部分渗出的臭氧还可发挥局部抗炎、抗渗出、消肿及防止粘连的作用。治疗后加用丹参改善微循环，中药活血化瘀镇痛，继观。

2．住院第 2 日术前讨论

刘维菊主治医师：该病例有以下特点：①颈肩部疼痛伴左上肢麻木半年余，加重 2 个月余；②既往体健；③专科查体：颈椎生理曲度变直，颈椎活动度尚可，左侧风池穴、肩井穴、肩胛内角、天宗穴压痛（＋），叩顶试验（＋），左侧臂丛神经牵拉试验（－），双上肢肌力、肌张力正常，双上肢深浅感觉未见明显异常。双侧肱二头肌反射（＋＋），双侧肱三头肌腱反射（＋），双侧巴氏征（－），双侧霍夫曼征（－）。双侧足背动脉搏动正常；④辅助检查：颈椎平片：颈椎退行性变；齿状突加冠综合征待排，请结合临床。新型冠状病毒核酸检测示：阴性。该患者目前诊断明确：①混合型颈椎病；②失眠。

刘垒主任医师：同意以上意见。综合患者病例特点：①混合型颈椎病；②失眠诊断明确，准备今日下午行非血管 DSA 引导下椎间盘微创消融术＋普通臭氧注射＋局部浸润麻醉，射频产生电流直接作用于椎间盘突出部位，短时间内局部温度升高至 80 ～ 100℃，使部分突出的髓核组织消融并让局部血液循环得到改善，减轻炎症反应，让突出部位的椎间盘髓核、纤维环变性凝固后内部压力减低，从而使纤维环受热回缩，减轻或消除对神经的压迫；其产生的热凝效应还有利于消除炎症因子、致痛因子，减轻水肿，灭活窦椎神经痛觉感受器等，已与患者及其家属交代并签署知情同意书，术前应积极准备，与患者充分沟通，术中注意观察患者生命体征，防止意外的产生；围术期内注意监测生命体征，术后密切观察病情变化，加强康复训练，避免并发症的产生。将手术的必要性、成功率、风险性及可能的并发症向患者及家属讲明，取得家属同意及理解。

主持人小结：患者诊断明确，介入适应证明确，无介入禁忌证，准备行非血管

DSA 引导下椎间盘微创消融术＋普通臭氧注射＋局部浸润麻醉。

3. 住院第 2 日术前小结

简要病情：患者宋某，女，44 岁。患者颈肩部疼痛伴左上肢麻木半年余，加重 2 个月余。既往体健。专科查体：颈椎生理曲度变直，颈椎活动度尚可，左侧风池穴、肩井穴、肩胛内角、天宗穴压痛（＋），叩顶试验（＋），左侧臂丛神经牵拉试验（－），双上肢肌力、肌张力正常，双上肢深浅感觉未见明显异常。双侧肱二头肌反射（＋＋），双侧肱三头肌腱反射（＋），双侧巴氏征（－），双侧霍夫曼征（－）。双侧足背动脉搏动正常。辅助检查：颈椎平片示：颈椎退行性变；齿状突加冠综合征待排，请结合临床。新型冠状病毒核酸检测示：阴性。

术前诊断：中医诊断　项痹（气虚血瘀）。西医诊断　①混合型颈椎病；②失眠。

手术指征：患者颈痛、左上肢麻木日常生活。

拟施手术名称和方式：非血管 DSA 引导下椎间盘微创消融术＋普通臭氧注射＋局部浸润麻醉。

拟施麻醉方式：局部麻醉＋心电监护。

注意事项：术中注意观察病人反应情况，关注生命体征，准确定位和充分松解，已将术中及术后可能出现的危险和并发症向病人及家属讲明，其表示理解，同意介入治疗，并在协议书上签字。

手术者术前查看患者情况：刘垒主任医师术前查看患者，已将患者病情及介入的必要性、成功率以及并发症等向患者及家属进一步讲解，患者及家属表示理解并同意。

4. 住院第 2 日手术记录

术前诊断：中医诊断　项痹（气虚血瘀）。西医诊断　①混合型颈椎病；②失眠。

术中诊断：同前。

手术名称：C 臂引导下椎间盘微创消融术＋局部浸润麻醉＋神经阻滞治疗＋侧隐窝消炎镇痛治疗。

手术经过、术中发现的情况及处理：患者仰卧于治疗床上，充分暴露颈部。以 $C_{4/5}$ 椎间隙右侧旁开 3cm 为标记点，并于 DSA 引导下进行调整后，用 0.75％碘伏无菌棉球以标记点为中心进行常规消毒，铺无菌洞巾。抽取 1％利多卡因 20ml 并于上述标记点局部麻醉，使用 15cm 探针穿刺并于 DSA 下精确定位，于 DSA 下确认针尖刺入颈椎间盘内，正位片在椎体右侧，侧位片在椎体后缘处，行单极射频消融，测阻抗在正常范围内，分别以 60℃、70℃、80℃各 1 分钟，90℃　3 分钟，患者无双上放射麻木等不适症状，射频术后，抽取由 2％利多卡因 2ml ＋维生素 B_6 200mg ＋维生素 B_{12} 1mg ＋ 0.9％　NS 适量组成的消炎镇痛液，侧隐窝内注射消炎镇痛液 5ml，将射频针拔出，无菌棉球按压 2 分钟，无渗出后用一次性无菌敷贴贴敷，颈椎间盘微创消融术操作完毕，平车推回病房（病例 14 图 2、病例 14 图 3）。

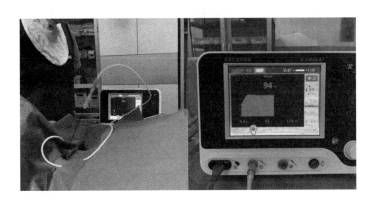

病例 14 图 2　射频治疗过程中

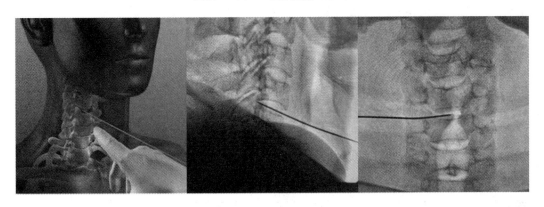

病例 14 图 3　射频热凝手术过程

结果：治疗期间患者未出现心慌、头晕、恶心、呕吐等症状，术后生命体征均正常，密切观察病情变化，及时对症处理。

术后注意事项：嘱患者静卧 6 小时，针口 72 小时内避免接触水，以防止针口局部感染。

5．住院第 2 日术后首次病程记录　患者术后 6 小时，一般情况良好，伤口敷料干燥在位。患者生命体征平稳，无心慌，无头疼，无恶心呕吐等不适。嘱术后注意事项：针口 72 小时内不要接触水，以防止感染密切观察病情，及时对症处理。

6．住院第 3 日刘垒主任医师查房记录　患者自诉颈部疼痛不适及左肩部麻木疼痛症状有所减轻，左上肢麻木疼痛有所缓解，饮食可，睡眠好，二便正常。术后第 1 天暂不查体，暂不做效果评估。余治疗暂不改变，继观。刘垒主任医师查房分析：患者于昨日行 C 臂引导下椎间盘微创消融术＋普通臭氧注射术的介入治疗。椎间盘射频消融术，是精确定位在突出椎间盘的位置，通过局部加热，破坏髓核内的胶原蛋白分子，椎间盘内压力降低，髓核回缩，从而达到对椎间盘周围组织、神经根、动脉、脊髓等的减压目的，同时还可灭活窦椎神经末梢，使疼痛减轻。在髓核内注入少量高浓度臭氧气体可以对射频消融后的局部髓核发挥强氧化作用，使髓核快速分解萎缩，并且不至于大量的气体进入而增加盘内压力，避免造成严重并发症，部分渗出的臭氧还可发挥局部抗炎、抗渗出、消肿及防止粘连的作用，加快症状的消退。今术后第1天，暂不做效果评估。余治疗暂不改变，继观。

7. 住院第4日刘维菊主治医师查房记录　今日查房，患者自诉颈部疼痛伴左上肢不适症状明显缓解，饮食睡眠可，二便正常。查体：颈椎椎旁压痛（+-），双侧风池穴、肩井穴、天宗穴、曲垣穴压痛（+），叩顶试验（+），右侧臂丛神经牵拉试验（+），叩顶试验（-），旋颈试验（-），双侧肱二头肌反射（++），双侧肱三头肌腱反射（++），双上肢皮肤深浅感觉未触及异常。刘维菊主治医师结合患者查体后分析：射频消融颈椎病变软组织改变和解除粘连、瘢痕、挛缩、堵塞等病理变化，解除对神经的刺激或压迫，恢复颈椎动态平衡，同时改善局部微循环，解除肌肉紧张、痉挛，改善局部代谢，促进炎症致痛物质的消除，激发体内神经—内分泌—免疫系统，产生镇痛物质，起到镇痛作用从而达到治疗目的。目前本患者治疗后症状明显减轻，暂不做治疗方案改变，密切关注患者病情变化，及时对症治疗。

8. 住院第5日刘维菊主治医师查房记录　今日查房，患者颈部及左上肢疼痛较昨日缓解不明显，饮食睡眠可，二便正常。专科查体：颈椎生理曲度变直，颈椎活动度尚可，颈椎椎旁压痛（+-），双侧风池穴、肩井穴、天宗穴、曲垣穴压痛（+），叩顶试验（+），左侧臂丛神经牵拉试验（+），叩顶试验（-），旋颈试验（-），余（-）。刘维菊主治医师结合患者查体后分析：患者射频治疗后，症状明显改善，按计划明日行针刀松解术治疗，针刀松解颈周腧穴可使颈肩背部诸经络气血畅通，颈椎肌肉得以放松，可纠正维持患者颈椎生理曲度，改变颈椎髓核位移，加大椎间隙，缓解神经的刺激或压迫。同时给予推拿治疗，疏通经络，偏振光理疗消炎止痛，从而达到预防和治疗疾病的目的，余治疗方案暂不改变，继观。

9. 住院第6日术前讨论内容　刘维菊主治医师：该病例有以下特点：①颈肩部疼痛伴左上肢麻木半年余，加重2个月余；②既往体健；③专科查体：颈椎生理曲度变直，颈椎活动度尚可，左侧风池穴、肩井穴、肩胛内角、天宗穴压痛（+），叩顶试验（+），左侧臂丛神经牵拉试验（-），双上肢肌力、肌张力正常，双上肢深浅感觉未见明显异常。双侧肱二头肌反射（++），双侧肱三头肌腱反射（+），双侧巴氏征（-），双侧霍夫曼征（-）。双侧足背动脉搏动正常；④辅助检查：颈椎平片：颈椎退行性变；齿状突加冠综合征待排，请结合临床。新型冠状病毒核酸检测示：阴性。该患者目前诊断明确，诊断为混合型颈椎病、失眠诊断。

刘垒主任医师：同意以上意见。综合患者病例特点：①混合型颈椎病；②失眠诊断明确，前几日已行非血管 DSA 引导下椎间盘微创消融术＋普通臭氧注射＋局部浸润麻醉，症状明显改善。按计划准备今日行非血管 DSA 引导下复杂性针刀松解术＋普通臭氧注射＋局部浸润麻醉＋神经阻滞治疗，针刀松解颈周腧穴可使颈肩背部诸经络气血畅通，颈椎肌肉得以放松，可纠正维持患者颈椎生理曲度，改变颈椎髓核位移，加大椎间隙，缓解神经的刺激或压迫。已与患者及其家属交代并签署知情同意书，术前应积极准备，与患者充分沟通，术中注意观察患者生命体征，防止意外的产生；围术期内注意监测生命体征，术后密切观察病情变化，加强康复训练，避免并发症的产生。将手术的必要性、成功率、风险性及可能的并发症向患者及家属讲明，取得家属同意及理解。

主持人小结：患者诊断明确，介入适应证明确，无介入禁忌证，准备行非血管 DSA 引导下复杂性针刀松解术＋普通臭氧注射＋局部浸润麻醉＋神经阻滞治疗。

10．住院第 6 日术前小结

简要病情：一般情况同上。

术前诊断：中医诊断　项痹（气虚血瘀）。西医诊断　①混合型颈椎病；②失眠。

手术指征：患者颈痛、左上肢麻木日常生活。

拟施手术名称和方式：非血管 DSA 引导下复杂性针刀松解术＋普通臭氧注射＋局部浸润麻醉＋神经阻滞治疗。

拟施麻醉方式：局部麻醉＋心电监护。

注意事项：术中注意观察病人反应情况，关注生命体征，准确定位和充分松解，已将术中及术后可能出现的危险和并发症向病人及家属讲明，其表示理解，同意介入治疗，并在协议书上签字。

手术者术前查看患者情况：刘垒主任医师术前查看患者，已将患者病情及介入的必要性、成功率以及并发症等向患者及家属进一步讲解，患者及家属表示理解并同意。

11．住院第 6 日手术记录

术前诊断：中医诊断　项痹（气虚血瘀）。西医诊断　①混合型颈椎病；②失眠。

术中诊断：同前。

手术名称：非 DSA 引导下复杂性针刀松解术＋普通臭氧注射＋神经阻滞治疗＋局部浸润麻醉。

手术经过、术中发现的情况及处理：患者俯卧于治疗床上，充分暴露肩背部。以脑户穴、大椎穴、双侧脑空穴、双侧曲垣穴、双侧天宗穴、陶道穴、身柱穴、神道穴，T_4、T_5、T_9、T_{10} 双侧夹脊穴等为标记点，用 0.75％碘伏无菌棉球以标记点为中心进行常规消毒,铺无菌洞巾。抽取 1％利多卡因 5ml 并于上述标记点局部麻醉,后抽取由 2％利多卡因 2ml ＋维生素 B_6 200mg ＋维生素 B_{12} 1mg ＋ 0.9％ NS 适量组成的消炎镇痛液,每处注射 3～5ml，于上述标记点（脑户、脑空穴）注射 45μg/ml 浓度臭氧，每穴各注射 2ml，臭氧注射操作完毕。再持Ⅰ型 4 号针刀，刀口线与人体纵轴平行，刀体垂直于皮肤，分别在上述标记点快速进针，行针刀松解后，快速出针，迅速用无菌棉球按压针孔 2 分钟，针刀松解术操作完毕。

结果：患者在整个治疗过程中生命体征平稳，无心慌，无头疼，无恶心、呕吐等不适。治疗结束后，以平车推回病房。

术后注意事项：治疗结束后，以平车推回病房。嘱患者针口 72 小时内保持清洁干燥，以防止针口局部感染。密切观察病情，及时对症处理。

12．住院第 6 日术后首次病程记录　患者术后 6 小时，一般情况良好，针口处轻微疼痛。患者生命体征平稳，无心慌，无头疼，无恶心呕吐等不适。嘱术后注意事项：嘱患者针口 72 小时内保持清洁干燥，以防止针口局部感染。密切观察病情，及时对症处理。

13．住院第 7 日刘垒主任医师查房记录　今日查房，患者自诉颈及左上肢疼痛麻木明显缓解，左上肢麻木有所改善，饮食睡眠一般，二便调。专科查体：颈椎生理曲度变直，颈椎活动度尚可，双侧风池穴、肩井穴、肩胛内角、天宗穴压痛（-），叩顶试验（-），右侧臂丛神经牵拉试验（-），双上肢肌力、肌张力正常，双上肢深浅感觉未见明显异常。双侧肱二头肌反射（++），双侧肱三头肌腱反射（+），双侧巴氏征（-），双侧霍夫曼征（-）。双侧足背动脉搏动正常。患者目前症状明显缓解，要求出院，刘垒主任医师嘱出院后适当运动，避免受凉。

九、出院诊断

1．中医诊断　项痹（气虚血瘀）。

2．西医诊断　①混合型颈椎病；②失眠。

十、讨论

颈椎病是临床常见疾病，神经根型颈椎病（cervicalspondyloticradiculopathy，CSR）是其中最常见的类型，约占颈椎病的 60%～70%。CSR 的主要症状是颈部、手臂的麻木和放射性疼痛，伴随颈、肩、上肢活动受限，这极大程度影响人们的生活和工作。

疼痛是其重要症状，其特点为受损神经根支配区的放射性疼痛，主要包括：①病人颈枕、肩背部位具有持续性或者阵发性的剧烈疼痛、隐痛；②沿神经根走行方向的刀割样或灼烧样疼痛，且伴有电击样或针刺样的麻木感；③当病人腹内压上升时，膈肌上抬，分布于膈肌中央部腹膜上的膈神经受刺激会加重肩部反射性疼痛；④病人颈部活动时具有程度不一的僵硬、受限等。产生上述疼痛的机制，一方面是神经根受压，即由于颈椎间盘向侧方或后方突出，和（或）钩椎关节、关节突关节、椎间孔周围韧带增生肥大，刺激、压迫神经根，产生单侧或双侧脊神经根受压的临床症状和体征；另一方面是局部发生神经根炎，即椎间盘内髓核流出等因素诱发局部生化反应，通过肿瘤坏死因子（TNF-α）、白介素因子-6（IL-6）和基质金属蛋白酶（MMPs）等介导炎症级联反应，进一步增加了病变区域的痛觉敏感。因此，解除神经根压迫和消除神经根炎症是神经根型颈椎病的两大治疗原则。具体方法包括药物、牵引、手法治疗、功能锻炼、介入注射、微创手术和开放手术等。

近年来随着影像学的发展，射频等微创技术日趋成熟，其已广泛应用于CSR的治疗。射频治疗技术通过特定穿刺针精确输出超高频无线电波（射频电），使针尖周围的局部组织产生高温，再利用这种热凝固或切割作用治疗疾病，又被称为"射频热凝"或"射频消融"。1975年，Shesly首次报道应用射频热凝技术治疗小关节病变导致的腰痛，取得了良好的效果。自那以后，射频在疼痛治疗中应用越来越广泛。

对于射频热凝消融技术，其原理是：射频产生电流直接作用于椎间盘突出部位，短时间内局部温度升高至80～100℃，使部分突出的髓核组织消融并让局部血液循环得到改善，减轻炎症反应，让突出部位的椎间盘髓核、纤维环变性凝固后内部压力减低，从而使纤维环受热回缩，减轻或消除对神经的压迫；其产生的热凝效应还有利于消除炎症因子、致痛因子，减轻水肿，灭活窦椎神经痛觉感受器等。

射频作为疼痛介入治疗的技术手段之一，常与其他手段进行联合，以获得更佳的临床疗效。①射频联合臭氧：临床中臭氧是一种强氧化剂，有强氧化能力，可刺激抗氧化酶的表达，扩张血管，拮抗炎性反应细胞因子，促进炎症吸收，缓解疼痛。除此之外，臭氧可氧化髓核组织内的蛋白多糖，使髓核干涸脱水缩小，破坏髓核细胞，降低盘内压力。有研究报道表明射频消融和臭氧联合可发挥优势，相互作用，提高疗效。臭氧的氧化作用还可预防射频消融后的炎症发生。射频消融使突出物回缩，与受压神经根位置分离，利于臭氧存留；热凝治疗使突出的髓核内部形成多发孔道，有利于臭氧充分弥散并与髓核组织接触，使椎间盘回缩更彻底。同时有有研究表明射频热凝可在局部形成高温，降低了髓核密度，减少了内部压力；②针刀松解：基于上述神经卡压机制指导下，通过针刀松解横突后结节上附着的前中后斜角肌、肩胛提肌、颈夹肌等软组织的粘连、瘢痕和挛缩，可以改善局部微循环，消除肌肉紧张、痉挛，改善代谢，促进炎症致痛物质的清除，从而恢复颈椎周围软组织力的动态平衡，解除横突后结节上神经卡压点改善神经的轴浆运输，进而取得治疗神经根型颈椎病的良好疗效。

虽然随着射频技术在临床上的不断应用，我们能选择的方式是多样化的，但是我们也应意识到目前临床上射频治疗神经根型颈椎病尚不完全成熟，主要是因为射频操作必须在高清晰影像的引导下完成，通过 C 臂机或超声全程定位针尖所在位置，具有一定的技术难度。其适应证主要是病程较长（＞2 个月），以颈部、肩部或者放射至上肢的神经根性疼痛为主要症状，经保守治疗无效的病人，以老年人居多，主要是因为老年病人手术治疗风险高、创伤大、恢复慢。目前射频治疗神经根型颈椎病尚无绝对禁忌证，但病程短（＜2 个月），有椎体骨折、椎管内肿瘤和感染以及伴严重心脑血管疾病及其他系统功能障碍者的病人暂不考虑该治疗。治疗操作过程中须麻醉医生全程监测生命体征，并开放外周静脉，准备好必要时的抢救措施，由于该手术属于局部麻醉手术，并不是所有的医院都会按照标准流程去实施监护等措施。这些仍需进一步标准化、规范化。

笔者体会：①颈椎病是目前临床常见病，尤其是颈型颈椎病、神经根型颈椎病尤为高发，神经根型颈椎病表现为颈项部及患侧上肢的疼痛、麻木、无力等症状，我们多年临床观察：神经根型颈椎病患者的疼痛症状有责任节段不同而疼痛位置的不同。我们总结的疼痛放射规律为：C_3 至枕项部、C_4 至肩背部、C_5 至肘部、C_6 至腕部、C_7 至手部、C_8 至指部。但需要指出的是上肢麻木症状不具备定位性这一特点，C_{3-8} 神经根受压均可出现上肢及手部的麻木症状。我们临床观察，同样存在椎管内神经根压迫的情况下，腰椎多由椎管内为主要的治疗手段来解决，而颈椎多由椎管外治疗切入即可解决疼痛，我们考虑这一现象可能与颈椎、腰椎的神经根结构有关，颈椎的神经根受压多外膜较薄、腰椎受压神经根的外膜较厚，颈椎的神经根行走至上肢的路径较短、腰椎的神经根行走至下肢的路径较长，这些特点可能导致颈椎病的患者，药物注射、针刀治疗、理疗、外用药物等椎管外的治疗和干预，能在外周神经的逆传导机制下，反向作用于椎管内的神经根炎性水肿消除、神经根压迫的减轻。我们总结为：腰椎疾病多由椎管内入手、颈椎疾病多由椎管外解决。当然，对于严重的神经根型颈椎病，在外周治疗无效时，有必要选择椎管内药物注入、手术减压等治疗；②射频靶点热凝手术治疗神经根型颈椎病是有效的，但射频手术的核心点是穿刺靶点到位，判断靶点位置准确与否的标准有不同的解释，我们的经验为：位置判断：射频手术中，影像判断证实靶点到位，X 光透视正位应以突出物与棘突外缘的关系来判断，侧位应到达相应椎间隙的后缘位置。诱发症状判断：射频治疗过程中，在影像和射频电阻抗测定在椎间盘内无误后，在 75～80℃热凝时应诱发处原始颈项背及上肢的疼痛部位的疼痛感、温热感、窜胀感等，如未有以上表现证实射频针尖距离突出靶点距离较远，如出现难以忍受的灼热感、疼痛感等表现证实针尖的距离过近，需要进行相应调节。这两点不仅在颈椎靶点射频治疗过程中非常重要，在腰椎方面同样适用；③对于疼痛较重的神经根型颈椎病患者，责任椎间盘射频靶点热凝联合痛点针刀手术，可以从椎管内外形成同时的干预治疗。临床证实效果满意。

参考文献

[1] 孙琳，杨晓秋，周泽军，等 . DSA 引导臭氧联合射频热凝术治疗颈椎间盘突出症的临床评价 [J]. 中国疼痛医学杂志，2013，19，（1）：3 ～ 7.

[2] 王修怀 . 臭氧联合射频消融治疗神经根型颈椎病临床观察 [J]. 中国社区医师，2017，33（7）：52 ～ 53.

[3] 曹晔，王月秋，王静霞，等 . CT 引导下颈椎横突后结节小针刀松解与盲法进针松解治疗神经根型颈椎病的对照研究 [D]. 广州中医药大学学报，2017，34（5），672-676.

病例 **15** 颈 – 心综合征的治疗

一、一般资料

患者田某，男，23 岁。

主诉：颈肩背部不适 6 月余，伴心慌胸闷 1 个月。

现病史：患者 6 个月前无明显诱因出现颈肩背部不适感，无明显头晕，逐渐出现入睡困难，睡眠质量差，易唤醒。1 个月前，睡眠中突发心悸，胸闷，醒来时自觉头胀，自测血压为 150/120mmHg，心律为 150 次 / 分。伴头晕，呼吸急促，无胸痛及肩背部放射痛，无眼前一过性黑矇、视物不清及意识障碍，无咳嗽、咳痰，无恶心、呕吐、腹痛、腹泻，持续数十分钟后自行缓解。上述情况反复出现，现仍有颈部疼痛不适、阵发性头晕，伴双下肢无力感。为求进一步治疗，至我院门诊，以"交感型颈椎病"收入院。患者自患病以来，饮食可，睡眠差，体重无明显减轻，二便正常。

既往史：既往体健。否认有糖尿病、冠心病等慢性病史，否认有肝炎、结核等传染病史，否认有重大外伤史及手术史，否认有输血史。未发现食物及药物过敏史。预防接种史不详。

个人史：生于原籍，无长期外地居住史。无冶游史，无吸烟饮酒史，无疫区、疫水接触史，无工业毒物、粉尘及放射性物质接触史。

婚育史：未婚未育。

家族史：父母健在。否认家族传染病及遗传病史。

二、体格检查

T 36.4℃，P 108 次 / 分，R 18 次 / 分，BP 149/98mmHg。患者青年男性，发育正常，营养中等，神志清楚，自主体位，检查合作。全身皮肤无黄染、无瘀点、无出血点。全身浅表淋巴结未触及肿大。头颅发育正常，毛发分布均匀，眼睑无水肿，结膜无充血，巩膜无黄染，双侧瞳孔等大等圆，对光反射及调节反射存在，耳、鼻无异常，口唇无发绀，咽部无充血，扁桃体无肿大。颈软，无抵抗，颈静脉无怒张，气管居中，甲状腺无肿大。胸廓对称无畸形，双侧乳房对称，未触及明显包块。双肺呼吸音清晰，未闻及干、湿性啰音。心前区无隆起及凹陷，心界无扩大，心率 108 次 / 分，节律规整，各瓣膜听诊区无闻及病理性杂音。腹部平坦，腹软，无压痛，无反跳痛。肝、脾肋下未触及，Murphy's征阴性，肝、肾区无叩痛，肠鸣音无亢进，移动性浊音阴性。脊柱无畸形，四肢无畸形，双下肢无水肿。双下肢足背动脉搏动正常。肱二头肌反射正常，膝腱反射正常，腹壁反射正常。巴氏征阴性，布氏征阴性。

专科查体：颈椎生理曲度及活动度尚可，下位颈椎椎旁压痛，双侧风池穴压痛（+），双侧曲垣穴、天宗穴压痛（+）。叩顶试验（-），双侧臂丛神经牵拉试验（-），旋颈试验（-），双侧霍夫曼征（-）。双上肢肌张力、肌力正常，双侧腱反射正常。

三、辅助检查

颈椎 MRI 示：$C_{5/6}$ 椎间盘略突出，请结合临床。

四、入院诊断

1．中医诊断　项痹（肝气郁结）。
2．西医诊断　交感神经型颈椎病。

五、诊断依据

1．中医辨证辨病依据　患者颈肩背部不适 6 个月余，伴心慌胸闷 1 个月。饮食可，小便正常，舌质暗红，苔白，脉弦细。综观脉症，四诊合参，该病属于祖国医学的"项痹"范畴，证属肝气郁结。患者青年男性，素体肝气郁结体质，气不行血使血液运行不畅，导致肩背部经络阻滞不通，加之风、寒、湿邪入侵，更益肩背部气血运行不畅，不通则痛，不容则木。舌脉也为肝郁气结之象。总之，本病病位在颈，病属本虚标实，考虑病程迁延日久，病情复杂，预后一般。

2．西医诊断依据

（1）颈肩背部不适 6 个月余，伴心慌胸闷 1 个月。

（2）既往体健。

（3）专科查体：颈椎椎旁压痛，双侧风池穴压痛（+），双侧曲垣穴压痛（+）。

（4）辅助检查：颈椎 MRI 示：$C_{5/6}$ 椎间盘略突出，请结合临床。

六、鉴别诊断

1．颈椎结核　为慢性病。好发于脊柱、髋关节、膝关节，多见于儿童和青壮年。结核原发病灶一般不在骨与关节，约 95% 继发于肺部结核。多为血源性，少数通过淋巴管，或由胸膜或淋巴结病灶直接蔓延。两者都可出现脊髓受压的症状，但是颈椎结核有结核接触病史或肺结核病史，可伴有全身慢性感染，X 线平片提示椎体有破坏，椎间隙变窄。通过影像学检查可进一步排除。

2. 神经根型颈椎病　是颈椎椎间盘退行性改变及其继发性病理改变所导致神经根受压引起相应神经分布区疼痛为主要临床症状的疾病。在其病因中，颈椎间盘退行性改变是颈椎病发生发展病理过程中最为重要的原因，在此基础上引起一系列继发性病理改变，如椎间盘突出，相邻椎体后缘及外侧缘的骨刺形成，小关节及钩椎关节的增生肥大，黄韧带的增厚及向椎管内形成褶皱，这些病理性因素与椎间盘相互依存，互相影响，均可对颈神经根形成压迫，进而产生临床症状。此患者无上肢麻痛症状，不属于神经根型颈椎病。

七、诊疗计划

1. 疼痛科 II 级护理。

2. 完善入院各项辅助检查，如三大常规、炎症指标等各项辅助检查。

3. 给予丹参注射液、甲钴胺营养神经，给予营养心肌治疗。

4. 择日行 C 型臂引导下复杂性针刀松解术＋普通臭氧注射术＋神经阻滞治疗。

八、治疗经过

1. 住院第 2 日刘垒主任医师查房记录　今日查房，患者自诉颈肩背部疼痛伴胸闷、心慌症状无明显改善，饮食睡眠一般，二便调。查体：颈椎生理曲度及活动度尚可，颈椎椎旁压痛，双侧风池穴压痛（+），双侧曲垣穴压痛（+）。叩顶试验（−），双侧臂丛神经牵拉试验（−），旋颈试验（−），双侧霍夫曼征（−）。双上肢肌张力、肌力正常，双侧腱反射正常。颈椎 MRI 示：$C_{5/6}$ 椎间盘略突出，请结合临床。刘垒主任医师查房后分析：综合患者的症状、体征和影像学检查，患者颈肩背部症状明显，伴胸闷、心慌，心内科住院期间无明显检查结果支持，在已排除心内科器质性病变的基础上，考虑患者目前诊断：中医诊断为项痹（气虚血瘀）。西医诊断为交感神经型颈椎病、颈－心综合征诊断明确。颈椎病属临床常见病，多由颈椎退行性改变如颈椎骨质增生、颈椎间盘病变、椎间隙狭窄，压迫或刺激脊神经根而成，其表现有头痛，颈、肩、背部疼痛不适，甚至剧痛，并向枕顶部或上肢放射，上肢麻木疼痛无力。目前临床上中西医治疗疗程长、易复发，手术治疗风险大，费用高，并发症多。近年来运用中医闭合性微创技术的针刀治疗颈椎病风险低，效果确切。针刀医学认为颈部生物力学动态平衡失调是本病发生的始动因素，我们的治疗方案根据"经络所过，主治所及"原则，以穴位的局解和与颈椎活动相关的容易受损的肌肉起止点为基础，在颈椎周围选取穴位，通过松解使颈肩背部诸经气血畅通，颈椎周围紧张的肌肉、韧带、筋膜得以放松，同时配合手法复位、颈椎锻炼来纠正并维持颈椎生理曲度和力量平衡，改变椎间盘髓核的位移，加大椎间隙，更好地为受卡压的神经减压。患者无禁忌证，择期行复杂性针刀松解术＋臭氧注射，术前应和患者充分交流，并签署治疗知情同意书。内科治疗方面遵心内科出院时医嘱，继续给予静脉及口服药物营养心肌、降心率、活血化瘀等治疗，密切观察病情变化，及时对症处理。

2．住院第 2 日术前讨论结论内容

刘维菊主治医师：该病例有以下特点：①颈肩背部不适 6 个月余，伴心慌胸闷 1 个月；②既往体健；③专科查体：颈椎生理曲度及活动度尚可，颈椎椎旁压痛，双侧风池穴压痛（＋），双侧曲垣穴压痛（＋）。叩顶试验（－），双侧臂丛神经牵拉试验（－），旋颈试验（－），双侧霍夫曼征（－）。双上肢肌张力、肌力正常，双侧腱反射正常；④辅助检查：颈椎 MRI 示：$C_{5/6}$ 椎间盘略突出，请结合临床。

该患者目前诊断明确：①交感神经型颈椎病；②颈-心综合征。

刘垒主任医师：同意以上意见。综合患者病例特点，神经根型颈椎病诊断明确，准备今日下午行复杂性针刀松解术＋臭氧注射，已与患者及其家属交代并签署知情同意书，术前应积极准备，与患者充分沟通，术中注意观察患者生命体征，防止意外的产生；围术期内注意监测生命体征，术后密切观察病情变化，加强康复训练，避免并发症的产生。将手术的必要性、成功率、风险性及可能的并发症向患者及家属讲明，取得家属同意及理解。

主持人小结：患者诊断明确，介入适应证明确，无介入禁忌证，准备行复杂性针刀松解术＋臭氧注射

3．住院第 3 日术前小结

简要病情：患者田某，男，23 岁。患者颈肩背部不适 6 个月余，伴心慌胸闷 1 个月。既往体健。专科查体：颈椎生理曲度及活动度尚可，颈椎椎旁压痛，双侧风池穴压痛（＋），双侧曲垣穴压痛（＋）。叩顶试验（－），双侧臂丛神经牵拉试验（－），旋颈试验（－），双侧霍夫曼征（－）。双上肢肌张力、肌力正常，双侧腱反射正常。

辅助检查：颈椎 MRI 示：$C_{5/6}$ 椎间盘略突出，请结合临床。

术前诊断：中医诊断 项痹（肝气郁结）。西医诊断 ①交感神经型颈椎病；②颈-心综合征。

手术指征：患者颈肩部疼痛伴活动受限，严重影响日常生活。

拟施手术名称和方式：非血管 DSA 引导下颈部复杂性针刀松解术＋臭氧注射术。

拟施麻醉方式：局部麻醉＋心电监护。

注意事项：介入治疗的难点是准确定位和充分松解，已将术中及术后可能出现的危险和并发症向病人及家属讲明，其表示理解，同意介入治疗，并在协议书上签字。

手术者术前查看患者情况：刘垒主任医师术前查看患者，已将患者病情及介入的必要性、成功率以及并发症等向患者及家属进一步讲解，患者及家属表示理解并同意。

4. 住院第 3 日手术记录

术前诊断：同前。

术中诊断：同上。

手术名称：非血管 DSA 引导下复杂性针刀松解术＋普通臭氧注射术。

手术经过、术中发现的情况及处理：患者俯卧位于治疗床上，开放静脉通道，常规监测生命体征。以脑户穴、大椎穴、双侧脑空穴、双侧曲垣穴、双侧天宗穴、及神道穴、双肩胛内缘痛点 4 个，$T_{1\sim7}$ 棘突间，共 20 个穴位为标记点，用 0.75％碘伏无菌棉球以标记点为中心进行常规消毒，铺无菌洞巾。抽取 1％利多卡因 5ml 并于上述标记点局部麻醉，后抽取由 2％利多卡因 2ml ＋曲安奈德 30mg ＋甲钴胺 1mg ＋ 0.9％ NS 适量组成的消炎镇痛液，每处注射 3 ～ 5ml，于上述标记点注射 45μg/ml 浓度臭氧，每穴各注射 2ml，臭氧注射操作完毕。再持 Ⅰ 型 4 号针刀，刀口线与人体纵轴平行，刀体垂直于皮肤，分别在上述标记点快速进针，行针刀松解后，快速出针，迅速用无菌棉球按压针孔 2 分钟，针刀松解术操作完毕。患者在整个治疗过程中生命体征平稳，无心慌，无头疼，无恶心、呕吐等不适。治疗结束后，以平车推回病房。

结果：治疗期间患者未出现心慌、头晕、恶心、呕吐等症状，术后生命体征均正常，密切观察病情变化，及时对症处理。

术后注意事项：嘱患者静卧 6 小时，针口 72 小时内避免接触水，以防止针口局部感染。

5. 住院第 3 日术后首次病程记录　患者术后 6 小时，一般情况良好，伤口敷料干燥在位。患者生命体征平稳，无心慌，无头疼，无恶心呕吐等不适。嘱患者静卧 6 小时，针口 72 小时内避免接触水，以防止针口局部感染。

6. 住院第 4 日日常病程记录　今日查房，患者病情稳定，颈肩部疼痛较前好转，自觉颈部肌肉僵硬明显缓解，仍有右侧颈肩部疼痛，程度较前减轻。查体：针眼愈合良好，无红肿，颈部活动度较前好转。患者术后第 1 天，病情稳定好转，指导患者注意颈椎姿势，余治疗不变，继观。

7. 住院第 5 日刘维菊主治医师查房记录　今日查房，患者自诉颈部疼痛症状较前缓解，仍有右侧肩部疼痛，饮食可，夜间间断睡眠，二便正常。查体：颈椎生理曲度变直，颈椎活动度尚可，双侧肩井穴、肩胛内角、风池穴、天宗穴压痛（＋），双侧 $C_{5、6}$ 夹脊穴压痛（＋），叩顶试验（－）。VAS 评分 3 分。刘维菊主治医师结合患者查体后分析：针刀医学是在中医理论指导下，将针与刀结合起来，发挥两者双重作用的一种闭合性手术治疗方法。其认为动态平衡失调和力平衡失调是颈椎病发生的根本原因。用针刀松解颈椎病变软组织改变和解除粘连、瘢痕、挛缩、堵塞等病理变化，解除对神经的刺激或压迫，恢复颈椎动态平衡，同时改善局部微循环，解除肌肉紧张、痉挛，改善局部代谢，促进炎症致痛物质的消除，激发体内神经—内分泌—免疫系统，产生镇痛物质，起到镇痛作用从而达到治疗目的。目前本患者治疗后症状明显减轻，暂不做治疗方案改变，密切关注患者病情变化，及时对症治疗。

8. 住院第 6 日刘垒主任医师查房记录　今日查房，患者自觉颈肩部疼痛前明显减轻，但仍有较明显的疼痛及僵硬，较入院前疼痛程度减轻约 2/3。专科查体：神志清，精神差，颈椎生理曲度变直，颈椎活动度尚可，双侧肩井穴、肩胛内角、风池穴、天宗穴压痛（+）。臂丛神经牵拉试验（−），双侧肱二头肌反射、肱三头肌腱反射对称存在（+），双侧霍夫曼征（−）。NRS 评分 3 分。刘垒主任医师查房分析：患者经颈周腧穴针刀松解 + 臭氧注射后，颈部疼痛较前减轻，按照入院计划，明日再次给予颈周腧穴针刀治疗，应用超声引导，针刀后可安排局部刺络拔罐、针灸进一步缓解遗留症状，余治疗暂不变，继观。

9. 住院第 7 日 有创诊疗操作记录

操作名称：超声引导下针刀松解术＋神经阻滞治疗。

操作步骤：患者于门诊治疗室由主治医师行颈周腧穴针刀治疗，首先超声引导下辅助定位并标记双侧肩胛内上角，双侧天宗穴，双肩胛内缘痛点共 3 个，双侧斜方肌肩胛提肌间隙 3 个，共标记进针点 11 个，以标记点为中心消毒铺巾，行超声引导下复杂性针刀松解术。抽取 1% 利多卡因 20ml 并于上述标记点局部麻醉；抽取由 2% 利多卡因 2ml ＋维生素 B_6 200mg ＋维生素 B_{12} 1mg ＋曲安奈德注射液 40mg ＋醋酸泼尼松龙注射液 125mg ＋ 0.9% NS 适量组成的消炎镇痛液，在超声引导下每标记点注射 3ml；持 I 型 3 号针刀，超声引导下行针刀松解术，纵疏横拨 2 ～ 3 刀，快速出针，迅速用无菌棉球按压针孔 2 分钟，无渗出后用一次性敷贴贴敷，针刀松解术及神经阻滞治疗操作完毕。术后平车推回病房。快速出针，迅速用无菌棉球按压针孔 2 分钟，无渗出后用一次性敷贴贴敷，针刀松解术操作完毕。术后安返病房。

结果：患者在整个治疗过程中生命体征平稳，无心慌，无头疼，无恶心呕吐等不适症状。治疗结束后，患者精神状态好，无其他不适症状，叮嘱患者术后注意事项后，以平车推回病房。

术后注意事项：嘱患者适当活动，避免腰部不当受力动作，针口 72 小时内避免接触水，以防止针口局部感染。

10. 住院第 7 日消化科会诊记录　患者数月前出现腹部疼痛，时有饱胀感，大便规律，稀软。未曾治疗。查体：上腹部及脐周广泛压痛。查体：腹平软，下腹压痛，无反跳痛，肠鸣音正常。印象：腹痛。余诊断同贵科。Rx：①同意贵科处理意见；②建议行胃肠镜、腹部 CT 检查。

11．住院第8日有创操作记录

操作名称：超声引导下星状神经节阻滞术。

操作步骤：患者于介入治疗室由主治医师行超声引导下左侧星状神经节阻滞术，术前签署知情同意书。患者仰卧于治疗床上，充分暴露颈部。超声下确定穿刺点后，用0.75%碘伏无菌棉球以标记点为中心进行常规消毒，铺无菌洞巾。抽取0.8%利多卡因并于上述标记点局部麻醉，使用8cm穿刺针穿刺，在超声引导下避开血管神经，穿刺到颈长肌表面，可看到药物在椎前筋膜表面扩散，药物推动颈动脉上浮，共注射10ml，平卧观察，可见左侧眼裂变小，观察20分钟后，平车推回病房。

结果：治疗期间患者未出现心慌、头晕、恶心、呕吐等症状，术后生命体征均正常，密切观察病情变化。

术后注意事项：患者术后24小时内针眼避免接触水，以防止针口局部感染。

12．住院第8日心理咨询门诊会诊记录　患者因睡眠差，有焦虑状态。请心理科会诊，李主任看过患者并详细询问后，发病之前有应激事件，精神检查：意识清，自行步入诊室．言语接触良好．情绪无明显高涨与低落交替，情绪无烦躁，无低落沮丧，无反复思虑，注意力记忆力正常，主观无明显痛苦，自知力完整。诊断：应激反应？处理：① SCL-90；②喹硫平25mg口服，晚睡前服用。遵嘱执行。

13．住院第9日刘垒主任医师查房记录　患者诉颈背部疼痛症状及心慌症状较前明显缓解，夜间间断睡眠但无明显不适。饮食可，小便正常，大便成形。查体：颈后部疼痛，左肩后压痛。刘垒主任医师查房，患者症状明显好转，给予针灸、拔罐治疗遗留症状。星状神经节阻滞成功，继续观察。消化内科及心理科会诊意见，可根据病人情况给予执行。

14．住院第12日日常病程记录　今日查房，患者病情稳定，颈肩部疼痛较前好转，自觉颈部肌肉僵硬明显缓解，仍有颈枕部及左肩部疼痛，程度较前减轻。查体：针眼愈合良好，无红肿，颈部活动度较前好转。腹部CT未见明显异常，胃镜因患者肠道准备不到位未行，腹部疼痛减轻。病情稳定好转，指导患者注意颈椎姿势，继续针灸、理疗等余治疗不变，继观。

15．住院第15日刘维菊主治医师查房记录　今日查房，患者诉颈肩背部疼痛较前明显减轻，但仍疼痛，有时胸闷、心慌，影响日常生活，饮食睡眠一般，二便正常。专科查体：颈椎生理曲度变直，颈椎活动度尚可，左侧$C_{5/6}$夹脊穴压痛伴放射痛、左侧肩井穴、肩胛内侧缘、小圆肌、及天宗穴压痛（+）。刘维菊主治医师查房分析，患者交感神经型颈椎病，术后症状有所缓解但仍影响日常生活，可能的原因是交感神经刺激症状较明显，下一步可再于门诊行针刀臭氧、星状神经节为主的治疗。

16. 住院第 15 日有创诊疗操作记录

操作名称：超声引导下复杂性针刀松解术＋神经阻滞治疗 + 神经阻滞麻醉。

操作步骤：患者于门诊治疗室由主治医师行超声引导下右侧星状神经节阻滞术及颈背部复杂性针刀松解术，术前签署知情同意书。

先行颈交感神经阻滞麻醉＋星状神经节阻滞治疗，患者仰卧于治疗床上，下颈部垫枕，头部向对侧旋转约 30°，充分暴露颈部。超声下确定 $C_{6,7}$ 横突间水平最佳穿刺路径后标记穿刺点，用 0.75% 碘伏无菌棉球以标记点为中心进行常规消毒，铺无菌洞巾。抽取 0.8% 利多卡因并于上述标记点局部麻醉，使用 8cm 穿刺针穿刺，在超声引导下避开血管神经，穿刺到颈动脉旁颈长肌表面，可看到药物在椎前筋膜表面扩散，药物推动颈动脉上浮，说明注射层面准确，共注射 10ml，拔除穿刺针，无菌棉球按压并贴敷。平卧观察，可见右侧眼裂明显变小、结膜充血、颧部红润，观察 20 分钟确定患者无不适后，操作完毕。

再行颈周复杂性针刀松解术＋神经阻滞治疗，首先超声引导下辅助定位并标记双侧肩胛内上角，双侧斜方肌及肩胛提肌筋膜间隙肩井穴、双侧冈下肌深面天宗穴，双肩胛内缘痛点各 2 个，双侧肩胛上神经、双侧副神经进针点，共标记进针点 10 个，以标记点为中心消毒铺巾，行超声引导下复杂性针刀松解术。抽取 1% 利多卡因 20ml 并于上述标记点局部麻醉；抽取由 2% 利多卡因 12ml ＋维生素 B_6 200mg ＋维生素 B_{12} 1mg ＋曲安奈德注射液 40mg ＋ 0.9% NS 50ml 组成的消炎镇痛液，在超声引导下每标记点目标层面注射 3ml，双侧肩胛上神经、双侧副神经点看到药液在神经周围扩散；持 I 型 3 号针刀（双侧肩胛上神经、双侧副神经除外），超声引导下行针刀松解术，针尖到达后，纵疏横拨 2～3 刀，快速出针，迅速用无菌棉球按压针孔 2 分钟，无渗出后用一次性敷贴贴敷，针刀松解术及神经阻滞治疗操作完毕。术后平车推回病房。快速出针，迅速用无菌棉球按压针孔 2 分钟，无渗出后用一次性敷贴贴敷，针刀松解术操作完毕。术后安返病房。

结果：患者在整个治疗过程中生命体征平稳，无心慌，无头疼，无恶心、呕吐等不适。治疗结束后，以平车推回病房。

术后注意事项：嘱患者限制活动 3 天，针口 72 小时内避免接触水，以防止针口局部感染。密切观察病情，及时对症处理。

17. 住院第 17 日刘垒主任医师查房记录　今日查房，患者未诉明显不适，颈肩部疼痛症状明显缓解，无明显心慌、胸闷饮食睡眠可，二便正常。专科查体：颈椎生理曲度变直，颈椎活动度尚可，双侧风池穴、肩井穴、肩胛内角、天宗穴压痛（+-），叩顶试验（-），双上肢肌力、肌张力正常，双上肢深浅感觉未见明显异常。双侧肱二头肌反射（++），双侧肱三头肌腱反射（+），双侧巴氏征（-），双侧霍夫曼征（-）。

双侧足背动脉搏动正常。患者对治疗效果满意，主动要求今日出院。刘垒主任医师查房分析，患者疼痛症状基本缓解，心慌、胸闷减轻，新冠病毒核酸检测阴性，同意其今日出院，嘱出院后加强颈肩部肌肉肌锻炼，勿受凉，勿劳累，2 周后复诊，不适随诊。

九、出院诊断

1. 中医诊断　项痹（肝气郁结）。
2. 西医诊断　①交感神经型颈椎病；②颈－心综合征。

十、讨论

颈心综合征是由于颈椎受损或退行性病变（如骨赘、颈椎失稳、颈椎间盘突出或椎间隙狭窄等）引起的颈部无菌性炎症，炎症刺激压迫神经根与血管，导致患者出现头晕、心悸、胸痛等假性心绞痛症状。但是，患者经过心电图、心肌酶谱、冠脉造影检查并未发现心脏器质性病变，经抗心绞痛、营养心肌等治疗，症状并无明显改善。

该病的发病机制，有以下包括交感神经紊乱学说、颈神经根刺激学说、椎动脉－延髓－交感神经学说、神经免疫内分泌学说、脊髓或脊髓血管神经受压学说五种学说。①交感神经紊乱学说：国外早期关于颈心综合征的发病机制归于颈椎及（或）上胸椎小关节错位、退行性病变、椎间盘突出等因素刺激到交感神经而出现心绞痛、心律失常等症状。当位于颈椎及（或）胸椎椎旁的交感神经节受到刺激时，或椎间孔狭窄导致神经根受压，由于物理或继发化学性的刺激，可导致自主神经功能失调。当交感神经兴奋时，心率加快，房室传导增快，表现为心悸、心动过速、心律失常；当交感神经受到抑制时，迷走神经兴奋，心率减慢，抑制房室传导，降低心脏收缩力并且使冠状动脉收缩，心肌缺血，可表现出心前区疼痛、心动过缓、心律失常、胸闷、气短等类似冠心病的症状；②颈神经根刺激学说：$C_{7、8}$ 神经根受刺激，胸大肌痉挛表现出胸闷、胸痛等症状。前斜角肌痉挛压迫臂丛，痉挛的斜方肌夹压脊神经后支的分支时，可通过体－交感神经反射引起肋间肌痉挛和沿前支反射的肋间痛，从而产生假性心绞痛；膈神经由 $C_{3\sim5}$ 神经前支组成，其运动纤维支配膈肌，感觉纤维分布于胸膜、胸骨、心包等当颈椎病变时，刺激到 $C_{3\sim5}$ 神经根、膈神经干及其分支时，表现为胸膜、胸骨、心包感觉异常，牵涉引起胸痛、心前区痛、胸前紧缩感等症状；③椎动脉－延髓－交感神经学说：当椎动脉供血不足时，延髓内的心血管调节中枢功能障碍，异常冲动通过脑脊髓反射传导脊髓侧角，再通过交感神经节后纤维到达心脏和冠状动脉，使冠状动脉平滑肌和心脏自律性发生异常出现心肌缺血、心律失常；④神经－免疫－内分泌学说：由于脊椎退行性性变属于慢性病、反复发作的病症，日久容易引起中枢神经或周围神经的功能紊乱，进一步影响到神经－免疫－内分泌系统，导致神经和体液的改变，从而使冠状动脉的舒缩功能发生障碍，最终出现冠状动脉供血不足，心前区疼痛等症状；⑤脊髓或脊髓血管受压学说：当骨赘形成刺激压迫颈脊髓或脊髓血管，可造成侧角内交感神经细胞功能障碍而导致冠状动脉供血障碍，可使脑干及高颈髓内的网状结构缺血缺氧，造成心脏活动及冠状动脉舒缩障碍。目前，较为公认的是交感神经紊乱学说。

目前有学者报道，采用中西医结合疗法治疗颈心综合征，既使用丹参、川芎嗪等改善椎基底动脉系统供血的针剂，也使用了针刀治疗结合热敷、牵引等物理疗法，还使用了星状神经阻滞法改善椎动脉及脑干供血。治疗后，患者心前区疼痛不适的症状缓解，心电图亦趋于恢复。结果表明，中西医结合疗法治疗颈心综合征优于单纯使用西医或中医按摩的康复方法。

本例病例采用了中医治疗中的针刀松解疗法以及西医治疗里的星状神经节阻滞术。过针刀松解术的临床实践证明，颈源性心脏病发病的真正原因是由于颈椎的病变所引起的。从现代生物力学观点看，松解病变颈椎椎间关节突关节囊是处理了颈椎的后部运动单位，而颈椎后部运动单位往往是颈椎病发病的关键部位，通过针刀松解减轻椎体间纵向压力，可减轻或消除对神经根等结构的刺激从而缓解颈椎相关性心脏病症状。值得提出的是，取效的关键在于正确的针刀操作技术，如果没有彻底松解相应关节囊和黄韧带是很难取得满意疗效的。

颈－心综合征的治疗建议采取中西医结合的治疗方法，从多方面解除病因，从而取得最佳治疗效果。

笔者体会：笔者多年来从事颈椎病的相关研究工作，侧重于基于筋骨平衡理论的调节颈椎的生理曲度治疗颈椎病，尤其是颈型、神经根型颈椎病，笔者课题组取得一定的研究突破。阐述如下：

颈椎病常见于中年人群，高危人群包括白领、会计师、外科医生和驾驶员。随着电子产品广泛使用及学习压力增大，年轻的患者也在逐渐增加。颈部受寒凉、头颈部外伤拉伤、不良姿势是造成颈椎病的主要原因。颈椎病可导致颈部、项区甚至肩部、背部疼痛不适等症状，可有局部活动受限，病情严重甚至会出现反射性地上肢疼痛。颈型颈椎病为颈椎病的最早期表现形式，是由于颈椎长期受到劳损，引起颈项部疼痛、肌肉僵硬为表现的一系列综合征的疾病。

中医的筋骨平衡理论可以很好的解释颈型颈椎病，并指导其治疗。"筋"是指所有软组织，例如肌腱、肌肉、神经、血管、韧带和骨膜。它连接关节，调节肢体运动，并具有滋养和增强骨骼的功能。"骨"为"奇恒之府"，骨性刚强，可以支撑身体，可以保护脏器，是人体的支撑和肌腱的停滞点。肌肉和骨骼在动态平衡状态下相互协作，唯有保持筋骨平衡的状态，才能保持人体的正常运转，破坏这种平衡机制将导致疾病。

颈部的筋即颈部肌肉、韧带，为颈部的灵活多向的运动起到了至关重要的作用，且颈部有重要的血管与神经穿过（如颈总动脉、椎动脉、颈丛皮支、迷走神经、副神经），起到保持头部血供与营养，传递神经冲动以及对身体的各项机能等作用。颈部的骨即颈椎、胸椎的上部，上下连接。颈部的筋与骨相互配合，才能保证头部的各种运动，保持人体正常运转，头部的血运供应。因此，维持颈部筋骨平衡非常重要。而颈型颈椎病则正是筋骨失衡所致。

根据正常的生理需要，颈椎中存在一定的弯曲度，生理弯曲可以缓冲震荡，减轻重力的影响，并避免对大脑和脊髓的损害。正常的颈椎有一定的向前弯曲的角度。颈椎前凸是人体脊柱的第一生理弯曲，由于其承重功能，且相比于胸椎、腰椎，活动范围大，成为椎间盘突出的主要部位。颈椎曲度变直是一种颈椎病理改变，排除先天性因素，导致生理曲度异常的常见原因有长期处于低温阴冷环境，落枕长期从事低头工作以及不良坐姿睡姿等因素。颈型颈椎病的症状一定程度上就是由于颈椎生理曲度的改变所导致的，因此，如何恢复颈椎的正常生理曲度成为改善颈型颈椎病症状的重中之重。

传统机械牵引是改善颈椎生理曲度的有效方法，是一种垂直于地面的轴向牵拉，无法针对不同生理曲度、症状、阶段进行治疗。且使用不便、牵引仪器较大，患者无法单独操作使用。

笔者使用发明的实用新型专利便携可调控充气装置，患者可自行操作，用气泵给气囊充气，气囊扩张并将患者颈椎向前推移，即与患者的病理性颈椎曲度改变如颈椎反弓相反的方向，逐渐恢复"前凸"的颈椎生理曲度。气囊的充盈是在恢复颈椎生理弧度的前提下，使每个椎间隙均得到均匀拉伸，从而减轻了椎间盘的压力负荷，改善关节突、关节错位，恢复颈椎生理排列。不仅对"骨"有复位的作用，椎间隙的扩大还解除了对血管、神经的压迫，明显地松弛后颈部肌肉、韧带，使其恢复原有的形态和功能，缓解肌肉僵直、紧张状态，改善血液淋巴流通。此外，软垫中放入热疗装置，温热的外环境增加了软组织的血液循环，加速了肌肉、血管的新陈代谢，带走局部炎症因子，从而减轻对神经末梢刺激，减轻了疼痛。便携式可调控充气装置使"骨"复位，"筋"伸展，恢复颈椎的动静力平衡，促进了颈部筋骨平衡的恢复，助于生物力学状态平衡的重建。

此外，患者可以根据自己的症状轻重分级和颈椎可承受程度，决定给气囊的充气量及热疗器温度的高低，满足不同个体的治疗。对比机械牵引需每日前往医院进行治疗的不便，便携可充气装置可以在家中、办公室使用，不需要医务人员操作，不受场地的限制，更加的方便，患者也更能坚持。安全性方面，患者往往无法克服对牵引的恐惧，而新型装置，患者可以自己调节气囊，充气缓慢，利于控制，减少了患者的担心，提高了患者对治疗的信心。

通过研究实验结果显示，治疗前后两组，在颈椎生理曲度、VAS 评分、PPI 评分、田中靖久量表评分的组内比较上（$p < 0.05$），说明在改善颈椎生理曲度、缓解疼痛、改善其他颈椎病症状上均有临床治疗价值。两组治疗后的颈椎生理曲度变化（$p < 0.05$），装置的气囊是一个弧形的作用力，作用于颈椎，符合颈椎前凸的生理曲度，气囊的充盈相当于一种牵引力，可以温和的撑起颈椎，适应度更强，对颈椎生理曲度的恢复更加有利。与机械牵引相比，佩戴装置组 VAS 评分、PPI 评分改善更明显（$p < 0.05$），气囊的可伸缩性，对颈椎有更好的保护，降低对神经、肌肉的损伤，装置中温热的热疗器可以改善循环，带走炎症因子，减少了对神经末梢刺激，更有助与缓解疼痛。治疗后实验组田中靖久评分升高高于对照组（$p < 0.05$），由于装置可以通过针对恢复颈椎的生理曲度，恢复椎间隙，重建力学平衡，改善了对软组织的压迫，缓解痉挛，恢复了椎体、关节生理位置，解除颈椎活动受限，此外可针对不同患者的病情，调节气囊充盈度，使颈椎病症状改善更明显。经过数据检验分析，实验组总体临床疗效更好（$p < 0.05$），由于以上所诉优势加之装置具有舒适度高、操作简单且便携轻巧等特点，更有利于患者的治疗（病例15图1、病例15图2）。

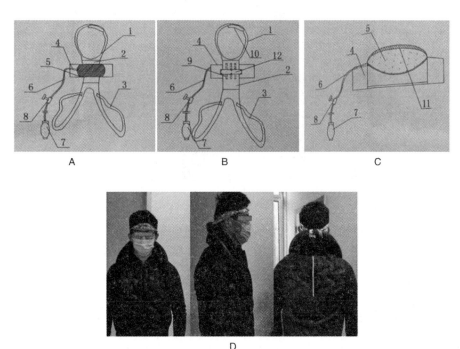

病例 15 图 1　示意图说明

注：A、B、C分别为装置的主视结构示意图、后视结构示意图、分充气机构示意图。

D为患者佩戴装置图。

每个图例都有以下说明：1. 头部固定带，2. 背部支撑带，3. 肩部固定带，4. 颈部支撑，5. 安全气囊，6. 气管，7. 气泵，8. 控制阀，9. 支撑钢板，10. 粘毡，11. 软垫，12. 连接带。充气机构由颈部框架 4、气囊 5、气管 6、气泵 7 和控制阀 8 组成。充气机构由颈部框架 4、气囊 5、气管 6、气泵 7 和控制阀 8 组成。

装置具体结构说明：

[01] 在后部支撑带 2 上安装有支撑钢板 9 安装位置。

[02] 在头部固定带 1 的各端口上设有开口，通过将能够紧密调整并固定在额头上的黏性毛毯 10 粘接而形成封闭结构。

[03] 双层肩部固定带的三个口均设有开口，该开口通过粘毡 10 连接形成一个可弹性调整并可固定到两个肩部的封闭结构。

[04] 为了提高各种患者的舒适度，可以在安全气囊 5 和颈部之间的接触区域增加一个硬质或弹性的垫子。

[05] 气囊 5 设置有与颈部接触的软垫 11，并且内部填充物是草药、香料、电刺激装置、磁疗装置、加热装置等。

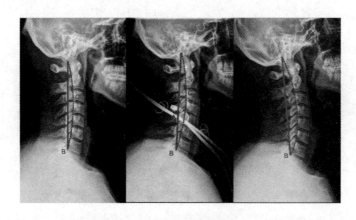

病例 15 图 2　颈椎生理曲度治疗前后的变化显示，生理曲度得到恢复

综上所述，基于筋骨平衡理论下的便携式可调控充气装置对治疗颈型颈椎病，有显著的临床疗效，具有广泛的临床应用前景，本研究对未来其装置的实际临床应用提供了实验基础和理论依据。鉴于本研究样本量偏小，需进一步扩大样本量；此外本研究并未进行长期随访，为得到治疗后的病情变化，需进一步了解远期疗效。

参考文献

[1] 孙建峰，段俊峰. 颈心综合征的研究现状 [J]. 临床军医杂志，2009，37（4）：719-922.

[2] 张建军，杨改平. 针刀松解法治疗颈源性心脏病 18 例 [J]. 中国针灸，

2012，32（3）：240-242.

[3] 胡桂兴，夏智. 星状神经节阻滞配合手法治疗颈心综合征 42 例 [J]. 按摩与导引，2007，23（6）：5-7.

[4] 杨国栋. 中西医结合治疗颈心综合征疗效观察 [J]. 实用中医药杂志，2012，28（2）：111-113.

病例 **16** 骶髂脂肪疝所导致腰腿疼痛的治疗

一、一般资料

患者刘某，男，69 岁。

主诉：腰痛伴双下肢胀痛 2 年，加重伴双下肢水肿 3 个月。

现病史：患者 2 年前健身活动后出现腰痛，伴双下肢胀痛，伴尿黄，无尿痛，无腹泻、黑便，于外院就诊，行泌尿系彩超示右肾囊肿，前列腺增生。腹部彩超示轻度脂肪肝，多发肝囊肿，胆囊壁略毛糙、胆囊多发结石；右肾囊肿。曾行理疗治疗，腰痛双下肢胀痛有所减轻。2 年来腰骶部疼痛反复发作，疼痛明显时伴有臀部肿痛。3 个月前劳累后，出现腰痛伴双下肢胀痛加重，并出现双下肢水肿，在免疫病科以"强直性脊柱炎"住院，行"云克"等免疫制剂治疗，腰痛及双下肢胀痛无减轻，仍有腰臀部疼痛，双下肢大腿外侧疼痛，双下肢小腿外侧、小腿后侧胀痛明显，今为求进一步系统治疗，来我科就诊，门诊以"脂肪疝、腰椎椎管狭窄"收入院。患者自发病以来，神志清，精神可，饮食睡眠一般，小便如前所述，大便正常。

既往史：胆囊结石病史 20 年，现偶有右上腹胀；腰椎间盘突出病史 20 年余；冠心病 8 年，支架植入术后 7 年；诊断为葡萄膜炎、强直性脊柱炎 4 年余，平素口服中药控制，具体不详，现已停用。否认肝炎、结核密切接触史及病史；否认其他重大手术史及外伤史，否认输血史。服用"乐松（洛索洛芬钠）"后出现面部发红，全身乏力等不适症状，否认其他药物及食物过敏史。预防接种史随当地。

个人史：生于原籍，否认外地长期居住史，否认疫区居住史及疫水接触史，否认毒物接触史，否认重大精神创伤，生活规律，吸烟 30 年余，20 支 / 天，已戒烟，否认饮酒等不良嗜好，否认冶游史。

婚育史：适龄结婚，配偶患有甲亢，育有 1 女，女儿患有甲减。

家族史：父母已逝，卒因不详，父亲既往有高血压病史，母亲既往有糖尿病病史，有 2 姐 1 弟 1 妹，1 姐因心力衰竭去世，1 弟患有结肠癌，其余兄弟姐妹体健，否认其他家族遗传病史。

二、体格检查

T 36.3℃，P 64 次 / 分，R 17 次 / 分，BP 140/79mmHg。患者老年男性，发育正

常，营养中等，神志清楚，自主体位，查体合作。全身皮肤无黄染、无瘀点、无出血点。全身浅表淋巴结未触及肿大。头颅发育正常，毛发分布均匀，眼睑无水肿，结膜无充血，巩膜无黄染，双侧瞳孔等大等圆，对光反射及调节反射存在，耳、鼻无异常，口唇无发绀，咽部无充血，扁桃体无肿大。颈软，无抵抗，颈静脉无怒张，双侧颈动脉未闻及杂音，气管居中，甲状腺无肿大。胸廓对称无畸形，双肺呼吸音清，未闻及干、湿性啰音。心前区无隆起及凹陷，心界无扩大，心率 64 次 / 分，律齐，未闻及病理性杂音。腹部平坦，腹软，右上腹压痛，无反跳痛。肝、脾肋下未触及，Murphy's 征阳性，肝、肾区无叩痛，肠鸣音无亢进，移动性浊音阴性。脊柱无畸形，四肢无畸形，双下肢轻度肿胀。肱二头肌反射正常，膝腱反射正常，腹壁反射正常。巴氏征阴性，布氏征阴性。

专科查体：腰椎生理曲度变直，$L_{4/5}$ 两侧椎旁压痛，无下肢放射，双侧腰骶部、髂棘上段可触及多个皮下结节，活动度可，局部压痛，大者约 2cm×3cm，按压时伴有臀部放射痛疼痛不适。双下肢直腿抬高试验（-），双侧"4"字征（-），双下肢膝关节以下轻度凹陷性水肿，双侧腓肠肌挤压试验（+），双下肢足背动脉搏动正常。

三、辅助检查

腹部彩超：肝脏多发囊肿，胆囊结石并胆囊炎，右肾囊肿。冠状动脉 CTA：冠状动脉支架植入术后，请结合临床；符合冠状动脉粥样硬化伴少许斑块形成、局部管腔狭窄 CTA 表现。心脏超声：左房轻度扩大，升主动脉轻度增宽，主动脉瓣退行性变。肌电图诱发电位：考虑腰骶神经根受累可能，病程短，建议复查。腰椎三维重建：腰椎退行性变；$L_{2/3}$、$L_{3/4}$、$L_{4/5}$、L_5/S_1 椎间盘膨出并 $L_{4/5}$、L_5/S_1 水平椎管狭窄；L_2 椎体血管瘤可能，建议 MRI 检查。附见：右肾囊肿可能。以上结果均来自我院。

四、入院诊断

1．中医诊断　腰痛病（气虚血瘀）。

2．西医诊断　①脂肪疝；②臀上皮卡压综合征；③腰椎椎管狭窄；④强直性脊柱炎；⑤冠状动脉粥样硬化性心脏病；不稳定型心绞痛；冠状动脉支架植入术后状态；⑥慢性萎缩性胃炎；⑦十二指肠降段憩室；⑧高血压病；⑨葡萄膜炎。

五、诊断依据

1．中医辨证辨病依据　患者腰臀部疼痛，双下肢大腿外侧疼痛，双下肢小腿外侧、小腿后侧胀痛明显，站立、行走加重，卧床休息减轻，饮食可，大小便正常，睡眠一般，舌质暗红，苔白，脉涩。综观脉症，四诊合参，该病属于祖国医学的"腰痛病"范畴，证属气虚血瘀。患者老年男性，有慢性腰痛病史，久痛入络，腰部经络阻滞不通，气血运行不畅，加之风、寒、湿邪入侵，更益腰部气血运行不畅，不通则痛。舌脉也为气虚血瘀之象。总之，本病病位在腰部，病属本虚标实，考虑病程迁延日久，病情复杂，预后一般。

2. 西医诊断依据

（1）腰痛伴双下肢胀痛 2 年，加重伴双下肢水肿 3 个月。

（2）既往胆囊结石病史 20 年，现偶有右上腹胀；腰椎间盘突出病史 20 年余；冠心病 8 年，支架植入术后 7 年；诊断为葡萄膜炎、强直性脊柱炎 4 年余，平素口服中药控制，具体不详，现已停用。

（3）患者 2 年前健身活动后出现腰痛，伴双下肢胀痛，伴小便尿黄，无尿痛，无腹泻、黑便。这 2 年腰骶部疼痛反复发作，疼痛明显时伴有臀部肿痛。3 个月前劳累后，出现腰痛伴双下肢胀痛加重，并出现双下肢水肿。

（4）专科查体：$L_{4/5}$ 两侧椎旁压痛，双侧腰骶部、髂棘上段可触及多个皮下结节，活动度可，局部压痛，大者约 2cm×3cm，按压时伴有臀部放射痛疼痛不适，双侧腓肠肌挤压试验（+）。

（5）辅助检查：腹部彩超：肝脏多发囊肿，胆囊结石并胆囊炎，右肾囊肿。冠状动脉 CTA：冠状动脉支架植入术后，请结合临床；符合冠状动脉粥样硬化伴少许斑块形成、局部管腔狭窄 CTA 表现。心脏超声：左房轻度扩大，升主动脉轻度增宽，主动脉瓣退行性变。肌电图诱发电位：考虑腰骶神经根受累可能，病程短，建议复查。腰椎三维重建：腰椎退行性变；$L_{2/3}$、$L_{3/4}$、$L_{4/5}$、L_5/S_1 椎间盘膨出并 $L_{4/5}$、L_5/S_1 水平椎管狭窄；L_2 椎体血管瘤可能，建议 MRI 检查。附见：右肾囊肿可能。

六、鉴别诊断

1. 腰椎结核　早期局限性腰椎结核可刺激邻近的神经根，造成腰痛及下肢放射痛。腰椎结核有结核病的全身反应，低热乏力、盗汗、腰痛较剧、脊柱畸形、活动受限。X 线片上可见椎体或椎弓根的破坏，椎间隙狭窄或消失，脊椎变形和脊柱畸形。CT 扫描主要的征象是骨质破坏区可见砂砾状死骨，椎体碎裂后呈不规则碎骨片，椎体前缘浅凹形骨质破坏及椎旁和腰大肌脓肿。可根据患者病史与腰椎影像学检查予以鉴别。

2. 腰椎后关节紊乱　相邻椎体的上下关节突构成腰椎后关节，为滑膜关节，有神经分布。当后关节上、下关节突的关系不正常时，急性期可因滑膜嵌顿产生疼痛，慢性病例可产生后关节创伤性关节炎，出现腰痛。此种疼痛多发生于棘突旁 1.5cm 处，可有向同侧臀部或大腿后的放射痛，易与腰椎间盘突出症相混。该病的放射痛一般不超过膝关节，且不伴有感觉、肌力减退及反射消失等神经根受损之体征。

七、诊疗计划

1. 疼痛科Ⅱ级护理。

2. 完善入院各项辅助检查，如三大常规、心电图、肝功能、肾功能、凝血常规等各项辅助检查，以排除治疗禁忌。

3. 择期行双侧腰骶部脂肪瘤切除术。

八、治疗经过

1. 住院第 2 日刘垒主任医师查房记录：今日查房，患者自诉仍有腰骶部疼痛，伴双下肢胀痛，站立、行走后加重，自觉双下肢乏力。专科查体：腰椎生理曲度变直，$L_{4/5}$ 两侧椎旁压痛，无下肢放射，双侧腰骶部、髂棘上段可触及多个皮下结节，活动度可，局部压痛，大者约 2cm×3cm，按压时伴有臀部放射痛疼痛不适。双下肢直腿抬高试验（-），双侧"4"字征（-），双下肢膝关节以下轻度凹陷性水肿，双侧腓肠肌挤压试验（+），双下肢足背动脉搏动正常。辅助检查回示：D- 二聚体 1.01mg/L，钙 2.15mmol/L，C 反应蛋白 4.15mg/L，血沉：17mm/h。患者心脏支架术后，现为行手术治疗，已停用波立维、阿司匹林 5 天。刘垒主任医师查房后，分析：患者筋膜脂肪疝、臀上皮神经卡压综合征诊断明确。筋膜脂肪疝指臀部脂肪经骶髂筋膜突出形成的一种疝，是引起腰腿痛的原因之一，女性多见，尤其肥胖的成年女性多见。骶髂关节外上方的骶髂筋膜存在固有孔隙，是发生本病的病理基础。主要症状是腰突及患侧臀部疼痛，部分病人可感应性坐骨神经痛，多数为酸胀痛，少数在弯腰、蹲坐、起身或骶髂部、腰部扭伤后疼痛突然加剧，甚至翻身、起床等活动受限。患者术前检查无明显手术禁忌，入院治疗分 2 次，准备今日行左侧脂肪瘤切除术，周一行右侧脂肪瘤切除术，围术期密切观察病情变化，及时对症处理。

2. 住院第 2 日术前讨论

刘维菊主治医师：该病例有以下特点：①患者腰痛伴双下肢胀痛 2 年，加重伴双下肢水肿；②既往胆囊结石病史 20 年，现偶有右上腹胀；腰椎间盘突出病史 20 年余；冠心病 8 年，支架植入术后 7 年；诊断为葡萄膜炎、强直性脊柱炎 4 年余，平素口服中药控制，具体不详，现已停用；③专科查体：腰椎生理曲度变直，$L_{4/5}$ 两侧椎旁压痛，无下肢放射，双侧腰骶部、髂棘上段可触及多个皮下结节，活动度可，局部压痛，大者约 2X3cm，按压时伴有臀部放射痛疼痛不适。双下肢直腿抬高试验（-），双侧"4"字征（-），双下肢膝关节以下轻度凹陷性水肿，双侧腓肠肌挤压试验（+），双下肢足背动脉搏动正常；④辅助检查：腹部彩超示肝脏多发囊肿，胆囊结石并胆囊炎，右肾囊肿。冠状动脉 CTA：冠状动脉支架植入术后，请结合临床；符合冠状动脉粥样硬化伴少许斑块形成、局部管腔狭窄 CTA 表现。心脏超声：左房轻度扩大，升主动脉轻度增宽，主动脉瓣退行性变。肌电图诱发电位：考虑腰骶神经根受累可能，病程短，建议复查。腰椎三维重建：腰椎退行性变；$L_{2/3}$、$L_{3/4}$、$L_{4/5}$、L_5/S_1 椎间盘膨出并 $L_{4/5}$、L_5/S_1 水平椎管狭窄；L_2 椎体血管瘤可能，建议 MRI 检查。附见：右肾囊肿可能。该患者目前诊断明确，①脂肪疝；②臀上皮卡压综合征；③腰椎椎管狭窄；④强直性脊柱炎；⑤冠状动脉粥样硬化性心脏病不稳定型心绞痛冠状动脉支架植入术后状态；⑥慢性萎缩性胃炎；⑦十二指肠降段憩室；⑧高血压病；⑨葡萄膜炎。

刘垒主任医师：同意以上意见。准备今日下午行浅表肿物切除术＋臀上皮神经卡压松解术，已与患者及其家属交代并签署知情同意书，术前应积极准备，与患者充分沟通，术中注意观察患者生命体征，防止意外的产生；围术期内注意监测生命体征，术后密切观察病情变化，加强康复训练，避免并发症的产生。将手术的必要性、成功率、风险性及可能的并发症向患者及家属讲明，取得家属同意及理解。

主持人小结：患者诊断明确，介入适应证明确，无介入禁忌征，准备行浅表肿物切除术＋臀上皮神经卡压松解术。

3. 住院第 2 日术前小结

简要病情：患者刘某某，男，69 岁。患者腰痛伴双下肢胀痛 2 年，加重伴双下肢水肿。既往胆囊结石病史 20 年，现偶有右上腹胀；腰椎间盘突出病史 20 年余；冠心病 8 年，支架植入术后 7 年；诊断为葡萄膜炎、强直性脊柱炎 4 年余，平素口服中药控制，具体不详，现已停用。专科查体：腰椎生理曲度变直，$L_{4/5}$ 两侧椎旁压痛，无下肢放射，双侧腰骶部、髂棘上段可触及多个皮下结节，活动度可，局部压痛，大者约 2cm×3cm，按压时伴有臀部放射痛疼痛不适。双下肢直腿抬高试验（-），双侧"4"字征（-），双下肢膝关节以下轻度凹陷性水肿，双侧腓肠肌挤压试验（+），双下肢足背动脉搏动正常。

辅助检查：腹部彩超：肝脏多发囊肿，胆囊结石并胆囊炎，右肾囊肿。冠状动脉 CTA：冠状动脉支架植入术后，请结合临床；符合冠状动脉粥样硬化伴少许斑块形成、局部管腔狭窄 CTA 表现。心脏超声：左房轻度扩大，升主动脉轻度增宽，主动脉瓣退行性变。肌电图诱发电位：考虑腰骶神经根受累可能，病程短，建议复查。腰椎三维重建：腰椎退行性变；$L_{2/3}$、$L_{3/4}$、$L_{4/5}$、L_5/S_1 椎间盘膨出并 $L_{4/5}$、L_5/S_1 水平椎管狭窄；L_2 椎体血管瘤可能，建议 MRI 检查。附见：右肾囊肿可能。

术前诊断：中医诊断 腰痛病（气虚血瘀）。西医诊断 ①脂肪疝；②臀上皮卡压综合征；③腰椎椎管狭窄；④强直性脊柱炎；⑤冠状动脉粥样硬化性心脏病；不稳定型心绞痛；冠状动脉支架植入术后状态；⑥慢性萎缩性胃炎；⑦十二指肠降段憩室；⑧高血压病；⑨葡萄膜炎。

手术指征：患者腰骶部疼痛，伴双下肢肿痛，影响日常生活。

拟施手术名称和方式：浅表肿物切除术＋臀上皮神经卡压松解术。

拟施麻醉方式：局部麻醉。

注意事项：注意预防感染。

手术者术前查看患者情况：刘垒主任医师术前查看患者，已将患者病情及介入的必要性、成功率以及并发症等向患者及家属进一步讲解，患者及家属表示理解并同意。

4. 住院第 2 日手术记录

术前诊断：同前。

术中诊断：同上

手术名称：脂肪瘤切除术＋臀上皮神经卡压松解术。手术切口类型：0 类切口（无切口或经人体自然腔道进行的操作）。

手术经过、术中发现的情况及处理：患者俯卧位，定位左侧腰骶部脂肪瘤位置及深度，局部麻醉后，沿肿物顶端切开约 2cm 切口，暴露视野，止血钳探查，固定肿物，沿包膜切除脂肪肿物，解除臀上皮神经卡压，切除肿物大小约 2.5cm×1.5cm，术中少量出血，术后皮肤缝合 2 针，无菌辅料包扎，术后无明显不适，安返病房。

结果：患者在整个治疗过程中生命体征平稳，无心慌，无头疼，无恶心、呕吐等不适。

术后注意事项：术后平车推回病房。伤口敷料清洁干燥，以防止感染。

5. 住院第 2 日术后首次病程记录　患者今日在介入手术室行左侧腰骶部脂肪瘤切除术＋臀上皮神经卡压松解术，切除肿物大小约 2．5cm×1.5cm，肿物包膜不完整，术中少量出血，术后皮肤缝合 2 针，无菌辅料包扎，术后无明显不适，安返病房。

6. 住院第 3 日刘垒主任医师查房记录　今日查房，患者诉左侧腰骶部疼痛明显减轻，自觉左下肢水肿、胀痛均较前减轻，仍有右侧腰骶部疼痛、右下肢水肿，余未诉特殊不适。查体见：刀口愈合良好，无红肿，敷料少量渗出。右侧腰骶部、髂棘上段可触及 3 个皮下结节，活动度可，局部压痛，大者约 2cm×3cm，按压时伴有臀部放射痛疼痛不适。刘垒主任医师查房分析：筋膜脂肪疝指臀部脂肪经骶髂筋膜突出形成的一种疝，是引起腰腿痛的原因之一，本患者昨日行左侧脂肪瘤切除后，症状减轻，按照入院诊疗计划，明日行右侧腰骶部脂肪瘤切除术。

7. 住院第 4 日术前讨论

刘维菊主治医师：该病例有以下特点：①患者腰痛伴双下肢胀痛 2 年，加重伴双下肢水肿。②既往胆囊结石病史 20 年，现偶有右上腹胀；腰椎间盘突出病史 20 年余；冠心病 8 年，支架植入术后 7 年；诊断为葡萄膜炎、强直性脊柱炎 4 年余，平素口服中药控制，具体不详，现已停用。③专科查体：腰椎生理曲度变直，$L_{4/5}$ 两侧椎旁压痛，无下肢放射，双侧腰骶部、髂棘上段可触及多个皮下结节，活动度可，局部压痛，大者约 2cm×3cm,按压时伴有臀部放射痛疼痛不适。双下肢直腿抬高试验（－），双侧"4"

字征（-），双下肢膝关节以下轻度凹陷性水肿，双侧腓肠肌挤压试验（＋），双下肢足背动脉搏动正常。④辅助检查：腹部彩超：肝脏多发囊肿，胆囊结石并胆囊炎，右肾囊肿。冠状动脉 CTA：冠状动脉支架植入术后，请结合临床；符合冠状动脉粥样硬化伴少许斑块形成、局部管腔狭窄 CTA 表现。心脏超声：左房轻度扩大，升主动脉轻度增宽，主动脉瓣退行性变。肌电图诱发电位：考虑腰骶神经根受累可能，病程短，建议复查。腰椎三维重建：腰椎退行性变；$L_{2/3}$、$L_{3/4}$、$L_{4/5}$、L_5/S_1 椎间盘膨出并 $L_{4/5}$、L_5/S_1 水平椎管狭窄；L_2 椎体血管瘤可能，建议 MRI 检查。附见：右肾囊肿可能。。该患者目前诊断明确，①脂肪疝；②臀上皮卡压综合征；③腰椎椎管狭窄；④强直性脊柱炎；⑤冠状动脉粥样硬化性心脏病不稳定型心绞痛冠状动脉支架植入术后状态；⑥慢性萎缩性胃炎；⑦十二指肠降段憩室；⑧高血压病；⑨葡萄膜炎。

刘垒主任医师：同意以上意见。准备今日行脂肪瘤切除术＋臀上皮神经卡压松解术手术切口类型：手术切口类型：Ⅰ类切口（清洁手术），已与患者及其家属交代并签署知情同意书，术前应积极准备，与患者充分沟通，术中注意观察患者生命体征，防止意外的产生；围术期内注意监测生命体征，术后密切观察病情变化，加强康复训练，避免并发症的产生。将手术的必要性、成功率、风险性及可能的并发症向患者及家属讲明，取得家属同意及理解。

主持人小结：患者诊断明确，介入适应证明确，无介入禁忌征，准备行脂肪瘤切除术＋臀上皮神经卡压松解术手术切口类型：手术切口类型：Ⅰ类切口（清洁手术）。

8. 住院第 4 日术前小结

简要病情：基本情况同前。查体见：刀口愈合良好，无红肿，敷料少量渗出。右侧腰骶部、髂棘上段可触及 3 个皮下结节，活动度可，局部压痛，大者约 2cm×3cm，按压时伴有臀部放射痛疼痛不适。

术前诊断：中医诊断　腰痛病（气虚血瘀）。西医诊断　①脂肪疝；②臀上皮卡压综合征；③腰椎椎管狭窄；④强直性脊柱炎；⑤冠状动脉粥样硬化性心脏病；不稳定型心绞痛；冠状动脉支架植入术后状态；⑥慢性萎缩性胃炎；⑦十二指肠降段憩室；⑧高血压病；⑨葡萄膜炎。

术中诊断：同上

手术指征：患者腰骶部疼痛，伴双下肢肿痛，影响日常生活。拟施手术名称和方式：脂肪瘤切除术＋臀上皮神经卡压松解术。手术切口类型：Ⅰ类切口（清洁手术）。

拟施麻醉方式：局部麻醉。

注意事项：注意预防感染。

手术者术前查看患者情况：刘垒主任医师术前查看患者，已将患者病情及介入的必要性、成功率以及并发症等向患者及家属进一步讲解，患者及家属表示理解并同意。

9．住院第 4 日手术记录

手术经过、术中发现的情况及处理：患者俯卧位，肌骨超声定位右侧腰骶部脂肪瘤位置及深度，局部麻醉后，沿肿物顶端切开约 2cm 切口，暴露视野，止血钳探查，固定肿物，沿包膜切除脂肪肿物，解除臀上皮神经卡压，切除肿物大小约 2.5cm×3cm，送病理，术中少量出血，术后皮肤缝合 2 针，无菌辅料包扎，术后无明显不适，安返病房（病例 16 图 1）。

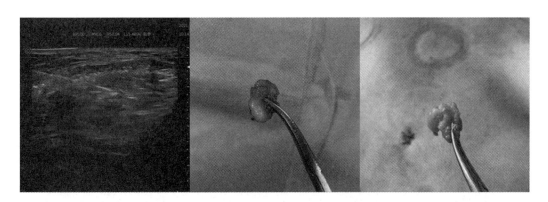

病例 16 图 1 肌骨超声及切除脂肪肿物

结果：患者在整个治疗过程中生命体征平稳，无心慌，无头疼，无恶心、呕吐等不适。

术后注意事项：术后平车推回病房。伤口敷料清洁干燥，以防止感染。

10．住院第 4 日术后首次病程记录 患者今日在介入手术室行右侧腰骶部脂肪瘤切除术＋臀上皮神经卡压松解术，切除肿物大小约 2.5cm×3cm，肿物包膜不完整，术中少量出血，术后皮肤缝合 2 针，无菌辅料包扎，术后无明显不适，安返病房。

11．住院第 5 日日常病程记录 今日查房，患者一般情况可，昨日右侧腰骶部脂肪瘤切除术后，自诉刀口疼痛，未诉其他特殊不适，可短时间坐位，站立、行走无明显不适，查体见敷料干燥，伤口无红肿、渗出，指导患者坚持床上腰臀腿部肌肉功能锻炼，空登自行车、飞燕、搭桥活动，每日早中晚各 15 分钟，余治疗方案不变，注意观察病情变化。

12．住院第 6 日刘垒主任医师查房记录 今日查房，患者诉腰骶部刀口处疼痛，双下肢水肿明显减轻，余未诉特殊不适。查体见：刀口愈合良好，无红肿，敷料少量渗出。刘垒主任医师查房分析：筋膜脂肪疝指臀部脂肪经骶髂筋膜突出形成的一种疝，是引起腰腿痛的原因之一，女性多见，尤其肥胖的成年女性多见。骶髂关节外上方的骶髂筋膜存在固有孔隙，是发生本病的病理基础。本患者腰骶部及双下肢胀痛，行肿物切除后，疼痛减轻，双下肢水肿减轻，给予腰骶部理疗，继观病情变化。

13．住院第 8 日刘垒主任医师查房记录 今日查房，患者昨日坐凳子时摔倒，当时出现刀口疼痛，现疼痛较前明显减轻，自觉腰骶部疼痛减轻，双下肢水肿减轻。专科查体：刀口愈合良好，腰骶部、未触及皮下结节，臀上皮出筋膜处无明显压痛。双下肢直腿抬高试验（-），双侧"4"字征（-），双下肢无明显凹陷性水肿，双侧腓肠肌挤压试验(+-)，双下肢足背动脉搏动正常。患者对治疗效果满意，主动要求今日出院。病理结果回示：脂肪组织可见少量纤维组织间隔，局部出血、坏死，可见个别淋巴细胞散在。刘垒主任医师查房分析，病理结果证实为炎症性脂肪（病例16图2）。患者腰部及双下肢症状减轻，入院诊疗计划完成，明日办理出院手续，指导患者出院后加强腰背肌锻炼，勿受凉，勿劳累，刀口术后12～14天拆线，不适随诊。

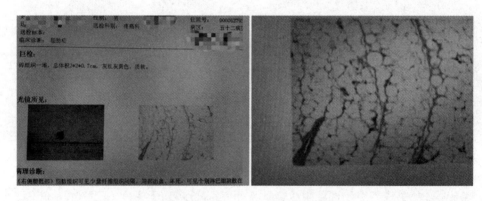

病例16图2　病理结果：炎症性脂肪

九、出院诊断

1. 中医诊断　腰痛病（气虚血瘀）。
2. 西医诊断　①脂肪疝；②臀上皮卡压综合征；③腰椎椎管狭窄；④强直性脊柱炎；⑤冠状动脉粥样硬化性心脏病；不稳定型心绞痛；冠状动脉支架植入术后状态；⑥慢性萎缩性胃炎；⑦十二指肠降段憩室；⑧高血压病；⑨葡萄膜炎。

十、讨论

骶髂筋膜脂肪疝是臀部脂肪经骶髂筋膜突出而形成的一种疝，1947由Copeman和Ackerman证实并报道，病理上为脂肪和神经纤维组织的炎性病变，是引起腰腿痛的常见病因之一。由于症状一般不严重，体征不典型，以及临床对此病认识不足，常常被误诊为腰椎间盘突出症、腰扭伤、椎管狭窄、坐骨神经痛、腰肌劳损、脂肪瘤，长时间得不到正确的诊断和治疗。

本病引起腰腿痛的病因是压迫腰神经后支引起其支配区的疼痛和向坐骨神经支配区的反射痛，而不是压迫神经根。骶髂关节后方的骶髂筋膜较薄弱，由$L_{1\sim3}$神经后支组成的臀上皮神经在骶棘肌外缘与髂棘交点向内1.5cm范围内穿过筋膜后，形成固有孔隙进入臀部皮下，支配腰骶、臀及同侧下肢上段的感觉，多为3支。当运动、腰部急剧扭转或臀大肌猛烈收缩时，骶髂筋膜下丰富的脂肪组织受压，经神经出口孔隙或筋膜撕裂处疝出而形成脂肪疝。疝出的脂肪水肿、充血、蒂扭转、嵌顿或压迫附近的神经引起局部疼痛和神经支配区的反射痛。同时压迫局部组织代谢发生障碍致局部疼痛炎性介质，组胺前列腺素及激肽类物质大量释放。由于疝孔大小与疝内容多少不同，引发的疼痛程度和性质有差异。发病时间短、疝孔小、内容物少者可还纳，反之疝出的脂肪与周围粘连难以还纳，形成局部痛性结节，这时压痛和疼痛较明显。另外，从固有孔隙疝出者因孔隙内有神经、血管走行，疼痛较重；而从非固有孔隙疝出者疼痛较轻。

若是我们对于此病的认识充足，那该病的诊断并不困难，多见于体重超重成年女性患者；并有局部外伤史；疼痛主要为下腰部或臀部的酸胀痛；在骶髂关节附近皮下触及多个大小不等的结节性肿块应引起高度重视；泼尼松封闭治疗腰腿痛改善明显；伴有下肢痛的患者疼痛局限于膝以上，检查直腿抬高试验及加强试验均为阴性，并且无下肢感觉、反射功能障碍，也无其他神经根性痛的症状。

对于骶髂筋膜脂肪疝的治疗方法，文献报道有针灸、封闭、按摩、理疗、药物等非手术治疗和手术治疗。单以药物及物理等治疗方法，虽有一定的效果，但不能从根本上解除筋膜下脂肪组织的疝出及缓解臀上皮神经与其伴行血管的受压情况，因而极大多数患者不能治愈。只有通过手术切除疝出的脂肪结节，松解或部分切除筋膜囊周围粘连的臀上皮神经，才能有效地去除病因，达到治愈目的。基于上述原理及实际治疗效果，手术治疗已经成为骶髂筋膜脂肪疝最有效的治疗手段。相关研究报道，手术治疗此病的治愈率、好转率、有效率都很高。因此对于骶髂筋膜脂肪疝引起的腰腿痛在保守治疗无效后选择手术治疗是安全有效的。

笔者体会：①临床上常见的腰腿疼痛，症状、体征、影像未见神经根压迫表现，很有可能与骶髂筋膜脂肪疝有关，其机理为局部浅筋膜外力或者劳损导致薄弱区域出现疝口，而深部的脂肪组织疝出，形成局部的炎性脂肪存在，而致局部疼痛，且可同时刺激臀上皮神经而出现下肢的非根性的疼痛反应；②骶髂筋膜脂肪疝所致疼痛，其临床多可触诊骶髂部位近骶骨粗隆处的滑动的软性结节，超声、CT、MRI检查，可见相应部位的脂肪肿物；③我们应用局部小切口摘除疝出的炎性脂肪组织，收到了理想的临床效果，证实这种治疗方法是有效的。我们也在探索应用单通道或者双通道的内镜技术下，摘除骶髂筋膜脂肪疝，以解决腰腿疼痛症状。

参考文献

[1] 薛文,管晓鹏,刘林,等. 骶髂筋膜脂肪疝58例回顾性分析[J]. 实用骨科杂志,

2016，22（02），181-182.

[2] 方军波，钟宁，郁刚，等. 骶髂筋膜脂肪疝 36 例手术治疗体会 [J]. 浙江创伤外科杂志，2010，15（02）：202-203.

[3] 孙晓合. 针刀治疗骶髂筋膜脂肪疝 32 例 [J]. 实用医技杂志，2007，14（7）：899-900.

[4] 陈玉昆，钟志强. 手术治疗骶髂筋膜脂肪疝 42 例的疗效观察 [J]. 国际医药卫生导报，2008，14（22）：49-50.

病例 **17** 椎间孔镜手术治疗腰椎骺环离断并椎间盘突出症

一、一般资料

患者刘某，男，37岁。

主诉：腰痛伴右下肢疼痛3年，加重6小时。

现病史：患者3年前劳累后出现腰痛，6小时前因弯腰搬重物时扭伤，后出现腰部疼痛，疼痛剧烈，伴右下肢后外侧放射痛，自腰骶部沿右下肢外侧放射至足大踇指，下地行走后疼痛剧烈，疼痛难以忍受，间歇性跛行约100m。无大小便障碍，无腰部束带感。未行系统性治疗。现为求进一步治疗，来我院就诊，门诊以"腰椎间盘突出症"收入院。患者自发病以来，饮食可，睡眠差，二便正常。体重未见明显变化。

既往史：既往体健。否认高血压病、糖尿病、冠心病等病史；否认肝炎、结核、伤寒等传染病病史；无重大外伤手术及输血史；对青霉素、头孢过敏；未发现其他药物及食物过敏史；预防接种史不详。

个人史：生于原籍，无外地久居史，无疫区、疫水接触史，否认冶游史。无吸烟饮酒等不良嗜好。

婚育史：25岁结婚，育有1子，配偶及儿子均体健。

家族史：父母健在，有1姐1弟，均体健，否认家族遗传病、传染病史。

二、体格检查

T 36.4℃，P 78次/分，R 14次/分，BP 130/90mmHg。患者壮年男性，发育正常，营养中等，形体正常，神志清，精神可，查体合作。全身皮肤、黏膜无黄染，无出血点，皮肤色泽正常，弹性好，无蜘蛛痣，皮疹及皮下结节，浅表淋巴结未触及肿大。双眼睑无水肿下垂，眼结膜无充血水肿及出血点，眼球无突出震颤，巩膜无黄染，双瞳孔等大等圆，对光反射正常存在。耳廓无畸形，各鼻窦无压痛。唇无发绀，口腔黏膜无溃疡，牙龈无出血，悬雍垂居中，咽无充血。颈两侧对称，无抵抗，无颈静脉怒张及颈动脉搏动，气管居中，甲状腺无肿大，胸廓对称无畸形，胸骨无压痛。两侧呼吸动度正常，语颤一致，无胸膜摩擦感，双肺叩音清。肺下界大致相同、呼吸音清，未闻及干湿性啰音及胸膜摩擦音。心前区无局限性隆起，心尖搏动不明显，无抬举性波动，未触及震颤及心包摩擦感，心浊音界无扩大，心律齐，各瓣膜听诊区未闻及病理性杂音。腹平软，无腹壁静脉曲张及胃肠型，无压痛及反跳痛。腹部未触及包块，肝脾肋下未及，肝脾区无叩击痛，肝浊音界无扩大，无移动性浊音，肠鸣音正常，双肾区无叩痛。脊柱及四肢、生理病理反射见专科查体。

专科查体：跛行步态，腰椎生理曲度变直，腰椎活动受限。$L_{4/5}$、L_5/S_1 双侧夹脊穴压痛（+），右侧较重，右侧秩边穴压痛（+），右侧臀中肌压痛（+），右侧臀上皮神经卡压点压痛（+），直腿抬高试验：左（-），右 30°（+），加强试验：左（-），右（+）。双侧"4"字征（-），双侧梨状肌牵拉试验（-），双下肢腱反射（++），双下肢肌力、肌张力正常，双侧踇趾背伸力正常，双侧下肢深浅感觉未触及异常，双侧足背动脉搏动正常，病理征（-）。

三、辅助检查

胸、腰椎 CT 显示：胸部 CT 平扫未见明显异常；腰椎退行性变；$L_{3/4}$、$_{4/5}$、L_5/S_1 椎间盘膨出并 $L_{4/5}$ 水平双侧隐窝狭窄，考虑 $L_{4/5}$、L_5/S_1 水平后纵韧带钙化，$L_{4/5}$ 水平髌环离断并相应椎管变窄。

四、入院诊断

1. 中医诊断　腰痛（瘀血阻络）。
2. 西医诊断　腰椎髌环离断并椎间盘突出症（$L_{4/5}$）。

五、诊断依据

1. 中医辨证辨病依据　患者腰痛伴右下肢疼痛 3 年，加重 6 小时。饮食可，纳眠差，大小便正常，睡眠正常，舌质暗红，苔白，脉涩。综观脉症，四诊合参，该病属于祖国医学的"腰痛病"范畴，证属瘀血阻络。患者中年男性，腰部扭伤史，腰部经络阻滞不通，气血运行不畅，不通则痛。舌脉也为瘀血阻络之象。总之，本病病位在腰部，病属本虚标实，考虑病程急性发作，病情较重，予以解除神经根压迫后，预后较好。

2. 西医诊断依据

（1）主诉：腰痛伴右下肢疼痛 3 年，加重 6 小时。

（2）既往体健。

（3）专科查体：跛行步态，腰椎生理曲度变直，腰椎活动受限。$L_{4/5}$、L_5/S_1 双侧夹脊穴压痛（+），右侧较重，右侧秩边穴压痛（+），右侧臀中肌压痛（+），右侧臀上皮神经卡压点压痛（+），直腿抬高。

（4）辅助检查：胸部 CT 平扫未见明显异常；腰椎退行性变；$L_{3/4}$、$_{4/5}$、L_5/S_1 椎间

盘膨出并 $L_{4/5}$ 水平双侧隐窝狭窄，考虑 $L_{4/5}$、L_5/S_1 水平后纵韧带钙化，$L_{4/5}$ 水平骺环离断并相应椎管变窄（病例 17 图 1）。

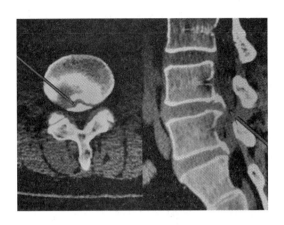

病例 17 图 1　胸部 CT 平扫

六、鉴别诊断

1. 腰椎结核　早期局限性腰椎结核可刺激邻近的神经根，造成腰痛及下肢放射痛。腰椎结核有结核病的全身反应，腰痛较剧，X 线片上可见椎体或椎弓根的破坏。CT 扫描对 X 线片不能显示的椎体早期局限性结核病灶有独特作用。

2. 腰椎后关节紊乱　相邻椎体的上下关节突构成腰椎后关节，为滑膜关节，有神经分布。当后关节上、下关节突的关系不正常时，急性期可因滑膜嵌顿产生疼痛，慢性病例可产生后关节创伤性关节炎，出现腰痛。此种疼痛多发生于棘突旁 1.5cm 处，可有向同侧臀部或大腿后的放射痛，易与腰椎间盘突出症相混。该病的放射痛一般不超过膝关节，且不伴有感觉、肌力减退及反射消失等神经根受损之体征。

七、诊疗计划

1. 疼痛科护理常规，Ⅱ级护理。

2. 完善入院后各项辅助检查，包括心电图、血常规、肝肾功、CRP、腰椎薄层 CT、腰椎 MRI、胸部平片等。

3. 给予胞磷胆碱钠、甲钴胺等药物营养神经。

4. 择日行 C 型臂 X 线引导下椎间盘髓核摘除并动力钻骨化物清除术手术。

八、治疗经过：

1. 住院第 2 日刘垒主任医师查房记录　今日查房，患者自诉腰痛伴右下肢疼痛较前无改善，饮食睡眠一般，二便调。专科查体：跛行步态，腰椎生理曲度变直，腰椎活动受限。$L_{4/5}$、L_5/S_1 双侧夹脊穴压痛（+），右侧较重，右侧秩边穴压痛（+），右侧臀中肌压痛（+），左侧臀上皮神经卡压点压痛（+），直腿抬高试验：左（-），右30°（+），双侧"4"字征（-），双侧梨状肌牵拉试验（-），双下肢腱反射（++），双下肢肌力肌张力正常，踇趾背伸力正常，双侧下肢深浅感觉未触及异常，病理征（-）。入院常规检查已回：血常规、血糖、肾功能、肝功能、血脂等未见明显异常。心电图未见明显异常。胸腰椎 CT 示：胸部 CT 平扫未见明显异常；腰椎退行性变：$L_{3/4}$、$L_{4/5}$、L_5/S_1 椎间盘膨出并 $L_{4/5}$ 水平双侧隐窝狭窄，考虑 $L_{4/5}$、L_5/S_1 水平后纵韧带钙化，$L_{4/5}$ 水平相应椎管变窄。刘垒主任医师查房分析，综合患者的症状、体征和影像学检查，同意目前诊断，目前诊断为：中医诊断　腰痛病（瘀血阻络）；西医诊断　腰椎骺环离断并椎间盘突出症（$L_{4/5}$）。腰椎骺环离断并椎间盘突出症属于"腰痛病"范畴，好发于 $L_{4/5}$、L_5/S_1 之间。腰椎骺环离断薄弱区椎间盘突出后髓核容易压迫硬膜囊和侧隐窝处的神经根，从而出现充血水肿，产生无菌性炎症，释放组胺、5-羟色胺等炎性致痛物质而产生的一系列临床表现，并且发生腰椎间盘突出后，引起腰椎周围的肌肉、韧带、筋膜的牵拉、劳损，产生粘连、瘢痕、挛缩及局部血液循环障碍等问题。所以治本病的关键有两点：一是缓解椎间盘突出物对神经根的压迫；二是消除脊神经根周围水肿、血肿、粘连等无菌性炎症。本次患者入院拟孔镜下椎间盘髓核摘除术、骨化骺环动力钻清理术，直接针对突出和无菌性炎症组织，松解粘连，解除压迫，同时松解周围神经和组织的卡压，来缓解症状。患者 $L_{4/5}$ 为责任间盘，术前与患者充分交流，签署知情同意书，余治疗不变，密切观察病情变化，及时对症处理。

2. 住院第 2 日术前讨论及术前小结

简要病情：患者刘某，男，37 岁。患者腰痛伴右下肢疼痛 3 年，加重 6 小时。既往体健。对青霉素、头孢过敏。专科查体：跛行步态，腰椎生理曲度变直，腰椎活动受限。$L_{4/5}$、L_5/S_1 双侧夹脊穴压痛（+），右侧较重，右侧秩边穴压痛（+），右侧臀中肌压痛（+），右侧臀上皮神经卡压点压痛（+），直腿抬高试验：左（-），右30°（+），双侧"4"字征（-），双侧梨状肌牵拉试验（-），双下肢腱反射（++），双下肢肌力肌张力正常，踇趾背伸力正常，双侧下肢深浅感觉未触及异常，病理征（-）。辅助检查：腰椎 CT 示：腰椎退行性变：$L_{3/4}$、$_{4/5}$、L_5/S_1 椎间盘膨出并 $L_{4/5}$ 水平双侧隐窝狭窄，考虑 $L_{4/5}$、L_5/S_1 水平后纵韧带钙化，$L_{4/5}$ 水平相应椎管变窄。

术前诊断：中医诊断　腰痛（瘀血阻络）。西医诊断　腰椎骺环离断并椎间盘突出症（$L_{4/5}$）。

手术指征：腰部及右下肢疼痛明显，影响日常生活、工作。

拟施手术名称和方式：C 型臂 X 线引导下经皮椎间孔镜下髓核摘除术＋骨化骺环动力钻磨除清理术。

拟施麻醉方式：局部麻醉＋心电监护。

注意事项：介入治疗的难点是准确定位和充分松解，已将术中及术后可能出现的危险和并发症向病人及家属讲明，其表示理解，同意介入治疗，并在协议书上签字。

手术者术前查看患者情况：刘垒主任医师术前查看患者，已将患者病情及介入的必要性、成功率以及并发症等向患者及家属进一步讲解，患者及家属表示理解并同意。

4．住院第 2 日手术记录

术前诊断：同前。

术中诊断：同前。

手术名称：C 型臂 X 线引导下经皮椎间孔镜下髓核摘除术＋骨化髓环动力钻磨除清理术。

手术经过、术中发现的情况及处理：患者左侧卧位于非血管 DSA 治疗床，开放静脉，侧腹下垫枕，使患者腰椎处于侧位置，监测生命体征，在 C 型臂透视辅助下定位穿刺点：

标记 $L_{4/5}$ 的穿刺点：标记正位线，突出物为靶点，靶点与正位像的 L_5 小关节尖部的连线在体表的投影线；标记侧位线，靶点与侧位像的 L_5 小关节尖部的连线在体表的投影线，两条直线在体表的交叉点为 $L_{4/5}$ 进针穿刺点。

常规消毒、铺巾，先行 $L_{4/5}$ 椎间隙置管：1％利多卡因逐层局部浸润麻醉后，使用 18G 穿刺针经患侧椎旁肌至椎间隙，穿刺过程中逐层麻醉，透视下监测导针位置无误，后置入穿刺导丝，C 型臂确认位置，拔出穿刺针，以穿刺导丝为中心切开约 7mm 皮肤，依次沿导丝置入细、粗软组织扩张管至小关节内侧缘，扩张软组织通道，拔出软组织扩张管，逐渐置入 TOM1 和 TOM2 在相应小关节腹侧处固定，用锤子敲击至侧位在椎体后缘，正位在椎弓根内侧缘处，后拔出 TOM 针，置入逐级骨钻，磨除部分小关节，再次置入穿刺导丝，拔出骨钻，置入铅笔头，经透视定位侧位在椎体后缘，正位在椎弓根内侧缘和棘突连线之间，后取出导丝，在通道内放置孔镜工作套管，C 型臂确认位置，侧位在 $L_{4/5}$ 椎体后缘，正位在右侧 $L_{4/5}$ 椎弓根内缘椎间盘突出位置，$L_{4/5}$ 置管完毕（病例 17 图 2）。

置管结束后先行 $L_{4/5}$ 节段椎间盘髓核摘除术，置入内镜系统，调节影响白平衡，连接生理盐水，观察髓核及纤维环，可见工作套管将神经根和硬膜囊挡在外面只显露髓核，分离神经根和髓核，髓核一般位于神经根下部，应仔细辨认。纤维环钳咬穿后纵韧带及纤维环，镜下直视下用髓核钳选择性摘除髓环薄弱区疝出的椎间盘髓核组织，取出椎间盘 2～3g。硬膜前间隙直视下用镜下动力钻磨除髓环骨块后用髓核钳取出，尽可能切除椎体后缘离断后突的骨块，镜下观察神经根松解情况，观察到硬膜囊和神经根出现自主波动提示为神经根松解彻底（病例 17 图 3）。再微调工作通道，置入射频消融电极进入椎间盘内多点消融、电凝。镜下观察无活动性出血，神经根松弛和硬

脊柱相关性疼痛疾病典型病例

脊膜囊波动情况，退出内镜及工作通道，切口缝合1针，无菌敷料覆盖。

结果：患者在整个治疗过程中生命体征平稳，无心慌，无头疼，无恶心呕吐等不适。

术后注意事项：术后严密监测生命体征变化情况，观察患者手术切口渗血情况及双下肢活动、感觉情况。嘱患者行双下肢踝泵训练，防止双下肢深静脉血栓形成。术后当天患者即可佩戴腰围下床，第2天出院；嘱术后1个月内以侧身姿势起床及卧床休息为主，可短时站立行走，3个月内避免久坐、跑跳、持重物，此后视恢复情况恢复正常工作及活动。

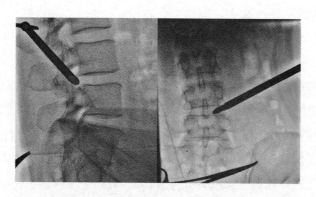

病例17图2　椎间孔镜工作套管位置

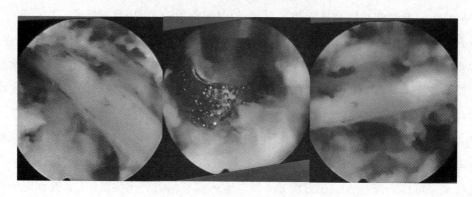

病例17图3　磨除骨后环显露神经根

5. 住院第2日术后首次病程记录　患者术后6小时，一般情况良好，刀口处疼痛轻微，右下肢疼痛解除。患者生命体征平稳，无心慌，无头疼，无恶心呕吐等不适。嘱术后注意事项：针口72小时内不要接触水，以防止感染密切观察病情，及时对症处理。

6. 住院第3日查房记录　今日查房，患者诉腰部无明显不适，右下肢疼痛消失，饮食睡眠可，二便正常。术后第一天暂不专科查体。刘垒主任医师查房分析，患者昨日行经皮椎间孔镜下髓核摘除术为主的综合治疗，针对突出物直接摘除，解除压迫，同时对周围神经嵌压进行松解，目前患者腰痛伴右下肢疼痛消失，疗效显著，治疗继续抗炎、神经脱水、营养神经等巩固疗效，继观。

7. **住院第 4 日查房记录**　今日查房，患者诉腰痛消失，右下肢稍有不适感，已无明显疼痛感，饮食睡眠可，二便正常。专科查体：腰椎生理曲度变直，腰椎活动未见明显受限。$L_{4/5}$、L_5/S_1 双侧夹脊穴压痛（+-），右侧秩边穴压痛（-），右侧臀中肌压痛（-），右侧臀上皮神经卡压点压痛（-），直腿抬高试验 -（-），双侧"4"字征（-），双侧梨状肌牵拉试验（-），双下肢腱反射（++），双下肢肌力肌张力正常，蹈趾背伸力正常，双侧下肢深浅感觉未触及异常，病理征（-）。主治医师查房分析，术后患者症状消失，对比传统脊柱后路椎板开窗髓核摘除术，椎间孔镜椎间盘髓核摘除术具有如下优势：切口小，避免了传统开放性大切口对椎旁肌肉广泛剥离，以及对椎板、黄韧带、关节突等组织的破坏；并发症低，传统开放椎间盘切除术的并发症包括对硬膜囊和神经根的牵拉、硬膜穿孔、神经损伤、脑脊液漏、脊膜假性膨出、脑膜炎、椎间隙感染等。椎间孔镜下直视操作可以更为直观的保护神经根、硬膜囊等组织，避免术中医源性损伤；另外整个手术在局部麻醉下进行，患者始终保持清醒状态，对术中可能出现的疼痛、麻木、疼痛等各种不适进行及时沟通，避免术者对上述组织的损伤；椎间孔镜复发率较传统手术明显降低。患者目前症状消失，无明显其他不适，查体阳性体征消失，说明神经根压迫解除，明日复查血常规、CRP、ESR、降钙素原等评估炎症情况，甘露醇、甲强龙疗程已足故今日停用，余治疗不变，继观。

8. **住院第 5 日查房记录**　今日查房，患者诉腰痛及右下肢无明显疼痛，下床站立、行走无明显下肢疼痛，二便正常。专科查体见：敷料干燥，伤口无明显红肿、渗出，腰椎生理曲度变直，腰椎活动未见明显受限。$L_{4/5}$、L_5/S_1 双侧夹脊穴压痛（+-），右侧秩边穴压痛（-），右侧臀中肌压痛（-），左侧臀上皮神经卡压点压痛（-），直腿抬高试验 -（-），- 双侧"4"字征（-），双侧梨状肌牵拉试验（-），双下肢腱反射（++），双下肢肌力肌张力正常，蹈趾背伸力正常，双侧下肢深浅感觉未触及异常，病理征（-）。复查化验结果回示：血细胞分析（五分类）：白细胞计数 $12.26×10^9/L$，中性粒细胞计数 $9.07×10^9/L$，患者及家属对治疗效果满意主动要求明日出院。刘垒主任医师查房分析，患者术后疼痛基本消失，伤口愈合良好，根据化验结果提示白细胞计数升高，考虑到患者无体温升高，无局部疼痛加剧等症状，分析升高的原因可能与手术应激性反应及术后用药有关，可暂不予处理，同意其明日出院，嘱出院后加强腰背肌锻炼，勿受凉，勿劳累，2 周后复诊，不适随诊。

九、出院诊断

1. **中医诊断**　腰痛（瘀血阻络）。
2. **西医诊断**　腰椎髌环离断并椎间盘突出症（$L_{4/5}$，急性）。

十、讨论

椎体后缘骺环离断症（posterior ring apophysis fracture，PRAF）是一种不常见的疾病，常伴有腰椎间盘突出症，多见于青壮年，引起相应的神经根性症状或马尾神经压迫症状。

椎后缘骺环离断症的命名：关于本病的命名比较混乱，目前有5种，分别为：①腰椎软骨板破裂症；②腰椎椎体后缘离断症；③腰椎椎体后缘骨骺离断症；④腰椎椎体后缘 Schmorl 结节；⑤硬性椎间盘突出。但了解其不同类型的发病机理后对其命名就有明确的认识。本病的发生机理尚不完全明了，可能与以下几点有关：①软骨板先天性缺陷，如骨化障碍形成的缺陷、脊索突出的残缺等是其发病的基础；②应力创伤是诱因，在青少年时期由于长期的压应力、旋转应力、屈曲应力一方面加重了薄弱区软骨板的进一步损伤，另一方面加快了椎间盘的退变；③在上述基础上，椎间盘通过薄弱区疝入椎体内部导致局部骨小梁吸收并被椎间盘组织替代形成结节，发生于中心区的形成 Schmorl 结节，而靠近椎体后缘的结节在纵向压力作用下，不断扩大最终使结节后壁突入椎管甚至断裂游离。另外，椎体终板的形状也与腰椎间盘突出有关。但不论哪种原因，最终都要累及到腰椎椎体的骺环，随着年龄的增长，离断骺环中的软骨细胞成骨、骨化，因而称为腰椎后缘骺环离断症比较确切。通过 CT 扫描，可把腰椎椎体后缘骺环离断大体分为软骨板破裂后移型、Schmorl 结节型、撕脱骨折型3种类型。

腰椎后缘骺环离断症的临床表现与椎间盘突出、腰椎管狭窄症极为相似，但也有如下特点：①青壮年多见；②起病隐匿，病程长，早期以反复发作的腰痛或臀部疼痛为主要症状，症状加重时可出现下肢放射痛、麻木无力。往往于创伤后出现腰痛症状加重并伴发剧烈下肢放射性疼痛。这是由于椎间盘组织连同离断的骺环向后突出是一个慢性、进行性过程，且青壮年黄韧带柔软，椎板增厚不明显，椎管代偿空间大，因而临床表现症状通常不重但容易反复发作。

多年来，不断有文献报道关于 PRAF 的研究。大部分学者强调手术的重要性，但由于 PRAF 相对少见和分类的多样性，缺乏一致的手术策略，包括手术减压方式的选择，是否去除离断骨块或椎间盘以及脊柱融合的必要性。传统治疗方式为开放手术，虽能取得满意的神经减压效果，但手术创伤大，对腰椎正常组织结构及运动功能存在不可避免地破坏。随着脊柱微创技术日益完善，如何减少手术创伤、维持术后脊柱的稳定性、避免邻椎病的发生是临床医生需要注意的问题。近年来，椎间孔镜手术因其微创、直视、安全等特性，在临床得以应用治疗该症。镜下动力系统的临床使用，让微创磨除椎管内钙化结构得以实现。

随着脊柱微创技术日益完善和手术经验的积累，经皮椎间孔镜同样适用于治疗

PRAF，动力磨钻系统的使用，已经能处理过去不能完成的特殊情况，如骨性侧隐窝狭窄、复发及翻修手术等。有学者提出椎间孔镜更接近 PRAF 骨块的解剖位置，即硬膜前间隙，同时具有手术时间短、出血少、并发症少的优点，适合推广应用。与开放手术比较，术后并发症如持续节段性感觉缺失、感觉迟钝和硬膜撕裂等发生率更低。但考虑由于受压责任神经的内在病损需要较长的恢复时间及术中不可避免地穿刺造成组损伤，使患者仍有轻微的腰、腿痛不适。因此，我们主张术后 1 个月内以侧身姿势起床及卧床休息为主，可短时站立行走，3 个月内避免久坐、跑跳、持重物，此后视情况恢复正常工作及活动。

目前，经皮椎间孔镜技术具有多方面优势，但仍存在一些难以避免的问题，主要体现在其对手术器械、术者的技术操作要求高。PRAF 硬化强度大，相对容易发生器械的断折和脱落的风险。因此，若手术器械质量满足不了手术需要，容易引起医源性医疗事故。其次，经皮椎间孔镜技术学习曲线陡直，穿刺定位要求术者必须熟练掌握入路的解剖结构，通过多角度的二维平面头像在头脑中准确建立三维立体影像，具备较强的协调能力和操作能力，从而达到穿刺定位的高精确度，减少放射线对患者和医生的辐射量。此外，根据骺环离断的位置不同，在上关节突成形的过程中，注意保留关节面，除锯除上关节突腹侧骨质外，必要时可锯除部分下位椎体后上缘及椎弓根部分骨质，以便工作套管位置的调整，有利于水平置入从而摘除漂浮的离断骺环。当减压完毕后，能观察到神经根随着心跳搏动，在台上检查患者术肢直腿抬高试验，不仅能让术者观察到神经根的活动，也能让患者观察到术前和术后的对比。此外，射频消融电极入椎间盘内多点消融、电凝，不仅消除疼痛刺激物，而且为纤维环的愈合创造有利条件。射频电极可以消除破裂纤维环内生长的过敏神经末梢受体。同时，术中用盐水连续灌注可以冲出椎间盘中的有毒代谢物，防止术中电热凝血的副产物积累在椎间盘中。

笔者体会：椎体骺环离断是临床较为多见，但我们发现：①很多影像学检查有骺环离断的患者，并不存在相应的椎管内神经压迫的问题。临床上很多患者是因为出现了急性或者短期的相应椎间盘节段的神经压迫症状来诊，究其原因，是骺环离断部位的软性结构薄弱区处存在椎间盘突出是主要致病因素（病例 17 图 4，箭头所指为薄弱区处突出），这种类型患者解除椎间盘突出后，症状均会很快改善或解除。此类患者治疗侧重点在于椎间盘突出而非骨化的骺环离断。由此，我们认为对这种骺环骨化薄弱区的椎间盘突出以"骺环离断症"的诊断命名值得商榷，当然对一些因急性发病的骺环离断形成椎管内神经压迫的、因骺环离断的骨性压迫而慢性进展性病程的患者，另当别论；②经皮椎间孔镜技术可以理想的解决椎间盘突出，但置入工作套管应力求达到骺环骨化薄弱区的椎间盘疝出位置；③对于骺环离断的骨化物，可结合动力磨钻应用，安全、有效的抹除其对神经的挤压或者可能造成的影响；④该手术治疗骺环离断并腰椎间盘突出症的近期疗效是值得肯定的，但作为新生技术，仍缺乏长期的随访资料以证明其长期疗效。

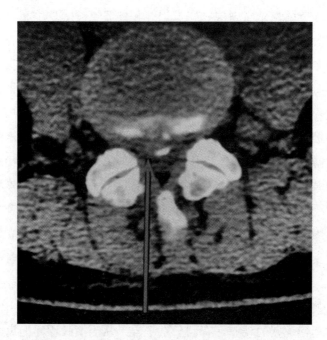

病例 17 图 4　薄弱区处突出

参考文献

[1] 钟远鸣，梁梓扬，黄保华，等 . 经皮椎间孔镜治疗腰椎椎体后缘骺环离断症的近期疗效 [J]. 中国微创外科杂志，2018，18（07）：619-623.

[2] 袁振超，黄保华，黄民锋，等 . 显微椎间盘镜下精确减压法治疗椎体后缘离断症 [J]. 中国内镜杂志，2013，19（05）：503-506.

[3]Lowrey JJ.Dislocated lumbar vertebral epiphysis in adolescent children.Report of three cases.J Neurosurg.，1973，38（2）：232-234.

[4] 王全平，陆裕朴，李明全，等 . 腰椎软骨板破裂症（附 56 例报告）[J]. 中华骨科杂志，1994（04）：195-199.

[5] 黄保华，袁振超，周先明，等 . 腰椎椎体后缘离断症两种不同的手术方法疗效比较 [J]. 中国内镜杂志，2015，21（01）：42-45.

病例 **18** 腰交感神经射频术治疗顽固性下肢周围神经痛

一、一般资料

患者田某，男，46 岁。

主诉：双足疼痛 5 个月余。

现病史：患者 5 个月前无明显原因及诱因出现双侧下肢疼痛，伴行走、久立后患肢疼痛，逐渐出现下发黑、红肿，休息一周后逐渐加重，就诊于桓台县人民医院，诊断为下肢动脉粥样硬化、糖尿病足、糖尿病，收入院治疗。入院后完善相关检查，于局部麻醉下行动脉造影＋置管溶栓术治疗，术后积极抗凝、溶栓、扩张血管、活血化瘀等治疗，住院 10 天后好转出院。出院后患者无下肢发黑，无肢体肿胀，双足疼痛仍明显。今为求进一步治疗，来我院就诊，门诊以神经病理性疼痛、周围神经病变、2 型糖尿病收入院。患者发病以来，饮食可，睡眠一般，二便正常。体重未见明显变化。

既往史：患者既往糖尿病病史 14 年，先后服用过消渴丸、二甲双胍、格列本脲等药物，未严格控制饮食，空腹血糖控制在 12mmol/L 左右，否认高血压、心脏病史，否认脑血管、精神病史，否认肝炎、结核、疟疾等传染病病史，否认其他手术、外伤、输血史，否认药物、食物过敏史，预防接种不详。

个人史：生于原籍，无外地久居史，无疫区、疫水接触史，否认冶游史。无吸烟饮酒等不良嗜好。

婚育史：25 岁结婚，育有 1 子，配偶及儿子均体健。

家族史：父母健在，有 1 姐 1 弟，均体健，否认家族遗传病、传染病史。

二、体格检查

T 35.9℃，P 110 次／分，R 24 次／分，BP 125/81mmHg。患者中年男性，发育正常，营养中等，神志清楚，自主体位，检查合作。全身皮肤无黄染、无瘀点、无出血点。全身浅表淋巴结未触及肿大。头颅发育正常，毛发分布均匀，眼睑无水肿，结膜无充血，巩膜无黄染，双侧瞳孔等大等圆，对光反射及调节反射存在，耳、鼻无异常，口唇无发绀，咽部无充血，扁桃体无肿大。颈软，无抵抗，颈静脉无怒张，气管居中，甲状腺无肿大。胸廓对称无畸形，双侧乳房对称，未触及明显包块。双肺呼吸音清晰，未闻及干、湿性啰音。心前区无隆起及凹陷，心界无扩大，心率 110 次 / 分，节律规整，各瓣膜听诊区无闻及病理性杂音。腹部平坦，腹软，无压痛，无反跳痛。肝、脾肋下未触及，Murphy's 征阴性，肝、肾区无叩痛，肠鸣音无亢进，移动性浊音阴性。脊柱无畸形，四肢无畸形，双下肢无水肿。双下肢足背动脉搏动未触及。肱二头肌反射正常，膝腱反射正常，腹壁反射正常。巴氏征阴性，布氏征阴性。

专科查体：双小腿外侧及双足浅感觉减退，深感觉未触及明显异常，双足底皮肤粗糙。双下肢肌张力正常，双下肢肌力Ⅳ$^+$级。双侧膝腱反射、跟腱反射对称存在（+）。双侧足背动脉搏动未触及。双侧 Babinski 征（-）。

三、辅助检查

下肢血管彩超显示：下肢动脉粥样硬化。

四、入院诊断

1. 中医诊断　脉痹（瘀血阻络）

2. 西医诊断　①神经病理性疼痛；②2 型糖尿病。

五、诊断依据

1. 中医辨证辨病依据　患者双足疼痛 5 个月余。饮食可，纳眠差，大小便正常，睡眠正常，舌质暗红，苔白，脉涩。综观脉症，四诊合参，该病属于祖国医学的"脉痹"范畴，证属瘀血阻络。患者中年男性，以患肢疲乏、麻木或疼痛，下肢可见间歇性跛行等为主要表现的肢体痹病类疾病。脉痹一名，始见于《黄帝内经》。继后，《金匮要略》等医籍有血痹的记载。血气痹阻与经脉痹阻相关，故血痹与脉痹类同。从临床实践看，脉痹作为病种并不少见，故将其列为病种之一。凡以血脉瘀滞为主要病证者，均应属本病。总之，本病病位在脉，病属本虚标实。

2. 西医诊断依据

（1）主诉：双足疼痛 5 个月余。

（2）患者既往糖尿病病史 14 年。

（3）专科查体：双小腿外侧及双足浅感觉减退，深感觉未触及明显异常，双足底皮肤粗糙。双下肢肌张力正常，双下肢肌力Ⅳ$^+$级。双侧膝腱反射、跟腱反射对称存在（+）。双侧足背动脉搏动未触及。双侧 Babinski 征（-）。

（4）辅助检查：下肢血管彩超（桓台县人民医院）：下肢动脉粥样硬化。

六、鉴别诊断

1. 中医鉴别诊断　血痹：血痹是发生于肢端的一种血管性疾病，多由四肢末端动脉发生阵发性痉挛，使皮肤因缺血而成苍白色或局部缺氧而发绀。祖国医学认为血痹是邪入血分而成的痹症。由气血虚弱，当风睡卧，或因劳汗出，风邪乘虚侵入，使血气闭阻不通所致。《金匮要略·血痹虚劳病脉证并治》：问曰：血痹病从何得之？答曰：夫尊荣人，骨弱肌肤盛，重因疲劳汗出，卧不时动摇，加被微风，遂得之。《诸病源候论》卷一："血痹者，由体虚邪入于阴经故也。血为阴，邪入于血而痹，故为血痹也。故相鉴别。

2. 西医鉴别诊断

（1）坐骨神经炎：常伴随各种类型的感染及全身性疾病发生，如上呼吸道感染。因坐骨神经较为浅表，受潮、受寒时易发生坐骨神经炎，全身性疾病发生坐骨神经炎时应注意有无胶原病及糖尿病等并发。　坐骨神经痛大多数为单侧，不伴有腰、背痛；疼痛一般为持续性，亦可为发作性，椎管压力增加时症状加重，亦可沿坐骨神经径路放射。坐骨神经干压痛明显，腓肠肌压痛存在；疼痛与肌无力多不平行，一般疼痛较重，而肌无力多不明显，急性期由于疼痛判断运动功能较为困难，可检出足下垂，腓肠肌、胫前肌萎缩；跟腱反射减低或消失，但跟腱反射亦可正常，膝反射正常，浅感觉障碍明显。

（2）腰椎椎管狭窄症：是临床的常见病，其发病原因十分复杂，有先天性的腰椎管狭窄，也有由于脊柱发生退变性疾病引起的，还有由于外伤引起脊柱骨折或脱位或腰手术后引起椎管狭窄。其中最为多见的是退变性腰椎管管狭窄症。最常见的是退行性椎管狭窄症。临床表现　语音　本病起病多隐匿，病程缓慢，好发于 40～50 岁的男性。引起狭窄的病因十分复杂，依据其临床狭窄部位的不同，患者典型的症状可包括：长期腰骶部痛、腿痛、双下肢渐进性无力、麻木，间歇性跛行，行走困难。其中麻木可由脚部逐渐向上发展到小腿、大腿及腰骶部，腹部出现束带感，严重时出现大小便异常，截瘫等。做腰部过伸动作可引起下肢麻痛加重，此为过伸试验阳性，是诊断椎管狭窄症的重要体征。

七、诊疗计划

1. 疼痛科护理常规，Ⅱ级护理。

2. 完善入院后各项辅助检查，包括心电图、血常规、肝肾功能、CRP、腰椎薄层CT、腰椎 MRI、胸部平片等。

3. 给予胞磷胆碱钠、甲钴胺等药物营养神经。

4. 择日行 CT 引导下交感神经节射频温控脉冲术。

八、治疗经过

1. 住院第 2 日查房记录 今日查房，患者入院第 2 天，仍感双足疼痛，不敢行走站立，NRS 评分：6 分。饮食睡眠一般，二便正常。专科查体：双小腿外侧及双足浅感觉减退，深感觉未触及明显异常，双足底皮肤粗糙。双下肢肌张力正常，双下肢肌力Ⅳ$^+$级。双侧膝腱反射、跟腱反射对称存在（+）。双侧足背动脉搏动尚可。双侧 Babinski 征（−）。部分实验室检查结果已回：血细胞分析（五分类）：嗜碱细胞百分比 0.015，红细胞计数 4.03×10^{12}/L，血红蛋白 125.0g/L。刘垒主任医师查房分析，患者因患 2 型糖尿病多年，有糖尿病周围神经病变病史，导致交感神经功能紊乱，可行腰交感神经节脉冲射频调制术。交感神经系统的活动比较广泛，刺激交感神经能引起皮肤末梢血管收缩、心搏加强和加速、新陈代谢亢进、疲乏的肌肉工作能力增加，改善血液循环障碍，加快致痛物质的清除，促进下肢功能的改善，充分发挥机体抵御疾病的能力，提高维护自身内环境平衡的能力，现无手术禁忌证，今日行脉冲射频调制术。

2. 住院第 2 日术前讨论内容：住院医师汇报病例略。

主治医师：该病例有以下特点：①主诉：双足疼痛 5 个月余；②患者既往糖尿病病史 14 年；③专科查体：双小腿外侧及双足浅感觉减退，深感觉未触及明显异常，双足底皮肤粗糙。双下肢肌张力正常，双下肢肌力Ⅳ$^+$级。双侧膝腱反射、跟腱反射对称存在（+）。双侧足背动脉搏动可。双侧 Babinski 征（−）；④辅助检查：下肢血管彩超（2019 年 9 月 13 日桓台县人民医院）：下肢动脉粥样硬化。

刘垒主任医师：同意以上意见。综合患者病例特点，神经病理性疼痛诊断明确，下肢血管彩超：下肢动脉粥样硬化。患者仍有双下肢活动后疼痛明显，准备今日行 CT 引导下感觉根射频温控脉冲术，已与患者及其家属交代并签署知情同意书，术前应积极准备，与患者充分沟通，术中注意观察患者生命体征，防止意外的产生；围术期内注意监测生命体征，术后密切观察病情变化，加强康复训练，避免并发症的产生。将手术的必要性、成功率、风险性及可能的并发症向患者及家属讲明，取得家属同意及理解。

主持人小结：患者诊断明确，介入适应证明确，无介入禁忌征，准备行 CT 引导下感觉根射频温控脉冲术。

3. 住院第 2 日术前小结：

简要病情：患者田某，男，46 岁，因双足疼痛 5 个月余。患者双足疼痛 5 个月余。既往有糖尿病病史 14 年。专科查体：双小腿外侧及双足浅感觉减退，深感觉未触及明显异常，双足底皮肤粗糙。双下肢肌张力正常，双下肢肌力Ⅳ$^+$级。双侧膝腱反射、跟腱反射对称存在（+）。双侧足背动脉搏动可。双侧 Babinski 征（−）。辅助检查：

下肢血管彩超（桓台县人民医院）：下肢动脉粥样硬化。

术前诊断：中医诊断　脉痹（瘀血阻络）。西医诊断　①神经病理性疼痛；②2型糖尿病。

手术指征：患者双足疼痛，严重影响日常生活，保守治疗效不佳。

拟施手术名称和方式：CT 引导下腰交感神经节射频温控脉冲术。

拟施麻醉方式：局部麻醉＋心电监护。

注意事项：穿刺过程中发生神经损伤；术后可能并发感染。术中风险在于该病人疼痛耐受情况，已与患者及其家属交代并签署知情同意书，术前应积极准备，与患者充分沟通；术中要密切观察患者生命体征，防止意外的产生；围术期内注意监测生命体征，术后密切观察病情变化，术后注意伤口清洁干燥，及时换药，预防感染。介入治疗的难点是充分松解，已将术中及术后可能出现的危险和并发症向病人及家属讲明，其表示理解，同意介入治疗，并在协议书上签字。

手术者术前查看患者情况：刘垒主任医师术前查看患者，已将患者病情及介入的必要性、成功率以及并发症等向患者及家属进一步讲解，患者及家属表示理解并同意。

4. 住院第 2 日手术记录

术前诊断：同前。

术中诊断：同前。

手术名称：腰交感神经节射频脉冲术。麻醉方法：局部麻醉。麻醉者：刘垒主任医师。

手术经过、术中发现的情况及处理：患者于介入治疗室由刘垒主任医师行腰交感神经节射频温控热凝术，术前签署知情同意书。患者 C 臂透视引导下穿刺，患者俯卧于 C 臂机检查床上，常规消毒铺巾。穿刺靶点：患侧双侧选择 L_2 椎体旁中下 1/3 交界点层面、L_3 椎体旁中上 1/3 交界点层面、L_4 椎体旁上下 1/2 交界点层面。进针点和角度：C 臂投照器向治疗侧外旋 20 ～ 25°角至横突尖投影正好与椎体前缘投影重叠，根据患者情况以 15cm 射频穿刺针管状位穿刺至椎体的前外侧缘。前后位透视可见针尖位于小关节投影线上，侧位透视见针尖在椎体的前缘（病例 18 图 1）。注射造影剂：注射欧乃派克 1 ～ 2ml，在侧位和前后位透视下显示造影剂弥散局限于椎体前侧缘，排除针尖在血管、脏器和肌肉内（病例 18 图 2）；电刺激测试：50Hz、1.0V 电压诱发出背部深处酸痛，2Hz、1.0V 电压刺激无下肢和臀部肌肉搐动；局部麻醉药试验性阻滞：注射 2% 利多卡因 5ml，5 ～ 10 分钟后出现下肢变暖而无麻木症状。即可给予射频热凝（使用北京北琪射频仪）：针尖电极加温至 85℃、持续 120s，射频热凝 2 次，待针尖温度降到 40℃后，将射频针后退 5mm，再重复上述电刺激和加温射频热凝 2 次。热凝过程中病人无特殊不适主诉。热凝治疗后，拔除穿刺针，消毒后无菌敷料包扎，待生命体征平稳后返回病房。

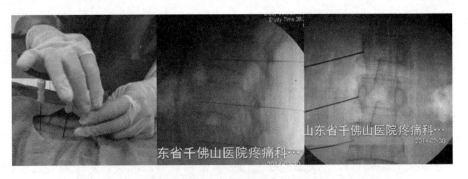

病例 18 图 1　射频穿刺针到达靶点

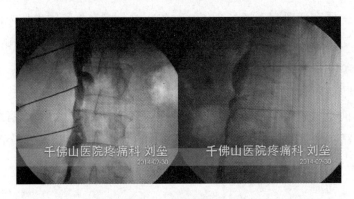

病例 18 图 2　腰交感神经造影术

结果：患者在整个治疗过程中生命体征平稳，无心慌，无头疼，无恶心、呕吐等不适症状。治疗结束后，患者精神状态好，无其他不适症状，叮嘱患者术后注意事项后，以平车推回病房。

术后注意事项：嘱患者适当活动，避免腰部不当受力动作，针口 72 小时内避免接触水，以防止针口局部感染。

5．住院第 3 日术后首次病程记录　患者于介入治疗室由刘垒主任医师行感觉根射频温控热凝术，术前签署知情同意书。患者俯卧于治疗床上，开放静脉通道，常规监测生命体征。手术操作过程同手术记录。患者无出现麻胀热感、触电感，射频热凝术操作完毕，拔出电极，感觉根射频热凝操作完毕。患者在整个治疗过程中生命体征平稳，无心慌，无头疼，无恶心呕吐等不适症状。治疗结束后，患者精神状态好，无其他不适症状，叮嘱患者术后注意事项后，以平车推回病房。嘱患者适当活动，避免腰部不当受力动作，针口 72 小时内保持清洁干燥，以防止针口局部感染。

6．住院第 4 日查房记录　术后第 1 天，今日查房，患者诉双足部疼痛有所缓解，NRS 评分 3 分，饮食可，睡眠一般，大小便正常。术后第 1 天暂不查体。刘垒主任医师查房后分析：患者昨日行 $L_{2\sim4}$ 交感神经节射频热凝调制术，射频神经调制术是通过脉冲式电流，在神经组织周围形成高电压，该方法对神经无破坏作用，具有危险小、准确定位、不破坏神经、可重复治疗的优点。通过脉冲干扰交感神经的功能，使神经局部产生抑制交感神经的传出冲动，扩张区域的小动脉和微动脉，从而有效的改善下肢发凉症状。此患者术后第一天暂不做效果评价，考虑到患者病情稳定，目前治疗方案暂不改变，密切观察患者症状，不适症状及时对症处理。

7. 住院第 5 日查房记录　今日查房，患者诉双下肢疼痛症状改善，饮食可，睡眠一般，大小便正常。专科查体：双小腿外侧及双足浅感觉减退，深感觉未触及明显异常，双足底皮肤粗糙。双下肢肌张力正常，双下肢肌力Ⅳ+级。双侧膝腱反射、跟腱反射对称存在（+）。双侧足背动脉搏动可。双侧 Babinski 征（-）。主治医师查房后分析：患者目前行双侧 L_2 交感神经节脉冲射频调制术，术后症状改善不明显，因为脉冲射频并非通过热效应发挥作用，而是通过电场效应达到治疗的目的，无神经损毁的副作用，所以可反复多次进行神经调制，嘱患者稳定情绪，增用普瑞巴林 75mg 2次 / 天，余治疗暂不改变，继观。

8. 住院第 6 日查房记录　今日查房，患者一般情况可，诉双足疼痛较前减轻2/10 分，余未诉特殊不适。查体同前。患者目前疼痛主要原因为糖尿病引起下肢神经营养障碍，周围神经病变，日久形成神经病理性疼痛。患者入院后经交感神经节射频调制后，疼痛减轻。继续观察，同时给予偏振光肾俞穴照射。进一步和患者及家属沟通病情，了解疾病知识，增强抗病信心。积极控制血糖，增加锻炼，在减轻疼痛的同时，预防糖尿病足的形成。

9. 住院第 8 日查房记录　今日查房，患者一般情况可，诉双足疼痛较入院前减轻 2/10 分，增加下床行走活动后，双足疼痛无明显加重，余未诉特殊不适。查体：双小腿外侧及双足浅感觉减退，深感觉未触及明显异常，双足底皮肤粗糙。双下肢肌张力正常，双下肢肌力Ⅳ+级。双侧膝腱反射、跟腱反射对称存在（+）。双侧足背动脉搏动可。刘垒主任医师查房后，分析：患者糖尿病引起下肢神经营养障碍，周围神经病变，日久形成神经病理性疼痛。患者入院后经交感神经节射频调制后，疼痛减轻。可考虑出院继续修养，适当增加户外活动，积极控制血糖，减轻疼痛，预防糖尿病足的形成。今日办理出院。

九、出院诊断

1. 中医诊断　脉痹（瘀血阻络）。
2. 西医诊断　①神经病理性疼痛；②2 型糖尿病。

十、讨论

腰交感神经由腰交感神经干和第 3～5 对腰交感神经组成，位于椎体前外侧，在前纵韧带前方结缔组织表面走行，支配下腹部脏器、下肢、腰和骶椎血管的感觉和运动。交感神经在疼痛的信号传递过程中起重要作用，离断交感神经可导致其对应区域的痛觉消失。交感神经还参与调节疼痛相关介质的产生与释放，如神经生长因子、白介素-8 及缓激肽等。此外，交感神经还参与血管的舒缩调节，交感神经毁损可解除下肢的血管痉挛，从而改善下肢循环障碍，减轻血管痉挛性或缺血性疼痛。化学性腰交感神经毁损术治疗下肢缺血性疾病已应用于临床多年，疗效确切，但相关并发症时有发生。

腰交感神经在解剖结构上毗邻生殖股神经、腰神经丛、输尿管及大血管，且化学药物具有流动性。通过营养神经等对症治疗后，相关并发症均于 3 ～ 7 天好转。腰交感神经射频毁损技术是一种新型的神经毁损方法，具有定位准确、毁损范围精准、并发症少、见效快等特点，明显优于无水乙醇、阿霉素等传统的化学毁损方法。在 C 臂或 CT 引导下进行操作，定位更准确，穿刺出血、误伤等并发症更少。据报道，化学毁损术后有发生输尿管周围纤维化，导致输尿管堵塞、肾盂积水、肾衰的病例。化学毁损时由于药物的流动性，使毁损范围无法控制，该术式不可避免的缺点。射频热凝技术是安全有效的物理性、破坏性神经阻滞治疗方法之一。将腰交感神经射频热凝术与外科切除术进行对比，结果显示两种方法的疗效无明显统计学差异，但与化学毁损术相比，射频热凝术具有不会形成明显的瘢痕组织、可反复施行的优点。某些学者在随机对照分组对比了在 X 线透视和非 X 线透视下腰交感神经射频热凝术的效果，结果表明射频热凝术能有效地毁损腰交感神经节，并且 X 线透视指引穿刺有助于提高成功率和减少并发症。

相关的基础研究发现，80℃的局部温度可以完全使神经纤维内无髓鞘 C 类神经纤维轴突溶解、坏死。治疗机制可能为：改善血液循环障碍，加快致痛物质的清除，促进脏器功能恢复，充分发挥机体抵御疾病的能力，提高维护自身内环境平衡的能力。一次有效长时间阻断腰交感神经功能达到持续血管扩张，改善组织血液和营养供应，消除异感，减轻疼痛。抗抑郁药物通过减低伤害性知觉而起效，其阻滞作用通过抑制突触前的 5- 羟色胺和去甲肾上腺素而实现。优点是简单易行、无创，但是随着用药量的加大，可能会出现眩晕、视物模糊、排尿困难、肝功能损害等并发症。该临床研究证实规范的抗抑郁药物治疗 RSD，疗效并不理想。腰交感神经进行射频热凝毁损治疗收到了很好的疗效，较传统手术方式大大提高了疗效。

笔者体会：①腰交感神经射频毁损技术可以治疗各种顽固性的下肢疼痛，包括内脏如升结肠、乙状结肠、直肠、子宫、卵巢、输卵管等部位的癌痛，可以采用射频电毁损腰交感神经来缓解。腰交感神经毁损术也可缓解骨盆的疼痛。交感神经毁损技术最早是由 Royle 在 1924 年提出，治疗下肢痉挛。此后，DeBakey, Creech, Woodhall 等进一步改良了方法，用于提高外周血管疾病患者的血流。1970 年，Reid, WaTT,

Gray 等开始用腰交感神经毁损来治疗疼痛患者。已被有效地用来治疗反射型交感神经萎缩症，血管阻塞性疾病，血管痉挛性疾病和各种交感神经疼痛综合征；②腰交感神经射频毁损技术操作过程中，应熟知交感神经链的解剖和其他周围结构，以避免毁损动脉，小静脉，输尿管及其他下腹脏器以及其他的并发症。在 L_1 和 L_2 平面，生殖股神经近邻交感神经链，其受损后会产生严重的术后疼痛问题；③无论是腰部的试验性阻滞还是射频热毁损，都应在影像指导下进行。只有在用局部麻醉药进行试验性阻滞，并出现临床效应时才可以实施射频毁损。腰交感神经链的射频毁损可在第 2～4 腰椎之间进行。

如果射频毁损针的位置正确，疼痛会迅速减轻。射频电毁损交感神经可以永久性干扰交感神经链。与外科交感神经切断术相比，此方法的明显优点是并发症的发生率很低。总之，腰交感神经射频毁损技术只需单次微创操作，影像操作定位准确，痛苦小，并发症少，疗程短，疗效好，是一种治疗的有效方法。

参考文献

[1] 赵梦楠，刘妍，王成龙，等 . 腰交感神经射频热凝术与化学毁损术治疗下肢缺血性疾病的疗效对比 [J]. 中国疼痛医学杂志，2018，24（02）：112-116.

[2] 郭全周 . CT 引导下腰交感神经射频毁损治疗反射性腰交感神经萎缩症疗效观察 [J]. 山西医药杂志，2012，41（05）：483-484.

[3] 卢振和，高崇荣，张丽雯，等 . 射频热凝腰交感神经节的临床应用 [J]. 中华麻醉学杂志，2002（12）：48-50.

病例 **19** 椎间盘脱出在非症状侧的内镜手术

一、一般资料

患者张某，女，44岁。

主诉：腰痛伴左下肢疼痛2年，加重1个月余。

现病史：患者2年前因无明显诱因出现腰部伴左下肢疼痛，疼痛性质为酸痛，持续发作，站立及行走时加重，休息后减轻，伴左下肢放射痛，疼痛自左臀部沿左下肢后侧放射至足底，无腰部束带感，无大小便异常，于当地医院行腰椎CT检查，诊断"腰椎间盘突出症"，行针灸、拔罐、药物（具体药物不详）等保守治疗，症状缓解不明显。1个月前无明显上述疼痛症状加重，腰部活动明显受限，咳嗽及劳累后加重，休息后减轻，自诉与天气、情绪无明显关系。未系统治疗，今为求系统治疗，特来我院就诊，门诊以腰椎间盘突出症收入院。患者发病以来，神志清，精神可，饮食、睡眠一般，二便正常。体重未见明显变化。

既往史：否认高血压、糖尿病、冠心病等病史；否认肝炎、结核、伤寒等传染病病史；无重大外伤、手术及输血史；未发现药物及食物过敏史；预防接种史不详。

个人史：生于原籍，无外地久居史；无疫区、疫水接触史，无冶游史，无其他不良嗜好。

婚育史：适龄婚育，育有2子，配偶及儿子均体健。

月经史：月经规律，无痛经史。

家族史：父亲体健，1姐1弟，均体健，否认家族遗传病史。

二、体格检查

T 36.4℃，P 75次/分，R 17次/分，BP 117/77mmHg。患者中年女性，发育正常，营养中等，形体正常，神志清，精神可，查体合作。全身皮肤、黏膜无黄染，无出血点，皮肤色泽正常，弹性好，无蜘蛛痣，皮疹及皮下结节，浅表淋巴结未触及肿大。双眼睑无水肿下垂，眼结膜无充血水肿及出血点，眼球无突出震颤，巩膜无黄染，双瞳孔等大等圆，对光反射正常存在。耳廓无畸形，各鼻窦无压痛各。唇无发绀，口腔黏膜无溃疡，牙龈无出血，悬雍垂居中，咽无充血。颈两侧对称，无抵抗，无颈静脉怒张及颈动脉搏动，气管居中，甲状腺无肿大，胸廓对称无畸形，胸骨无压痛。两侧呼吸动度正常，语颤一致，无胸膜摩擦感，双肺叩音清。肺下界大致相同、呼吸音清，未闻及干湿性啰音及胸膜摩擦音。心前区无局限性隆起，心尖搏动不明显，无抬举性波动，未触及震颤及心包摩擦感，心浊音界无扩大，心率75次/分，律齐，各瓣膜听诊区未闻及病理性杂音。腹平软，无腹壁静脉曲张及胃肠型，无压痛及反跳痛。未触及包块，肝脾肋下未及，肝脾区无叩击痛，肝浊音界无扩大，无移动性浊音，肠鸣音正常，双肾区无叩痛，二阴未查。

专科查体：强迫体位，坐卧行走均感困难，活动时疼痛剧烈，腰椎生理曲度变直，$L_{4/5}$、L_5/S_1 棘间压痛（+），左侧夹脊穴压痛（+），臀上皮神经卡压点压痛（-），左秩边穴压痛（+），双侧梨状肌压痛（-），直腿抬高试验：左侧30°（+）右侧50°（+），双侧"4"字征（-），双侧梨状肌牵拉试验（-），双侧膝腱反射（++），双侧跟腱反射（++），双下肢肌力肌张力正常，踇趾背伸力正常，双侧下肢深浅感觉未触及异常。

三、辅助检查

腰椎CT显示：$L_{3/4}$、$L_{4/5}$ 椎间盘突出，腰椎骨质增生，双侧骶髂关节骨质未见明显异常。

四、入院诊断

1. 中医诊断　腰痛（瘀血阻络）。
2. 西医诊断　腰椎间盘突出症（$L_{4/5}$）。

五、诊断依据

1. 中医辨证辨病依据　患者腰痛伴左下肢疼痛2年，加重1个月余。饮食可，纳眠差，大小便正常，睡眠正常，舌质暗红，苔白，脉涩。综观脉症，四诊合参，该病属于祖国医学的"腰痛病"范畴，证属瘀血阻络。患者中年女性，腰部扭伤史，腰部经络阻滞不通，气血运行不畅，不通则痛。舌脉也为瘀血阻络之象。总之，本病病位在腰部，病属本虚标实，考虑病程急性发作，病情较重，予以解除神经根压迫后，预后较好。

2. 西医诊断依据

（1）腰痛伴左下肢疼痛2年，加重1个月余。

（2）既往体健。

（3）专科查体：强迫体位，坐卧行走均感困难，活动时疼痛剧烈，腰椎生理曲度变直，$L_{4/5}$、L_5/S_1 棘间压痛（+），左侧夹脊穴压痛（+），臀上皮神经卡压点压痛（-），左秩边穴压痛（+），双侧梨状肌压痛（-），直腿抬高试验：左侧30°（+）右侧50°（+），双侧"4"字征（－），双侧梨状肌牵拉试验（－），双侧膝腱反射（++），双侧跟腱反射（++），双下肢肌力肌张力正常，蹞趾背伸力正常，双侧下肢深浅感觉未触及异常。

（4）辅助检查：腰椎 CT（2020 年 2 月 12 日章丘高官寨卫生院）示：$L_{3/4}$、$L_{4/5}$ 椎间盘突出，腰椎骨质增生，双侧骶髂关节骨质未见明显异常。腰椎 CT（2018 年 3 月 26 日济阳县中医院）示：$L_{4/5}$ 椎间盘右侧脱出，腰椎退行性变。

六、鉴别诊断

1. 中医鉴别诊断　腰痛（寒湿痹阻证）：表现为疼痛部位冷痛重着，转侧不利，痛有定处，虽静亦不减或反而重．、昼轻夜重，遇寒痛增，得热则减。舌质胖淡，苔白腻，脉弦紧，故相鉴别。

2. 西医鉴别诊断

（1）腰椎结核：早期局限性腰椎结核可刺激邻近的神经根，造成腰痛及下肢放射痛。腰椎结核有结核病的全身反应，腰痛较剧，X 线片上可见椎体或椎弓根的破坏。CT 扫描对 X 线片不能显示的椎体早期局限性结核病灶有独特作用。

（2）腰椎后关节紊乱：相邻椎体的上下关节突构成腰椎后关节，为滑膜关节，有神经分布。当后关节上、下关节突的关系不正常时，急性期可因滑膜嵌顿产生疼痛，慢性病例可产生后关节创伤性关节炎，出现腰痛。此种疼痛多发生于棘突旁 1.5cm 处，可有向同侧臀部或大腿后的放射痛，易与腰椎间盘突出症相混。该病的放射痛一般不超过膝关节，且不伴有感觉、肌力减退及反射消失等神经根受损之体征。

七、诊疗计划

1. 疼痛科护理常规，Ⅱ级护理。

2. 完善入院后各项辅助检查，包括心电图、血常规、肝肾功、CRP、腰椎薄层 CT、腰椎 MR、胸部平片等。

3. 给予胞磷胆碱钠、甲钴胺等药物营养神经。

4. 择日行椎间盘髓核摘除术＋椎间盘臭氧造影＋椎间盘微创消融术＋侧隐窝臭氧注射术＋神经阻滞麻醉。

八、治疗经过：

1. 住院第 2 日查房记录：今日查房，患者自诉腰痛伴左下肢疼痛较前无改善，饮食睡眠一般，二便调。专科查体：强迫体位，坐卧行走均感困难，活动时疼痛剧烈，腰椎生理曲度变直，$L_{4/5}$、L_5/S_1 棘间压痛（＋），左侧夹脊穴压痛（＋），臀上皮神经卡压点压痛（－），左秩边穴压痛（＋），双侧梨状肌压痛（－），直腿抬高试验：左侧 30°

（+）右侧 50°（+），双侧"4"字征（−），双侧梨状肌牵拉试验（−），双侧膝腱反射（++），双侧跟腱反射（++），双下肢肌力肌张力正常，蹋趾背伸力正常，双侧下肢深浅感觉未触及异常。入院常规检查已回：血常规、血糖、肾功、肝功、血脂等未见明显异常。胸部 CT 和心电图未见明显异常。腰椎 MRI 示：腰椎退行性变，$L_{3/4}$、L_5/S_1 椎间盘膨出、$L_{4/5}$ 椎间盘脱出并相应水平椎管及双侧隐窝狭窄。刘垒主任医师查房分析，综合患者的症状、体征和影像学检查，同意目前诊断，目前诊断为：中医诊断为腰痛病（瘀血阻络），西医诊断为腰椎间盘突出症。腰椎间盘突出症属于"腰痛病"范畴，好发于 $L_{4/5}$、L_5/S_1 之间。腰椎间盘突出后髓核容易压迫硬膜囊和侧隐窝处的神经根，从而出现充血水肿，产生无菌性炎症，释放组胺、5- 羟色胺等炎性致痛物质而产生的一系列临床表现，并且发生腰椎间盘突出后，引起腰椎周围的肌肉、韧带、筋膜的牵拉、劳损，产生粘连、瘢痕、挛缩及局部血液循环障碍等问题。所以治本病的关键有两点：一是缓解椎间盘突出物对神经根的压迫；二是消除脊神经根周围水肿、血肿、粘连等无菌性炎症。本次患者入院拟孔镜下椎间盘髓核摘除术，直接针对突出和无菌性炎症组织，松解粘连，解除压迫，同时松解周围神经和组织的卡压，来缓解症状。患者诊断明确，无手术禁忌证，与患者充分沟通交流，签署知情同意书，定于今日下午 $L_{4/5}$ 腰椎间盘镜椎间盘髓核摘除术＋椎间盘微创消融术＋椎间盘臭氧造影治疗术＋神经阻滞麻醉＋侧隐窝臭氧注射，余治疗暂不变，继观。

2. 住院第 2 日术前讨论内容：住院医师汇报病例略。

主治医师：该病例有以下特点：①患者女，44 岁，因"腰痛伴左下肢疼痛 2 年，加重 1 个月余。"入院；②既往体健；③专科查体：强迫体位，坐卧行走均感困难，活动时疼痛剧烈，腰椎生理曲度变直，$L_{4/5}$、L_5/S_1 棘间压痛（+），左侧夹脊穴压痛（+），臀上皮神经卡压点压痛（−），左秩边穴压痛（+），双侧梨状肌压痛（−），直腿抬高试验：左侧 30°（+）右侧 50°（+），双侧"4"字征（−），双侧梨状肌牵拉试验（−），双侧膝腱反射（++），双侧跟腱反射（++），双下肢肌力肌张力正常，蹋趾背伸力正常，双侧下肢深浅感觉未触及异常。4. 辅助检查：腰椎 CT（2020 年 2 月 12 日章丘高官寨卫生院）示：$L_{3/4}$、$L_{4/5}$ 椎间盘突出，腰椎骨质增生，双侧骶髂关节骨质未见明显异常。腰椎 CT（2018 年 3 月 26 日济阳县中医院）示：$L_{4/5}$ 椎间盘右侧脱出，腰椎退行性变。

刘垒主任医师：同意以上意见。综合患者病例特点，腰椎间盘突出症诊断明确，责任间盘为 $L_{4/5}$ 椎间盘，且为症状的对侧，腰椎 MRI 检查证实 $L_{4/5}$ 右侧脱出，准备今日下午行以经皮椎间孔镜下髓核摘除术为主的综合治疗，针对突出物直接摘除，解除压迫，同时对周围神经嵌压进行松解，缓解症状，已与患者及其家属交代并签署知情同意书，术前应积极准备，与患者充分沟通，术中注意观察患者生命体征，防止意外的产生；围术期内注意监测生命体征，术后密切观察病情变化，加强康复训练，避免并发症的产生。将手术的必要性、成功率、风险性及可能的并发症向患者及家属讲明，取得家属同意及理解。

主持人小结：患者诊断明确，介入适应证明确，无介入禁忌征，准备行非血管 DSA 引导下 $L_{4/5}$ 椎间盘髓核摘除术＋椎间盘臭氧造影＋椎间盘微创消融术＋侧隐窝臭氧注射术＋神经阻滞麻醉。

3. 住院第 2 日术前小结

简要病情：患者张某，女，44 岁，因腰痛伴左下肢疼痛 2 年，加重 1 个月余。

患者因"腰痛伴左下肢疼痛 2 年，加重 1 个月余。"入院。既往体健。专科查体：强迫体位，坐卧行走均感困难，活动时疼痛剧烈，腰椎生理曲度变直，$L_{4/5}$、L_5/S_1 棘间压痛（＋），左侧夹脊穴压痛（＋），臀上皮神经卡压点压痛（－），左秩边穴压痛（＋），双侧梨状肌压痛（－），直腿抬高试验：左侧 30°（＋）右侧 50°（＋），双侧"4"字征（－），双侧梨状肌牵拉试验（－），双侧膝腱反射（＋＋），双侧跟腱反射（＋＋），双下肢肌力肌张力正常，踇趾背伸力正常，双侧下肢深浅感觉未触及异常。辅助检查：腰椎 CT（2020 年 2 月 12 日章丘高官寨卫生院）示：$L_{3/4}$、$L_{4/5}$ 椎间盘突出，腰椎骨质增生，双侧骶髂关节骨质未见明显异常。腰椎 CT（2018 年 3 月 26 日济阳县中医院）示：$L_{4/5}$ 椎间盘右侧脱出突出，腰椎退行性变。腰椎 MR 示：腰椎退行性变，$L_{3/4}$、L_5/S_1 椎间盘膨出、$L_{4/5}$ 椎间盘脱出并相应水平椎管及双侧隐窝狭窄（病例 19 图 1）。

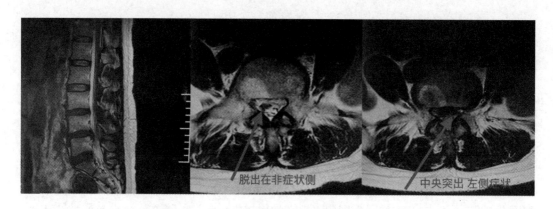

病例 19 图 1　腰椎 MR

术前诊断：中医诊断　腰痛病（瘀血阻络）。

西医诊断　腰椎间盘突出症。

手术指征：患者腰痛伴左下肢疼痛明显，保守效果不佳，影响日常生活。

拟施手术名称和方式：行非血管 DSA 引导下椎间盘髓核摘除术。拟施麻醉方式：局部麻醉＋心电监护。

注意事项：介入治疗的难点是准确定位和突出物的充分摘除，已将术中及术后可能出现的危险和并发症向病人及家属讲明，其表示理解，同意介入治疗，并在协议书上签字。

手术者术前查看患者情况：刘垒主任医师术前查看患者，已将患者病情及介入的必要性、成功率以及并发症等向患者及家属进一步讲解，患者及家属表示理解并同意。

4. 住院第 2 日手术记录

术前诊断：中医诊断　腰痛（瘀血阻络）。西医诊断　腰椎间盘突出症（L$_{4/5}$）。

术中诊断：同前。

手术名称：L$_{4/5}$ 椎间盘髓核摘除术。麻醉方法：局部麻醉。

手术经过、术中发现的情况及处理：患者左侧卧于 DSA 治疗床，开放静脉，侧腹下垫枕，使患者腰椎处于侧卧位，监测生命体征，在非 DSA 透视辅助下定位穿刺点：标记正位线，突出物为靶点，靶点与正位像的 L$_5$ 小关节尖部的连线在体表的投影线；标记侧位线，靶点与侧位像的 L$_5$ 小关节尖部的连线在体表的投影线，两条直线在体表的交叉点为进针穿刺点。

椎间盘髓核摘除术＋椎间盘微创消融术：以穿刺导丝为中心切开约 1cm 皮肤，然后依次沿导丝置入细、粗软组织扩张管至小关节内侧缘，扩张软组织通道，拔出软组织扩张管，逐渐置入 TOM1 和 TOM2 在相应小关节腹侧处固定，用锤子敲击至侧位在椎体后缘，正位在椎弓根内侧缘处，后拔出 TOM 针，置入逐级骨钻，磨除部分小关节，再次置入穿刺导丝，拔出骨钻，置入合适的工作套管（病例 19 图 2），经透视定位侧位在椎体后缘，正位在椎弓根内侧缘和棘突连线之间，后取出导丝，在通道内放置内镜系统，调节影响白平衡，连接生理盐水，观察髓核及纤维环，可见工作套管将神经根和硬膜囊挡在外面只显露髓核，分离神经根和髓核，髓核一般位于神经根下部，应仔细辨认。纤维环钳咬穿后纵韧带及纤维环，镜下直视下用髓核钳选择性摘除椎间盘髓核组织，抓取椎间盘过程中应用双极可屈性等离子体多功能刀头逐步消融退变毛糙的突出椎间盘，取出椎间盘约 2～3g，全部摘除突出椎间盘后转动套管仔细检出有无游离的椎间盘碎块，后再使用双极可屈性电极射频等离子体多功能刀头消融已长入纤维环裂隙内的肉芽组织和神经末梢，同时对术区彻底止血（病例 19 图 3）。操作完毕，后拔出工作套管，取出椎间盘镜，消毒皮肤后，给予缝合 1 针，皮下无血肿，无菌敷料加压固定，术中出血约 6ml，术后平车推回病房。结果：患者在整个治疗过程中生命体征平稳，无心慌，无头疼，无恶心呕吐等不适。术后注意事项：针口 72 小时内不要接触水，以防止感染密切观察病情，及时对症处理。

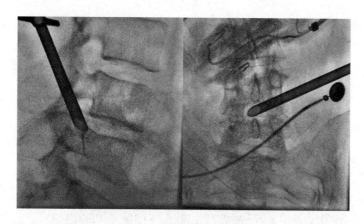

病例 19 图 2　孔镜工作套管位置良好

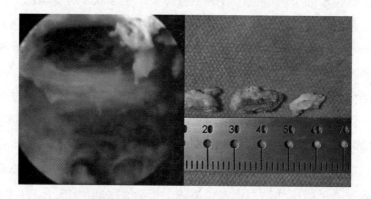

病例 19 图 3　摘除突出物后的神经根

5. 住院第 2 日术后首次病程记录　患者右侧卧于 DSA 治疗床，开放静脉，侧腹下垫枕，使患者腰椎处于侧卧位，监测生命体征，在非 DSA 透视辅助下定位穿刺点；行椎间盘髓核摘除术＋椎间盘微创消融术，取出椎间盘 2～3g，全部摘除突出椎间盘后转动套管仔细检出有无游离的椎间盘碎块，后再使用双极可屈性电极射频等离子体多功能刀头消融已长入纤维环裂隙内的肉芽组织和神经末梢，同时对术区彻底止血。操作完毕，取出椎间盘镜，消毒皮肤后，给予缝合 1 针，皮下无血肿，无菌敷料加压固定，术中出血约 6ml，术后平车推回病房。患者在整个治疗过程中生命体征平稳，无心慌，无头疼，无恶心、呕吐等不适。术后无不适，针口 72 小时内不要接触水，以防止感染密切观察病情，及时对症处理。

6. 住院第 3 日查房记录　今日查房，患者诉腰部无明显不适，左下肢疼痛消失，饮食睡眠一般，小便正常，2 日未行大便。术后第 1 天暂不专科查体。刘垒主任医师查房分析，患者昨日行经皮椎间孔镜下髓核摘除术为主的综合治疗，针对突出物直接摘除，解除压迫，同时对周围神经嵌压进行松解，目前患者腰痛伴左下肢疼痛消失，疗效显著，治疗继续抗炎、神经脱水、营养神经等巩固疗效，予以福松及杜密克通便，余治疗不变，继观。

7. **住院第4日查房记录** 今日查房，患者诉昨日起出现上腹部胀痛，给予福松及杜密克通便，开塞露灌肠后，解少量大便，现上腹部胀痛较昨日稍减，仍有上腹部胀痛明显。查体：上腹部叩诊鼓音，局部压痛，无反跳痛。刀口愈合良好。刘垒主任医师查房后，分析：患者大便多日未行，术后卧床休息，胃肠蠕动减慢，加之入院前曾口服非甾体类止痛药，造成腑气不通，胃胀等不适，给予灌肠对症处理，吗丁啉促进胃肠动力，减轻胃胀、胃痛，奥美拉唑抑制胃酸护胃，注意观察病情，及时对症处理。

8. **住院第5日查房记录** 今日查房，患者诉腰部无明显不适，左下肢疼痛明显缓解，上腹部胀痛缓解仍有疼痛。专科查体：腰椎生理曲度变直，$L_{4/5}$、L_5/S_1 棘间压痛（-），左侧夹脊穴压痛（+-），臀上皮神经卡压点压痛（-），左秩边穴压痛（-），双侧梨状肌压痛（-），直腿抬高试验：（-），双侧"4"字征（-），双侧梨状肌牵拉试验（-），双侧膝腱反射（++），双侧跟腱反射（++），双下肢肌力肌张力正常，蹈趾背伸力正常，双侧下肢深浅感觉未触及异常复查化验结果已回示未见明显异常。孙钦然主治医师查房分析，患者术后第3天，腰及左下肢疼痛症状较前缓解，仍有上腹部胀痛，予以通便药物及灌肠后仍有症状，予以胸部CT检查，余治疗暂不变，密切观察病情，及时对症处理。

9. **住院第6日查房记录** 今日查房，患者诉卧床休息无明显不适，腰痛及左下肢无明显疼痛，下床站立、行走无明显下肢疼痛，上腹部胀痛缓解，小便可，昨日已行大便。专科查体：伤口愈合良好，无红肿、渗出，腰椎生理曲度变直，$L_{4/5}$、L_5/S_1棘间压痛（-），左侧夹脊穴压痛（+-），臀上皮神经卡压点压痛（-），左秩边穴压痛（-），双侧梨状肌压痛（-），直腿抬高试验：（-），双侧"4"字征（-），双侧梨状肌牵拉试验（-），双侧膝腱反射（++），双侧跟腱反射（++），双下肢肌力肌张力正常，蹈趾背伸力正常，双侧下肢深浅感觉未触及异常。腹部CT未见明显异常。患者对治疗效果满意主动要求出院。刘垒主任医师查房分析，患者后路镜下椎间盘髓核摘除术＋椎间盘臭氧造影术＋椎间盘微创消融＋侧隐窝臭氧注射术后，疼痛基本消失，准予今日出院，指导患者出院后注意事项。

九、出院诊断

1. **中医诊断** 腰痛（瘀血阻络）。

2. **西医诊断** 腰椎间盘突出症（$L_{4/5}$）。

十、讨论

腰椎退变引起的疼痛、畸形、功能障碍等使患者生活质量下降，保守治疗效果不理想，多主张手术治疗。腰椎退变范围较广，包括椎体、椎间盘、韧带、小关节退变等，椎间盘退行性病变是一系列腰椎退行性疾病的始动因素，既往研究多集中于腰椎间盘退行性病变的流行病学及影像学研究方面，而关于严重腰腿痛的腰椎退行性疾病患者需手术干预的研究少见，其椎间盘退行性病变分布规律并不明确，而责任间隙（手术节段）退变分布情况鲜有报道。

有研究报道，在无症状人群中约30%的MRI检查结果有腰椎间盘退行性病变的表现，腰椎间盘退行性病变在20～39岁年龄组为35%，50岁以上为100%。蒋欣等对529例腰腿痛患者分析研究认为，有13.4%的腰痛患者MRI检查结果腰椎各个椎间盘完全正常，并且如果患者同时存在两个节段椎间盘退行性病变，那么其他节段腰椎间盘发生退行性病变的概率较大，尤其超过40岁。某些学者分析了2014年以前诸多文献中无症状人群椎间盘退行性病变的影像学表现，认为在无症状人群中影像学表现椎间盘退行性病变比例很高，并且椎间盘退行性病变率会随着年龄的增长而增加，许多基于影像学改变的退行性特征可能是正常衰老的一部分，与疼痛无关，应考虑偶然发现的椎间盘退行性病变是与年龄相关的正常变化，而不应被视为是一种病理过程，必须结合患者的临床状况来解释这些影像学表现。

笔者体会：①该病例$L_{4/5}$右侧脱出，导致左侧肢体的神经压迫症状。因椎间盘脱出较大，保守疗效不佳，选择椎间孔镜手术是适合的。但选择症状侧还是影像突出侧手术？似乎不同的术者，选择也不尽相同。我们考虑突出侧更加有利于突出物的摘除，所以选择由$L_{4/5}$的右侧入路置入工作套管，术后疗效是确切的；②置入工作套管方式上，我们仍然遵循：以上关节突为支点的、朝向突出/脱出靶点的、T/B技术改良下的、个体化的精准置管原则。本患者突出物中央偏右、脱出下垂的特点，我们选择正位工作套管远端至对侧1区、侧位工作套管远端至下位椎体后上缘的位置，力求更好的摘除脱出物；③椎间孔镜技术来讲，对于初学者来说，比较难以掌握的和困惑的是皮肤穿刺点的选择，我们总结了大量的临床资料，为大家提供一种简便、直观、有效的确定穿刺点的方法，我们称之为"交叉点"定位法，具体方法为：侧位X透视片棘突后缘连线的纵线为一条线，侧位X透视片手术椎间隙的下位椎体后上缘和同侧椎体上关节突尖部，两点连线为一条线，两线相交即为"交叉点"（病例19图4），亦即皮肤穿刺点，这种定位方法让穿刺点的选择，更加直观、准确和个体化，避免了既往选择"$L_{4/5}$旁开10～12cm、L_5/S_1旁开12～14cm"这类模糊的描述。当然，对于绝大多数患者这个定位法是行之有效的，但对于过胖过瘦的患者、突出物为上翘、下垂游离的患者、极外侧突出的患者等，仍在此基础上适当变通。总体来讲，这种定位方法是一种值得临床推广的小技巧。

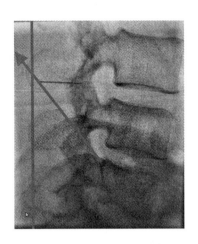

病例 19 图 4　皮肤穿刺点的位置

参考文献

[1] 刘磊，武建运，黄伟敏，等 . 腰椎退行性疾病手术患者椎间盘退行性病变及责任间隙分布情况研究 [J]. 中国全科医学，2021，24（05）：585-591.

病例 20 椎间孔区（3区）钙化并脱出型腰椎间盘突出症的治疗

一、一般资料

患者张某，男，69岁。

主诉：腰痛伴右下肢麻痛半月。

现病史：患者半月前受凉后出现腰部阵发性酸痛，疼痛呈放射性，范围由腰部沿右下肢至足背、弯腰、行走活动及劳累后腰部疼痛加重，休息后减轻，疼痛与天气变化无明显相关，曾于当地医院就诊，行针灸、推拿等治疗，效果一般。此症状反复发作，今为求进一步治疗，来我院就诊，门诊查看病人后，以"腰椎间盘突出"收入院。患者发病以来，饮食可，睡眠一般，二便正常。体重未见明显变化。

既往史：既往高血压病史40年，未规律性服用药物，控制不良。否认有糖尿病、冠心病等其他慢性病史。否认有肝炎、结核病史及密切接触史。否认有重大外伤史及手术史，否认有输血史；未发现食物及药物过敏史。预防接种史不详。

个人史：生于原籍，无疫区、疫水接触史，无冶游史。无吸烟饮酒等不良嗜好。

婚育史：适龄结婚，育有3子1女，配偶及子女均体健。

家族史：父母已故，死因不详，否认家族遗传病史。

二、体格检查

T 36.5℃，P 68次/分，R 17次/分，BP 162/88mmHg。患者老年男性，发育正常，营养中等，神志清楚，自主体位，检查合作。全身皮肤无黄染、无瘀点、无出血点。全身浅表淋巴结未触及肿大。头颅发育正常，毛发分布均匀，眼睑无水肿，结膜无充血，巩膜无黄染，双侧瞳孔等大等圆，对光反射及调节反射存在，耳、鼻无异常，口唇无发绀，咽部无充血，扁桃体无肿大。颈软，无抵抗，颈静脉无怒张，气管居中，甲状腺无肿大。胸廓对称无畸形，双侧乳房对称，未触及明显包块。双肺呼吸音清晰，未闻及干、湿性啰音。心前区无隆起及凹陷，心界无扩大，心率68次/分，节律规整，各瓣膜听诊区无闻及病理性杂音。腹部平坦，腹软，无压痛，无反跳痛。肝、脾肋下未触及，Murphy's征阴性，肝、肾区无叩痛，肠鸣音无亢进，移动性浊音阴性。脊柱无畸形，四肢无畸形，双下肢无水肿。双下肢足背动脉搏动正常。肱二头肌反射正常，膝腱反射正常，腹壁反射正常。巴氏征阴性，布氏征阴性。

专科查体：腰脊柱侧弯，腰椎活动轻度受限。各腰椎棘间及椎旁无明显压痛，右侧臀上皮神经卡压点压痛（＋），左侧臀上皮神经卡压点压痛（－），双侧梨状肌牵拉试验（－），双侧直腿抬高试验（－），双侧"4"字征（－），双侧跟膝腱反射未引出，双下肢肌张力可，双下肢各肌肌力可，双侧下肢深浅感觉未触及明显异常，病理征（－）。

三、辅助检查

冠状病毒核酸检查：阴性。

四、入院诊断

1. 中医诊断　腰痛（瘀血阻络）。
2. 西医诊断　①腰椎间盘突出症；②高血压病。

五、诊断依据

1. 中医辨证辨病依据　患者腰痛伴右下肢疼痛 6 小时。饮食可，纳眠差，大小便正常，睡眠正常，舌质暗红，苔白，脉涩。综观脉症，四诊合参，该病属于祖国医学的"腰痛病"范畴，证属瘀血阻络。患者中年男性，腰部扭伤史，腰部经络阻滞不通，气血运行不畅，不通则痛。舌脉也为瘀血阻络之象。总之，本病病位在腰部，病属本虚标实，考虑病程急性发作，病情较重，予以解除神经根压迫后，预后较好。

2. 西医诊断依据

（1）主诉：腰痛伴右下肢麻痛半月。

（2）既往高血压病史 40 年，未规律性服用药物，控制不良。否认有糖尿病、冠心病等其他慢性病史，否认有肝炎、结核病史及密切接触史，否认有重大外伤史及手术史，否认有输血史。未发现食物及药物过敏史。预防接种史不详。

（3）查体：T 36.5℃，P 68 次／分，R 17 次／分，BP 162/88mmHg。一般情况：发育正常，营养中等，神志清楚，专科查体：腰脊柱侧弯，腰椎活动轻度受限。各腰椎棘间及椎旁无明显压痛，右侧臀上皮神经卡压点压痛（＋），左侧臀上皮神经卡压点压痛（－），双侧梨状肌牵拉试验（－），双侧直腿抬高试验（－），双侧"4"字征（－），双侧跟膝腱反射未引出，双下肢肌张力可，双下肢各肌肌力可，双下肢深浅感觉未触及明显异常，病理征（－）。

（4）辅助检查：冠状病毒核酸检查：阴性。

六、鉴别诊断：

1. 中医鉴别诊断　腰痛（寒湿痹阻证）：表现为疼痛部位冷痛重着，转侧不利，痛有定处，虽静亦不减或反而重，昼轻夜重，遇寒痛增，得热则减。舌质胖淡，苔白腻，脉弦紧，故相鉴别。

2. 西医鉴别诊断

（1）腰椎结核：早期局限性腰椎结核可刺激邻近的神经根，造成腰痛及下肢放射痛。腰椎结核有结核病的全身反应，腰痛较剧，X线片上可见椎体或椎弓根的破坏。CT扫描对X线片不能显示的椎体早期局限性结核病灶有独特作用。

（2）腰椎后关节紊乱：相邻椎体的上下关节突构成腰椎后关节，为滑膜关节，有神经分布。当后关节上、下关节突的关系不正常时，急性期可因滑膜嵌顿产生疼痛，慢性病例可产生后关节创伤性关节炎，出现腰痛。此种疼痛多发生于棘突旁1.5cm处，可有向同侧臀部或大腿后的放射痛，易与腰椎间盘突出症相混。该病的放射痛一般不超过膝关节，且不伴有感觉、肌力减退及反射消失等神经根受损之体征。

七、诊疗计划

1. 疼痛科护理常规，Ⅱ级护理。

2. 完善入院后各项辅助检查，包括心电图、血常规、肝肾功能、CRP、腰椎薄层CT、腰椎MRI、胸部平片等。

3. 给予胞磷胆碱钠、甲钴胺等药物营养神经。

4. 择日行非DSA引导下椎间盘髓核摘除术。以上病情及治疗方案已向患者及家属讲明，均表示理解并配合治疗。

八、治疗经过：

1. 住院第2日查房记录　今日查房，患者自诉腰痛伴右下肢疼痛较前无改善，饮食睡眠一般，二便调。专科查体：腰脊柱侧弯，腰椎活动轻度受限。各腰椎棘间及椎旁无明显压痛，右侧臀上皮神经卡压点压痛（+），左侧臀上皮神经卡压点压痛（-），双侧梨状肌牵拉试验（-），双侧直腿抬高试验（-），双侧"4"字征（-），双侧跟膝腱反射未引出，双下肢肌张力可，双下肢各肌肌力可，双侧下肢深浅感觉未触及明显异常，病理征（-）。入院常规检查未见明显异常。胸片和心电图未见明显异常。刘垒主任医师查房分析，综合患者的症状、体征和影像学检查，同意目前诊断，目前诊断：中医诊断为腰痛病（瘀血阻络），西医诊断为腰椎间盘突出症。腰椎间盘突出症属于"腰痛病"范畴，好发于$L_{4/5}$、L_5/S_1之间。腰椎间盘突出后髓核容易压迫硬膜囊和侧隐窝处的神经根，从而出现充血水肿，产生无菌性炎症，释放组胺、5-羟色胺等炎性致痛物质而产生的一系列临床表现，并且发生腰椎间盘突出后，引起腰椎周围的肌肉、韧带、筋膜的牵拉、劳损，产生粘连、瘢痕、挛缩及局部血液循环障碍等问题。所以治本病的关键有两点：一是缓解椎间盘突出物对神经根的压迫；二是消除脊神经根周围水肿、血肿、粘连等无菌性炎症。本次患者入院拟孔镜下椎间盘髓核摘除术，直接针对突出和无菌性炎症组织，松解粘连，解除压迫，同时松解周围神经和组织的卡压，来缓解症状。密切观察病情变化，及时对症处理。

2. 住院第 3 日查房记录　今日查房，患者疼痛症状较前无明显改善，麻木改善，未下床活动，饮食睡眠可，大小便正常。查体：鞍区未见浅感觉减退，余较前无明显变化。腰椎 CT 重建示：$L_{4/5}$、L_5/S_1 椎间盘突出并 L_5/S_1 间盘水平左侧侧隐窝狭窄。结合患者 L_4 神经根压迫症状，分析该患者责任间盘在 $L_{4/5}$，椎间孔区钙化并有突出物下垂，考虑可能刺激到 L_4 出行神经根引起症状（病例 20 图 1）。嘱患者继续卧床静养，择日给予孔镜下摘除术，治疗方案暂不变。

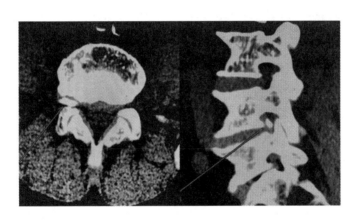

病例 20 图 1　腰椎 CT 重建

3. 住院第 4 日查房记录　今日查房，患者自诉右侧臀部疼痛不适，饮食睡眠一般，二便调。专科查体：腰椎生理曲度存在，腰椎活动略受限。腰椎各棘突压痛、叩击痛（-），无放射痛。双侧直腿抬高试验（-）；右侧股神经牵拉试验（+），双"4"字征（-）；双侧膝反射、踝反射（++）。双下肢深浅感觉未见异常，余（-）。刘垒主任医师查房分析：目前患者右侧股前侧部仍感疼痛不适，今日行椎间盘摘除术减轻突出物、钙化物对 L_4 出行神经根的压迫，进而缓解临床症状，术前应和患者充分交流，并签署治疗知情同意书，密切观察病情变化，及时对症处理，余治疗暂不改变，继观。

4. 住院第 4 日术前讨论内容：住院医师汇报病例略。

主治医师：该病例有以下特点：①患者男，69 岁，因"腰痛伴右下肢麻痛半月"入院；②既往"高血压"病史 40 年，未规律性服用药物，控制不良。否认有糖尿病、冠心病等其他慢性病史。否认有肝炎、结核病史及密切接触史。否认有重大外伤史及手术史，否认有输血史；未发现食物及药物过敏史。预防接种史不详；③查体：T 36.5℃，P 68 次 / 分，R 17 次 / 分，BP 162/88mmHg。一般情况：发育正常，营养中等，神志清楚，专科查体：腰脊柱侧弯，腰椎活动轻度受限。各腰椎棘间及椎旁无明显压痛，右侧臀上皮神经卡压点压痛（＋），左侧臀上皮神经卡压点压痛（－），双侧梨状肌牵拉试验（－），双侧直腿抬高试验（－），右侧股神经牵拉试验（＋），双侧"4"字征（－），双侧跟膝腱反射未引出，双下肢肌张力可，双下肢各肌肌力可，双侧下肢深浅感觉未触及明显异常，病理征（－）。辅助检查：腰椎 CT 重建示：$L_{4/5}$、L_5/S_1 椎间盘突出并 L_5/S_1 间盘水平左侧侧隐窝狭窄。$L_{4/5}$ 椎间孔区钙化物及、突出物脱出，压迫右 L_4 出行根变形。

主任医师：同意以上意见。综合患者病例特点，患者腰痛影像日常生活，准备行非血管 DSA 引导下右 $L_{4/5}$ 椎间孔钙化并椎间盘髓核摘除术＋椎间盘射频消融术＋周围神经嵌压松解术＋椎间盘造影术，针对突出物直接摘除，解除出行根压迫，同时对周围神经嵌压进行松解，缓解症状，已与患者及其家属交代并签署知情同意书，术前应积极准备，与患者充分沟通，术中注意观察患者生命体征，防止意外的产生；围术期内注意监测生命体征，术后密切观察病情变化，加强康复训练，避免并发症的产生。将手术的必要性、成功率、风险性及可能的并发症向患者及家属讲明，取得家属同意及理解。

主持人小结：患者诊断明确，介入适应证明确，无介入禁忌征，准备行非血管 DSA 引导下右 $L_{4/5}$ 椎间孔区域钙化物清理及椎间盘脱出髓核摘除术＋椎间盘射频消融术＋周围神经嵌压松解术＋椎间盘造影术。

5. 住院第 4 日术前小结

简要病情：患者男，69 岁，因"腰痛伴右下肢麻痛半月"入院。既往高血压病史 40 年，未规律性服用药物，控制不良。否认有糖尿病、冠心病等其他慢性病史，否认有肝炎、结核病史及密切接触史，否认有重大外伤史及手术史，否认有输血史。未发现食物及药物过敏史。预防接种史不详。

查体：T 36.5℃，P 68 次 / 分，R 17 次 / 分，BP 162/88mmHg。一般情况：发育正常，营养中等，神志清楚。专科查体：腰脊柱侧弯，腰椎活动轻度受限。各腰椎棘间及椎旁无明显压痛，右侧臀上皮神经卡压点压痛（＋），左侧臀上皮神经卡压点压痛（－），双侧梨状肌牵拉试验（－），右股神经牵拉试验（＋），双侧直腿抬高试验（－），双侧"4"字征（－），双侧跟膝腱反射未引出，双下肢肌张力可，双下肢各肌肌力可，双侧下肢深浅感觉未触及明显异常，病理征（－）。

辅助检查：$L_{4/5}$、L_5/S_1 椎间盘突出并 L_5/S_1 间盘水平左侧侧隐窝狭窄。$L_{4/5}$ 椎间孔区钙化物及、突出物脱出，压迫右 L_4 出行根变形。

术前诊断：中医诊断 腰痛（瘀血阻络）。西医诊断 ①腰椎间盘突出症；②高血压病。

手术指征：患者腰腿痛影响日常生活。

拟施手术名称和方式：非血管 DSA 引导下右 $L_{4/5}$ 椎间盘髓核摘除术＋椎间盘射频消融术＋周围神经嵌压松解术＋椎间盘造影术。

拟施麻醉方式：局部麻醉＋心电监护。

注意事项：鉴于患者为椎间孔区域压迫，术中操作可能发生 L_4 出行根、血管、韧带或硬脊膜的意外损伤；麻醉意外；术后可能并发感染。脑脊液外溢。穿刺过程 DSA 引导，减少意外损伤；术后注意伤口清洁干燥，及时换药，预防感染。 注意控制血压。患者卧床时间多，预防下肢静脉血栓。

手术者术前查看患者情况：刘垒主任医师术前查看患者，患者为椎间盘突出类型里面的椎间孔区域压迫，存在钙化及椎间盘脱出，压迫右侧 L_4 出行根产生症状，手术的难点在于孔镜置管入路的选择，对此以做了详细讨论，选择了最佳入路，已将患者病情及介入的必要性、成功率以及并发症等向患者及家属进一步讲解，患者及家属表示理解并同意。

6. 住院第 5 日手术记录

术前诊断：中医诊断　腰痛（瘀血阻络）。西医诊断　①腰椎间盘突出症（$L_{4/5}$ 3 区）；②高血压病。

术中诊断：同前。

手术名称：椎间盘髓核摘除术。麻醉方法：局部麻醉。

手术经过、术中发现的情况及处理：患者健侧卧位于 DSA 治疗床，开放静脉，侧腹下垫枕，使患者腰椎处于健侧卧位，监测生命体征，在非 DSA 透视辅助下定位穿刺点为棘突旁开 7cm 纵线与侧位 $L_{4/5}$ 椎间隙斜线交叉点。

标记正位线，突出物为靶点，靶点与正位像的 L_5 小关节尖部的连线在体表的投影线；标记侧位线，靶点与侧位像的 L_5 小关节尖部的连线在体表的投影线，两条直线在体表的交叉点为进针穿刺点。

常规消毒、铺巾，先行 $L_{4/5}$ 置管：1%利多卡因逐层局部浸润麻醉后，使用 18G 穿刺针经患侧椎旁肌至突出靶点，穿刺过程中逐层麻醉，透视下监测导针位置无误后置入穿刺导丝，C 型臂确认位置，拔出穿刺针，以穿刺导丝为中心切开约 7mm 皮肤，依次沿导丝置入细、粗软组织扩张管至小关节内侧缘，扩张软组织通道，拔出软组织扩张管，逐渐置入 TOM1 和 TOM2 在相应小关节腹侧处固定，用锤子敲击至侧位在椎体后缘，正位在椎弓根外侧缘处，后拔出 TOM 针，置入逐级骨钻，磨除部分小关节，再次置入穿刺导丝，拔出骨钻，置入铅笔头，经透视定位侧位在椎体后缘，正位在椎弓根外侧缘连线上，后取出导丝，在通道内放置孔镜工作套管，C 型臂确认位置，侧位在 $L_{4/5}$

椎体后缘，正位在右侧 $L_{4/5}$ 椎弓根外缘椎间盘突出位置，$L_{4/5}$ 置管完毕（病例 20 图 2）。

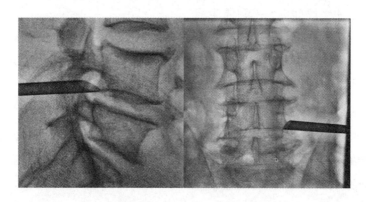

病例 20 图 2　工作套管放置到位

置管结束后先行 $L_{4/5}$ 节段椎间盘脱出髓核摘除术，置入内镜系统，调节影响白平衡，连接生理盐水，观察髓核及纤维环，可见工作套管将 L_4 出行神经根和钙化物挡在外面只显露髓核，分离神经根和髓核，髓核一般位于神经根前下部，应仔细辨认。纤维环钳咬穿椎间孔韧带，清理部分钙化物，镜下直视下用髓核钳选择性摘除骷环薄弱区疝出的椎间盘髓核组织，取出椎间盘 2～3g（病例 20 图 3）。尽可能切除椎间孔区域后突的骨块，镜下观察出行神经根松解情况，观察神经根出现自主波动提示为神经根松解彻底。再微调工作通道，置入射频消融电极进入椎间盘内多点消融、电凝。镜下观察无活动性出血，神经根松弛和硬脊膜囊波动情况，退出内镜及工作通道，切口缝合 1 针，无菌敷料覆盖。

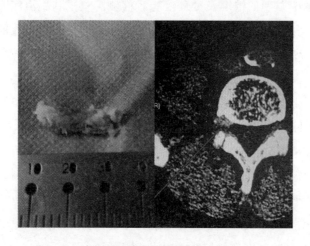

病例 20 图 3　摘除的突出物

结果：患者在整个治疗过程中生命体征平稳，无心慌，无头疼，无恶心呕吐等不适。

术后注意事项：去枕平卧 6 小时，卧床休息 3 天，刀口保持清洁干燥，以防止感染密切观察病情，及时对症处理。

7. **住院第 7 日查房记录**　今日查房，患者诉腰部疼痛不明显，右下肢疼痛消失，饮食睡眠可，二便正常。术后第 1 天暂不查体。刘垒主任医师查房分析：患者 $L_{4/5}$ 椎间盘突出伴右侧侧隐窝狭窄导致患者右下肢疼痛，昨日行经椎间孔入路目标椎间盘髓核摘除术，术后解压的神经根随着脉搏自由波动，表面血供开始恢复，术后患者症状消失，直腿抬高试验（-），今日患者腰及双下肢无明显不适，治疗暂不改变，继观。

8. **住院第 8 日查房记录**　今日查房，患者自诉症状明显改善，下床活动后腰痛伴右下肢麻凉胀痛明显减轻，饮食睡眠一般，二便正常。专科查体：$L_{4/5}$、L_5/S_1 棘间压痛（+），叩击痛（-），$L_{4/5}$ 右侧夹脊穴压痛（+），右 L_3 横突压痛（+），右侧秩边穴压痛（-），右侧臀三肌压痛（-），右侧臀上皮神经卡压点压痛（-），双侧股神经牵拉试验（-），双侧直腿抬高试验（-）。刘方铭主任医师查房分析，患者术后 2 天，今日可行腰背部主动锻炼，由于患者年龄较大，可适当放宽要求，行五点支撑、空蹬自行车，要求保证锻炼的质量，勿追求数量。现加用蜡疗通经活络止痛，余治疗不变，继观。

9. **住院第 9 日查房记录**　今日查房，患者述腰痛及右下肢疼痛完全消失，下床后右脚背轻微麻木，余未觉不适，饮食睡眠可，大小便正常。查体：直腿抬高试验（-），左足未见浅感觉减退，双下肢肌力正常。刘垒主任医师查房，患者术后恢复良好，神经根压迫症状完全解除，麻木症状后期可慢慢恢复，患者及家属要求明日出院，同意今日出院，嘱出院后继续加强腰背肌功能锻炼，出院半月后门诊复查，不适随诊。

九、出院诊断

1. **中医诊断**　腰痛（瘀血阻络）
2. **西医诊断**　①腰椎间盘突出症；②高血压病。

十、讨论

钙化型腰椎间盘突出症（calcified lumbar disc herniation，CLDH）是比较特殊的椎间盘突出症，钙化的椎间盘组织质地坚硬，钙化病变常黏附在神经根或硬膜囊上，且椎间盘钙化程度随着退变严重程度的增加而显著增加。儿童椎间盘内钙化可自发消退，而成人椎间盘钙化可持续存在。一般以中老年多见，因钙化椎间盘组织质地坚硬且活动度差，常合并椎管狭窄或神经根管狭窄，易损伤神经根或硬膜囊，保守治疗效果不佳，且随时间推移，神经根或硬膜囊的损伤加重，故一旦诊断 CLDH，应尽早手术。以往多以传统开放手术为主，术中需切除部分骨性结构，反复牵拉神经，才能充分显露钙化椎间盘组织，术后可能出现腰背部疼痛及腰椎不稳，存在出血多、损伤大、恢复慢等缺点。随着脊柱微创技术的发展，微创器械也取得了突破性的改进，尤其是脊柱内镜技术的发展，CLDH 不再是微创治疗的禁忌证。脊柱内镜技术包括经皮内镜经椎间孔椎间盘切除术（percutaneous endoscopic transforaminal discectomy, PETD）和经皮内镜经椎板间椎间盘切除术（percutan eousendoscopic interlaminar discectomy, PEID）。与传统开放手术相比，经皮内镜手术具有切口小、出血少、损伤小等优势，为 CLDH 的治疗提供了新的方法。

极外侧型腰椎间盘突出症合并椎间盘钙化时，医师多选择 PLIF 手术治疗，造成创伤大，有邻椎病风险。近年来，脊柱微创经皮内镜手术是治疗脊柱疾病的新趋势，具有创伤小、风险低、围术期短、康复快的特点。适于腰椎间盘突出症合并纤维环、髓核、黄韧带钙化等，可视下手术、标准规范流程操作；手术成功和结束标准明确：伴行血管充盈并搏动良好，硬脊膜清晰可见，随心脏跳动自主搏动良好，直腿抬高试验（-），镜下神经根滑动自如。经皮椎间孔镜技术治疗钙化型极外侧腰椎间盘突出症的技术优势在于椎间孔镜直达靶点，镜下直接切除致压物，必要时可结合镜下环锯或磨钻镜下取出钙化灶。因钙化组织常与出口神经根、硬膜囊紧密粘连，常会造成出口神经根损伤、硬膜囊撕裂等严重并发症，因此并非所有钙化型极外侧椎间盘钙化灶都适用于经皮椎间孔镜手术治疗，如钙化致严重椎管狭窄或小关节突严重增生内聚等。

本例患者出口神经根或硬膜囊与钙化灶粘连较重时不强行摘除钙化灶。对纤维环或椎间盘突出髓核钙化的患者，只需修整钙化部分，不可过分摘除，可减少粘连引起的并发症，术后恢复快。极外侧型合并钙化型腰椎间盘突出症常有直腿抬高试验常阴性，易误诊为梨状肌综合征或肿瘤。并非所有脱垂的髓核都可以通过椎间孔入路甚至极外侧入路摘除。穿刺定位是经皮椎间孔镜技术的关键操作步骤，需要术者有较强的手眼脑协调能力，才能准确定位到靶点。不能为减少 X 线辐射，而减少透视次数。经皮内镜手术有很多优势，手术风险相对较少，但有部分 CLDH 不适合此类手术，需要术前评估病情，结合 CT 和 MRI 等影像学资料，进行较为完善的术前规划，考虑该技术的利弊，同时，术者应拥有长期良好的培训，手术操作熟练，操作精细轻柔，从而提高手术的安全性和疗效。

笔者体会：极外侧腰椎间盘突出日益得到大家的重视，以椎间孔镜手术为代表的脊柱内镜技术，是解决该型椎间盘突出的好的选择。临床中我们发现：

1. 该病理应引起高度重视　极外侧椎间盘突出因其突出位置的特殊性，存在易于误诊、漏诊等情况；且因人均寿命增加、老年患者易发、影像学检查手段丰富等因素，发病率日益增高；椎间孔区域的背根神经节的特殊结构，导致其存在不同于椎管内穿行神经根压迫的临床症状。

2. 诊断上来讲　极外侧椎间盘突出因其突出位置的特殊性，有如下临床特点：①多有明显腰部外伤或旋转扭伤史；②因致压物压迫的是相应的出行神经根，故存在相应椎间盘的上序列神经根症状；③背根神经节的受压，导致出现疼痛剧烈，体位改变时、夜间时疼痛尤为明显，体征上：腰部压痛和叩击痛在椎旁肌的外侧，直腿抬高试验为阴性，而腰椎椎间孔挤压试验多呈阳性；④椎体全区域的薄层 CT 扫描、椎间盘造影有利于临床诊断。

3. 椎间孔镜手术上　置管策略为以突出物为靶点的、上关节突尖部为置管支点的、术前个体化设计的穿刺入路；为充分保护出行神经根和背根神经节，建议给予术中低浓度（亚甲蓝：生理盐水＝1：9）亚甲蓝染色突出／脱出物，术毕常规应用糖皮质激素局部注射保护出行神经根，术后常规应用营养神经、钙离子通道调节剂等预防／治疗术后神经病理性疼痛。

4. 对于需要祛除的骨化物，可结合动力磨钻应用，安全、有效的抹除其对神经的挤压或者可能造成的影响。

5 该手术治疗近期疗效是值得肯定的，但作为新生技术，仍缺乏长期的随访资料以证明其长期疗效。

参考文献

［1］康鹏程，杨静海，陈良龙 . 钙化型腰椎间盘突出症及其经皮内镜治疗进展［J］. 中国微创外科杂志，2020，20（05）：463-466、470.

［2］刘合庆 . 椎间孔镜 BEIS 技术治疗极外侧并钙化型腰椎间盘突出症的临床效果评价［J］. 中国医药指南，2017，15（14）：12-13.

病例 21　脊柱内镜的手术策略选择——双节段腰椎间盘突出症

一、一般资料

患者党某，女，76 岁。

主诉：腰痛伴右下肢麻痛 3 年余，加重半年。

现病史：患者 3 年前无明显诱因出现腰部疼痛，疼痛为酸痛，行走活动及劳累后腰部疼痛加重，休息后减轻，疼痛与天气变化无明显相关，伴右小腿外侧疼痛，疼痛伴麻木。曾于武警山东总队医院就诊，行下腰椎 CT（2021 年 9 月 2 日外院）示：$L_{4/5}$、L_5/S_1 椎间盘突出，双侧隐窝变窄，当时未行系统治疗。其后行针灸、拔罐及推拿等治疗，效果一般。此症状反复发作，半年前上述症状加重，腰部及右下肢明显疼痛，今为求进一步治疗，来我院就诊，门诊查看病人后，以"腰椎间盘突出症（$L_{4/5}$、L_5/S_1）"收入院。

患者发病以来，饮食可，睡眠一般，二便正常。体重未见明显变化。

既往史：既往高血压病史 2 年余，规律服用硝苯地平治疗，血压控制可。既往糖尿病病史 2 年余，规律服用二甲双胍，血糖控制可。自述 20 年前患冠心病，未系统治疗。否认有肝炎、结核病史及密切接触史。否认有重大外伤史及手术史，否认有输血史；未发现食物及药物过敏史。预防接种史不详。

个人史：生于原籍，无疫区、疫水接触史，无冶游史。无吸烟饮酒等不良嗜好。

婚育史：21 岁结婚，育有 2 子 2 女，配偶去世，子女均体健。

月经史：无痛经史，月经周期规律。

家族史：父亲已故，死因不详，母亲健在，有 3 弟，体健，否认家族遗传病史。

二、体格检查

T 36.5℃，P 80 次 / 分，R 18 次 / 分，BP 140/88mmHg。患者老年女性，发育正常，营养中等，神志清楚，自主体位，检查合作。全身皮肤无黄染、无瘀点、无出血点。全身浅表淋巴结未触及肿大。头颅发育正常，毛发分布均匀，眼睑无水肿，结膜无充血，巩膜无黄染，双侧瞳孔等大等圆，对光反射及调节反射存在，耳、鼻无异常，口唇无发绀，咽部无充血，扁桃体无肿大。颈软，无抵抗，颈静脉无怒张，气管居中，甲状腺无肿大。胸廓对称无畸形，双侧乳房对称，未触及明显包块。双肺呼吸音清晰，未闻及干、湿性啰音。心前区无隆起及凹陷，心界无扩大，心率 80 次 / 分，节律规整，各瓣膜听诊区无闻及病理性杂音。腹部平坦，腹软，无压痛，无反跳痛。肝、脾肋下未触及，Murphy's 征阴性，肝、肾区无叩痛，肠鸣音无亢进，移动性浊音阴性。脊柱无畸形，四肢无畸形，双下肢无水肿。双下肢足背动脉搏动正常。肱二头肌反射正常，膝腱反射正常，腹壁反射正常。巴氏征阴性，布氏征阴性。

专科查体：腰脊柱侧弯，腰椎活动轻度受限。各腰椎棘间及椎旁无明显压痛，右侧臀上皮神经卡压点压痛（+），左侧臀上皮神经卡压点压痛（−），双侧梨状肌牵拉试验（−），双侧直腿抬高试验 45°（+），双侧"4"字征（−），双侧跟膝腱反射未引出，双下肢肌张力可，双下肢各肌肌力可，双侧下肢深浅感觉未触及明显异常，病理征（−）。

三、辅助检查

腰椎 CT 显示：$L_{4/5}$、L_5/S_1 椎间盘右侧突出，压迫硬膜囊变形、神经根移位，双侧隐窝变窄。

四、入院诊断

1. 中医诊断　腰痛（肝肾亏虚）
2. 西医诊断　①腰椎间盘突出伴神经根病；②2 型糖尿病；③高血压病。

五、诊断依据

1. 中医辨证辨病依据　患者腰痛伴右下肢麻痛 3 年余，加重半年。饮食可，纳眠差，大小便正常，睡眠正常，舌质暗红，苔白，脉涩。综观脉症，四诊合参，该病属于祖国医学的"腰痛病"范畴，证属瘀血阻络。患者中年男性，腰部扭伤史，腰部经络阻滞不通，气血运行不畅，不通则痛。舌脉也为瘀血阻络之象。总之，本病病位在腰部，病属本虚标实，考虑病程急性发作，病情较重，予以解除神经根压迫后，预后较好。

2. 西医诊断依据

（1）主诉：腰痛伴右下肢麻痛 3 年余，加重半年。

（2）查体：T 36.5℃，P 80 次 / 分，R 18 次 / 分，BP 140/88mmHg。一般情况：发育正常，营养良好，神志清楚，自主体位，正常步态，腰脊柱侧弯，腰椎活动轻度受限。各腰椎棘间及椎旁无明显压痛，右侧臀上皮神经卡压点压痛（+），左侧臀上皮神经卡压点压痛（−），双侧梨状肌牵拉试验（−），双侧直腿抬高试验（+），双侧"4"字征（−），双侧跟膝腱反射未引出，双下肢肌张力可，双下肢各肌肌力可，双侧下肢深浅感觉未触及明显异常，病理征（−）。

（3）辅助检查：腰椎 CT（2021 年 9 月 2 日外院）示：$L_{4/5}$、L_5/S_1 椎间盘右侧突出，

压迫硬膜囊变形、神经根移位，双侧隐窝变窄。

六、鉴别诊断

1．中医鉴别诊断　腰痛（肝肾亏虚证）：表现为腰腿疼痛麻木日久，四肢不温，活动加重，休息有缓解，昼轻夜重，遇寒痛增，得热则减。肢体麻木，筋脉拘急，腰膝酸痛，舌红少苔，脉细数，故相鉴别。

2．西医鉴别诊断

（1）腰椎结核：早期局限性腰椎结核可刺激邻近的神经根，造成腰痛及下肢放射痛。腰椎结核有结核病的全身反应，腰痛较剧，X 线片上可见椎体或椎弓根的破坏。CT 扫描对 X 线片不能显示的椎体早期局限性结核病灶有独特作用。

（2）腰椎后关节紊乱：相邻椎体的上下关节突构成腰椎后关节，为滑膜关节，有神经分布。当后关节上、下关节突的关系不正常时，急性期可因滑膜嵌顿产生疼痛，慢性病例可产生后关节创伤性关节炎，出现腰痛。此种疼痛多发生于棘突旁 1.5cm 处，可有向同侧臀部或大腿后的放射痛，易与腰椎间盘突出症相混。该病的放射痛一般不超过膝关节，且不伴有感觉、肌力减退及反射消失等神经根受损之体征。

七、诊疗计划

1．疼痛科护理常规，Ⅱ级护理。

2．完善入院后各项辅助检查，包括心电图、血常规、肝肾功、CRP、腰椎薄层CT、腰椎 MR、胸部平片等。

3．给予胞磷胆碱钠、甲钴胺等药物营养神经。

4．排除禁忌证后可择日行非血管 DSA 引导下后路椎间盘摘除术微创介入治疗。以上病情及治疗方案已向患者及家属讲明，均表示理解并配合治疗。

八、治疗经过

1．住院第 2 日查房记录　今日查房，患者自诉腰痛伴右下肢疼痛较前无改善，麻木较前有所改善，饮食睡眠一般，二便调。专科查体：腰脊柱侧弯，腰椎活动轻度受限。各腰椎棘间及椎旁无明显压痛，右侧臀上皮神经卡压点压痛（+），左侧臀上皮神经卡压点压痛（-），双侧梨状肌牵拉试验（-），双侧直腿抬高试验30°（+），双侧"4"字征（-），双侧跟膝腱反射未引出，双下肢肌张力可，双下肢各肌肌力可，双侧下肢深浅感觉未触及明显异常，病理征（-）。刘垒主任医师查房分析，综合患者的症状、体征和影像学检查，同意目前诊断，目前诊断为：中医诊断为腰痛病（肝肾亏虚），西医诊断为腰椎间盘突出症并神经病变（$L_{4/5}$、L_5/S_1）。腰椎间盘突出症属于"腰痛病"

范畴，好发于 $L_{4/5}$、L_5/S_1 之间。腰椎间盘突出后髓核容易压迫硬膜囊和侧隐窝处的神经根，从而出现充血水肿，产生无菌性炎症，释放组胺、5- 羟色胺等炎性致痛物质而产生的一系列临床表现，并且发生腰椎间盘突出后，引起腰椎周围的肌肉、韧带、筋膜的牵拉、劳损，产生粘连、瘢痕、挛缩及局部血液循环障碍等问题。所以治本病的关键有两点：一是缓解椎间盘突出物对神经根的压迫；二是消除脊神经根周围水肿、血肿、粘连等无菌性炎症。本次患者入院拟孔镜下椎间盘髓核摘除术，直接针对突出和无菌性炎症组织，松解粘连，解除压迫，同时松解周围神经和组织的卡压，来缓解症状。余治疗不变，密切观察病情变化，及时对症处理。

2. 住院第 2 日术前讨论内容：住院医师汇报病例略。

主治医师：该病例有以下特点：①主诉：腰痛伴右下肢麻痛 3 年余，加重半年；②查体：T 36.5℃，P 80 次 / 分，R 18 次 / 分，BP 140/88mmHg。一般情况：发育正常，营养良好，神志清楚，自主体位，正常步态，腰脊柱侧弯，腰椎活动轻度受限。各腰椎棘间及椎旁无明显压痛，右侧臀上皮神经卡压点压痛（＋），左侧臀上皮神经卡压点压痛（－），双侧梨状肌牵拉试验（－），双侧直腿抬高试验（＋），双侧 "4" 字征（－），双侧跟膝腱反射未引出，双下肢肌张力可，双下肢各肌肌力可，双侧下肢深浅感觉未触及明显异常，病理征（－）；③辅助检查：腰椎 CT（2021 年 9 月 2 日外院）示：$L_{4/5}$、L_5/S_1 椎间盘右侧突出，压迫硬膜囊变形、神经根移位，双侧隐窝变窄。

刘垒主任医师：同意以上意见。综合患者病例特点，腰椎间盘突出症诊断明确，腰椎 MRI 检查椎管内其他明显异常，患者仍有右下肢负重后疼痛明显，考虑责任椎间盘位 $L_{4/5}$，准备非血管 DSA 引导下 $L_{4/5}$ 椎间盘髓核摘除术，针对突出物直接摘除，解除压迫，同时对周围神经嵌压进行松解，缓解症状，已与患者及其家属交代并签署知情同意书，术前应积极准备，与患者充分沟通，术中注意观察患者生命体征，防止意外的产生；围术期内注意监测生命体征，术后密切观察病情变化，加强康复训练，避免并发症的产生。将手术的必要性、成功率、风险性及可能的并发症向患者及家属讲明，取得家属同意及理解。

主持人小结：患者诊断明确，介入适应证明确，无介入禁忌征，准备行非血管 DSA 引导下 $L_{4/5}$ 椎间盘髓核摘除术。

3. 住院第 2 日术前小结

简要病情：基本情况同前。

术前诊断：中医诊断　腰痛（肝肾亏虚）。

西医诊断　①腰椎间盘突出伴神经根病（$L_{4/5}$、L_5/S_1）；②2 型糖尿病；③高血压。

手术指征：患者腰及右下肢痛影响日常生活。

拟施手术名称和方式：非血管 DSA 引导下 $L_{4/5}$ 椎间盘髓核摘除术拟施麻醉方式：

局部麻醉＋心电监护。

注意事项：术中操作可能发生神经、血管、韧带或硬脊膜的意外损伤；麻醉意外；术后可能并发感染。脑脊液外溢。穿刺过程 DSA 引导，减少意外损伤；术后注意伤口清洁干燥，及时换药，预防感染。

注意事项：术中注意观察病人反应情况，关注生命体征，准确定位和充分松解。

手术者术前查看患者情况：刘垒主任医师术前查看患者，已将患者病情及介入的必要性、成功率以及并发症等向患者及家属进一步讲解，患者及家属表示理解并同意。

4. 住院第 2 日手术记录

术前诊断：同前。

术中诊断：同前。

手术名称：腰椎间髓核摘除术。麻醉方法：局部麻醉。

手术经过、术中发现的情况及处理：患者在介入治疗室行 DSA 引导下腰椎间盘镜椎间盘髓核摘除术＋椎管扩大减压术。术前签署知情同意书。患者取右侧卧位于可透视介入手术台上，用弹力绷带固定患者肢体及腰部，行 DSA 辅助下定位 $L_{4/5}$ 右侧椎间孔。严格刷手消毒、铺无菌洞巾，用 0.75% 利多卡因行皮肤、浅筋膜、深筋膜逐层局部浸润麻醉直至 L_5 上关节突尖部，使用 TOM1、TOM2 建立穿刺路径，在 DSA 引导下确定正位、侧位以确认穿刺针位置无误，正位位于棘突中线连线、侧位位于 L_5 椎体后缘，用 4mm、6mm、7mm、8mm 骨锯逐级扩张椎间孔直至靶点处，确认靶点准确无误后，置入 60° 开口的工作套管，经透视定位在椎间盘内适当位置，后取出扩张管，在通道内放置内镜系统，调节影响白平衡，连接生理盐水，观察髓核及纤维环，镜下可见工作套管将神经根和硬膜囊挡在外面只显露髓核，仔细辨认分离神经根和髓核，髓核位于神经根腋部。纤维环钳咬穿后纵韧带及纤维环，镜下用髓核钳选择性摘除椎间盘髓核组织，取出椎间盘约 2g，摘除突出椎间盘后转动套管仔细检出有无游离的椎间盘碎块，逐步取出、拨离突出物，充分暴露 L_5 神经根，神经充血有自主搏动时说明神经根压迫解除，其间反复用双极可屈性电极射频消融已长入纤维环裂隙内的肉芽组织和神经末梢，并起到彻底止血的作用。纤维环成形、侧隐窝成形、椎间孔成形操作完毕，过程中视野清晰，神经根松解彻底，患者未出现运动、感觉障碍，达到手术终止标准，后拔出工作套管，取出椎间盘镜，消毒皮肤后，给予缝合 1 针，皮下无血肿，无菌敷料加压固定，术中出血约 6ml，术后平车推回病房。结果：患者在整个治疗过程中生命体征平稳，无心慌，无头疼，无恶心呕吐等不适。术后注意事项：去枕平卧 6 小时，卧床休息 3 天，针口 72 小时内不要接触水，以防止感染密切观察病情，及时对症处理。

5. 住院第 2 日术后首次病程记录　患者在介入治疗室行 DSA 引导下腰椎间盘镜椎间盘髓核摘除术＋椎管扩大减压术。术前签署知情同意书。患者取右侧卧位于可透视介入手术台上,用弹力绷带固定患者肢体及腰部,行 DSA 辅助下定位 $L_{4/5}$ 右侧椎间孔。置管成功后(病例 21 图 1),镜下摘除突出的髓核组织,行纤维环成形、侧隐窝成形、椎间孔成形操作完毕,过程中视野清晰,神经根松解彻底,患者未出现运动、感觉障碍,达到手术终止标准,后拔出工作套管,取出椎间盘镜,消毒皮肤后,给予缝合 1 针,皮下无血肿,无菌敷料加压固定,术中出血约 6ml,术后平车推回病房。结果:患者在整个治疗过程中生命体征平稳,无心慌,无头疼,无恶心、呕吐等不适。

术后注意事项:去枕平卧 6 小时,卧床休息 3 天,针口 72 小时内不要接触水,以防止感染密切观察病情,及时对症处理。

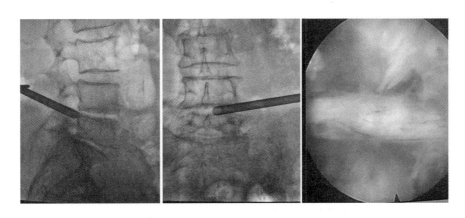

病例 21 图 1　$L_{4/5}$ 右侧椎间孔置管及镜下视野

6. 住院第 3 日查房记录　今日查房,患者诉腰部疼痛不明显,右下肢疼痛消失,饮食睡眠可,二便正常。术后第 1 天暂不查体。刘垒主任医师查房分析:患者 $L_{4/5}$ 椎间盘突出伴右侧侧隐窝狭窄导致患者右下肢疼痛,昨日行经椎间孔入路目标椎间盘髓核摘除术,术中应用骨钻磨削上关节突腹侧缘后,置管位置到达 L_5 椎体后上缘,应用射频消融和髓核钳抓取部分椎间盘,暴露 L_5 神经根,沿 L_5 神经根摘除压迫神经的椎间盘组织,术后解压的神经根随着脉搏自由波动,表面血供开始恢复,术后患者症状消失,直腿抬高试验(-),今日患者腰及双下肢无明显不适,治疗暂不改变,继观。

7. 住院第 4 日查房记录　今日查房,患者自诉腰部及右下肢疼痛不明显,饮食睡眠一般,二便调。专科查体:腰脊柱侧弯,腰椎活动轻度受限。各腰椎棘间及椎旁无明显压痛,右侧臀上皮神经卡压点压痛(+),左侧臀上皮神经卡压点压痛(-),双侧梨状肌牵拉试验(-),双侧直腿抬高试验 60°(+),双侧 "4" 字征(-),双侧跟膝腱反射未引出,双下肢肌张力可,双下肢各肌肌力可,双侧下肢深浅感觉未触及明显异常,病理征(-)。主治医师主查房分析,患者已行椎间盘髓核摘除,术后症状缓解,今日停用甲强龙,明日复查血常规、CRP、ESR 评估炎症情况,余治疗不变,密切观察病情变化，及时对症处理。

8. **住院第 5 日查房记录** 今日查房，患者自诉症状今日加重，下床活动后腰痛伴右下肢麻凉胀痛明显，饮食睡眠一般，二便正常。专科查体：间歇性跛行 300m，较前明显改善。$L_{4/5}$、L_5/S_1 棘间压痛（+），叩击痛（-），$L_{4/5}$、L_5/S_1 右侧夹脊穴压痛（+），右 L_3 横突压痛（+），右侧秩边穴压痛（-），右侧臀三肌压痛（-），右侧臀上皮神经卡压点压痛（-），双侧直腿抬高试验 60°（+）。刘垒主任医师查房分析，患者术后 3 天，今日症状加重，查体提示存在 $L_{4/5}$、L_5/S_1 双椎间盘压迫相应神经根症状，且临床表现重，严重影响患者生活状态。分析认为：患者年龄较大，上次手术后活动加多，有存在 $L_{4/5}$ 摘除不彻底或者再次突出可能，且 L_5/S_1 表现出明显的压迫表现。建议再行 $L_{4/5}$、L_5/S_1 椎间孔镜下双椎间盘内镜手术治疗，其中 $L_{4/5}$ 选择侧方入路，L_5/S_1 选择椎板间隙入路。积极和患者及家属沟通病情，做好手术准备。

9. **住院第 7 日术前讨论内容**：住院医师汇报病例略。

主治医师：该病例有以下特点：①主诉：腰痛伴右下肢麻痛 3 年余，加重半年。5 天前椎间孔镜手术复出现腰腿疼痛症状。②查体：T 36.5℃，P 80 次／分，R 18 次／分，BP 140/88mmHg。一般情况：发育正常，营养良好，神志清楚，自主体位，正常步态，腰脊柱侧弯，腰椎活动轻度受限。各腰椎棘间及椎旁无明显压痛，右侧臀上皮神经卡压点压痛（+），左侧臀上皮神经卡压点压痛（-），双侧梨状肌牵拉试验（-），双侧直腿抬高试验 60°（+），双侧"4"字征（-），双侧跟膝腱反射未引出，双下肢肌张力可，双下肢各肌肌力可，双侧下肢深浅感觉未触及明显异常，病理征（-）；③辅助检查：腰椎 CT 示：$L_{4/5}$、L_5/S_1 椎间盘突出，双侧隐窝变窄。

刘垒主任医师：同意以上意见。综合患者病例特点，腰椎间盘突出症诊断明确，腰椎 MRI 检查椎管内无明显异常，患者腰痛影响日常生活，拟行非血管 DSA 引导下椎间盘髓核摘除术＋椎管成形术。已与患者及其家属交代并签署知情同意书，术前应积极准备，与患者充分沟通，术中注意观察患者生命体征，防止意外的产生；围术期内注意监测生命体征，术后密切观察病情变化，加强康复训练，避免并发症的产生。将手术的必要性、成功率、风险性及可能的并发症向患者及家属讲明，取得家属同意及理解。

主持人小结：患者诊断明确，内镜手术适应证明确，无手术禁忌征，准备行非血管 DSA 引导下椎间盘髓核摘除术＋椎管成形术。

10. **住院第 7 日术前小结**

简要病情：基本情况同前。

术前诊断：中医诊断 腰痛（肝肾亏虚）。西医诊断 ①腰椎间盘突出伴神经根病；②2 型糖尿病；③高血压病。

手术指征：患者腰痛及右下肢痛麻，影响日常生活工作。

拟施手术名称和方式：非血管 DSA 引导下 $L_{4/5}$、L_5/S_1 椎间盘髓核摘除术＋椎管成形术。

拟施麻醉方式：局部麻醉＋心电监护。

注意事项：术中双椎间盘操作可能发生神经、血管、韧带或硬脊膜的意外损伤；麻醉意外；术后可能并发感染。脑脊液外溢。穿刺过程 DSA 引导，减少意外损伤；术后注意伤口清洁干燥，及时换药，预防感染。

手术者术前查看患者情况：刘垒主任医师术前查看患者，已将患者病情及介入的必要性、成功率以及并发症等向患者及家属进一步讲解，患者及家属表示理解并同意。

11. 住院第 8 日手术记录

术前诊断:中医诊断　腰痛（肝肾亏虚）。西医诊断　①腰椎间盘突出伴神经根病；②2 型糖尿病；③高血压病。

术中诊断：同前。

手术名称:$L_{4/5}$ 侧路＋L_5/S_1 后路，椎间孔镜髓核摘除术＋椎管成形术。麻醉方法：局部麻醉。

手术经过、术中发现的情况及处理：患者在介入治疗室行 DSA 引导下 $L_{4/5}$ 侧路＋L_5/S_1 后路脊柱内镜椎间盘髓核摘除术＋椎管扩大减压术。术前签署知情同意书。患者取右侧卧位于可透视介入手术台上，用弹力绷带固定患者肢体及腰部，行 DSA 辅助下定位 $L_{4/5}$ 右侧椎间孔。严格刷手消毒、铺无菌洞巾，用 0.75％利多卡因行皮肤、浅筋膜、深筋膜逐层局部浸润麻醉直至 L_5 上关节突尖部，使用 TOM1、TOM2 建立穿刺路径，在 DSA 引导下确定正位、侧位以确认穿刺针位置无误，正位位于棘突中线连线、侧位位于 L_5 椎体后缘，用 4mm、6mm、7mm、8mm 骨锯逐级扩张椎间孔直至靶点处，确认靶点准确无误。再行 L_5/S_1 右侧椎板间入路置管,DSA 下确定皮肤穿刺点，穿刺针穿刺到位，正位达棘突旁与椎弓根内缘连线中点处、侧位达 L_5/S_1 椎间隙后缘。分别置入 60° 开口的工作套管，经透视定位在椎间盘内适当位置，后取出扩张管，在通道内放置内镜系统，调节影响白平衡，连接生理盐水，观察髓核及纤维环，镜下可见工作套管将神经根和硬膜囊挡在外面只显露髓核，仔细辨认分离神经根和髓核，髓核位于神经根腋部。纤维环钳咬穿后纵韧带及纤维环，镜下用髓核钳选择性摘除椎间盘髓核组织，$L_{4/5}$ 侧路＋L_5/S_1 后路分别取出椎间盘约 2g，摘除突出椎间盘后转动套管仔细检出有无游离的椎间盘碎块，逐步取出、拨离突出物，充分暴露相应神经根，神经充血有自主搏动时说明神经根压迫解除，其间反复用双极可屈性电极射频消融已长入纤维环裂隙内的肉芽组织和神经末梢，并起到彻底止血的作用。纤维环成形、侧隐窝成形、椎间孔成形操作完毕，过程中视野清晰，神经根松解彻底，患者未出现运动、感觉障碍，达到手术终止标准，后拔出工作套管，取出脊柱内镜，消毒皮肤后，各给予缝合 1 针，皮下无血肿，无菌敷料加压固定，术中出血约 7ml，术后平车推回病房。结果：患者在整个治疗过程中生命体征平稳，无心慌，无头疼，无恶心呕吐等不适。

术后注意事项：去枕平卧 6 小时，卧床休息 3 天，针口 72 小时内不要接触水，以防止感染密切观察病情，及时对症处理。

12. 住院第 8 日术后首次病程记录　患者在介入治疗室行 DSA 引导下 $L_{4/5}$ 侧路＋ L_5/S_1 后路，椎间孔镜髓核摘除术＋椎管成形术。术前签署知情同意书。患者取右侧卧位于可透视介入手术台上，用弹力绷带固定患者肢体及腰部，行 DSA 辅助下定位 $L_{4/5}$ 右侧椎间孔和 L_5/S_1 椎板间隙。$L_{4/5}$ 侧路＋ L_5/S_1 后路置管成功后（病例 21 图 2），镜下摘除突出的髓核组织，行纤维环成形、侧隐窝成形、椎间孔成形操作完毕，过程中视野清晰，神经根松解彻底，患者未出现运动、感觉障碍，达到手术终止标准，后拔出工作套管，取出椎间盘镜，消毒皮肤后，各给予缝合 1 针，皮下无血肿，无菌敷料加压固定，术中出血约 7ml，术后平车推回病房。结果：患者在整个治疗过程中生命体征平稳，无心慌，无头疼，无恶心、呕吐等不适。

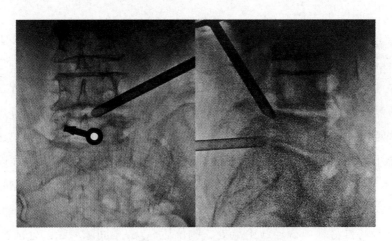

病例 21 图 2　$L_{4/5}$ 侧路＋ L_5/S_1 后路置管

13. 住院第 9 日查房记录　今日查房，患者诉腰部疼痛不明显，右下肢疼痛消失，饮食睡眠可，二便正常。术后第 1 天暂不查体。刘垒主任医师查房分析：患者 L_5/S_1 椎间盘突出伴右侧侧隐窝狭窄导致患者右下肢疼痛，昨日行 $L_{4/5}$ 侧路＋ L_5/S_1 后路髓核摘除术，术中应用骨钻磨削上关节突腹侧缘后，置管位置到达 L_5 椎体后上缘，应用射频消融和髓核钳抓取部分椎间盘，暴露 L_5 神经根，沿 L_5 神经根摘除压迫神经的椎间盘组织。后路 S_1 神经根操作同上。术后右 L_5、S_1 解压的神经根随着脉搏自由波动，表面血供开始恢复，术后患者症状消失，直腿抬高试验（－），今日患者腰及双下肢无明显不适，治疗暂不改变，继观。

14. 住院第 10 日查房记录　今日查房，患者自诉腰部及右下肢疼痛不明显，饮食睡眠一般，二便调。专科查体：腰脊柱侧弯，腰椎活动轻度受限。各腰椎棘间及椎旁无明显压痛，右侧臀上皮神经卡压点压痛（+），左侧臀上皮神经卡压点压痛（-），双侧梨状肌牵拉试验（-），双侧直腿抬高试验（+），双侧"4"字征（-），双侧跟膝腱反射未引出，双下肢肌张力可，双下肢各肌肌力可，双侧下肢深浅感觉未触及明显异常，病理征（-）。孙钦然主治医师主查房分析，患者已行椎间盘髓核摘除，术后症状缓解，今日停用甲强龙，明日复查血常规、CRP、ESR 评估炎症情况，余治疗不变，密切观察病情变化，及时对症处理。

15. 住院第 11 日查房记录　今日查房，患者述腰痛及右下肢疼痛消失，下床后右脚后跟轻微麻木，余未觉不适，饮食睡眠可，大小便正常。查体：直腿抬高试验（-），右足未见浅感觉减退，双下肢肌力正常。刘垒主任医师查房，患者术后恢复良好，神经根压迫症状完全解除，麻木症状后期可慢慢恢复，患者及家属要求明日出院，同意明日出院，嘱出院后继续加强腰背肌功能锻炼，出院半月后门诊复查，不适随诊。

九、出院诊断
1. 中医诊断　腰痛（肝肾亏虚）。
2. 西医诊断　①腰椎间盘突出伴神经根病；②2 型糖尿病；③高血压病。

十、讨论
腰椎间盘突出症髓核突出明显、造成神经根的压迫、经保守治疗无效的患者需要手术治疗。手术治疗是严重腰椎间盘突出症的最有效方法，常规手术方式为后路椎板间开窗椎间盘突出清除术，其缺点为软组织及椎板损伤大，尤其在双节段或多节段腰椎间盘突出症的治疗中，椎弓板缺损过大会引起腰椎不稳。经皮脊柱内镜下腰椎间盘切除术（PELD）在腰椎疾患中得到广泛的应用，疗效确切的优势，近年应用于临床，手术者可以在镜下摘除突出髓核组织，清理椎管及椎间孔内异物。

双节段腰椎间盘突出症相对于单节段的临床表现更为复杂，诊断更为困难。以往的治疗大多行开放椎板减压或后路融合手术，但其往往带来更多新的问题；随着脊柱微创外科的迅猛发展，许多新的微创手术方式日新月异，对患者损伤更小、恢复更快。微创已经成为一种理念深入人心，无论是患者还是脊柱外科医生都在追求更加微创、损伤更小的手术方式。近年来，经皮椎间孔镜技术备受青睐，其具有出血少、切口小、住院时间短、感染率低以及可尽快恢复到工作中的优势得到广泛认可。

髓核摘除术是治疗腰椎间盘突出症的有效措施，但由于传统的手术方式需要剥离椎旁肌、咬除部分关节突才能充分暴露手术视野，如患者多节段椎间盘突出则需增大剥离的椎旁肌范围，椎板骨性结构的破坏也增大，严重影响脊柱的稳定性，可能导致术后脊柱不稳。随访发现，双节段后路单侧开窗椎间盘摘除术后腰椎不稳的发生率为 14.9%。椎旁肌的损伤会造成术后局部肌肉萎缩，瘢痕形成，引发慢性下腰痛。近年来随着显微内镜技术的发展和成熟，内镜下行髓核摘除手术已成为治疗腰椎间盘突出症的首选方法。尽管经皮椎间孔镜技术有诸多优点，但其学习难度大，进行单切口 PELD 治疗双节段 LDH，需把握好适应证，在熟练操作单节段 PELD 或双节段双切口的基础上，方可尝试；微创是一种理念，单切口治疗双节段 LDH 在穿刺中增加了损伤神经根的概率，所以在双节段手术尤其是包含 L_5/S_1 节段时不可强求单切口，双节段工作套筒可以同时固定，也可以先后进行，根据术者习惯不同决定，无需拘泥。综上所述，经皮椎间孔镜单切口治疗双节段腰椎间盘突出症是可行且安全的，但操作难度大，需严格把握好手术适应证，需具备一定的单节段 PELD 手术经验，同时术中需密切与麻醉医生合作，术后的功能锻炼是疗效的保障。

　　笔者体会：①多节段的椎间盘突出临床多见，尤其是退变性腰椎间盘疾患的中老年患者，均可见多个椎间盘的退变、突出和椎管狭窄，但需要强调的是，"腰椎间盘突出"并不都是"腰椎间盘突出症"，也就是说，不是所有椎间盘的突出可以引起临床症状，我们往往把引起疾病的椎间盘称之为"责任椎间盘"或者"责任神经根"，不管是开放手术还是脊柱内镜均以解决"责任椎间盘"或者"责任神经根"为目的。②本例患者我们第一次手术应用经皮椎间孔镜髓核摘除术治疗 $L_{4/5}$ 椎间盘突出，术后短期疼痛症状有所缓解，但术后 5 天后症状反复，且存在双神经根压迫症状。对于 $L_{4/5}$ 椎间盘来讲，存在术中摘除突出物有残留，术后活动过度再次突出的可能性，这些情况，在椎间孔镜手术中并不少见，如何减少摘除不彻底和再次突出，仍是脊柱内镜医生需要思考的艰巨课题。③患者也存在 L_5/S_1 突出压迫的临床表现，所以选择双椎间盘的脊柱内镜手术摘除。鉴于 $L_{4/5}$、L_5/S_1 的不同结构特点，为保证手术安全有效，我们选择 $L_{4/5}$ 侧路＋L_5/S_1 后路手术策略，实践证明，这种模式能够较好的完成置入工作套管，直达靶点，利于手术对椎间盘突出的精准摘除和椎管扩大成形。总之，脊柱内镜手术治疗腰椎间盘突出症，创伤小、出血少，对于脊柱结构的破坏及椎旁肌的损伤远小于传统手术，特别对于多节段椎间盘突出的患者，既解除了病痛又最大限度度维持了脊柱的稳定性，是一种安全、有效的临床治疗措施。

参考文献

[1] 赵显，宋涛，孙新宏. 椎间孔镜技术与椎板间开窗治疗双节段腰椎间盘突出症的疗效观察 [J]. 临床骨科杂志，2015，18（06）：662-666.

[2] 汪洋，周武忠，叶颂霖. 椎间孔镜技术与椎板间开窗治疗双节段腰椎间盘突

出症疗效比较 [J]. 海南医学，2018，29（11）：1514-1516.

[3] 徐峰，李涛，胡昊，等. 经皮椎间孔镜单切口治疗双节段腰椎间盘突出症的疗效 [J]. 中国矫形外科杂志，2018，26（05）：385-389.

病例 22 脊柱内镜术后合并症——椎间盘感染的处理

一、一般资料

患者吕某，男，50岁。

主诉：腰痛伴双下肢疼痛6年，加重5天。

现病史：患者6年前无明显诱因出现腰痛，疼痛呈放射性，范围由腰部沿双下肢至足背，弯腰、行走活动及劳累后腰部疼痛加重，休息后减轻，疼痛与天气变化无明显相关，未行系统治疗，后腰及双下肢疼痛加重，右下肢疼痛为著，于济南市人民医院就诊，行腰椎 MRI（2020年10月25日）示：①腰椎退行性变并许莫氏结节形成，腰椎终版变性，腰椎不稳；②腰椎间盘变性，突出，$L_{4/5}$ 椎间盘层面椎管狭窄；③左侧股骨头前缘肌组织内异常信号（病例22图1）。请结合临床。行针灸、推拿等治疗，效果一般。于2020年11月及12月入住我科行"内镜下腰椎间盘髓核摘除术"（病例22图2），术后疼痛缓解后出院。

5天前出院后感冒发烧后出现腰及左下肢疼痛加重,门诊行血细胞分析（五分类）：白细胞计数 $11.95×10^9$/L，中性粒细胞百分比0.806，中性粒细胞 $9.632×10^9$/L，降钙素原检测:降钙素原0.065ng/ml，红细胞沉降率测定（ESR）（仪器法）:血沉66mm/h，C-反应蛋白测定（CRP）（免疫散射比浊法）:C反应蛋白（散射比浊）33.1↑mg/L，新型冠状病毒核酸检测（应检尽检）:新型冠状病毒核酸（ORF1ab）阴性，新型冠状病毒核酸（N基因）阴性，今为求进一步治疗，来我院就诊，门诊查看病人后，以"腰椎间盘炎"收入院。患者发病以来，饮食可，睡眠一般，二便正常。体重未见明显变化。

既往史：3年前行右腹股沟斜疝手术治疗；否认高血压、糖尿病、心脑血管病史，否认肝炎、结核病史，否认输血史。无外伤史，无药物及食物过敏史，预防接种随当地。

个人史：出生于原籍，现长期生活于济南，无疫区居住史及疫水接触史。无烟酒等特殊不良嗜好。

婚育史：适龄结婚，育1女，配偶及女体健。

家族史：父母健在，否认家族遗传病史及恶性肿瘤史。

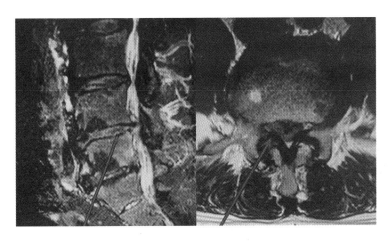

病例 22 图 1 腰椎 MRI

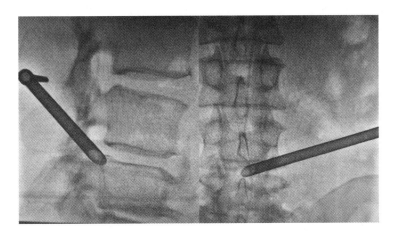

病例 22 图 2 L_{4/5} 侧路置管

二、体格检查

T 36.4℃，P 68 次 / 分，R 17 次 / 分，BP 141/86mmHg。患者中年男性，发育正常，营养中等，神志清楚，自主体位，检查合作。全身皮肤无黄染、无瘀点、无出血点。全身浅表淋巴结未触及肿大。头颅发育正常，毛发分布均匀，眼睑无水肿，结膜无充血，巩膜无黄染，双侧瞳孔等大等圆，对光反射及调节反射存在，耳、鼻无异常，口唇无发绀，咽部无充血，扁桃体无肿大。胸廓对称无畸形，未触及明显包块。双肺呼吸音清晰，未闻及干、湿性啰音。心前区无隆起及凹陷，心界无扩大，心率 68 次 / 分，节律规整，各瓣膜听诊区无闻及病理性杂音。腹部平坦，腹软，无压痛，无反跳痛。肝、脾肋下未触及，Murphy's 征阴性，肝、肾区无叩痛，移动性浊音阴性，肠鸣音无亢进。脊柱无畸形，四肢无畸形，双下肢无水肿。双下肢足背动脉搏动正常。肱二头肌反射正常，膝腱反射正常，腹壁反射正常。巴氏征阴性，布氏征阴性。

专科查体：腰椎生理曲度变直，强迫体位，腰椎活动受限。各腰椎棘间及椎旁明显压痛，叩击痛（+），双侧梨状肌牵拉试验（-），直腿抬高试验左 10°（+）、右（-），左侧股神经牵拉试验（+），双侧"4"字征（-），双侧跟膝腱反射未引出，双下肢肌张力可，双下肢各肌肌力可，双侧下肢深浅感觉未触及明显异常，病理征（-）。

三、辅助检查

腰椎 MRI 显示：①腰椎退行性变并许莫氏结节形成，腰椎终版变性，腰椎不稳；②腰椎间盘变性，突出，$L_{4/5}$ 椎间盘层面椎管狭窄；③左侧股骨头前缘肌组织内异常信号。请结合临床。血常规、血沉、C- 反应蛋白、降钙素原（2020 年 12 月 25 日本院）：白细胞计数 $11.95 \times 10^9/L$，中性粒细胞百分比 0.806，中性粒细胞 $9.632 \times 10^9/L$，降钙素原 0.065ng/ml，血沉 66mm/h，C 反应蛋白（散射比浊）33.1mg/L。

四、入院诊断

1. 中医诊断　腰痛病（瘀血阻络）。

2. 西医诊断　①腰椎间盘炎（$L_{4/5}$）；②腰椎间盘突出症术后（$L_{4/5}$）。

五、诊断依据

1. 中医辨证辨病依据　患者腰痛伴双下肢疼痛 6 年，加重 5 天。饮食可，纳眠差，大小便正常，睡眠正常，舌质暗红，苔白，脉涩。综观脉症，四诊合参，该病属于祖国医学的"腰痛病"范畴，证属瘀血阻络。患者中年男性，腰部扭伤史，腰部经络阻滞不通，气血运行不畅，不通则痛。舌脉也为瘀血阻络之象。总之，本病病位在腰部，病属本虚标实，考虑病程急性发作，病情较重，予以解除神经根压迫后，预后较好。

2. 西医诊断依据

（1）主诉：腰痛伴双下肢疼痛 6 年，加重 5 天。

（2）3 年前行右腹股沟斜疝手术治疗。

（3）专科查体：T 36.4℃，P 68 次 / 分，R 17 次 / 分，BP 141/86mmHg。一般情况：发育正常，营养中等，神志清楚，自主体位。专科查体：腰椎生理曲度变直，强迫体位，腰椎活动受限。各腰椎棘间及椎旁明显压痛，叩击痛（+），双侧梨状肌牵拉试验（-），直腿抬高试验左 10°（+）、右（-），左侧股神经牵拉试验（+），双侧"4"字征（-），双侧跟膝腱反射未引出，双下肢肌张力可，双下肢各肌肌力可，双侧下肢深浅感觉未触及明显异常，病理征（-）。

（4）辅助检查：腰椎 MRI（2020 年 10 月 25 日济南市人民医院）：①腰椎退行性变并许莫氏结节形成，腰椎终版变性，腰椎不稳；②腰椎间盘变性，突出，$L_{4/5}$ 椎间盘层面椎管狭窄；③左侧股骨头前缘肌组织内异常信号。请结合临床。血常规、血沉、C- 反应蛋白、降钙素原（2020 年 12 月 25 日本院）：白细胞计数 $11.95 \times 10^9/L$，中性粒细胞百分比 0.806，中性粒细胞 $9.632 \times 10^9/L$，降钙素原 0.065ng/ml，血沉 66mm/h，C 反应蛋白（散射比浊）33.1mg/L。

六、鉴别诊断

1. 中医鉴别诊断　腰痛（寒湿痹阻证）：表现为疼痛部位冷痛重着，转侧不利，痛有定处，虽静亦不减或反而重．、昼轻夜重，遇寒痛增，得热则减。舌质胖淡，苔白腻，脉弦紧，故相鉴别。

2. 西医鉴别诊断

（1）腰椎结核：早期局限性腰椎结核可刺激邻近的神经根，造成腰痛及下肢放射痛。腰椎结核有结核病的全身反应，腰痛较剧，X 线片上可见椎体或椎弓根的破坏。CT 扫描对 X 线片不能显示的椎体早期局限性结核病灶有独特作用。

（2）腰椎后关节紊乱：相邻椎体的上下关节突构成腰椎后关节，为滑膜关节，有神经分布。当后关节上、下关节突的关系不正常时，急性期可因滑膜嵌顿产生疼痛，慢性病例可产生后关节创伤性关节炎，出现腰痛。此种疼痛多发生于棘突旁 1.5cm 处，可有向同侧臀部或大腿后的放射痛，易与腰椎间盘突出症相混。该病的放射痛一般不超过膝关节，且不伴有感觉、肌力减退及反射消失等神经根受损之体征。

七、诊疗计划

1. 疼痛科护理常规，Ⅱ级护理。

2. 完善入院后各项辅助检查，包括心电图、血常规、肝肾功、CRP、腰椎薄层 CT、腰椎 MRI、胸部平片等。

3. 给予胞磷胆碱钠、甲钴胺、抗生素抗感染等药物治疗。

4. 择日行 CT 引导下腰椎间盘臭氧治疗。

5. 必要时椎间盘组织药敏＋培养，确定治疗方案。

八、治疗经过

1. 住院第 2 日查房记录　今日查房，患者自诉双下肢疼痛较前无改善，饮食睡眠一般，二便调。专科查体腰椎生理曲度变直，强迫体位，腰椎活动受限。各腰椎棘间及椎旁明显压痛，叩击痛（+），双侧梨状肌牵拉试验（−），直腿抬高试验左 10°（+）、右（−），左侧股神经牵拉试验（+），双侧"4"字征（−），双侧跟膝腱反射未引出，双下肢肌张力可，双下肢各肌肌力可，双侧下肢深浅感觉未触及明显异常，病理征（−）。

辅助检查：腰椎 MRI（2020 年 10 月 25 日济南市人民医院）：①腰椎退行性变并许莫氏结节形成，腰椎终版变性，腰椎不稳；②腰椎间盘变性，突出，$L_{4/5}$ 椎间盘层面椎管狭窄。③左侧股骨头前缘肌组织内异常信号。请结合临床。血常规、血沉、C- 反应蛋白、降钙素原（2020 年 12 月 25 日本院）：白细胞计数 $11.95 \times 10^9/L$，中性粒细胞百分比 0.806，中性粒细胞 $9.632 \times 10^9/L$，降钙素原 0.065ng/ml，血沉 66 ↑ mm/h，C反应蛋白（散射比浊）33.1mg/L。本次患者入院椎间盘感染诊断成立，拟行 CT 引导下腰椎间盘臭氧治疗以尽快消除椎间盘炎症。术前与患者充分交流，签署知情同意书，余治疗不变，密切观察病情变化，及时对症处理。

2. 住院第 3 日有创诊疗操作记录

操作名称：CT 引导下 $L_{4/5}$ 椎间盘感染臭氧造影治疗术。

操作步骤：患者俯卧位，开放静脉，腹下垫枕，使患者腰椎处于侧位置，监测生命体征，在 CT 透视辅助下定位 $L_{4/5}$，$L_{4/5}$ 椎间隙：双外侧入路的定位方法：分别选择 $L_{4/5}$ 椎旁旁开6cm，椎间隙层面穿刺。常规消毒、铺巾、1％利多卡因逐层局部浸润麻醉后，使用 18G 穿刺针经患侧椎旁肌至椎间隙，穿刺针经标记点与皮肤呈30°向突出椎间盘处穿刺（病例22图3），穿刺过程中逐步麻醉,CT 引导下缓缓进针至同侧椎间盘后 1/4 缘，双侧穿刺完毕后注射应用 45μg/L 臭氧 20ml，臭氧对残留的髓核消融，并消除神经根水肿、无菌性炎症。操作完毕，无菌敷料加压固定，术后平车推回病房。

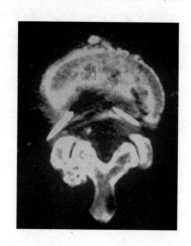

病例 22 图 3　$L_{4/5}$ 椎间隙双外侧入路

结果：患者在整个治疗过程中生命体征平稳，无心慌，无头疼，无恶心呕吐等不适。

术后注意事项：针口 72 小时内不要接触水，以防止感染密切观察病情，及时对症处理。

3. 住院第 4 日查房记录：今日查房，患者诉腰及双下肢疼痛，体位改变时较重，休息后缓解，饮食二便调，睡眠一般。专科查体：专科查体：腰椎生理曲度变直，强迫体位，腰椎活动受限。各腰椎棘间及椎旁明显压痛，叩击痛（+），双侧梨状肌牵拉试验（-），直腿抬高试验左 10°（+）、右（-），左侧股神经牵拉试验（+），双侧"4"字征（-），双侧跟膝腱反射未引出，双下肢肌张力可，双下肢各肌肌力可，双侧下肢深浅感觉未触及明显异常，病理征（-）。辅助检查：腰椎 MR（2020 年 10 月 25 日济南市人民医院）：①腰椎退行性变并许莫氏结节形成，腰椎终版变性，腰椎不稳；②腰椎间盘变性，突出，$L_{4/5}$ 椎间盘层面椎管狭窄；③左侧股骨头前缘肌组织内异常信号。请结合临床。血常规、血沉、C- 反应蛋白、降钙素原（2020 年 12 月 25 日本院）：白细胞计数 $11.95×10^9/L$，中性粒细胞百分比 0.806，中性粒细胞 $9.632×10^9/L$，降钙素原 0.065ng/ml，血沉 66mm/h，C 反应蛋白（散射比浊）33.1mg/L。今日腰椎 MR 结果：$L_{4/5}$ 椎间盘炎性表现，椎管内有炎性渗出（病例 22 图 4）。刘垒主任医师查房分析：综合患者症状、体征和辅助检查，患者目前椎间盘感染诊断明确。本患者需与腰椎间盘突出疼痛相鉴别，腰椎间盘炎往往表现腰骶部酸痛感明显，无典型的根性疼痛症状，影像表现为临近椎体出现等对性炎性浸润表现，而腰椎间盘突出往往为腰部疼痛伴下肢放射性疼痛。本患者腰椎 MR（2020 年 8 月 6 日本院）：$L_{4、5}$ 椎体终板炎；腰椎退行性变：$L_{2/3}$、$L_{3/4}$、$L_{4/5}$、L_5/S_1 椎间盘膨出并 $L_{4/5}$ 椎间盘水平椎管、双侧隐窝狭窄。ESR（2020 年 8 月 6 本院）：93mm/h。CRP（2020 年 8 月 6 日本院）：25.1mg/L。患者昨日已行局部臭氧抗感染治疗，症状较前稍有缓解，治疗暂不变，继观。

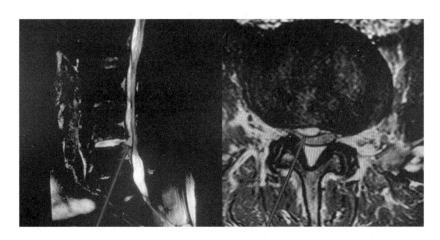

病例 22 图 4 腰椎 MRI

4. 住院第 5 日查房记录 今日查房，患者自诉疼痛较前缓解，饮食二便调，睡眠好。专科查体同前。主治医师查房分析，患者经臭氧治疗及对症止痛治疗后症状较前好转，腰痛较前减轻，翻身疼痛较前稍有缓解，治疗方案不变，继续观察病情变化，及时对症处理。

5. 住院第 6 日查房记录 今日查房，患者诉腰部双下肢疼痛较前反复，翻身姿势改变后症状较重，饮食睡眠一般，二便正常。C- 反应蛋白测定（CRP）（免疫散射比浊法）：C 反应蛋白（散射比浊）36.8 ↑ mg/L，血细胞分析（五分类）：白细胞计数 11.74 ↑ 10^9/L，中性粒细胞百分比 0.754，中性粒细胞计数 $8.85×10^9$/L，红细胞沉降率测定（ESR）（仪器法）：血沉 64mm/h。刘垒主任医师查房分析，患者疼痛较前反复，结合化验结果及影像椎间盘感染诊断明确，予以乳酸左氧氟沙星氯化钠注射液 0.6g，静脉滴注，1 次 / 天，抗感染治疗，余治疗暂不变，继观。

6. 住院第 8 日查房记录　今日查房，患者诉腰及双下肢疼痛缓解不理想，饮食睡眠一般，二便正常。专科查体：腰椎生理曲度变直，强迫体位，腰椎活动受限。各腰椎棘间及椎旁明显压痛，叩击痛（+），双侧梨状肌牵拉试验（-），直腿抬高试验左 30°（+）、右（-），左侧股神经牵拉试验（+），双侧"4"字征（-），双侧跟膝腱反射未引出，双下肢肌张力可，双下肢各肌肌力可，双侧下肢深浅感觉未触及明显异常，病理征（-）。刘垒主任医师查房分析，C- 反应蛋白测定（CRP）（免疫散射比浊法）：C 反应蛋白（散射比浊）44.1 ↑ mg/L，红细胞沉降率测定（ESR）（仪器法）：血沉 87mm/h，患者炎性指标较高，今日加用注射用头孢哌酮钠 / 舒巴坦钠 3g，静脉滴注，2 次 / 天，余治疗暂不变，继观病情变化。

7. 住院第 10 日会诊记录　患者腰痛伴双下肢疼痛 6 年，加重 5 天入院。化验示：红细胞沉降率测定（ESR）（仪器法）：血沉 87 ↑ mm/h，C- 反应蛋白测定（CRP）（免疫散射比浊法）：C 反应蛋白（散射比浊）44.1mg/L，考虑椎间盘感染，特请脊柱功能神经外科李峰主任医师会诊，建议应用抗生素治疗，目前抗炎效果不佳，经验用药更换美罗培南（1g，8 小时 1 次）；动态复查，必要时增强磁共振，感染物培养＋药敏试验，已遵医嘱执行，继观。

8. 住院第 10 日查房记录　今日查房，患者诉疼痛较前减轻，仍有双下肢疼痛，饮食睡眠一般，二便正常。血细胞分析（五分类）：中性粒细胞百分比 0.798，中性粒细胞计数 $6.78×10^9$/L，红细胞沉降率测定（ESR）（仪器法）：血沉 87mm/h，C- 反应蛋白测定（CRP）（免疫散射比浊法）：C 反应蛋白（散射比浊）44.6mg/L，夜间体温维持在 37 ～ 38℃。刘垒主任医师查房分析，患者仍有疼痛，体温波动，今日请脊柱骨科会诊，抗生素改为美罗培南 1g，8 小时 1 次，静脉滴注。余治疗暂不变，继观。

9. 住院第 13 日查房记录　今日查房，患者诉腰及双下肢疼痛缓解仍不理想，暂无发热，饮食睡眠一般，二便正常。专科查体：腰椎生理曲度变直，强迫体位，腰椎活动受限。各腰椎棘间及椎旁明显压痛，叩击痛（+），双侧梨状肌牵拉试验（-），直腿抬高试验左 30°（+）、右（-），左侧股神经牵拉试验（+），双侧"4"字征（-），双侧跟膝腱反射未引出，双下肢肌张力可，双下肢各肌肌力可，双侧下肢深浅感觉未触及明显异常，病理征（-）。治疗方案不变，继观。

10. 住院第 15 日有创诊疗操作记录：

操作名称：神经阻滞麻醉＋椎间盘臭氧造影＋椎管内置管术。

操作步骤：患者于 CT 室刘垒主任医师行神经阻滞麻醉＋椎间盘臭氧造影＋椎管内置管术，术前签署知情同意书。患者俯卧于治疗床上，充分暴露腰臀部，CT 扫描标记 $L_{4/5}$ 椎间盘位置，用 0.75％碘伏无菌棉球以标记点为中心进行常规消毒，铺无菌洞巾。抽取 1％利多卡因局部麻醉，后抽取由 2％利多卡因 4ml ＋维生素 B_6 100mg ＋维生素 B_{12} 0.5mg ＋曲安奈德注射液 10mg ＋ 0.9％ NS 适量组成的消炎镇痛液，在标记处用硬膜外穿刺针，垂直皮面快速进针，越过肌肉韧带，至小关节处，缓慢注入消炎镇痛液 20ml，阻滞 L_5 神经根，再穿刺至 $L_{4/5}$ 椎间盘内，留取 $L_{4/5}$ 髓核组织 0.3g，行药敏试验＋培养。注射浓度为 45％的臭氧至椎间盘内，CT 下提示椎间盘破裂，植入导管 15cm，安装管头，将置管管头固定于髂嵴上缘，再用胶布将无菌棉球加压固定，术毕平车推回病房。

结果：治疗过程中，患者生命体征平稳，无心慌，无头疼，无恶心、呕吐等不适。治疗结束后，安返病房。

术后注意事项：嘱患者针口 72 小时内不要接触水，以防止感染。

11. 住院第 16 日查房记录　今日副主任医师查房，患者诉腰及双下肢疼痛缓解，翻身较前几日轻松，饮食睡眠一般，二便正常。专科查体：腰椎生理曲度变直，强迫体位，腰椎活动受限。各腰椎棘间及椎旁压痛（－），叩击痛（－），双侧梨状肌牵拉试验（－），直腿抬高试验（－），左侧股神经牵拉试验（－），双侧"4"字征（－），双侧跟膝腱反射未引出，双下肢肌张力可，双下肢各肌肌力可，双侧下肢深浅感觉未触及明显异常，病理征（－）。刘垒主任医师嘱继续每日盘内注射浓度 30％的臭氧进行治疗，余治疗方案不变，继观。

12. 住院第 17 日查房记录　今日刘垒主任医师查房，患者诉腰及双下肢疼痛缓解，翻身较前缓解，饮食睡眠一般，二便正常。专科查体：腰椎生理曲度变直，强迫体位，腰椎活动受限。各腰椎棘间及椎旁压痛（－），叩击痛（－），双侧梨状肌牵拉试验（－），直腿抬高试验（－），左侧股神经牵拉试验（－），双侧"4"字征（－），双侧跟膝腱反射未引出，双下肢肌张力可，双下肢各肌肌力可，双侧下肢深浅感觉未触及明显异常，病理征（－）。C- 反应蛋白测定（CRP）（免疫散射比浊法）：C 反应蛋白（散射比浊）21.5mg/L，嘱加用莫西沙星 0.4g，1 次 / 天，静脉滴注，联合抗感染治疗。继续 3 天复查炎性指标，继观。

13. 住院第 20 日查房记录　今日查房，患者诉腰及双下肢疼痛缓解，翻身较前几日轻松，饮食睡眠一般，二便正常。专科查体：腰椎生理曲度变直，强迫体位，腰椎活动受限。各腰椎棘间及椎旁压痛（－），叩击痛（－），双侧梨状肌牵拉试验（－），直腿抬高试验（-），左侧股神经牵拉试验（-），双侧"4"字征（-），双侧跟膝腱反射未引出，双下肢肌张力可，双下肢各肌肌力可，双侧下肢深浅感觉未触及明显异常，病理征（-）。C-反应蛋白测定（CRP）（免疫散射比浊法）：C反应蛋白（散射比浊）7.61↑mg/L，今日细菌培养结果提示表皮葡萄球菌感染，药敏提示对万古霉素敏感，嘱请呼吸科鲁德玕主任医师会诊，指导抗生素用药，余治疗方案不变，继观。

14．住院第20日会诊记录　患者腰痛伴双下肢疼痛6年,加重5天入院。化验示：红细胞沉降率测定（ESR）（仪器法）（20201230）：血沉87mm/h,C-反应蛋白测定（CRP）（免疫散射比浊法）：C反应蛋白（散射比浊）44.1mg/L，考虑椎间盘炎，盘内病理回示：一般细菌培养及鉴定（自动分离仪器法）：表皮葡萄球菌　万古霉素　S，表皮葡萄球菌　利奈唑胺　S，表皮葡萄球菌　庆大霉素　S，表皮葡萄球菌　四环素　S，表皮葡萄球菌　利福平　S，表皮葡萄球菌　替加环素　S，表皮葡萄球菌　替考拉宁　S，表皮葡萄球菌　莫西沙星　I，表皮葡萄球菌　奎奴普丁／达福普汀　S，特请呼吸科会诊，指导抗生素用药。呼吸科鲁德玕主任医师会诊意见：给予万古霉素0.5g，12小时1次，静脉滴注。已遵会诊意见执行。

15．住院第22日查房记录　今日主治医师查房，患者诉翻身时腰部仍有疼痛，疼痛较前明显减轻，无发热，饮食睡眠一般，二便正常。专科查体:腰椎生理曲度变直，自主体位，腰椎活动轻度受限。各腰椎棘间及椎旁压痛（-），叩击痛（-），双侧梨状肌牵拉试验（-），直腿抬高试验（-），左侧股神经牵拉试验（-），双侧"4"字征（-），双侧跟膝腱反射未引出，双下肢肌张力可，双下肢各肌肌力可，双侧下肢深浅感觉未触及明显异常，病理征（-）。嘱今日拔留置管，余治疗方案不变，继观。

16．住院第25日查房记录　今日查房，患者诉下地行走时腰部仍感酸痛，无发热，饮食睡眠一般，二便正常。专科查体：腰椎生理曲度变直，自主体位，腰椎活动轻度受限。各腰椎棘间及椎旁压痛（-），叩击痛（-），双侧梨状肌牵拉试验（-），直腿抬高试验（-），左侧股神经牵拉试验（-），双侧"4"字征（-），双侧跟膝腱反射未引出，双下肢肌张力可，双下肢各肌肌力可，双侧下肢深浅感觉未触及明显异常，病理征（-）。治疗方案不变，继观。

17．住院第28日查房记录　今日刘垒主任医师查房，患者诉下地行走时腰部仍感酸痛，大腿内侧偶有疼痛，无发热，饮食睡眠一般，二便正常。专科查体：腰椎生理曲度变直,自主体位,腰椎活动轻度受限。各腰椎棘间及椎旁压痛（-），叩击痛（-），双侧梨状肌牵拉试验（-），直腿抬高试验（-），左侧股神经牵拉试验（-），双侧"4"字征（-），双侧跟膝腱反射未引出，双下肢肌张力可，双下肢各肌肌力可，双侧下肢深浅感觉未触及明显异常，病理征（-）。C-反应蛋白测定（CRP）（免疫散射比浊法）：C反应蛋白（散射比浊）＜2.98mg/L，降钙素原检测：降钙素原0.040ng/ml，红细胞沉降率测定（ESR）（仪器法）：血沉 44mm/h，给予中药补气活血，整方如下：苍术 3g，黄柏 3g，知母 3g，麸炒薏苡仁 6g，川牛膝 3g，茵陈 3g，黄芪 9g，巴戟天 3g，水煎服，日一剂。

18. **住院第 31 日会诊记录**　患者入院后使用莫西沙星等抗菌药物治疗，1 月 10 日脓液细菌培养结果为表皮葡萄球菌（苯唑西林耐药），加用万古霉素 0.5g，12 小时一次，目前已用 10 日，患者疼痛症状和白细胞计数等炎症指标均有明显改善。患者要求出院，请药学部会诊，指导出院后抗生素使用，药学部会诊建议：万古霉素加量至 0.5g 8 小时一次，如反应良好出院后可改用口服药物序贯治疗，总疗程为 6 周。已遵会诊意见执行。

19. **住院第 31 日查房记录**　今日查房，患者诉下地行走时腰部仍感酸痛，大腿内侧偶有疼痛，无发热，饮食睡眠一般，二便正常。专科查体：腰椎生理曲度变直，自主体位，腰椎活动轻度受限。各腰椎棘间及椎旁压痛（−），叩击痛（−），双侧梨状肌牵拉试验（−），直腿抬高试验（−），左侧股神经牵拉试验（−），双侧"4"字征（−），双侧跟膝腱反射未引出，双下肢肌张力可，双下肢各肌肌力可，双侧下肢深浅感觉未触及明显异常，病理征（−）。治疗方案不变，继观。

20. **住院第 32 日查房记录**　今日刘垒主任医师查房，患者诉下地行走时腰部仍感酸痛，大腿内侧偶有疼痛，无发热，饮食睡眠一般，二便正常。专科查体：腰椎生理曲度变直，自主体位，腰椎活动轻度受限。各腰椎棘间及椎旁压痛（−），叩击痛（−），双侧梨状肌牵拉试验（−），直腿抬高试验（−），左侧股神经牵拉试验（−），双侧"4"字征（−），双侧跟膝腱反射未引出，双下肢肌张力可，双下肢各肌肌力可，双侧下肢深浅感觉未触及明显异常，病理征（−）。患者目前病情稳定，炎性指标基本正常，红细胞沉降率测定（ESR）（仪器法）：血沉 30mm/h，患者要求出院，刘垒主任医师嘱出院前按药学部会诊意见指导患者抗生素用药，检测核酸阴性后，可于今日出院，不适随诊。

九、出院诊断

1. **中医诊断**　腰痛病（瘀血阻络）
2. **西医诊断**　①腰椎间盘炎（L$_{4/5}$）；②腰椎间盘突出症术后（L$_{4/5}$）。

十、讨论

椎间盘感染是椎间盘术后少见的严重并发症，发生率为 0.6%～3.2%。目前，椎间盘感染的发病机制尚不明确，可能与细菌感染、自身免疫反应等有关，临床常表现为发热、腰部疼痛等，严重者可发展为脊髓化脓性感染，甚至死亡。因此，早期诊治椎间盘感染尤为重要。然而，目前，椎间盘感染的诊治尚未规范。

椎间盘介入术后椎间盘感染较为少见，发病机制尚不明确，目前公认与无菌性炎症、细菌感染及自身免疫性反应有关，其中细菌感染作为常见。临床研究发现，椎间盘介入术后椎间盘感染患者采用抗生素治疗，病情明显缓解，推测疾病发生与细菌感染有关。腰椎间盘患者行手术治疗后，椎体软骨被破坏，引发血肿、出血症状，为细菌生长提供了良好环境。

椎间盘感染发病隐匿，易与术后恢复时期的症状相混淆。椎间盘突出治疗后短暂症状减轻后又出现腰部不适疼痛，变换体位及活动后疼痛加重，咳嗽及腰部受震动后疼痛剧烈难忍，应想到椎间盘感染的可能。临床症状和实验室指标是临床诊断椎间盘感染的常用方式，经手术治疗症状明显缓解后再次出现腰部疼痛，夜间、变换体位加重，腰部受震后伴宿剧烈疼痛，可考虑患者出现椎间盘感染。实验室检查结果显示，血沉（ESR）＞60mm/h，C反应蛋白（CRP）＞40μg/ml，且伴随腰痛症状，可确定诊断。有研究指出，动态监测椎间盘术后CRP、ESR水平，在术后椎间盘感染筛查中具有较高的应用价值，便于临床早期治疗。MRI具有三维成像能力及优良的组织分辨力，其矢状位能显示多个椎体及椎间盘，显示受累椎盘的信号改变，并便于与上下椎间盘及椎体对比，可更早期发现病变，同时可显示感染范围及椎管内是否受累，在此方面，MRI明显优于靠密度改变诊断疾病的CT及X线检查。有报道显示，MRI在诊断椎间盘感染方面的敏感性、特异性及准确性分别达到93.0%、97.0%及95.0%。若椎体受累，可出现上下椎体的信号异常，若范围较大，要求患者严格卧床休息，以防止患者由于身体自重及负重产生压缩骨折甚至神经损伤。实验室检查方面，白细胞总数增高不具特异性，常为轻度增高。而在术后椎间盘感染诊断中，血沉（ESR）是一可信指标，可用ESR作为术后感染的监测，较为敏感，也可作为治疗效果评价的指标之一。所以，对于有椎间盘病变手术或其他侵入性治疗史者，临床症状可疑，行MRI检查及结合ESR变化，诊断不难，关键是尽早发现并确诊。

术后椎间盘感染的治疗分为保守治疗及手术治疗。保守治疗以静脉滴注抗菌药物为主。用莫西沙星加万古霉素等抗菌药物，取得了良好效果，我们对脓液细菌培养结果为表皮葡萄球菌（苯唑西林耐药）。若采用手术治疗，清除感染的椎间盘组织后容易导致椎体不稳，需要螺钉固定等，造成痛苦及手术风险较大，患者不易接受。近年来开展的微创介入治疗，术后患者症状及血沉指标改善较快。建议对于重度术后椎间盘感染在一定范围内可作为首选治疗方法之一。若仍不能控制感染范围，可选用外科的前路或后路创伤较小的方法给予清除。

考虑到术后椎间盘感染发生的可能性及后果的严重性，多主张预防在先。现今各种治疗椎间盘突出的微创方法较多，但往往因其微创性而忽略了对环境的要求；而由于在 X 线及 C T 下操作，室内环境达不到无菌标准，所以要求术前仍应对环境进行彻底的消毒，同时术前给予抗菌药物，预防椎间盘感染。

笔者体会：①椎间孔镜术后发生椎间盘炎或椎间盘感染，占有一定比例，往往处理起来比较棘手。该患者药敏培养结果为表皮葡萄球菌感染，提示我们最有可能系皮肤来源的细菌手术过程中侵入椎间隙，引起细菌性感染。由此，我们认为，造成此种感染的可能性包括：患者长期卧床，抵抗力下降；局部皮肤条件差；术中皮肤贴膜包裹不严，致周围表面细菌侵入手术区；术中皮肤切口过大，冲洗液由工作套管和皮肤切口之间流入深部组织等原因所致。我们的改进措施是：术前患者增加营养，增强抵抗力；术前严格手术区域清洗，创造好的皮肤条件；术中采用双贴膜，防范皮肤细菌侵入；术中皮肤切口小于 1cm，减少冲洗液反向流入导致细菌性感染；②一旦出现椎间盘感染，应积极面对，监控血沉、C 反应蛋白等炎性指标，掌握病情进展，对早期局限性的炎症，无全身症状者，行相应椎间隙臭氧注射等办法，有一定疗效；有些临床医师选择经验性抗生素使用治疗感染，虽有时效果理想，但仍存在不确定性和盲目性，如条件合适，仍建议以对椎间隙感染髓核药敏 + 培养的结果选择合适的治疗方案。需要指出的是，一旦确定椎间隙感染，确定致病菌，确定敏感抗生素，应遵循早期使用、足量应用、足疗程使用的原则，这一点让患者知晓和积极配合非常关键；③椎间隙感染在使用抗生素治疗同时，酌情应用清热化瘀的中药配合治疗，能起到非常好的协同作用。如配合超短波等理疗手段，亦不失为一种比较好的选择。

参考文献

[1] 王海瑞，刘斌，张连生，等．腰椎间盘突出症术后手术部位感染并发脑积水 1 例报道 [J]．中国脊柱脊髓杂志，2020，30（10）：957-960．

[2] 罗春海，武新利．椎间盘介入术后椎间盘感染的 CT 及 MRI 征象研究 [J]．现代医用影像学，2016，25（05）：850-853．

[3] 肖全平，吴春根，顾一峰，等．经皮椎间盘髓核切吸术联合外引流术治疗腰椎间盘感染合并硬膜外脓肿 1 例 [J]．介入放射学杂志，2015，24（05）：377-378．

[4] 赵洪增，杨瑞民，程敬亮．术后椎间盘感染的治疗方法与临床分析 [J]．中华医院感染学杂志，2012，22（15）：3265-3266．

[5] 张晓龙．经皮腰间盘摘除术后椎间盘炎与椎间盘感染的回顾与治疗对策 [J]．现代医用影像学，2008（03）：148-149．

病例 23 单侧双通道脊柱内镜手术（UBE）治疗腰椎间盘突出钙化脱出

一、一般资料

患者陈某，男，69 岁。

主诉：腰痛伴右下肢疼痛 1 周。

现病史：患者 1 周前扭伤腰部，出现腰痛伴有右下肢疼痛，下肢疼痛以右侧髋周疼痛为主，疼痛不过膝关节，卧床休息疼痛较轻，行走约 10m 后右下肢疼痛明显，久站、久坐疼痛加重，咳嗽、喷嚏疼痛无明显加重，无下肢无力，无腰腹部束带感，无大小便异常，行腰椎 CT 提示：腰椎退行性变；$L_{3/4}$、$L_{4/5}$、L_5/S_1 椎间盘膨出并 $L_{4/5}$ 椎间盘水平双侧隐窝狭窄；L_4 椎体轻度滑脱，$L_{4/5}$ 椎间盘钙化并 L_4 椎体后椎管内骨化物压迫神经。今为求进一步治疗，门诊以"腰椎间盘突出"收入院。患者发病以来，饮食睡眠可，二便正常。体重未见明显变化。

既往史：既往 5 年前左膝关节滑膜炎，已治愈。否认有高血压病、糖尿病、冠心病等其他慢性病史。否认有肝炎、结核病史及密切接触史。否认有重大外伤史及手术史，否认有输血史；未发现食物及药物过敏史。预防接种史不详。

个人史：生于山东聊城，于黑龙江居住多年，现定居济南，无疫区、疫水接触史，无冶游史。无吸烟饮酒等不良嗜好。无冶游史。

婚育史：20 岁结婚，育有 1 子 2 女，配偶及子均体健。

家族史：父母已故，死因不详，有兄弟姊妹 7 人，其中 1 弟弟因肺癌去世，余兄弟姊妹体健，否认家族遗传病及传染病史。

二、体格检查

T 36.5℃，P 78 次 / 分，R 18 次 / 分，BP 147/78mmHg。患者老年男性，发育正常，营养中等，神志清楚，自主体位，检查合作。全身皮肤无黄染、无瘀点、无出血点。全身浅表淋巴结未触及肿大。头颅发育正常，毛发分布均匀，眼睑无水肿，结膜无充血，巩膜无黄染，双侧瞳孔等大等圆，对光反射及调节反射存在，耳、鼻无异常，口唇无发绀，咽部无充血，扁桃体无肿大。颈软，无抵抗，颈静脉无怒张，气管居中，甲状腺无肿大。胸廓对称无畸形，双侧乳房 对称，未触及明显包块。双肺呼吸音清晰，未闻及干、湿性啰音。心前区无隆起及凹陷，心界无扩大，心率 78 次 / 分，节律规整，各瓣膜听诊区无闻及病理性杂音。腹部平坦，腹软，无压痛，无反跳痛。肝、脾肋下未触及，Murphy's 征阴性，肝、肾区无叩痛，肠鸣音无亢进，移动性浊音阴性。脊柱无畸形，四肢无畸形，双下肢无水肿。双下肢足背动脉搏动正常。肱二头肌反射正常，膝腱反射正常，腹壁反射正常。巴氏征阴性，布氏征阴性。

专科查体：腰椎生理曲度变直，弯腰活动受限。右侧 $L_{4/5}$ 椎旁压痛（+），无明显下肢放射，腰骶部无明显叩击痛，右侧臀上皮神经卡压点压痛（+），右侧臀中肌压痛（+），右侧直腿抬高试验 30°（+），加强试验，右（+），双侧"4"字征（−），右侧膝腱反射减弱，双侧跟腱反射对称存在，双下肢肌张力可，双下肢各肌肌力可，双侧下肢深浅感觉未触及明显异常。

三、辅助检查

腰椎 CT、MR 显示：腰椎退行性变，$L_{3/4}$、$L_{4/5}$、L_5/S_1 椎间盘膨出并 $L_{4/5}$ 椎间盘水平双侧隐窝狭窄；L_4 椎体轻度滑脱，$L_{4/5}$ 椎间盘钙化并 L_4 椎体后椎管内骨化物压迫神经。（病例 23 图 1）

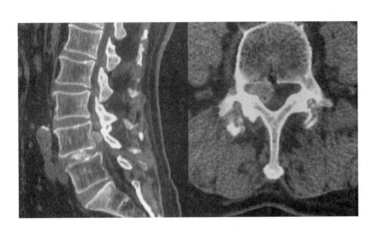

病例 23 图 1 $L_{4/5}$ 椎间盘水平双侧隐窝狭窄

四、入院诊断

1. 中医诊断 腰痛（瘀血阻络）。
2. 西医诊断 ①腰椎间盘突出症（$L_{4/5}$ 钙化并脱出）；②腰椎滑脱（L_4 Ⅰ°）。

五、诊断依据

1. 中医辨证辨病依据 腰痛伴右下肢疼痛 1 周。饮食睡眠可，二便正常，舌质暗红，苔白，脉涩。综观脉症，四诊合参，该病属于祖国医学的"腰痛病"范畴，证属瘀血阻络。

患者老年男性，腰部扭伤史，腰部经络阻滞不通，气血运行不畅，不通则痛。舌脉也为瘀血阻络之象。总之，本病病位在腰部，病属本虚标实，考虑病程急性发作，病情较重，予以解除神经根压迫后，预后较好。

2. 西医诊断依据

（1）主诉：腰痛伴右下肢疼痛1周。

（2）既往5年前"左膝关节滑膜炎"，已治愈。

（3）专科查体：腰椎生理曲度变直，弯腰活动受限。右侧$L_{4/5}$椎旁压痛（+），无明显下肢放射，腰骶部无明显叩击痛，右侧臀上皮神经卡压点压痛（+），右侧臀中肌压痛（+），右侧直腿抬高试验30°（+），加强试验，右（+），双侧"4"字征（-），右侧膝腱反射减弱，双侧跟腱反射对称存在，双下肢肌张力可，双下肢各肌肌力可，双侧下肢深浅感觉未触及明显异常。

（4）辅助检查：腰椎CT、MRI显示：腰椎退行性变，$L_{3/4}$、$L_{4/5}$、L_5/S_1椎间盘膨出并$L_{4/5}$椎间盘水平双侧隐窝狭窄；L_4椎体轻度滑脱，$L_{4/5}$椎间盘钙化并L_4椎体后椎管内骨化物压迫神经。

六、鉴别诊断

1. 中医鉴别诊断　腰痛（寒湿痹阻证）：表现为疼痛部位冷痛重着，转侧不利，痛有定处，虽静亦不减或反而重，昼轻夜重，遇寒痛增，得热则减。舌质胖淡，苔白腻，脉弦紧，故相鉴别。

2. 西医鉴别诊断

（1）腰椎结核：早期局限性腰椎结核可刺激邻近的神经根，造成腰痛及下肢放射痛。腰椎结核有结核病的全身反应，腰痛较剧，X线片上可见椎体或椎弓根的破坏。CT扫描对X线片不能显示的椎体早期局限性结核病灶有独特作用。

（2）腰椎后关节紊乱：相邻椎体的上下关节突构成腰椎后关节，为滑膜关节，有神经分布。当后关节上、下关节突的关系不正常时，急性期可因滑膜嵌顿产生疼痛，慢性病例可产生后关节创伤性关节炎，出现腰痛。此种疼痛多发生于棘突旁1.5cm处，可有向同侧臀部或大腿后的放射痛，易与腰椎间盘突出症相混。该病的放射痛一般不超过膝关节，且不伴有感觉、肌力减退及反射消失等神经根受损之体征。

七、诊疗计划

1. 疼痛科护理常规，Ⅱ级护理。

2. 完善各项辅助检查，如血常规、CRP、ESR、肝功能、肾功能、心电图等，已排除治疗禁忌证。

3. 给予丹参活血化瘀，以及对症支持治疗。

4. 择日行 CT 引导下行 UBE 手术 $L_{4/5}$ 脱出髓核摘除术。

·八、治疗经过：

1. 住院第 2 日查房记录　今日查房，患者自诉腰痛伴右下肢疼痛，卧床休息较轻，站立、行走加剧，纳眠可，二便调。查体：VAS 评分 9 分，腰椎生理曲度变直，弯腰活动受限。右侧 $L_{4/5}$ 椎旁压痛（＋），无明显下肢放射，腰骶部无明显叩击痛，右侧臀上皮神经卡压点压痛（＋），右侧臀中肌压痛（＋），右侧直腿抬高试验 30°（＋），加强试验，右（＋），双侧"4"字征（－），右侧膝腱反射减弱，双侧跟腱反射对称存在，双下肢肌张力可，双下肢各肌肌力可，双侧下肢深浅感觉未触及明显异常。腰椎 CT、MR 显示：腰椎退行性变，$L_{3/4}$、$L_{4/5}$、L_5/S_1 椎间盘膨出并 $L_{4/5}$ 椎间盘水平双侧隐窝狭窄；L_4 椎体轻度滑脱，$L_{4/5}$ 椎间盘钙化并 L_4 椎体后椎管内骨化物压迫神经。患者目前诊断：中医诊断为腰痛病（瘀血阻络），西医诊断为腰椎间盘突出症（$L_{4/5}$ 钙化并脱出）、腰椎滑脱（L4 Ⅰ°）。腰椎间盘突出症属于"腰痛病"范畴，好发于 $L_{4/5}$、L_5/S_1 之间。腰椎间盘突出后髓核容易压迫硬膜囊和侧隐窝处的神经根，从而出现充血水肿，产生无菌性炎症，释放组胺、5- 羟色胺等炎性致痛物质而产生的一系列临床表现，并且发生腰椎间盘突出后，引起腰椎周围的肌肉、韧带、筋膜的牵拉、劳损，产生粘连、瘢痕、挛缩及局部血液循环障碍等问题。该病需与腰椎结核相鉴别，后者早期局限性腰椎结核可刺激邻近的神经根，造成腰痛及下肢放射痛。腰椎结核有结核病的全身反应，低热乏力、盗汗、腰痛较剧、脊柱畸形、活动受限。X 线片上可见椎体或椎弓根的破坏，椎间隙狭窄或消失，脊椎变形和脊柱畸形。CT 扫描主要的征象是骨质破坏区可见砂砾状死骨，椎体碎裂后呈不规则碎骨片，椎体前缘浅凹形骨质破坏及椎旁和腰大肌脓肿。可根据患者病史与腰椎影像学检查予以鉴别。所以治本病的关键有两点：一是缓解椎间盘突出物对神经根的压迫；二是消除脊神经根周围水肿、血肿、粘连等无菌性炎症。本患者拟行椎间孔镜椎间盘髓核摘除术＋射频消融术＋臭氧注射等的综合疗法，直接针对突出和无菌性炎症组织，松解粘连，解除压迫，同时松解周围神经和组织的卡压。根据入院常规查体，患者无手术禁忌证，定于今日下午在复合手术室行 CT 引导下 UBE 脊柱内镜 $L_{4/5}$ 椎间盘髓核摘除术，术前应和患者充分交流，并签署治疗知情同意书，密切观察病情变化，及时对症处理。

2. 住院第 2 日术前讨论内容：主管医师汇报病例略。

主治医师：该病例有以下特点：①主诉：腰痛伴右下肢疼痛 1 周；②查体：VAS 评分 9 分，腰椎生理曲度变直，弯腰活动受限。右侧 $L_{4/5}$ 椎旁压痛（＋），无明显下肢放射，腰骶部无明显叩击痛，右侧臀上皮神经卡压点压痛（＋），右侧臀中肌压痛（＋），右侧直腿抬高试验30°（+），加强试验，右（+），双侧"4"字征（-），右侧膝腱反射减弱，双侧跟腱反射对称存在，双下肢肌张力可，双下肢各肌肌力可，双侧下肢深浅感觉未触及明显异常；③辅助检查：腰椎CT、MR显示：腰椎退行性变，$L_{3/4}$、$L_{4/5}$、L_5/S_1椎间盘膨出并$L_{4/5}$椎间盘水平双侧隐窝狭窄；L_4椎体轻度滑脱，$L_{4/5}$椎间盘钙化并L_4椎体后椎管内骨化物压迫神经。该患者目前诊断明确，$L_{4/5}$椎间盘钙化物脱出是患者症状产生的责任间盘。

刘垒主任医师：同意以上意见。综合患者病例特点，$L_{4/5}$椎间盘钙化物脱出诊断明确，准备今日下午复合手术室行CT引导下UBE脊柱内镜$L_{4/5}$椎间盘髓核摘除术为主治疗，针对突出物直接摘除，解除压迫，同时对周围神经嵌压进行松解，缓解症状，已与患者及其家属交代并签署知情同意书，术前应积极准备，与患者充分沟通，术中注意观察患者生命体征，防止意外的产生；围术期内注意监测生命体征，术后密切观察病情变化，加强康复训练，避免并发症的产生。将手术的必要性、成功率、风险性及可能的并发症向患者及家属讲明，取得家属同意及理解。

护士长：患者腰椎间盘突出症，计划给予复合手术室全身麻醉下行CT引导下UBE脊柱内镜$L_{4/5}$椎间盘髓核摘除术为主治疗，嘱注意术前及术后宣教，监督患者卧床休息。

主持人小结：患者诊断明确，介入适应证明确，无介入禁忌征，准备在复合手术室全身麻醉下行CT引导下UBE脊柱内镜$L_{4/5}$椎间盘髓核摘除术。

3. 住院第2日术前小结　患者陈某，男，69岁，因腰痛伴右下肢疼痛1周。腰痛伴右下肢疼痛1周。既往5年前"左膝关节滑膜炎"，已治愈。专科查体：VAS评分9分，腰椎生理曲度变直，弯腰活动受限。右侧$L_{4/5}$椎旁压痛（+），无明显下肢放射，腰骶部无明显叩击痛，右侧臀上皮神经卡压点压痛（+），右侧臀中肌压痛（+），右侧直腿抬高试验30°（+），加强试验，右（+），双侧"4"字征（-），右侧膝腱反射减弱，双侧跟腱反射对称存在，双下肢肌张力可，双下肢各肌肌力可，双侧下肢深浅感觉未触及明显异常。辅助检查：腰椎CT、MRI显示：腰椎退行性变，$L_{3/4}$、$L_{4/5}$、L_5/S_1椎间盘膨出并$L_{4/5}$椎间盘水平双侧隐窝狭窄；L_4椎体轻度滑脱，$L_{4/5}$椎间盘钙化并L_4椎体后椎管内骨化物压迫神经。

术前诊断：中医诊断　腰痛病（瘀血阻络）。西医诊断　①腰椎间盘突出症（L4/5钙化并脱出）；②腰椎滑脱（L_4　I°）。

手术指征：腰痛及右下肢疼痛明显，影响日常生活，且影像学检查压迫较重，保守治疗预计疗效不佳。

拟施手术名称和方式：复合手术室全身麻醉下行CT引导下UBE脊柱内镜$L_{4/5}$椎间盘髓核摘除术。

拟施麻醉方式：全身麻醉＋气管插管＋心电监护。

注意事项：手术治疗的难点是准确定位和突出物的充分摘除，已将术中及术后可能出现的危险和并发症向病人及家属讲明，其表示理解，同意介入治疗，并在协议书上签字。

手术者术前查看患者情况：刘垒主任医师术前查看患者，已将患者病情及手术的必要性、成功率以及并发症等向患者及家属进一步讲解，患者及家属表示理解并同意。

4. 住院第 2 日　手术记录。

术前诊断：同前。

术中诊断：同前。

手术名称：复合手术室全身麻醉下行 CT 引导下 UBE 脊柱内镜 $L_{4/5}$ 椎间盘髓核摘除术。

手术经过、术中发现的情况及处理：气管插管、全身麻醉。麻醉成功后患者取俯卧位于手术床髂腰垫上，注意使腋前和腹部悬空。双上肢外展固定，双髋关节、膝关节呈半屈曲。C 型臂影像增强器（接收器）上安装显影金属细线，使 C 型臂处于水平位时属细线垂直于水平面。以责任节段为中心透视腰椎侧位，调整手术床使责任节段椎间隙与金属细线近似平行以保证责任节段椎间隙与地面呈垂直状态，维持患者体位与手术床位置不变。以责任节段为中心透视腰椎正位，明确责任椎间隙在正位片上的皮肤投影线以及椎弓根内缘连线。以椎弓根内缘线为中心，责任椎间隙皮肤投影线上线各 1～1.5cm 画横行手术切口线，头侧手术切口线约 1cm，为观察通道；尾侧手术切口线约 1.5cm，为工作通道。沿手术切口线为中心进行术区消毒、铺巾，铺巾使术者侧较高以便导流灌洗液流向对侧，对侧固定吸引管吸引灌洗液。按步骤安装好关节镜和灌洗系统并调试无误。建立通道及操作间隙，沿着切口线依次横行切开皮肤及皮下组织，使用尖刀片纵行切开筋膜层。经观察通道和工作通道分别放置初级扩张棒穿过椎旁肌并汇集于同侧上位椎板与棘突移行处表面，透视明确汇集点位置。逐级扩张钝性分离软组织，观察通道置入关节镜，左手持镜，打开灌注系统冲洗至视野清晰并保证灌洗液均匀连续地从工作通道流出。右手持特制的等离子射频刀经工作通道清理镜下软组织结构并止血，显露多裂肌下棘突与上位椎板下缘的移行部，该结构间隙即为最初操作间隙。特制的射频刀头及特殊操作工具如扩张棒、咬骨钳及弯头骨刀等由江苏邦士医疗科技有限公司提供。处理同侧及对侧骨性结构，使用动力磨钻磨除同侧上位椎板下缘和下关节突内侧至单层皮质骨，然后使用 Kerrison 咬骨钳咬除上位椎板下缘和下关节突内侧以显露黄韧带和椎弓根内缘，磨除下位椎体上关节突以打开同侧骨性侧隐窝，并咬除椎管内钙化的椎间盘组织 3g。倾斜关节镜并使用等离子射频刀头显露上位棘突根部，使用动力磨钻磨除棘突根部骨性组织以显露双侧黄韧带中间缝隙——"V"字领。将关节镜镜头跨过"V"字领实现"过顶"，再次使用动力磨钻磨除对侧上位椎板内侧骨皮质，建立椎板与黄韧带间隙，直至显露对侧椎弓根内缘和下位椎体上关节突，磨除该上关节突的内侧部分打开对侧骨性侧隐窝。中央椎管及对侧侧隐窝减压：使用 Kerrison 咬骨钳仔细咬除对侧黄韧带直至显露对侧硬脊膜与受压神经根，使用椎管内等离子射频刀止血。稍后退关节镜镜头以观察同侧黄韧带，再次使用 Kerrison 咬骨钳咬除黄韧带直至显露同侧硬脊膜和受压神经根，使用椎管内等离子射频刀止血。使用神经剥离子松解双侧神经根的部分粘连。减压目标①硬脊膜可搏动，表面血管充盈；②硬脊膜、神经根形态满意，椎管及侧隐窝内全程可见；③使用剥离子探查神经根可感受神经根张力不大；④无明显椎管内出血，无明显椎管内漂浮物。减压后处理，手法挤出操作通道内灌洗液，沿工作通道置入引流管并固定，缝合筋膜及皮肤。（病例 23 图 2）

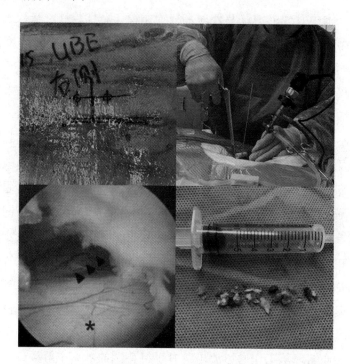

病例 23 图 2　定位、术中、镜下视野及摘除的髓核组织

结果：患者在整个治疗过程中生命体征平稳，无心慌，无头疼，无恶心、呕吐等不适。

术后注意事项：去枕平卧 6 小时，卧床休息 3 天，刀口保持清洁干燥，以防止感染密切观察病情，及时对症处理。术后根据伤口引流情况 24～72 小时拔除引流管，复查腰椎 CT 及 MRI，佩戴腰围下床活动，不对患者进行术后常规抗凝治疗。记录患者手术时间、切口长度、术中出血量、术后住院时间；分别在术前，术后 3 个月、6 个月对患者腰部、腿部进行 VAS 评分；于术后 6 个月用腰椎 Macnab 评定标准评价患者腰椎功能。

5．住院第2日术后首次病程记录　患者与今日在全身麻醉下行 CT 引导下 UBE 脊柱内镜 $L_{4/5}$ 椎间盘髓核摘除术。行气管插管、全身麻醉。手术过程见手术记录。术后根据伤口引流情况24～72小时拔除引流管，复查腰椎 CT 及 MRI，佩戴腰围下床活动，不对患者进行术后常规抗凝治疗。记录患者手术时间、切口长度、术中出血量、术后住院时间；分别在术前、术后3个月、6个月对患者腰部、腿部进行 VAS 评分；于术后6个月用腰椎 Macnab 评定标准评价患者腰椎功能。

6．住院第3日查房记录　今日查房，患者腰痛及右下肢疼痛基本消失，腰部稍感不适，余未诉特殊不适。查体见：刀口愈合良好，无红肿，引流通畅，敷料少量渗出。直腿抬高试验（–）。主任医师查房分析：患者昨日行经 UBE 内镜下 $L_{4/5}$ 椎间盘突出钙化髓核摘除并椎管狭窄清理术，摘除压迫神经的椎间盘组织，术后解压的神经根随着脉搏自由波动，表面血供开始恢复，术后患者症状消失，直腿抬高试验（–），今日患者腰及右下肢无明显不适，治疗暂不改变，继观。

7．住院第4日查房记录　今日查房，患者诉右下肢疼痛较前明显缓解，右小腿略紧张疼痛不适感，饮食睡眠一般，二便正常。专科查体：VAS 评分1分，腰椎生理曲度直，腰椎活动受限较前改善。腰部无明显压痛及叩击痛，$L_{4/5}$ 右侧夹脊穴压痛（+–），右侧秩边穴压痛（+–），右侧臀中肌压痛（+–），右侧臀上皮神经卡压点压痛（+–），双侧直腿抬高试验（–），双侧"4"字征（–），双侧梨状肌牵拉试验（–），双侧膝腱反射（++），双侧跟腱反射（++），双下肢肌力肌张力可，双侧下肢深浅感觉未见明显异常，神经生理反射正常存在，病理征（–）。余查体大致同前。今日主治医师查房分析，患者术后第二天，症状较前缓解，给予伤口无菌换药，继续给予营养神经、活血化瘀支持治疗，抗生素、激素等疗程已足，复查血常规、C 反应蛋白、血沉等炎性指标，今日可给予理疗消炎镇痛，密切观察病情，及时对症处理。

8．住院第5日查房记录　今日查房，患者自诉症状明显改善，下床活动后腰痛伴右下肢疼痛明显减轻，饮食睡眠一般，大小便已解。专科查体同前。主治医师查房分析，患者术后三天，今日可行腰背部主动锻炼，针对腰背肌锻炼方法有三种，五点支撑、空蹬自行车、飞燕点水，要求保证锻炼的质量，勿追求数量。同时可根据情况给予腰椎骶管滴注治疗。余治疗不变，继观。

9．住院第6日查房记录　今日查房，患者诉腰部、右下肢疼痛解除。饮食、睡眠可，大小便通畅且性状正常。专科查体：VAS 评分0分，腰椎生理曲度直，腰椎活动受限较前改善。腰部无明显压痛及叩击痛，$L_{4/5}$ 右侧夹脊穴压痛(+–)，右侧秩边穴压痛(+–)，右侧臀中肌压痛（+–），右侧臀上皮神经卡压点压痛（+–），双侧直腿抬高试验（–），双侧"4"字征（–），双侧梨状肌牵拉试验（–），双侧膝腱反射（++），双侧跟腱反射（++），双下肢肌力肌张力可，双侧下肢深浅感觉未见明显异常，神经生理反射正常存在，病理征（−）。余查体大致同前。患者目前症状明显缓解，要求出院。今日刘垒主任医师查房分析：患者腰部、右下肢疼痛减轻，综合分析患者病情好转，引流管拔出，如无异常可于明日出院，院外注意休息，避免劳累，避免长时间负重站立行走。出院后请定期复查，若有不适请及时就诊，我科随诊。术后复查见病例 23 图 3。

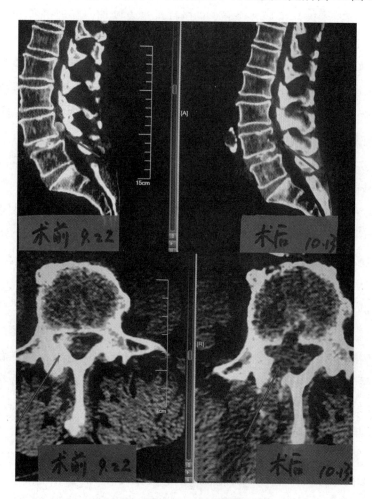

病例 23 图 3　术后复查腰椎 MRI

九、出院诊断

1. 中医诊断　腰痛病（瘀血阻络）
2. 西医诊断　①腰椎间盘突出症（$L_{4/5}$ 钙化并脱出）；②腰椎滑脱（L_4 Ⅰ°）。

十、讨论

1. 椎间盘钙化　是椎间盘退行性病变引起的一种病理改变，也被认为是促进椎间盘退行性病变的原因之一。椎间盘退行性病变与钙化的因果关系尚未明确，目前认为椎间盘钙化与椎间盘退行性病变的严重程度呈正相关。椎间盘钙化可归为获得性异位骨化的一种，临床和文献报道这类病变有多种命名，包括椎间盘钙化、椎间盘矿化、椎间盘骨化等，病理学中钙化过程是指正常或损伤的组织中钙盐沉积，而骨化过程则指有骨组织形成，伴随胶原基质发生钙盐沉积。鉴于目前椎间盘钙化发病机制尚不清楚，本文统一以"椎间盘钙化"来命名此类病变。本例患者为中老年退变性椎间盘钙化，其与儿童的椎间盘钙化发生机理不同，儿童的椎间盘钙化常表现为一种具有自发吸收趋势的自限性疾病，有作者曾报道 1 例儿童巨大的胸椎间盘钙化病例通过非手术治疗，半年后完全自发吸收。

据国外文献报道，在一般成年人中，通过常规 X 线检查检出钙化的发病率为 5%～6%，随着年龄的增长，85 岁以上患者的发病率近 45%。Chanchairujira 等通过 223 例尸检获取的数据发现椎间盘钙化在老年人中很常见（约 13%），并且钙化最易发生在纤维环内（约 63%），其次发生在髓核内，同时钙化的发生率与年龄的增大和椎间高度的丢失程度呈正相关，作者认为椎间盘钙化的主要相关因素为年龄，而非全身性疾病。然而，Aessopos 等的研究发现，地中海贫血患者椎间盘钙化发病率为 23.33%，明显高于普通患者，这可能与地中海贫血导致的机体广泛骨骼代谢异常增高有关。不同的研究方法得出的发病率数据不同，一方面，可能由于钙化往往伴随炎症，椎间盘局部钙化和炎症导致的临床症状和体征的相似性，导致钙化被忽视，造成钙化的漏诊。

椎间盘钙化的临床症状目前尚无直接证据表明椎间盘钙化能够直接导致任何临床症状，虽然钙盐沉积不仅破坏正常的胶原层结构，还可能导致椎间盘细胞外基质退行性的改变，但钙化本身并不会造成相应的临床症状。相反，他们很多都是影像学检查偶然发现的。本例患者是由于外力导致的钙化脱入到椎管内而发病。

椎间盘钙化的发生机制有研究表明，椎间盘钙化与导致全身系统改变的相关疾病有关，如碱性尿、血色素沉着、甲状旁腺功能亢进，也可能与导致脊柱自发融合的疾病有关，如脊髓灰质炎、强直性脊柱炎、青少年慢性关节炎、脊柱融合手术或局部创伤等。

综上所述，椎间盘钙化的发病机制目前尚不明确，可能是一种由细胞介导的，对椎间盘退行性病变的异常反应的过程。在对发病机制的探索过程中也相应地产生了一些抑制椎间盘钙化的手段。目前临床上对于椎间盘钙化尚无明确的预防措施，关于其机制的研究存在许多亟待解决的问题。研究椎间盘钙化的发生机制，寻找调控的靶点，进而寻找延缓、抑制甚至逆转钙化的方法，从而避免手术或使手术微创化，降低治疗成本，有着积极的意义。

本例患者是由于外力导致的钙化脱入到椎管内压迫神经而发病。因钙化物的致密性和难以自吸收，需要手术解决。

2. 单侧双通道脊柱内镜手术　UBE技术通过观察通道和操作通道的分离，赋予了操作工具更大的操作范围和灵活度，内镜可采用0°或30°关节镜，后者更增加了视野所到达的范围，水介质下清晰的视野和安全的操作，配合使用多种开放手术的器械，实现了外科手术的"内镜化"。同时UBE手术是借助关节镜完成，操作基本可通过开放手术工具实现，具有关节镜操作经验的医师有一定的学习曲线优势，这些都使得UBE下腰椎椎管减压手术的开展相对更加容易，在部分基层医院更是如此，最大程度造福于广大基层患者。

对于腰椎管狭窄造成的马尾神经或神经根受压，虽然开放椎板切除能够实现有效地神经减压，但由此造成的肌肉、韧带、关节突关节等结构的破坏会造成腰背肌肉萎缩和腰痛，同时手术造成的结构不稳定可能需要进一步行融合手术。近年来，得益于内镜下工具的不断革新，经皮脊柱内镜手术已进入全内镜手术（full-endoscopic surgery）时代，经皮腰椎内镜（percutaneous lumbar endoscopy, PLE）完全可以实现ULBD、经椎间孔腰椎椎间融合（transforaminal lumbar interbody fusion, TLIF）等手术，且在水介质下操作安全性高，但在PLE下进行ULBD同样存在操作空间受限的不足，视野范围也取决于通道活动范围，在PLE下进行ULBD操作过程更加依赖于先进的镜下动力系统，这些都使之成为在基层医院开展较为困难的因素之一。

通过UBE下ULBD能够同时实现对中央椎管和双侧侧隐窝的减压，同时UBE下进行ULBD的标准化操作需显露双侧走行根、完整的硬脊膜边缘，减压过程结束的标准全部基于术者的视觉过程而非单纯经验，这对于保证减压充分十分重要。标准化操作过程中先保留同侧黄韧带"过顶"减压对侧侧隐窝，这点有效避免了减压对侧过程中手术器械、动力工具等造成同侧神经组织受损的风险，尤其是对于严重椎管狭窄的患者，若先去除同侧黄韧带，硬脊膜囊明显膨隆可能造成"过顶"困难和损伤的风险。由于UBE下操作工具基本为开放手术器械，使用非动力工具如Kerrison咬骨钳和骨刀时可能会造成明显影响视野的出血过程，需仔细处理好这一过程，这也对开展UBE手术的术者提出了较高的要求。

UBE下ULBD治疗腰椎管狭窄减压的疗效关于UBE手术治疗腰椎狭窄症的疗效目前缺乏多中心、大样本、前瞻性的研究。有文献报道。UBE下进行ULBD可能造成了比较明显的出血，造成术后血红蛋白量下降的可能性主要包括：①术中过程，双侧侧隐窝减压出血、骨面渗血、大量生理盐水灌洗不利于创面凝血机制发挥、术中小血管破裂出血、肌肉软组织操作过程中出血；②术后，术后伤口引流、术中和术后静脉补液和药物治疗。

UBE下减压治疗腰椎管狭窄症总体是安全的，这得益于其开阔的视野和充分的操作范围，使传统减压的手段在内镜下实现，综合前述之有效性及若干优势，笔者认为 UBE 技术的应用前景是广阔的。受限于本研究回顾性研究、单中心、早期随访结果等不足，未来需要通过更多前瞻性、多中心、长期随访研究去补充和证实这一结果。

笔者体会：①腰椎间盘突出症钙化多见于中老年人，本例患者为椎间盘钙化后脱落到椎管内，刺激和压迫神经组织，产生疼痛症状，考虑患者症状重、保守治疗无法解除神经压迫。选择脊柱内镜手术解决问题。但考虑单通道椎间孔镜手术，受限于手术视野小和咬除椎板、黄韧带等效率低下，故选择单侧入路双通道的 UBE 技术予以解除；②UBE 手术特殊的双通道优势，使观察通道和工作通道均得到更好利用，对于该例患者椎间盘钙化脱出移到椎管内，类似于椎管狭窄症患者，选择 UBE 手术是适合的。相比较椎间孔镜手术，UBE 有以下几点不同：UBE 麻醉方式为全身麻醉，孔镜局部麻醉即可；更加强调镜下的操作，而椎孔镜更加重视置管的过程；在治疗椎管内疾患方面，UBE 和孔镜各具有优势，可以相互补充；③UBE 技术治疗腰椎中央椎管狭窄和侧隐窝狭窄能够完成单侧椎板切除双侧减压操作，达到对腰椎中央椎管狭窄和侧隐窝狭窄双侧神经结构充分减压的目的。其早期随访临床效果确切，手术安全性高，且手术过程中视野开阔、操作灵活，开展相对容易。

参考文献

[1] 郑剑平，孙春汉，蔡宏华，等．椎间孔镜技术在老年腰椎间盘突出并侧隐窝狭窄中的应用 [J]．临床与病理杂志，2017，37（01）：5-9.

[2] 陈晓庆，张烽，于江，等．经皮椎间孔入路内镜下减压治疗老年腰椎侧隐窝狭窄症 [J]．中国脊柱脊髓杂志，2016，26（03）：233.

[3] 白一冰，李嵩鹏，简伟，等．椎间孔镜下侧隐窝减压治疗腰椎管狭窄的疗效分析 [J]．中国疼痛医学杂志，2014，20（12）：919-992.

[4] 梁雄飞．经皮内镜下椎间孔扩大成形术治疗腰椎侧隐窝狭窄症的临床研究 [D]．河南中医药大学，2017.

病例 **24** 射频热凝治疗致密性髂骨炎引起的疼痛

一、一般资料

患者赵某，女，31岁。

主诉：右侧腰臀部疼痛1年余，加重5天。

现病史：患者1年前无明显诱因出现右侧腰臀部疼痛，无下肢放射痛，开车、坐起时疼痛明显，休息、活动后减轻，疼痛与天气变化无明显相关，疼痛反复发作，未行系统治疗。5天前无明显诱因出现上述症状加重，曾行针灸治疗，症状缓解不明显。今为求进一步治疗，来我院就诊，行骶髂关节CT示：符合双侧骶髂关节炎CT表现，请结合临床，门诊以"致密性髂骨炎"收入院。

既往史：既往体健，否认有高血压病、糖尿病、冠心病等其他慢性病史。否认肝炎、结核、伤寒等传染病病史；否认有重大外伤史及手术史，否认有输血史。未发现食物及药物过敏史。预防接种史不详。

个人史：生于原籍，无外地居住史。无疫区、疫水接触史，无吸烟嗜酒爱好，无其他不良嗜好。

婚育史：适龄结婚，育有1女，配偶及女儿均体健。

月经史：月经周期规律。

家族史：否认家族遗传病史。

二、体格检查

T 36.5℃，P 74次/分，R 18次/分，BP 111/71mmHg。患者青年女性，发育正常，营养中等，神志清楚，自主体位，检查合作。全身皮肤无黄染、无瘀点、无出血点。全身浅表淋巴结未触及肿大。头颅发育正常，毛发分布均匀，眼睑无水肿，结膜无充血，巩膜无黄染，双侧瞳孔等大等圆，对光反射及调节反射存在，耳、鼻无异常，口唇无发绀，咽部无充血，扁桃体无肿大。颈软，无抵抗，颈静脉无怒张，气管居中，甲状腺无肿大。胸廓对称无畸形，双侧乳房 对称，未触及明显包块。双肺呼吸音清晰，未闻及干、湿性啰音。心前区无隆起及凹陷，心界无扩大，心率74次/分，节律规整，各瓣膜听诊区无闻及病理性杂音。腹部平坦，腹软，无压痛，无反跳痛。肝、脾肋下未触及，Murphy's征阴性，肝、肾区无叩痛，肠鸣音无亢进，移动性浊音阴性。脊柱无畸形,四肢无畸形,双下肢无水肿。双下肢足背动脉搏动正常。肱二头肌反射正常,膝腱反射正常,腹壁反射正常。巴氏征阴性,布氏征阴性。

专科查体:轮椅推入病房,活动明显受限。右骶髂关节压痛(+),右侧"4"字征(+),余查体因疼痛剧烈未查。

三、辅助检查

骶髂关节 CT(2021 年 10 月 5 日本院):双侧骶髂关节炎(病例 24 图 1)。新型冠状病毒检查(2021 年 10 月 5 日):阴性。

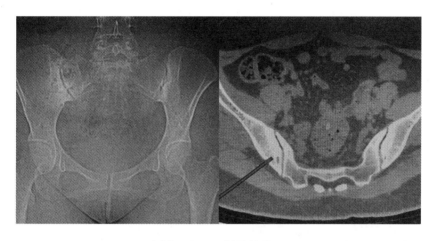

病例 24 图 1　骶髂关节 CT

四、入院诊断

1. 中医诊断　痹症(瘀血阻络)。
2. 西医诊断　致密性髂骨炎。

五、诊断依据

1. 中医辨病辩证依据　患者右侧腰臀部疼痛 1 年余,加重 5 天,饮食可,睡眠一般,大小便正常,舌质淡,苔薄白,脉细弱。综合脉症,四诊合参,该病属祖国医学的"痹症"范畴,证属"瘀血阻络"。患者青年女性,素体气虚,肝肾日渐亏虚,气血亏虚,瘀血阻络,不能濡养筋脉,舌脉也为瘀血之象,总之,本病病位在经络关节,病属本虚,考虑病程迁延日久,病情复杂,容易安抚,预后一般。

2. 西医诊断依据　患者女,31 岁,因"右侧腰臀部疼痛 1 年余,加重 5 天。"入院。既往体健。专科检查:轮椅推入病房,活动明显受限。右骶髂关节压痛(+),右侧"4"字征(+),余查体因疼痛剧烈未查。辅助检查:骶髂关节 CT(2021 年 10 月 5 日本院):

符合双侧骶髂关节炎 CT 表现，请结合临床。新型冠状病毒检查（2021 年 10 月 5 日）：阴性。

六、鉴别诊断

1. 风湿性关节炎　风湿热的临床表现之一，多见于青少年，有链球菌感染史。其关节炎的特点为四肢大关节游走性肿痛，但很少出现关节畸形。关节外症状包括发热、咽痛、心脏炎、皮下结节等，血清抗链球菌溶血素 O 度升高，RF（−）。该患者无上述临床表现，与之不符，暂不考虑该诊断。

2. 类风湿关节炎　好发于女性，多表现为手足小关节对称性肿痛，持续时间超过 6 周，伴晨僵，关节肿痛常反复发作，化验类风湿因子阳性，病程长者，可有关节破坏导致关节畸形，功能受限，关节 X 线早期表现为骨质疏松，晚期表现关节腔隙变窄，关节骨性强直。该患者表现与之不符，可排除。

七、诊疗计划

1. 完善相关化验检查，如血常规、CRP、ESR、肝功能、肾功能、心电图、胸片等评估病情，排除治疗禁忌。

2. 入院拟行骶髂关节射频及针刀松解术为主的治疗。

3. 根据病情变化，及时调整医嘱。

八、治疗经过

1. 住院第 2 日查房记录　患者自诉右侧臀部疼痛，活动时疼痛明显，饮食睡眠一般，二便调。专科查体：轮椅推入病房，活动明显受限。右骶髂关节压痛（+），右侧"4"字征（+），余查体因疼痛剧烈未查。辅助检查：骶髂关节 CT（2021 年 10 月 5 日本院）：符合双侧骶髂关节炎 CT 表现，请结合临床。余化验结果未见明显异常。刘垄主任医师查房分析综合患者的症状、体征和影像学检查患者目前诊断：中医诊断　痹症（瘀血阻络）；西医诊断　致密性髂骨炎诊断成立。致密性髂骨是骶髂关节髂骨部下 1/2～2/3 骨质密度增厚所引起的慢性腰腿痛，可能与妊娠、劳损及病灶性炎症有关。本病 90％以上为中年女性，以妊娠后期、尤其分娩后为多见，亦可见于尿路或女性附件慢性感染后，或盆腔内感染，在妊娠后期或生产过程中，由于内分泌作用，常使肌腱韧带松弛，使骶髂关节松动，失去稳定性，因此骶髂关节可能经常受到异常刺激或损伤，尤其是骶髂关节的髂骨部所受到的损伤可能性更多些，也可能与身体重力、慢性劳损或外伤有关。根据入院常规查体，患者无手术禁忌证，定于今日行骶髂关节针刀松解及骶髂关节射频治疗，术前应和患者充分交流，并签署治疗知情同意书，密切观察病情变化，及时对症处理。

2. 住院第 2 日术前讨论记录　李国强住院医师汇报病例略。

刘维菊主治医师：该病例有如下特点：①主诉：右侧腰臀部疼痛 1 年余，加重 5 天；②查体：轮椅推入病房，活动明显受限。右骶髂关节压痛（+），右侧"4"字征（+）；③辅助检查：骶髂关节 CT（2021 年 10 月 5 日本院）：双侧骶髂关节炎。

刘垒主任医师：综合患者病例特点，骶髂关节炎诊断明确。今日可行复杂针刀松解术＋骶髂关节射频为主的综合治疗。目前患者术前检查无明显手术禁忌，非血管 DSA 引导下关节穿刺术＋骶髂关节射频＋关节腔灌注＋复杂性针刀松解术。风险在于该患者对疼痛耐受情况，已与患者及其家属交代并签署知情同意书，术前应积极准备，与患者充分沟通，术中注意观察患者生命体征，防止意外的产生。将手术的必要性、成功率、风险性及可能的并发症向患者及家属讲明，取得家属同意及理解。

钱俊英护士长：术前应注意患者的生命体征，注意患者情绪疏导，术后保持伤口清洁干净干燥，指导患者床上功能锻炼。

小结：患者诊断明确，无介入禁忌证，准备行：非血管 DSA 引导下关节穿刺术＋骶髂关节射频＋关节腔灌注＋复杂性针刀松解术。

3. 住院第 2 日术前小结　患者女，31 岁，因"右侧腰臀部疼痛 1 年余，加重 5 天。"入院。既往体健。一般情况同前面所述。辅助检查：骶髂关节 CT（2021 年 10 月 5 日本院）：符合双侧骶髂关节炎 CT 表现，请结合临床。

术前诊断：中医诊断　痹症（瘀血阻络）。西医诊断　致密性髂骨炎。

手术指征：患者右侧腰臀部痛影响日常生活。

拟施手术名称和方式：非血管 DSA 引导下关节穿刺术＋骶髂关节射频＋关节腔灌注＋复杂性针刀松解术。

拟施麻醉方式：局部麻醉＋心电监护。

注意事项：术中注意观察病人反应情况，关注生命体征，准确定位和充分松解。

手术者术前查看患者情况：刘垒主任医师术前查看患者，已将患者病情及介入的必要性、成功率以及并发症等向患者及家属进一步讲解，患者及家属表示理解并同意。

4. 住院第 2 日手术记录

术前诊断：同前。

术中诊断：同前。

手术名称：非血管 DSA 引导下引导下右骶髂关节感觉根射频热凝术＋关节腔灌注治疗＋关节穿刺术＋复杂性针刀松解术。麻醉方法：局部麻醉。

手术经过、术中发现的情况及处理：患者于介入治疗室由刘垒主任医师行非血管 DSA 引导下引导下右骶髂关节感觉根射频热凝术＋关节腔灌注治疗＋关节穿刺术＋复杂性针刀松解术治疗，术前签署知情同意书。患者俯卧于治疗床上，腰腹下垫枕，开放静脉通道，常规监测生命体征。在 C 臂定位右侧骶髂关节下 1/3，暴露良好，测量入路角度及深度、旁开距离，确定骶髂关节疼痛点的两个穿刺点，并标记秩边穴、髂腰韧带压痛点 3 个点及阿是穴共 10 个点。常规消毒铺巾，局部皮下 1% 的利多卡因麻醉，持 1 根 15cm 射频针自标记点沿测量的角度穿刺，直达关节面，回抽无出血。进行刺激测试：50Hz 0.5V 电刺激能复制出相应部位的疼痛、麻木。2Hz 1.0V 电刺激能诱发局部竖脊肌收缩，提示针尖位置良好。行脉冲射频治疗：45℃ 10 分钟，射频操作完毕。抽取由 2% 利多卡因 5ml 2 支＋甲钴胺 1mg＋曲安奈德 40mg＋0.9% NS 适量组成的消炎镇痛液若干，并于上述标记点、关节腔内各注入 2ml，射频治疗操作完毕。后行复杂性针刀松解术为主的治疗，以上述标记点共 20 个点（射频进针点除外）为进针点，穿刺针垂直进针，依次到达骨面及小关节，分别注射 0.5% 利多卡因、消炎镇痛液和 45mg/L 臭氧，操作完毕后持 I 型 2 号针刀，刀口线与人体纵轴平行，刀体垂直于皮肤，于上述标记点快速进针，松解神经根周围粘连及相关组织的粘连和瘢痕处，快速出针，迅速用无菌棉球按压针刀孔 2 分钟，针刀孔无出血渗液后，针刀松解术操作完毕，局部贴敷无菌敷贴（病例 24 图 2）。

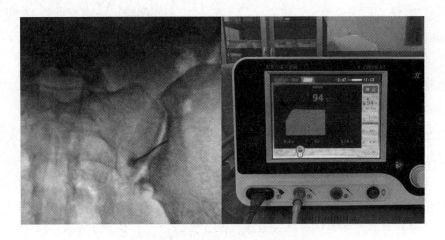

病例 24 图 2　射频热凝术

结果：治疗期间患者未出现心慌、头晕、恶心、呕吐等症状，术后生命体征均正常，密切观察病情变化，及时对症处理。

术后注意事项：嘱患者静卧 6 小时，针口 72 小时内避免接触水，以防止针口局部感染。

5. 住院第 2 日术后首次病程记录　患者术后 6 小时，一般情况良好，刀口处疼痛轻微，右骶髂关节疼痛解除。患者生命体征平稳，无心慌，无头疼，无恶心呕吐等不适。嘱术后注意事项：针口 72 小时内不要接触水，以防止感染密切观察病情，及时对症处理。

6. **住院第 3 日查房记录**　患者诉右骶髂关节疼痛基本缓解，夜间睡眠好。术后第一天暂不查体。刘垒主任医师结合患者症状和体征分析：患者已行局部神经射频热凝术＋局部关节腔灌注治疗＋针刀松解术，该方法能有选择性的灭活周围痛觉神经末梢，使之失去接受和传递痛觉信号的能力，并且局部温度在短时间内的增高，还可以改善局部循环，使因疼痛得到缓解和改善。射频消融术是近年发展起来以电化学为基础的新技术，利用射频产生等离子体在相对低温下离断组织分子键，并将组织气化而发挥作用。此患者术后第一天暂不做效果评价，目前治疗方案暂不改变，密切观察患者症状，不适症状及时对症处理。

7. **住院第 4 日查房记录**　患者未诉明显不适，右侧臀部疼痛不明显，饮食睡眠可，二便正常。专科查体：腰椎活动无明显受限。腰部无明显压痛点，右骶髂关节压痛(+-)，双侧直腿抬高试验（-），双侧"4"字征（-），双侧梨状肌牵拉试验（-），双侧膝腱反射（++），双侧跟腱反射（++），双下肢肌力正常，踇趾背伸力正常，双侧下肢深浅感觉未触及明显异常。患者对治疗效果满意，主动要求今日出院。刘垒主任医师查房分析，患者腰臀部疼痛基本缓解，同意其今日出院，嘱出院后加强腰背肌锻炼，勿受凉，勿劳累，2 周后复诊，不适随诊。

九、出院诊断

1. **中医诊断**　痹症（瘀血阻络）。
2. **西医诊断**　致密性髂骨炎。

十、讨论

致密性髂骨炎（osteitis condensans ilii, OCI）是骶髂关节骶骨部下 1/2 ～ 2/3 骨质密度增厚所引起的慢性腰腿痛，可能与妊娠、劳损及病灶性炎症有关。本病 90％以上为中年女性，以妊娠后期、尤其分娩后为多见，亦可见于尿路或女性附件慢性感染后，或盆腔内感染，在妊娠后期或生产过程中，由于内分泌作用，常使肌腱韧带松弛，使骶髂关节松动，失去稳定性，因此骶髂关节可能经常受到异常刺激或损伤，尤其是骶髂关节的髂骨部所受到的损伤可能性更多些，也可能与身体重力，慢性劳损或外伤有关。

依据中华医学会风湿病学分会在《强直性脊柱炎诊治指南》中所提出的标准：致密性髂骨炎影像学表现为在髂骨沿骶髂关节中下 2/3 部位有明显的骨硬化区，呈三角形尖端向上，密度均匀，不侵犯骶髂关节面，无关节狭窄或糜烂。

强直性脊柱炎（AS）与致密性髂骨炎（OCI）两者发病部位相近，皆可有下腰部疼痛，不同点表现为：①AS 多见于青少年男性，目前认为与遗传和环境等因素有关；OCI 好发于 20～35 岁女性，多见于妊娠后期或产后，目前认为可能与妊娠、感染、机械性劳损有关；②AS 下腰部疼痛休息后加重，适当活动后可改善；OCI 患者下腰痛休息后减轻，活动及劳累后可加重；③AS 以骶髂关节破坏为主，逐渐累及脊柱，后期脊柱呈现"竹节样变"。CT 示骶髂关节边缘模糊，关节面可呈锯齿状破坏，最后关节骨性强直。而 OCI 典型表现为在髂骨沿骶髂关节中下 2/3 部位有明显的骨硬化区，呈三角形尖端向上，密度均匀，不侵犯骶髂关节面，无关节狭窄或糜烂，骶骨未见异常；④AS 病变不易被控制，复查总表现进展趋势。OCI 可以稳定和控制，进展比 AS 缓慢。长期随访未见有关节受累和骨质的破坏，可与 AS 相鉴别。AS 后期会造成骨强直、畸形，病情不能逆转。而 OCI 是一种自限性疾病，骨化在 3～20 年后可能会自行减少或完全消失。

　　治疗策略上，主要是对症和物理疗法，不考虑使用慢作用药。射频热凝术（radiofrequency thermocoagulation，RFT）是一种微创介入手术治疗。由于不同神经纤维对温度的耐受存在差异，脉冲射频技术通过控制温度有选择性地破坏传导痛觉的细纤维，而保留对热力抵抗力较大的运动觉的粗纤维。臭氧是另一种微创介入治疗技术，臭氧作为强氧化物具有抗炎和镇痛作用，可有效缓解症状。有研究表明，射频热凝联合臭氧消融术可以显著改善病变部位的血液循环和促进炎症因子吸收，缓解疼痛。患者右侧腰臀部疼痛 1 年余，加重 5 天，饮食可，睡眠一般，大小便正常，舌质淡，苔薄白，脉细弱。综合脉症，四诊合参，该病属祖国医学的"痹症"范畴，证属"瘀血阻络"。针刀治疗本病的原理主要是破瘀血、通气滞、祛积痰，疏通骶髂关节局部粘连增生，改善骶髂关节活动度，取得显著效果。

　　射频治疗作为一种新技术，能够针对病灶靶点进行治疗，且可根据病情结合针灸、针刀、臭氧的治疗手段对周围软组织进行综合治疗，能够取得更加满意的效果，且具有简、便、验、廉的特点，疗效明显，安全性高，创伤较小，具有广泛的临床前景。

参考文献

[1] 刘剑. 小针刀联合超短波治疗髂骨致密性骨炎的临床研究 [J]. 中国医药科学，2015，5（07）：73-74、80.

[2] 张楠，阎小萍. 致密性髂骨炎与强直性脊柱炎的鉴别 [J]. 中国医刊，2010，45（10）：86-87.

[3] 陈润祺，于成福，杨先文，等. 致密性髂骨炎与性别、发病年龄因素的相关性研究（附 212 例病例分析）[J]. 中国中医骨伤科杂志，2014，22（05）：28-30.

[4]Ümit Seçil Demirdal，Alpay Haktanlr，Fatima Yaman.Low Back Pain Due to the Osteitis Condensans Ilii[J].Türk Osteoporoz Dergisi，2013，19（2）：48-51

病例 **25** 腰大肌损伤所致腰腿痛的治疗

一、一般资料

患者耿某，女，67岁。

主诉：左侧腰背部疼痛 20 余天。

现病史：患者自述 20 天前无明显诱因出现左侧腰背部疼痛，呈间歇性发作，无下肢放射痛，劳累后加剧，休息后缓解，曾于当地医院行针灸理疗，症状好转，后症状反复，翻身起床时疼痛加剧，翻身起床困难。卧床休息后疼痛可缓解，咳嗽时未加重，无发热畏寒，无腹痛腹胀，无尿频尿痛及排尿困难。今为求进一步诊疗，来我院就诊，门诊以"腰大肌损伤、腰椎间盘突出症"收入院。

既往史：既往有银屑病病史约 40 年，自服药物治疗，控制尚可。有高血脂病史 10 余年，2014 年 5 月因腔隙性脑梗死于武警医院住院治疗，恢复尚可。否认糖尿病、高血压、冠心病病史，否认肝炎、结核等传染病史，否认重大心肺疾患病史。无重大外伤史，无输血史。1995 年因子宫肌瘤于武警医院行子宫全切术，术后恢复良好，现已无明显异常表现。既往股骨头坏死未系统治疗。否认食物药物过敏史。预防接种史随当地。

个人史：生于原籍，无外地久居史，无疫区、疫水接触史，无冶游史。无吸烟饮酒等不良嗜好。

婚育史：适龄婚育，育有 1 子，配偶及子均体健。

月经史：既往月经周期规律。

家族史：兄弟姐妹 3 人，否认家族遗传病史。

二、体格检查

T 36.6℃，P 76 次 / 分，R 19 次 / 分，BP 175/86mmHg。患者老年女性，发育正常，营养中等，神志清楚，自主体位，检查合作。全身皮肤无黄染、无瘀点、无出血点。全身浅表淋巴结未触及肿大。头颅发育正常，毛发分布均匀，眼睑无水肿，结膜无充血，巩膜无黄染，双侧瞳孔等大等圆，对光反射及调节反射存在，耳、鼻无异常，口唇无发绀，咽部无充血，扁桃体无肿大。颈软，无抵抗，颈静脉无怒张，气管居中，甲状腺无肿大。胸廓对称无畸形，双侧乳房对称，未触及明显包块。双肺呼吸音清晰，未闻及干、湿性啰音。心前区无隆起及凹陷，心界无扩大，心率 76 次 / 分，节律规整，各瓣膜听诊区无闻及病理性杂音。腹部平坦，腹软，无压痛，无反跳痛。肝、脾肋下未触及，Murphy's 征阴性，肝、肾区无叩痛，肠鸣音无亢进，移动性浊音阴性。脊柱无畸形，四肢无畸形，双下肢无水肿。双下肢足背动脉搏动正常。肱二头肌反射正常，膝腱反射正常，腹壁反射正常。巴氏征阴性，布氏征阴性。

专科查体：腰脊柱侧弯，腰椎活动轻度受限。L$_{2/3}$ 椎棘间及椎旁压痛(+)，叩击痛(+)，双侧梨状肌牵拉试验（-），双侧直腿抬高试验（-），双侧 "4" 字征（-），双侧跟膝腱反射未引出，双下肢肌张力可，双下肢各肌肌力可，双侧下肢深浅感觉未触及明显异常，病理征（-）。

三、辅助检查

腰椎 MRI（2021 年 10 月 17 日本院）：腰椎退行性变，L$_{1/2}$、L$_{2/3}$、L$_{3/4}$、L$_{4/5}$、L$_5$/S$_1$ 椎间盘突出并 L$_5$/S$_1$ 间盘水平双侧隐窝变窄。

新型冠状病毒核酸检测（2021 年 10 月 19 日本院）：阴性。

四、入院诊断

1. 中医诊断　腰痛病（瘀血阻络）
2. 西医诊断　①腰大肌损伤；②腰椎间盘突出症；③脑梗死；④股骨头坏死。

五、诊断依据

1. 中医辨证辨病依据　患者左侧腰背部疼痛20余天。饮食可，大便无力，小便正常，睡眠正常，舌质暗红，苔白，脉涩。综观脉症，四诊合参，该病属于祖国医学的 "腰痛病" 范畴，证属瘀血阻络。患者老年女性，有慢性腰痛病史，久痛入络，腰部经络阻滞不通，气血运行不畅，加之风、寒、湿邪入侵，更益腰部气血运行不畅，不通则痛。舌脉也为瘀血阻络之象。总之，本病病位在腰部，病属标实，考虑病程迁延日久，病情复杂，预后一般。

2. 西医诊断依据

（1）患者女，67 岁，因 "左侧腰背部疼痛 20 余天" 入院。

（2）既往有银屑病病史约 40 年，自服药物治疗，控制尚可。有高血脂病史十余年，2014 年 5 月因腔隙性脑梗死于武警医院住院治疗，恢复尚可。1995 年因子宫肌瘤于武警医院行子宫全切术，术后恢复良好，现已无明显异常表现。既往股骨头坏死，未系统治疗。

（3）查体：T 36.6℃，P 76 次 / 分，R 19 次 / 分，BP 175/86mmHg。一般情况：

发育正常,营养中等,神志清楚,自主体位,专科查体:腰脊柱侧弯,腰椎活动轻度受限。$L_{2/3}$ 椎棘间及椎旁压痛(+),叩击痛(+),双侧梨状肌牵拉试验(-),双侧直腿抬高试验(-),双侧"4"字征(-),双侧跟膝腱反射未引出,双下肢肌张力可,双下肢各肌肌力可,双侧下肢深浅感觉未触及明显异常,病理征(-)。

(4)辅助检查:腰椎 MRI(2021 年 10 月 17 日本院):腰椎退行性变,$L_{1/2}$、$L_{2/3}$、$L_{3/4}$、$L_{4/5}$、L_5/S_1 椎间盘突出并 L_5/S_1 间盘水平双侧隐窝变窄。新型冠状病毒核酸检测(2021 年 10 月 19 日本院):阴性。

六、鉴别诊断

1. 腰椎结核　早期局限性腰椎结核可刺激邻近的神经根,造成腰痛及下肢放射痛。腰椎结核有结核病的全身反应,腰痛较剧,X 线片上可见椎体或椎弓根的破坏。CT 扫描对 X 线片不能显示的椎体早期局限性结核病灶有独特作用。该患者没有结核病的全身反应,故可以排除。

2. 腰椎后关节紊乱　相邻椎体的上下关节突构成腰椎后关节,为滑膜关节,有神经分布。当后关节上、下关节突的关系不正常时,急性期可因滑膜嵌顿产生疼痛,慢性病例可产生后关节创伤性关节炎,出现腰痛。此种疼痛多发生于棘突旁 1.5cm 处,可有向同侧臀部或大腿后的放射痛,易与腰椎间盘突出症相混。该病的放射痛一般不超过膝关节,且不伴有感觉、肌力减退及反射消失等神经根受损之体征。该患者疼痛过膝,故可以排除。

七、诊疗计划

1. 疼痛科 Ⅱ 级护理。

2. 完善三大常规、血生化、凝血常规、胸片、心电图等各项辅助检查。

3. 给予丹参活血化瘀,排除禁忌证后可择日行非血管 DSA 引导下腰大肌间沟置管及针刀松解为主的微创介入治疗。

八、治疗经过

1. 住院第 2 日查房记录　今日查房,患者自诉左侧腰背部疼痛,饮食睡眠一般,大便无力,小便正常。专科查体:腰脊柱侧弯,腰椎活动轻度受限。$L_{2/3}$ 椎棘间及椎旁压痛(+),叩击痛(+),双侧梨状肌牵拉试验(-),双侧直腿抬高试验(-),双侧"4"字征(-),双侧跟膝腱反射未引出,双下肢肌张力可,双下肢各肌肌力可,双侧下肢深浅感觉未触及明显异常,病理征(-)。入院常规检查已回:血常规、血糖、肾功能、肝功能、血脂等未见明显异常。辅助检查:腰椎 MRI(2021 年 10 月 17 日本院):

腰椎退行性变，$L_{1/2}$、$L_{2/3}$、$L_{3/4}$、$L_{4/5}$、L_5/S_1 椎间盘突出并 L_5/S_1 间盘水平双侧隐窝变窄。刘垒主任医师查房分析，综合患者的症状、体征和影像学检查，同意目前诊断，目前诊断为：中医诊断为腰痛病（瘀血阻络）；西医诊断为腰大肌损伤、腰椎间盘突出症、脑梗死、股骨头坏死。腰椎间盘突出症属于"腰痛病"范畴，好发于 $L_{4/5}$、L_5/S_1 之间。腰椎间盘突出后髓核容易压迫硬膜囊和侧隐窝处的神经根，从而出现充血水肿，产生无菌性炎症，释放组胺、5-羟色胺等炎性致痛物质而产生的一系列临床表现，并且发生腰椎间盘突出后，引起腰椎周围的肌肉、韧带、筋膜的牵拉、劳损，产生粘连、瘢痕、挛缩及局部血液循环障碍等问题。所以治本病的关键有两点：一是缓解椎间盘突出物对神经根的压迫；二是消除脊神经根周围水肿、血肿、粘连等无菌性炎症。本次患者入院拟直接针对突出和无菌性炎症组织，松解粘连，解除压迫，同时松解周围神经和组织的卡压，来缓解症状。根据入院常规查体，患者无手术禁忌证，今日行针刀松解及腰大肌间沟置管治疗，术前应和患者充分交流，并签署治疗知情同意书，今日加以理疗，余治疗不变，密切观察病情变化，及时对症处理。

2. 住院第 2 日术前讨论

杨文龙主治医师：该病例有如下特点：①主诉：左侧腰背部疼痛 20 余天；②查体：腰脊柱侧弯，腰椎活动轻度受限。$L_{2/3}$ 椎棘间及椎旁压痛（+），叩击痛（+），双侧梨状肌牵拉试验（−），双侧直腿抬高试验（−），双侧"4"字征（−），双侧跟膝腱反射未引出，双下肢肌张力可，双下肢各肌肌力可，双侧下肢深浅感觉未触及明显异常，病理征（−）。③辅助检查：腰椎 MRI（2021 年 10 月 17 日本院）：腰椎退行性变，$L_{1/2}$、$L_{2/3}$、$L_{3/4}$、$L_{4/5}$、L_5/S_1 椎间盘突出并 L_5/S_1 间盘水平双侧隐窝变窄。

刘垒主任医师：综合患者病例特点，腰大肌损伤诊断明确。今日可行复杂针刀松解术—+臭氧注射术为主的综合治疗。目前患者术前检查无明显手术禁忌，行非血管 DSA 引导下腰大肌间沟置管术＋复杂性针刀治疗＋普通臭氧注射。风险在于该患者对疼痛耐受情况，已与患者及其家属交代并签署知情同意书，术前应积极准备，与患者充分沟通，术中注意观察患者生命体征，防止意外的产生。将手术的必要性、成功率、风险性及可能的并发症向患者及家属讲明，取得家属同意及理解。

钱俊英护士长：术前应注意患者的生命体征，注意患者情绪疏导，术后保持伤口清洁干净干燥，指导患者床上功能锻炼。

小结：患者诊断明确，无介入禁忌证，准备行非血管 DSA 引导下腰大肌间沟置管术＋复杂性针刀治疗＋普通臭氧注射。

3. 住院第 2 日术前小结

简要病情：一般情况同前。

术前诊断：中医诊断　腰痛病（瘀血阻络）。西医诊断　①腰大肌损伤；②腰椎间盘突出症；③脑梗死；④股骨头坏死。

手术指征：患者腰背部疼痛影响日常生活。

拟施手术名称和方式：非血管 DSA 引导下腰大肌间沟置管术＋复杂性针刀治疗＋普通臭氧注射。

拟施麻醉方式：局部麻醉＋心电监护。

注意事项：术中注意观察病人反应情况，关注生命体征，准确定位和充分松解。

手术者术前查看患者情况：刘垒主任医师术前查看患者，已将患者病情及介入的必要性、成功率以及并发症等向患者及家属进一步讲解，患者及家属表示理解并同意。

4. 住院第 2 日手术记录

术前诊断：同前。

术中诊断：同前。

手术名称：非血管 DSA 技术引导下复杂性针刀松解术＋腰大肌间沟置管术＋普通臭氧注射术。麻醉方法：局部麻醉。

手术经过、术中发现的情况及处理：患者于介入治疗室由刘垒主任医师行非血管 DSA 技术引导下复杂性针刀松解术＋腰大肌间沟置管术＋普通臭氧注射术，前签署知情同意书。患者俯卧于治疗床上，开放静脉通道，常规监测生命体征。在非血管 DSA 引导下定位左 $L_{2/3}$ 椎间隙旁开 2cm，标记双侧 $T_{11} \sim L_3$ 椎间隙共 10 个标记点。用 0.75％ 碘伏无菌棉球以标记点为中心进行常规消毒，铺无菌洞巾，行复杂性针刀松解术为主的治疗，以上述标记点为进针点，穿刺针垂直进针，依次到达骨面及小关节，分别注射 0.5％利多卡因、消炎镇痛液和 45μg/ml 臭氧，操作完毕后持 I 型 2 号针刀，刀口线与人体纵轴平行，刀体垂直于皮肤，于上述标记点快速进针，松解神经根周围粘连及相关组织的粘连和瘢痕处，快速出针，迅速用无菌棉球按压针刀孔 2 分钟，针刀孔无出血渗液后，针刀松解术操作完毕。再行腰大肌间沟置管术，抽取 1％利多卡因局部麻醉，后抽取由 2％利多卡因 4ml ＋甲钴胺 0.5mg ＋曲安奈德注射液 10mg ＋ 0.9％ Ns 适量组成的消炎镇痛液，左 $L_{2/3}$ 椎间隙旁开 2cm，用硬膜外穿刺针，垂直皮面快速进针，进针 8cm，阻力感消失，注气无抵抗，皮下无气串，确认针尖已经进入腰大肌间沟，植入导管 10cm，安装管头，然后以每分钟 5ml 的速度缓慢注入消炎镇痛液 20ml，注射完毕将置管管头固定于左髂嵴上缘，再用胶布将无菌棉球加压固定局部贴敷敷贴。

结果：患者在整个治疗过程中生命体征平稳，无心慌，无头疼，无恶心呕吐等不适症状。治疗结束后，患者精神状态好，无其他不适症状，叮嘱患者术后注意事项后，以平车推回病房。

术后注意事项：嘱患者适当活动，避免腰部不当受力动作，针口 72 小时内避免接触水，以防止针口局部感染。

5．住院第 2 日术后首次病程记录

患者术后 6 小时，一般情况良好，刀口处疼痛轻微，腰背部疼痛解除。患者生命体征平稳，无心慌，无头疼，无恶心呕吐等不适。嘱术后注意事项：针口 72 小时内不要接触水，以防止感染密切观察病情，及时对症处理。

6．住院第 3 日查房记录

术后第一天，今日查房，患者诉腰背部疼痛明显减轻，饮食可，睡眠可，大小便正常。术后第一天暂不查体。刘垒主任医师查房后分析：患者昨日行复杂性针刀松解术及腰大肌间沟置管为主的微创治疗，术后症状缓解，今日加以密盖息补钙，电针理疗，余治疗方案暂不改变，密切观察患者症状，不适症状及时对症处理。

7．住院第 4 日查房记录　今日查房，患者诉腰腹部症状明显好转，饮食睡眠可，二便正常。专科查体：腰脊柱侧弯，腰椎活动轻度受限。$L_{2/3}$ 椎棘间及椎旁压痛（+-），叩击痛（+-），双侧梨状肌牵拉试验（-），双侧直腿抬高试验（-），双侧"4"字征（-），双侧跟膝腱反射未引出，双下肢肌张力可，双下肢各肌肌力可，双侧下肢深浅感觉未触及明显异常，病理征（-）。刘垒主任医师查房分析，患者术后第二天，患者疼痛明显缓解，治疗暂不改变，继观。

7．住院第 5 日查房记录

今日查房，患者自诉症状较前稍有减轻，饮食睡眠可，二便正常。专科查体腰脊柱侧弯，腰椎活动轻度受限。$L_{2/3}$ 椎棘间及椎旁压痛（+-），叩击痛（+-），双侧梨状肌牵拉试验（-），双侧直腿抬高试验（-），双侧"4"字征（-），双侧跟膝腱反射未引出，双下肢肌张力可，双下肢各肌肌力可，双侧下肢深浅感觉未触及明显异常，病理征（-）。刘垒主任医师医师查房分析，患者术后三天，腰大肌间沟置管后症状好转，明日拔管，余治疗不变，继续观察病情变化，及时对症处理。

8．住院第 6 日查房记录　今日查房，患者诉腰背部疼痛较前明显好转，饮食睡眠可，二便正常。专科查体：腰脊柱侧弯，腰椎活动轻度受限。$L_{2/3}$ 椎棘间及椎旁压痛（+-），叩击痛（+-），双侧梨状肌牵拉试验（-），双侧直腿抬高试验（-），双侧"4"字征（-），双侧跟膝腱反射未引出，双下肢肌张力可，双下肢各肌肌力可，双侧下肢深浅感觉未触及明显异常，病理征（-）。患者对治疗效果满意，主动要求今日出院。刘垒主任医师查房分析，患者腰部症状基本缓解，同意其今日出院，嘱出院后加强腰背肌锻炼，勿受凉，勿劳累，2 周后复诊，不适随诊。

九、出院诊断

1．中医诊断　腰痛病（瘀血阻络）。

2．西医诊断　①腰大肌损伤；②腰椎间盘突出症；③脑梗死；④股骨头坏死。

十、讨论

腰大肌损伤是因多种原因致腰大肌产生局部无菌性炎症引发腰腿痛的疾病。由于腰椎间盘突出、坐骨神经性腰腿痛等均可导致腰腿痛，所以腰大肌损伤性腰腿痛在临床易被误诊。

腰大肌以肌齿形式起自 $L_1 \sim L_4$ 椎体及横突向下在通过肌腔隙前与髂肌被包裹在髂腰筋膜内汇成一腱后止于大腿根部内侧的股骨小转子。具有曲髋使大腿向骨盆靠拢并有外旋股骨作用。在下肢固定时两侧肌肉同时收缩平衡腰椎使脊柱、骨盆前曲。

临床上，腰大肌急性损伤多因突然剧烈性的动作导致。而腰部频繁大力摇动，多为引发腰大肌慢性损伤的主要原因；好发人群是学生、公务员、白领。且因腰部经常疼痛，其椎旁肌无法锻炼逐渐弱化，多裂肌与竖脊肌也容易发生慢性劳损，继发出现腰椎失稳，进而导致腰大肌的充血、水肿、痉挛、粘连、挛缩。腰大肌损伤后产生肿胀和肌痉挛嵌压了穿过腰大肌实质的腰丛、腰骶部交感神经干，引发了相关部位的症状。

现有的研究依据临床表现将腰大肌损伤分为三型：Ⅰ型（腰痛型）：损伤以肌肉在横突前缘附着部为主，多发生在第三腰椎横突处，常合并有腰三横突综合征。临床以腰痛、横突部单侧或双侧疼痛为主，大腿后伸时加重，不能弯腰及久坐、久立。伴有腰三横突综合征者，在横突上可扪及结节、条索状物。Ⅱ型（大腿前侧拘痛型）：损伤部位以腰大肌与髂肌融合后，形成髂腰肌腱在小转子的附着处为主，多由于急性拉伤造成。患者主诉大腿前侧近腹股沟处拘挛疼痛，可伴有大腿内侧、会阴部麻木不适感，深压小转子或大腿被动后伸可诱发疼痛。Ⅲ型（腹痛型）：损伤部位以穿过腹股沟韧带之前，在腹腔内循行的腰大肌肌腹为主，可伴有腹胀、腹泻等症状。此型多由于长期静力性损伤造成，患者多为女性，常以顽固性腹痛为第一症状就诊，可呈发作性，可因持续站立或平卧后诱发。体型偏瘦患者，腹部深触诊时，可于患侧沿腰大肌走行方向触及条索状物，深压有放射感传向腹股沟处，腰大肌试验阳性。

腰大肌损伤该病属于祖国医学的"腰痛病"范畴，患者舌质暗红，苔白，脉涩，证属瘀血阻络。患者老年女性，有慢性腰痛病史，久痛入络，腰部经络阻滞不通，气血运行不畅，加之风、寒、湿邪入侵，更益腰部气血运行不畅，不通则痛。

目前，临床治疗腰大肌损伤性腰腿痛以推拿按摩和针刀治疗两种方法为主。推拿按摩是借助中医推拿在患者穴位或病处进行推、拿、拨、揉手法来缓解疼痛，该方法最大的优势在于不会对患者的机体造成损伤，按疗程治疗可取得满意的近期疗效，但有研究表明患者远期复发的可能性相对较大。

针刀治疗介于手术和非手术治疗之间，融合了西医解剖学与传统中医理论，通过细长针具刺入病变部位进行剥离，以达到消除疼痛的目的。对于手术治疗而言，针刀治疗具有创伤小且治疗后无须缝合的优势，患者能在相对较短的时间内恢复正常生活。

腰大肌肌间沟阻滞又称腰丛神经阻滞。腰丛神经由坐骨神经、闭孔神经、股神经及股外侧皮神经组成。腰坐骨神经阻滞可明显改善局部组织的血液循，减少代谢产物对局部组织的刺激，消除局部充血、水肿，减轻炎症反应和局部酸中毒。

针刀与腰大肌肌间沟阻滞综合治疗腰大肌损伤，在解除局部松解粘连，改变挛缩，促进血液循环的同时发挥消炎镇痛作用，具有良好的治疗效果。

笔者体会：①临床中，我们重视"不正则痛"理论和椎间病理论角度来看待腰椎间盘突出和腰椎椎管狭窄症等腰椎疾患，所谓椎间病：椎体间脊柱超限度运动和超负荷承载等不良力学行为导致椎骨间相对位置发生改变合并椎骨间软组织损伤引起的一系列病症统称。这其中腰大肌作为腰椎间重要的肌肉组织，其功能和形态改变和不平衡，在腰部疾患和腰腿疼痛方面具有非常大的临床价值；②笔者初步观察发现：在腰椎间盘突出和腰椎椎管狭窄症等慢性腰椎疾患的影像学显示上，除了相应的椎管内的影像学改变之外。往往还存在相应层面的软组织形态学改变，例如：$L_{4/5}$ 责任椎间盘突出症的患者，多存在相应椎间层面的腰大肌、椎旁肌双侧不对称的形态改变，而同时我们发现 L_5/S_1 等其他非责任椎间盘节段并不存在或较小的存在这一现象，另外肌肉组织的脂肪浸润的不对称也存在这一规律性现象，发生这一现象，我们考虑与脊神经后外侧支的节段性支配腰部肌肉有关系。如这一规律得到进一步证实，对我们判断责任椎间盘是有定位诊断的意义；③另外如这一规律普遍存在，将对我们通过影像学观察腰大肌等软组织形态异常（病例 25 图 1），而判断可能发生的腰椎疾患，及时进行早期康复锻炼，以来预防腰椎间盘突出症等疾病的发生有较大的临床意义；④我们建议：在治疗腰椎间盘突出症、腰椎椎管狭窄症等椎管内疾病同时，一定多关注椎旁软组织，尤其是腰大肌的康复治疗。

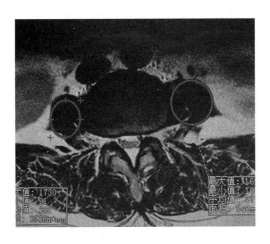

病例 25 图 1 腰椎 MRI

参考文献

[1] 李沐风，朱宇航，刘宇龙，等. 腰大肌的解剖学及其与腰大肌综合征的相关研究进展 [J]. 中国实验诊断学，2021，25（03）：466-468.

[2] 刘文东，陈鹏，付红霞，等. 腰大肌肌间沟阻滞治疗军训所致膝关节损伤 [J]. 医学理论与实践，2010，23（06）：692-693. DOI：10.19381/j.issn.1001-7585.2010.06.047.

[3] 李传夫，李家明. 腰大肌损伤性腰腿痛解剖学分析 [J]. 中国骨伤，2003（03）：31-32.

[4] 张佳信，叶新苗. 针刀治疗腰大肌损伤 28 例 [J]. 中国中医骨伤科杂志，2017，25（08）：50-51+55.

[5] 李上封，马军虎，周钰. 针刀治疗腰大肌损伤的临床疗效观察 [J]. 吉林中医药，2019，39（08）：1102-1104. DOI：10.13463/j.cnki.jlzyy.2019.08.033.

[6] 邱创臻，邓忠明. 针刀治疗腰大肌损伤性腰腿痛的临床观察 [J]. 中国民间疗法，2019，27（22）：23-24. DOI：10.19621/j.cnki.11-3555/r.2019.2212.

病例 **26** 脊柱内镜的手术策略选择——合并椎间孔骨性狭窄

一、一般资料

患者杨某，男性，37 岁。

主诉：腰痛 5 年余，加重伴右下肢疼痛麻木 2 个月。

现病史：患者 5 年前无明显诱因出现腰部疼痛，疼痛休息后减轻，劳累后加重，无下肢疼痛麻木无力，未行系统治疗。2 个月前无明显诱因出现腰痛加重，伴有右下肢疼痛麻木，下肢疼痛自右侧臀部向下，沿大腿后外侧至小腿后外侧，小腿至足背外侧麻木，在当地医院行"甘露醇、地塞米松、七叶皂苷钠"等药物静脉滴注，以及针灸、理疗等，腰痛及右下肢疼痛无明显减轻，且疼痛呈逐渐加重趋势，夜间间断睡眠。在当地医院行腰椎 MRI（2020 年 4 月 28 日宁阳县中医院）示：腰椎退行性变，L_5/S_1 椎间盘脱出伴椎管狭窄，$L_{3/4}$、$L_{4/5}$ 椎间盘轻度膨出。今为求进一步治疗，来我院就诊，门诊以"腰椎间盘突出"收入院。

既往史：既往体健，否认有高血压病、糖尿病、冠心病等其他慢性病史，否认有肝炎、结核病史及密切接触史，否认有重大外伤史及手术史，否认有输血史。未发现食物及药物过敏史。预防接种史不详。

个人史、婚育史、家族史：出生于当地、无外地久居史，无不良嗜好，饮食无特殊嗜好。育 2 子，配偶体健，否认家族遗传病史。

二、体格检查

T 36.4℃，P 90 次 / 分，R 22 次 / 分，BP 143/92mmHg。患者青年男性，发育正常，营养中等，神志清楚，自主体位，检查合作。全身皮肤无黄染、无瘀点、无出血点。全身浅表淋巴结未触及肿大。头颅发育正常，毛发分布均匀，眼睑无水肿，结膜无充血，巩膜无黄染，双侧瞳孔等大等圆，对光反射及调节反射存在，耳、鼻无异常，口唇无发绀，咽部无充血，扁桃体无肿大。颈软，无抵抗，颈静脉无怒张，气管居中，甲状腺无肿大。胸廓对称无畸形，双侧乳房对称，未触及明显包块。双肺呼吸音清晰，未闻及干、湿性啰音。心前区无隆起及凹陷，心界无扩大，心率 90 次 / 分，节律规整，各瓣膜听诊区无闻及病理性杂音。腹部平坦，腹软，无压痛，无反跳痛。肝、脾肋下未触及，Murphy's 征阴性，肝、肾区无叩痛，肠鸣音无亢进，移动性浊音阴性。脊柱无畸形，四肢无畸形，双下肢无水肿。双下肢足背动脉搏动正常。肱二头肌反射正常，膝腱反射正常，腹壁反射正常。巴氏征阴性，布氏征阴性。

专科查体：腰椎生理曲度变直，腰椎活动轻度受限。$L_{4/5}$、L_5/S_1 棘间及右侧椎旁压痛，L_5/S_1 右侧椎旁压痛伴有右下肢放射痛，右侧臀中肌、右侧腓肠肌压痛，双侧梨状肌牵拉试验（−），直腿抬高试验左（−），右 10°（+），加强试验（+），双侧"4"字征（−），双侧跟膝腱反射对称存在，双下肢肌力、肌张力可，双侧下肢深浅感觉未触及明显异常。

三、辅助检查

2020 年 4 月 28 日宁阳县中医院腰椎 MRI 示：腰椎退行性变，L_5/S_1 椎间盘脱出伴椎管狭窄，$L_{3/4}$、$L_{4/5}$ 椎间盘轻度膨出。

四、入院诊断

1. 中医诊断　腰痛病（瘀血阻络）。
2. 西医诊断　①腰椎间盘突出症；②腰椎椎间孔狭窄症。

五、诊断依据

1. 中医辨证辨病依据　患者腰痛 5 年余，加重伴右下肢疼痛麻木 2 个月。饮食可，大小便正常，睡眠差，舌质暗红，苔白，脉涩。综观脉症，四诊合参，该病属于祖国医学的"腰痛病"范畴，证属瘀血阻络。患者青年男性，有慢性腰痛病史，久痛入络，腰部经络阻滞不通，气血运行不畅，加之风、寒、湿邪入侵，更益腰部气血运行不畅，不通则痛。舌脉也为瘀血阻络之象。总之，本病病位在腰部，病属标实，考虑病程迁延日久，病情复杂，预后一般。

2. 西医诊断依据

（1）主诉：腰痛 5 年余，加重伴右下肢疼痛麻木 2 个月。

（2）查体：腰椎生理曲度变直，腰椎活动轻度受限。$L_{4/5}$、L_5/S_1 棘间及右侧椎旁压痛，L_5/S_1 右侧椎旁压痛伴有右下肢放射痛，右侧臀中肌、右侧腓肠肌压痛，双侧梨状肌牵拉试验（−），直腿抬高试验左（−），右 10°（+），加强试验（+），双侧"4"字征（−），双侧跟膝腱反射对称存在，双下肢肌力、肌张力可，双侧下肢深浅感觉未触及明显异常。

（3）辅助检查：腰椎 MRI（2020 年 4 月 28 日宁阳县中医院）：腰椎退行性变，L_5/S_1 椎间盘脱出伴椎管狭窄，$L_{3/4}$、$L_{4/5}$ 椎间盘轻度膨出（病例 26 图 1）。

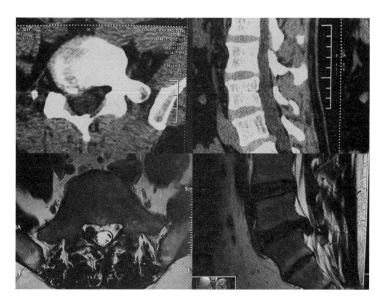

病例 26 图 1　腰椎 MRI

六、鉴别诊断

1. 腰椎结核　早期局限性腰椎结核可刺激邻近的神经根,造成腰痛及下肢放射痛。腰椎结核有结核病的全身反应,腰痛较剧,X 线片上可见椎体或椎弓根的破坏。CT 扫描对 X 线片不能显示的椎体早期局限性结核病灶有独特作用。

2. 腰椎后关节紊乱　相邻椎体的上下关节突构成腰椎后关节,为滑膜关节,有神经分布。当后关节上、下关节突的关系不正常时,急性期可因滑膜嵌顿产生疼痛,慢性病例可产生后关节创伤性关节炎,出现腰痛。此种疼痛多发生于棘突旁 1.5cm 处,可有向同侧臀部或大腿后的放射痛,易与腰椎间盘突出症相混。该病的放射痛一般不超过膝关节,且不伴有感觉、肌力减退及反射消失等神经根受损之体征。

七、诊疗计划

1. 疼痛科 II 级护理。

2. 完善各项辅助检查。

3. 给予胞磷胆碱钠营养神经,以及止痛等对症支持治疗,择日行椎间孔镜下 L_5/S_1 突出髓核摘除术及椎间孔扩大术。

八、诊疗经过

1. 住院第 2 日查房记录。

今日查房,患者自诉腰部疼痛伴右下肢疼痛麻木。查体:腰椎生理曲度变直,腰椎活动轻度受限。$L_{4/5}$、L_5/S_1 棘间及右侧椎旁压痛，L_5/S_1 右侧椎旁压痛伴有右下肢放射痛，右侧臀中肌、右侧腓肠肌压痛，双侧梨状肌牵拉试验（−），直腿抬高试验左（−），右 10 度（+），加强试验（+），双侧"4"字征（−），双侧跟膝腱反射对称存在，双下肢肌力、肌张力可，双侧下肢深浅感觉未触及明显异常。C 反应蛋白（散射比浊）4.33mg/L（0 ～ 3.48），D- 二聚体 1.35mg/L（0 ～ 0.55），谷丙转氨酶 60.10U/L（9 ～ 50），γ - 谷氨酰转肽酶 168.40U/L（10 ～ 60），总胆固醇 6.39mmol/L（3.17 ～ 6.17）。CT 示：左肺钙化灶；腰椎轻度退行性变：L_5/S_1 椎间盘突出并相应水平椎管及双侧隐窝狭窄；$L_{3/4}$、$L_{4/5}$ 椎间盘轻度后膨出。刘垒主任医师查房分析，患者 L_5/S_1 椎间盘突出压迫神经出现腰痛伴右下肢疼痛，计划行经椎间孔入路目标椎间盘髓核摘除术，术中重点磨除小关节突腹侧增生组织，摘除突出椎间盘，并应用等离子多功能手术刀头消融部分椎间盘组织，最终目的暴露 S_1 神经根，沿 S_1 神经根摘除压迫神经的椎间盘组织和关节增生组织，入院 D- 二聚体偏高，考虑患者因疼痛卧床时间较长，行双下肢血管 B 超检查，排除下肢静脉血栓。拟明日行介入治疗，继观。

2. 住院第 2 日术前讨论记录　刘维菊主治医师：该病例有以下特点：①主诉：腰痛 5 年余，加重伴右下肢疼痛麻木 2 个月；②腰痛伴右下肢疼痛麻木，下肢疼痛自右侧臀部向下，沿大腿后外侧至小腿后外侧，小腿至足背外侧麻木，夜间间断睡眠；③查体：跛行步态，腰椎生理曲度变直，腰椎活动轻度受限。$L_{4/5}$、L_5/S_1 棘间及右侧椎旁压痛，L_5/S_1 右侧椎旁压痛伴有右下肢放射痛，右侧臀中肌、右侧腓肠肌压痛，双侧梨状肌牵拉试验（−），直腿抬高试验左（−），右 10°（+），加强试验（+），双侧"4"字征（−），双侧跟膝腱反射对称存在，双下肢肌力、肌张力可，双侧下肢深浅感觉未触及明显异常；④辅助检查：腰椎 MRI（2020 年 4 月 28 日宁阳县中医院）：腰椎退行性变，L_5/S_1 椎间盘脱出伴椎管狭窄，$L_{3/4}$、$L_{4/5}$ 椎间盘轻度膨出。腰椎 CT 示：腰椎轻度退行性变：L_5/S_1 椎间盘突出并相应水平椎管及双侧隐窝狭窄；$L_{3/4}$、$L_{4/5}$ 椎间盘轻度后膨出。目前腰椎间盘突出症治疗方法较多，如针灸、理疗、药物等，但存在疗程长、见效慢等的不足，以经皮椎间孔镜下髓核摘除术为主的综合治疗，针对突出物直接摘除，解除压迫，同时对周围神经嵌压进行松解，缓解症状，患者及家属同意以上综合疗法。

刘垒主任医师：同意以上意见。综合患者病例特点，腰椎间盘突出症诊断明确，L_5/S_1 是责任间盘。目前患者术前检查无明显手术禁忌，今日行孔镜下 L_5/S_1 突出髓核摘除术腰椎间盘射频热凝术＋臭氧注射术治疗。对比传统脊柱后路椎板开窗髓核摘除术，椎间孔镜椎间盘髓核摘除术具有如下优势：切口小，避免了传统开放性大切口对椎旁肌肉广泛剥离，以及对椎板、黄韧带、关节突等组织的破坏；并发症低，传统开放椎间盘切除术的并发症包括对硬膜囊和神经根的牵拉、硬膜穿孔、神经损伤、脑脊液漏、脊膜假性膨出、脑膜炎、椎间隙感染等。椎间孔镜下直视操作可以更为直观的保护神经根、硬膜囊等组织，避免术中医源性损伤；另外整个手术在局部麻醉下进行，患者始终保持清醒状态，对术中可能出现的疼痛、麻木、疼痛等各种不适进行及时沟通，避免术者对上述组织的损伤；椎间孔镜复发率较传统手术明显降低。风险在于该病人疼痛耐受情况，已与患者及其家属交代并签署知情同意书，术前应积极准备，与患者充分沟通，术中注意观察患者生命体征，防止意外的产生；围术期内注意监测生命体征，术后密切观察病情变化，加强康复训练，避免并发症的产生。将手术的必要性、成功率、风险性及可能的并发症向患者及家属讲明，取得家属同意及理解。

钱俊英护士长：术前应注意患者的生命体征，注意患者情绪疏导，术后保持伤口清洁干燥，指导患者床上功能锻炼。

主持人小结：患者诊断明确，介入适应证明确，无介入禁忌征，准备行非血管 DSA 引导下后路椎间盘镜椎间盘髓核摘除术＋椎管扩大成形术。

3. 住院第 2 日术前小结

简要病情：一般情况同前。

术前诊断：中医诊断　腰痛病（瘀血阻络）。西医诊断　腰椎间盘突出症。

手术指征：腰痛及右下肢疼痛麻木明显，影响日常生活。

拟施手术名称和方式：行非血管 DSA 引导下后路椎间盘镜椎间盘髓核摘除术＋椎间盘臭氧造影治疗术＋椎间盘微创消融术＋脊髓和神经根粘连松解术＋周围神经卡压松解术＋侧隐窝臭氧注射术＋神经阻滞麻醉术。

拟施麻醉方式：局部麻醉＋心电监护。

注意事项：介入治疗的难点是准确定位和突出物的充分摘除，已将术中及术后可能出现的危险和并发症向病人及家属讲明，其表示理解，同意介入治疗，并在协议书上签字。

手术者术前查看患者情况：刘垒主任医师术前查看患者，已将患者病情及介入的必要性、成功率以及并发症等向患者及家属进一步讲解，患者及家属表示理解并同意。

完善入院检查后，行非血管 DSA 孔镜下 L_5/S_1 突出髓核摘除术。

4. 住院第 2 日手术记录

手术日期，2020 年 5 月 7 日。手术时间，15：45 至 18：00。

术前诊断：同前。

手术名称：非血管 DSA　引导下 L_5/S_1 后路椎间盘镜椎间盘髓核摘除术＋椎间孔扩大成形术。

手术经过，术中发现的情况及处理：患者俯卧于 DSA 治疗床，开放静脉，监测生命体征，在非血管 DSA 透视辅助下定位 L_5/S_1 椎板间隙和椎间隙重合点为进针穿刺点。

先行椎间盘臭氧造影术：常规消毒、铺巾，1%利多卡因逐层局部浸润麻醉后，使用18G穿刺针经患侧椎旁肌至椎间隙，穿刺过程中逐层麻醉，透视下监测导针位置无误，穿刺针正位示后置入穿刺导丝，C型臂确认位置，拔出穿刺针芯，以穿刺导丝为中心切开约1cm皮肤，然后依次沿导丝置入细、粗软组织扩张管至小关节内侧缘，扩张软组织通道，沿着软组织扩张管置入合适的工作套管，经透视定位侧位在椎体后缘，正位在椎弓根内侧缘和棘突连线之间，后取出导丝，在通道内放置内镜系统，调节影响白平衡，连接生理盐水，观察髓核及纤维环，可见工作套管将神经根和硬膜囊挡在外面只显露髓核，分离神经根和髓核。纤维环钳咬穿后纵韧带及纤维环，镜下直视下用髓核钳选择性摘除椎间盘髓核组织，抓取椎间盘过程中应用双极可屈性等离子体多功能刀头逐步消融退变毛糙的突出椎间盘，取出椎间盘约2g，全部摘除突出椎间盘后转动套管仔细检出有无游离的椎间盘碎块，后再使用双极可屈性电极射频等离子体多功能刀头消融已长入纤维环裂隙内的肉芽组织和神经末梢，同时对术区彻底止血。见硬膜囊波动清晰，咳嗽后神经根显示清晰，无疼痛后结束（病例26图2）。期间生理盐水不间断冲洗预防椎间盘感染。操作完毕，取出椎间盘镜，缝合皮肤，手术结束。术后平车推回病房。

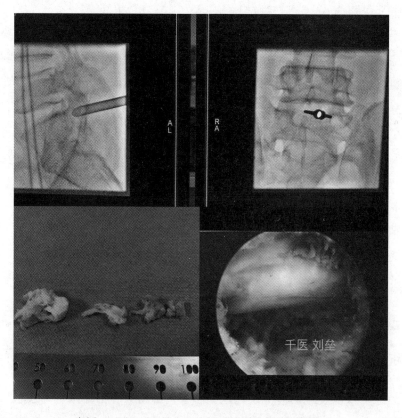

病例26图2　置管、镜下视野及摘除的髓核组织

5. **住院第 2 日术后首次病程记录**　患者杨某，男，37 岁，因"腰痛 5 年余，加重伴右下肢疼痛麻 2 个月"门诊以"腰椎间盘突出"收入院。中医诊断　腰痛病（瘀血阻络）。西医诊断　腰椎间盘突出症。行非血管 DSA 椎间孔镜下 L_5/S_1 突出髓核摘除术。患者腰部无疼痛不适，VAS 评分 3～4 分，其他无明显不适。嘱卧床休息 5 小时，并给予一次 0.9% NS 250ml ＋克林霉素 0.9g 静脉注射，防感染，复方甘露醇 250ml，静脉注射，减轻局部水肿，观察治疗。

6. **住院第 3 日查房记录**　患者腰部无疼痛不适。患者自述术后至现在未再出现腰部疼痛，无不适感，VAS 评分 0～1 分，嘱继续观察。

7. **住院第 5 日查房记录**　今日查房，症状体征同前无明显变化，无明显腰痛，双臀部不适症状，调整体位后可缓解，仍有右小腿下段至足背麻木，余未诉特殊不适，夜间睡眠可，大小便正常，饮食正常。查体：腰椎生理曲度变直，腰椎活动无明显受限。$L_{4/5}$、L_5/S_1 棘间及椎旁无明显压痛，右侧臀中肌较前减轻，右侧腓肠肌无明显压痛，双侧梨状肌牵拉试验（-），直腿抬高试验（-），双侧"4"字征（-）。患者病情稳定好转，要求出院，刘垒主任医师查房后，嘱明日办理出院手续，出院后加强床上腰臀腿部肌肉功能锻炼，术后 12 天于当地门诊拆线，半月后复查，不适随诊。

九、出院诊断

1. 中医诊断　腰痛病（瘀血阻络）
2. 西医诊断　①腰椎间盘突出症；②腰椎椎间孔狭窄症。

十、讨论

腰椎椎间孔狭窄症（lumbar foramen stenosis，LFS），腰椎椎间孔作为腰神经根的出口通道，其周围多种组织结构病变可造成椎间孔狭窄，压迫神经根，引起下肢放射性疼痛、麻木及功能障碍，是腰腿痛常见病因之一。

神经根与椎间孔及周围组织间存在着密切的关系，任何原因引起的腰椎间孔间隙代偿性减小，均可导致神经根的卡压。椎间盘变性、间隙变窄、骨质增生、软组织代偿性增厚及腰椎节段失稳等均是临床上椎间孔狭窄卡压神经根的病理性因素，而下腰椎的神经根与椎间孔的截面积比的增大和神经节的变异则是这种卡压的生理因素。

目前的保守治疗 LFS 的方法均是为了缓解疼痛症状，主要包括卧床休息、牵引、理疗、腰背肌肉功能锻炼、药物治疗（神经营养药、非甾体抗炎药、激素、肌松药）等。有学者对 35 例不同程度椎间孔狭窄患者行经椎间孔粘连松解治疗，62.8% 的患者在 3 个月内疼痛有所缓解。对于轻度的椎间孔狭窄，症状较轻，对日常生活、工作影响不重者，应首先采取保守治疗。

　　早期对于 LFS 的手术治疗，曾遵循完全的减压手术治疗，分为全椎板切除或半椎板切除术。后来，越来越多的学者考虑到脊柱本身的稳定性问题，开始主张有限减压术。现在临床上多数学者更加偏重减压术后内部固定融合治疗。随着微创外科学的发展，微创入路方式成为了治疗 LFS 的发展方向。1998 年，首例 YESS（yeung endoscopic spine system）手术成功之后，2002 年 Hoogland 等在此基础上又提出了 TESSYS（transforaminal endoscopic system）技术，使椎间孔技术在临床上的应用日趋完善，大幅提升临床治疗效果；随着内镜技术和手术器械的更新，相关医疗设备如靶向技术、激光技术、射频消融的普及，PELD 的手术适应证逐渐扩大，安全性及精准度提高，已有将 PELD 应用于治疗游离型椎间盘突出、椎体后缘离断症、颈胸椎椎间盘突出、胸腰椎椎管狭窄症。

　　与传统的开放手术相比，内镜下椎间孔扩大成形术治疗椎间孔狭窄具有以下几个特点：首先，手术可在局部麻醉下进行，患者处于完全清醒状态，患者的实时反馈可帮助医生了解和判断椎间孔病变，避免神经根和硬膜囊损伤，提高手术安全性。另外，随着内镜器械的不断完善，内镜下微型磨钻、环锯、激光等器械可有效清除各种病变，松解神经根。椎间孔扩大时关节突和后侧的椎板得以保留，不影响节段的稳定性。然而，内镜手术操作难度大、学习曲线陡峭，初学者易损伤椎管血管、神经根和硬膜囊；此外，由于手术区域局限，对于椎间孔狭窄伴有中央椎管狭窄的患者，经椎间孔入路难以处理。

　　如本病例，对于腰椎间盘突出合并腰椎椎间孔狭窄症，治疗的术式方法选择是值得思考的问题。微创化、精准化的手术操作是腰椎椎间孔狭窄症手术治疗的必然趋势，大量研究报道表明可以获得满意的短期临床效果，但其长期疗效仍需高质量临床研究阐明。

　　笔者体会：单通道脊柱内镜的技术应用上，置管非常重要，应尽量避免伤及神经根和硬膜囊、马尾神经，造成严重的并发症。笔者有两种建议：①尽量置管至黄韧带，后遵循由椎管外至椎管内的原则，咬除黄韧带置入镜子，进行椎管内的操作；②影像解剖上，笔者观察，$L_{4/5}$、L_5/S_1 椎间隙具有硬膜囊横向宽度约等同与（部分小于）相应棘突最宽度的特点，CT 图像可以清楚显示这一特征。当然对于硬脊膜膨大者除外。这一解剖特征指示我们置管时只要在棘突外缘即可不伤及硬膜囊。且在椎间隙层面，置管与棘突外缘和椎弓根内缘间隙一般可达腋下位置，有效避免伤及穿行根。对于椎间孔区域的骨性狭窄，多选择侧入路环锯清除上关节突部位骨性结构的方式，近年来可视化技术为椎间孔扩大成形提供了帮助，但仍需要注意的是，环除的骨块仍存在推入椎管内的可能性，镜下如果没有清理，往往会造成术后神经的卡压症状。我们发明了一种带螺纹的克氏针（实用新型专利），术中可以很好地把持住需要环除的骨块，不会发生以上问题，有临床应用价值（病例 26 图 3）。

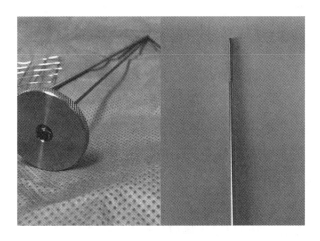

病例 26 图 3　带螺纹的克氏针

参考文献

[1] 许纬洲，曹冠东，王玉记，等．腰椎间孔狭窄的影像学研究 [J]．中国医学影像技术，1997（01）：53-55．

[2] 管晓菲，范国鑫，吴信波，等．腰椎椎间孔狭窄症的影像学诊断和治疗进展 [J]．中国脊柱脊髓杂志，2015，25（06）：549-552．

[3] 姚玉龙，陈伟才，贾惊宇，等．腰椎椎间孔狭窄症的诊疗体会 [J]．中国矫形外科杂志，2016，24（07）：663-665．

[4] 严小虎，杨红胜，曹宗瑞，等．椎间孔骨性狭窄 7 例临床分析 [J]．中华实用诊断与治疗杂志，2016，30（02）：180-181．

[5] 陈昭炎．椎间孔镜手术治疗老年骨性椎管狭窄的临床研究 [J]．微创医学，2018，13（04）：552-554．

病例**27** 针刀为主治疗腰椎压缩性骨折

一、一般资料

患者翟某，女，75岁。

主诉：腰痛1个月余。

现病史：患者1个月余前不慎跌坐在地，当时仅觉后胸背部酸胀，无明显疼痛，几天后逐渐出现上腹部不适，自以为胃病，到附近门诊就诊，给予口服西药治疗，效果不明显，1周前后胸背部疼痛逐渐加重至生活不能自理，伴上腹部疼痛不适、腰部疼痛不适，站立、翻身、转侧困难，咳嗽、喷嚏加重，卧床休息稍轻，无下肢疼痛无力，无大小便障碍，急于我院急诊科就诊，给予吗啡止痛治疗，效果欠佳，遂就诊于我科，胸椎正侧位片（2020年2月4日本院）：胸椎退行性改变；T_{12} 椎体略变扁，请结合临床。腰椎正侧位、骨盆正位（2020年2月1日本院）：腰椎退行性变；L_1 椎体棘突形态欠规整，建议进一步CT检查；骨盆退行性改变，请结合临床，必要时进一步检查。为求进一步系统治疗，门诊以"腰椎压缩性骨折"收住院。

患者自发病来，神志清醒，精神欠佳，饮食睡眠差，大小便无异常，体重无明显变化。

既往史：既往高血压病病史4年余，血压最高至220/60mmHg，规律服用络活喜5mg 1次/天，血压控制可；"2型糖尿病"病史11年，规律口服"格华止"，1片/次，2次/天，精蛋白锌蛋白组合人胰岛素混合注射液，早8U，晚10U，血糖控制可；冠心病病史4年余，规律口服养心氏片，早晚各3片治疗；否认有结核、乙肝等传染病史、否认有重大外伤史及手术史，否认有输血史。未发现食物及药物过敏史。预防接种史不详。

个人史：出生于当地、无外地久居史，无不良嗜好，饮食无特殊嗜好。

婚育史：适龄结婚，育1子2女，配偶及子体健。

家族史：否认家族遗传病史。

二、体格检查

T 36.4℃，P 76次/分，R 17次/分，BP 156/89mmHg。患者老年女性，发育正常，营养中等，形体偏胖，神志清，查体合作。全身皮肤、黏膜无黄染，无出血点，皮肤色泽正常，弹性好，无蜘蛛痣，皮疹及皮下结节，浅表淋巴结未触及肿大。双眼睑无水肿下垂，眼结膜无充血水肿及出血点，眼球无突出震颤，巩膜无黄染，双瞳孔等大等圆，对光反射正常存在。耳廓无畸形，各鼻窦无压痛各。唇无发绀，口腔黏膜无溃疡，牙龈无出血，悬雍垂居中，咽无充血。颈两侧对称，无抵抗，无颈静脉怒张及颈动脉搏动，气管居中，甲状腺无肿大，胸廓对称无畸形，胸骨无压痛。两侧呼吸动度正常，语颤一致，无胸膜摩擦感，双肺叩音清。肺下界大致相同、呼吸音清，未闻及干湿性啰音及胸膜摩擦音。心前区无局限性隆起，心尖搏动不明显，无抬举性波动，未触及震颤及心包摩擦感，心浊音界无扩大，心率 76 次 / 分，律齐，各瓣膜听诊区未闻及病理性杂音。腹平软，无腹壁静脉曲张及胃肠型，无压痛及反跳痛。未触及包块，肝脾肋下未及，肝脾区无叩击痛，肝浊音界无扩大，无移动性浊音，肠鸣音正常，双肾区无叩痛，二阴未查。

专科情况：腰椎生理曲度变直，胸腰椎各向活动受限，$T_{12} \sim L_1$ 棘间、棘上压痛、双侧椎旁压痛（+），相应椎体叩击痛（+），双侧 L_3 横突压痛（+），双秩边穴压痛（−），双侧直腿抬高试验（−），双侧"4"字征（−），双侧膝腱反射（++），跟腱反射（++），双下肢肌力正常，双足拇趾背伸力正常，双下肢无水肿，足背动脉搏动正常。

三、辅助检查

2020 年 2 月 4 日山东省千佛山医院胸椎正侧位片示：胸椎退行性改变；T_{12} 椎体略变扁，请结合临床。

2020 年 2 月 1 日山东省千佛山医院腰椎正侧位、骨盆正位示：腰椎退行性变；L_1 椎体棘突形态欠规整，建议进一步 CT 检查；骨盆退行性改变，请结合临床，必要时进一步检查。

其他：心电图、化验检查均无明显异常。

四、入院诊断

1. 中医诊断　骨折（瘀血阻络）。
2. 西医诊断　①胸椎压缩性骨折（T_{12}）；②腰椎压缩性骨折（L_1）；③2 型糖尿病；④高血压病（3 级，很高危）；⑤冠心病。

五、诊断依据

1. 中医辨证辨病依据：

患者腰痛 1 个月余，饮食可，小便正常，大便便秘，睡眠正常，舌质暗红，苔白，脉沉缓。综观脉症，四诊合参，该病属于祖国医学的"骨折"范畴，证属瘀血阻络。患者老年女性，有外伤史，致腰部经络阻滞不通，气血运行不畅，加之风、寒、湿邪入侵，更益腰部气血运行不畅，不通则痛。舌脉也为瘀血阻络之象。总之，本病病位在腰部，病属标实，考虑病程迁延日久，病情复杂，预后一般。

2. 西医诊断依据

（1）腰痛 1 个月余。

（2）既往高血压病、2 型糖尿病、冠心病病史。

（3）专科查体：腰椎生理曲度变直，胸腰椎各向活动受限，$T_{12} \sim L_1$ 棘间、棘上压痛、双侧椎旁压痛（+），相应椎体叩击痛（+），双侧 L_3 横突压痛（+），双秩边穴压痛（-），双侧直腿抬高试验（-），双侧"4"字征（-），双侧膝腱反射（++），跟腱反射（++），双下肢肌力正常，双足蹈趾背伸力正常，双下肢无水肿，足背动脉搏动正常。

（4）辅助检查　胸椎正侧位片（2020 年 2 月 4 日本院）：胸椎退行性改变；T_{12} 椎体略变扁，请结合临床。腰椎正侧位、骨盆正位（2020 年 2 月 1 日本院）：腰椎退行性变；L_1 椎体棘突形态欠规整，建议进一步 CT 检查；骨盆退行性改变，请结合临床，必要时进一步检查。

六、鉴别诊断

1. 中医鉴别诊断　寒湿痹阻证：表现为疼痛部位冷痛重着，转侧不利，痛有定处，虽静亦不减或反而重，昼轻夜重，遇寒痛增，得热则减。舌质胖淡，苔白腻，脉弦紧，故相鉴别。

2. 西医鉴别诊断

（1）腰椎结核：早期局限性腰椎结核可刺激邻近的神经根，造成腰痛及下肢放射痛。腰椎结核有结核病的全身反应，低热乏力、盗汗、腰痛较剧、脊柱畸形、活动受限。X 线片上可见椎体或椎弓根的破坏，椎间隙狭窄或消失，脊椎变形和脊柱畸形。CT 扫描主要的征象是骨质破坏区可见砂砾状死骨，椎体碎裂后呈不规则碎骨片，椎体前缘浅凹形骨质破坏及椎旁和腰大肌脓肿。可根据患者病史与腰椎影像学检查予以鉴别。

（2）腰椎后关节紊乱：相邻椎体的上下关节突构成腰椎后关节，为滑膜关节，有神经分布。当后关节上、下关节突的关系不正常时，急性期可因滑膜嵌顿产生疼痛，慢性病例可产生后关节创伤性关节炎，出现腰痛。此种疼痛多发生于棘突旁 1.5cm 处，可有向同侧臀部或大腿后的放射痛，易与腰椎间盘突出症相混。该病的放射痛一般不超过膝关节，且不伴有感觉、肌力减退及反射消失等神经根受损之体征。

七、诊疗计划

1. 中医科 Ⅱ 级护理。

2. 完善各项辅助检查，如血常规、CRP、ESR、肝功能、肾功能、心电图、胸片等，排除手术禁忌证。

3. 给予甲钴胺营养神经，择日行复杂性针刀松解术＋神经阻滞治疗＋局部浸润麻醉。

八、治疗经过

1. **住院第2日查房记录** 今日查房，患者入院第2天，仍有腰背部疼痛，站立行走及卧床时疼痛明显均较重，饮食、睡眠一般，二便可。查体：腰椎生理曲度变直，胸腰椎各向活动受限，T_{12}～L_1棘间、棘上压痛、双侧椎旁压痛（＋），相应椎体叩击痛（＋），双侧L_3横突压痛（＋），双秩边穴压痛（－），双侧直腿抬高试验（－），双侧"4"字征（－），双侧膝腱反射（＋＋），跟腱反射（＋＋），双下肢肌力正常，双足踇趾背伸力正常，双下肢无水肿，足背动脉搏动正常。部分实验室检查结果已回：凝血常规：纤维蛋白原3.63g/L，D-二聚体0.62mg/L，C-反应蛋白测定（CRP）（免疫散射比浊法）：C反应蛋白（散射比浊）6.7 ↑ mg/L，肝功能、肾功能、血脂、电解质、葡萄糖测定（酶法）：葡萄糖6.36mmol/L，三酰甘油1.92mmol/L，脂蛋白（a）766.39mg/L，脂蛋白相关磷脂酶A2 729.300U/L，余未见明显异常。刘垒主任医师查房分析，目前诊断明确：中医诊断为骨折（瘀血阻络），西医诊断为胸椎压缩性骨折（T_{12}）、腰椎压缩性骨折（L_1）、2型糖尿病、高血压病（3级，很高危）、冠心病、椎体压缩性骨折后常导致椎体附件异位如椎间孔变形、神经根压迫缺血和窦椎神经受压缺血、脊神经受机械性压迫、牵拉和缺血、缺氧刺激及骨质疏松后骨吸收刺激局部组织产生细胞因子如IL-1、IL-6、TNF-α 及炎症介质如缓激肽等对脊神经的炎性刺激是引起腰背痛最常见的原因，脊神经后支由脊神经发出，长0.5～1cm，在下位椎体横突的上缘、上关节突的外侧向后下走行，主要支配胸、腰背部的感觉功能，是骨质疏松性椎体压缩性骨折后各种致痛因素引起腰背痛的重要传导路径，此次入院计划行局部复杂性针刀松解术＋神经阻滞麻醉，必要时再行双侧$L_{1、2}$脊神经后支射频热凝术，配合通过射频热凝阻断神经纤维传导电生理产生了抑制而干扰神经冲动的传导来实现镇痛目的，积极术前准备，充分和患者沟通交流签署知情同意书，余治疗不变，继观。

2. **住院第2日术前讨论记录**

吴文庆主治医师：该病例有如下特点：①主诉：腰痛1个月余；②查体：腰椎生理曲度变直，胸腰椎各向活动受限，T_{12}～L_1棘间、棘上压痛、双侧椎旁压痛（＋），相应椎体叩击痛（＋），双侧L_3横突压痛（＋），双秩边穴压痛（－），双侧直腿抬高试验（－），双侧"4"字征（－），双侧膝腱反射（＋＋），跟腱反射（＋＋），双下肢肌力正常，双足踇趾背伸力正常，双下肢无水肿，足背动脉搏动正常．（3）辅助检查：2020年2月4日山东省千佛山医院胸椎正侧位片示：胸椎退行性改变；T_{12}椎体略变扁。2020

年 2 月 1 日山东省千佛山医院腰椎正侧位、骨盆正位示：腰椎退行性变，L_1 椎体棘突形态欠规整，骨盆退行性改变。

刘垒主任医师：综合患者病例特点，腰椎压缩性骨折诊断明确。今日可行复杂性针刀松解术＋神经阻滞治疗＋局部浸润麻醉为主的综合治疗。目前患者术前检查无明显手术禁忌，行复杂性针刀松解术＋神经阻滞治疗＋局部浸润麻醉。风险在于该患者对疼痛耐受情况，已与患者及其家属交代并签署知情同意书，术前应积极准备，与患者充分沟通，术中注意观察患者生命体征，防止意外的产生。将手术的必要性、成功率、风险性及可能的并发症向患者及家属讲明，取得家属同意及理解。

钱俊英护士长：术前应注意患者的生命体征，注意患者情绪疏导，术后保持伤口清洁干净干燥，指导患者床上功能锻炼。

小结：患者诊断明确，无介入禁忌证，准备行复杂性针刀松解术＋神经阻滞治疗＋局部浸润麻醉。

3．住院第 2 日术前小结

简要病情：一般情况同前。

术前诊断：中医诊断　骨折（瘀血阻络）。西医诊断　①胸椎压缩性骨折（T_{12}）；②腰椎压缩性骨折（L_1）；③ 2 型糖尿病；④高血压病（3 级，很高危）；⑤冠心病。

手术指征：患者腰部疼痛严重影响日常生活。

拟施手术名称和方式：复杂性针刀松解术＋神经阻滞治疗＋局部浸润麻醉。

拟施麻醉方式：局部麻醉＋心电监护。

术中术后可能出现的风险及应对措施：麻醉意外；术后可能并发感染。术中风险在于该病人疼痛耐受情况，已与患者及其家属交代并签署知情同意书，术前应积极准备，与患者充分沟通；术中要密切观察患者生命体征，防止意外的产生；围术期内注意监测生命体征，术后密切观察病情变化，术后注意伤口清洁干燥，及时换药，预防感染。

特殊的术前准备内容：术前和患者及家属积极沟通病情及治疗方案，签署知情同意书。注意事项：介入治疗的难点是充分松解，已将术中及术后可能出现的危险和并发症向病人及家属讲明，其表示理解，同意介入治疗，并在协议书上签字。

手术者术前查看患者情况：刘垒主任医师术前查看患者，已将患者病情及介入的必要性、成功率以及并发症等向患者及家属进一步讲解，患者及家属表示理解并同意。

3．住院第 2 日手术记录

手术日期，2020 年 3 月 5 日。手术时间：14：20 ～ 15：30。

术前诊断术前诊断：同前。

手术名称：复杂性针刀松解术＋神经阻滞治疗＋局部浸润麻醉。

手术经过，术中发现的情况及处理：患者于门诊治疗室由刘垒主任医师行针刀松解术＋神经阻滞治疗＋局部浸润麻醉，术前签署知情同意书。患者俯卧于治疗床上，腰腹下垫枕，开放静脉通道，常规监测生命体征。定位双侧的 T_{10}、T_{11}、T_{12}、L_1、L_2 横突根部与上关节突外侧缘交界处的体表投影点，做好标志，共 10 个标记点。常规消毒铺巾，局部皮下 1% 的利多卡因麻醉。抽取由 2% 利多卡因 5ml　2 支＋维生素 B_6 200mg＋维生素 B_{12} 1mg＋曲安奈德注射液 40mg＋醋酸泼尼松龙注射液 125mg＋0.9% Ns 适量组成的消炎镇痛液若干，并于上述标记点注入 3ml。再持 I 型 2 号针刀，刀口线与人体纵轴平行，刀体垂直于皮肤，快速进针，行针刀松解后，快速出针，迅速用无菌棉球按压针孔 2 分钟，针刀松解术操作完毕。治疗操作完毕。

结果：患者在整个治疗过程中生命体征平稳，无心慌，无头疼，无恶心、呕吐等不适症状。治疗结束后，患者精神状态好，无其他不适症状，叮嘱患者术后注意事项后，以平车推回病房。

4. 住院第 2 日术后首次病程记录　行复杂性针刀松解术＋神经阻滞治疗＋局部浸润麻醉治疗后，患者腰部无疼痛不适，VAS 评分 3～4 分，其他无明显不适。嘱卧床休息 5 小时，并给予一次 0.9% NS 250ml＋克林霉素 0.9g，静脉注射，防感染，复方甘露醇 250ml，静脉注射，减轻局部水肿，观察治疗。

5. 术后第二日病程记录　行复杂性针刀松解术＋神经阻滞治疗＋局部浸润麻醉治疗后，患者腰部无疼痛不适，患者自述术后至现在未再出现腰部疼痛，VAS 评分 0～1 分。

6. 住院第 5 日查房记录　今日查房，患者诉胸背部及腰部疼痛减轻，NRS 评分：3 分。饮食睡眠一般，二便正常。专科查体：腰椎生理曲度变直，胸腰椎各向活动受限，T_{12}～L_1 棘间、棘上压痛、双侧椎旁压痛（＋-），相应椎体叩击痛（＋），双侧 L_3 横突压痛（－），双秩边穴压痛（－），双侧直腿抬高试验（－），双侧"4"字征（－），双侧膝腱反射（＋＋），跟腱反射（＋＋），双下肢肌力正常，双足踇趾背伸力正常，双下肢无水肿，足背动脉搏动正常。患者病情稳定，要求出院，刘垒主任医师批准今日出院，嘱出院后继续卧床休息，不适随诊。

九、出院诊断

1. 中医诊断　骨折（瘀血阻络）
2. 西医诊断　①胸椎压缩性骨折（T_{12}）；②腰椎压缩性骨折（L1）；③2 型糖尿病；④高血压病（3 级，很高危）；⑤冠心病。

十、讨论

骨质疏松性椎体压缩性骨折（osteoporotic vertebral compression fracture，OVCF）是指由骨质疏松症导致椎体骨密度（bone mineral density，BMD）和骨质量下降、骨强度减低，在轻微外力甚至没有明显外力的作用下即发生的骨折，是最常见的骨质疏松性骨折（脆性骨折）类型。

据统计骨质疏松症每年引起全球范围约 890 万例患者发生骨折，平均每 3 秒发生 1 例次，50 岁以上约 1/3 的女性和 1/5 的男性将会发生骨质疏松性骨折，其中约 50% 以上骨质疏松性骨折发生于椎体。骨质疏松性椎体骨折后，椎体的压缩导致患者身高变矮、脊柱后凸、侧弯、畸形和驼背等，进而造成患者背痛，心、肺功能显著下降和胃肠功能紊乱等；骨质疏松性椎体骨折老年患者骨折后骨痂形成过程减缓，易出现骨折延迟愈合或不愈合；骨折后卧床制动则可引起骨量快速丢失，加重骨质疏松症，并引起各种并发症。

OVCF 以持续性腰背部疼痛为主要症状，可伴有胸肋部放射性疼痛，其中腰椎压缩性骨折的患者可伴有腹前区放射痛或下肢放射痛及木胀感。部分患者胸腰椎压缩性骨折时胸廓容积减小、肺活量下降，导致肺功能显著受限。部分患者脊柱后凸畸形加重，增大了肋弓对腹部的压力，患者可产生饱胀感，造成食欲减退。部分患者还会出现腰椎前凸增大、椎管狭窄、腰椎滑脱等表现。

OVCF 治疗主要为手术治疗，非手术治疗和骨质疏松治疗。①手术治疗主要是椎体成形术（PVP）和椎体后凸成形术（PKP），以及开放手术治疗。PVP、PKP 因能够迅速止痛，明显提高患者的生活质量，具有手术侵入性小、创伤小、时间短、稳定椎体等特点，被广泛应用于治疗骨质疏松症椎体压缩骨折；②由于 OVCF 多为脆性骨折，一般压缩以椎体前缘为主，因此，国内学者一般采用体位复位、手法复位和功能锻炼复位三种方式进行椎体高度的恢复；③ OVCF 的病理基础是骨质疏松症，骨折后应积极采取规范的抗骨质疏松药物治疗，以缓解疼痛、抑制急性骨丢失、提高骨强度、改善骨质量，减少再次骨折。

针刀治疗介于手术和非手术治疗之间，是在传统中医理论指导下融合了西医解剖学形成的治疗医学。中医学认为，骨质疏松椎体压缩性骨折属于"骨缩病""骨痹"等范畴，主要病机为肾虚、血瘀、脾虚，肾中精气亏虚、骨髓生化且乏源、无法充养骨骼，肾精发生亏虚、脾虚，最终导致骨痹的发生。针刀治疗可刺激作用部位的经络腧穴，增强局部血液循行，起到疏经通络、活血化瘀的作用；通过细长针具刺入病变部位，对粘连组织进行松解达到消除疼痛的目的。对于手术治疗而言，针刀治疗具有创伤小且治疗后无须缝合的优势，患者能在相对较短的时间内恢复正常生活。具有比手术治疗便捷，且比传统手法高效的优势。

适龄人群可保持健康生活方式、注意钙质的摄取、避免跌倒外伤来预防 OVCF。早期锻炼应以背伸肌为动力，通过增加前纵韧带和椎间盘前部纤维环的张力，使压缩的椎体前柱逐渐张开，从而矫正脊柱畸形。由于早期锻炼不仅可增加腰肌肌力形成一个有力的肌肉夹板，对脊柱的稳定起重要作用，而且不至于产生骨质疏松现象，减少后遗慢性腰痛。

对于 OVCF 患者的康复治疗，多数学者认为在不影响骨折制动和骨折愈合的前提下，应指导患者尽早开始康复训练，恢复关节功能，减少肌肉萎缩，增强肌肉力量，缩短卧床时间，减少并发症的发生。微创手术后 12 小时，患者即可尝试坐起及站立，应采用主动运动与被动运动相结合，以主动运动为主的运动方式。腰背部肌肉力量训练和平衡训练有助于加速患者恢复。

参考文献

[1] 苏健，陈世忠，张振山，高恒，陈熙洋，韦以宗．骨质疏松性胸腰椎压缩性骨折国内外研究进展 [J]．光明中医，2020，35（12）：1945-1946.

[2] 丁悦，张嘉，岳华，袁凌青．骨质疏松性椎体压缩性骨折诊疗与管理专家共识 [J]．中华骨质疏松和骨矿盐疾病杂志，2018，11（05）：425-437.

[3] 李卓洲，李其虎，卢文．小针刀联合整脊治疗胸腰椎压缩性骨折术后疼痛 [J]．颈腰痛杂志，2018，39（01）：119-120.

[4] 杨翰．小针刀治疗单纯胸腰椎压缩性骨折的临床分析 [J]．世界最新医学信息文摘，2017，17（A1）：218．DOI：10.19613/j.cnki.1671-3141.2017.101.191.

[5] 赵士军，刘安平，周正新，等．胸腰椎骨折非手术治疗的临床研究进展 [J]．中医药临床杂志，2009，21（02）：181-183．DOI：10.16448/j.cjtcm.2009.02.035.

[6] 陈明涛，康常现，崔秋风，等．针刀为主治疗骨质疏松性腰椎压缩性骨折 6 例报告 [C]// 全国第六届骨科微创手术与多种针刀手术学术会议论文集，2008：100-102.

病例 28 针刀松解联合侧隐窝阻滞治疗腰椎椎管狭窄症

一、一般资料

张某女性，78 岁。

主诉：腰痛伴右下肢麻木疼痛 3 年余。

现病史：患者 3 年余前无明显诱因出现腰痛，伴右下肢麻木疼痛，麻木疼痛在大腿后外侧、小腿外侧。劳累后加重，休息后减轻，未行系统治疗。1 周前患者劳累后上述疼痛症状加重，无大小便障碍，无鞍区麻木，无腰部束带感，卧床休息稍轻，站立、行走疼痛加剧，咳嗽、腹压增加时疼痛加剧，自行热敷等理疗后，患者疼痛无明显减轻。今为进一步系统诊疗，来我院就诊，门诊以"腰椎间盘突出症"收入院。

既往史：患者右耳反复流脓流水约 60 余年，听力呈逐渐下降，患者偶尔应用滴耳液治疗，已干耳 4 年，左耳听力下降 2 年余；有冠心病病史 20 年，劳累或生气时可出现胸闷，口服血府阻瘀胶囊后可好转，3 年前在山东省中医院行"颈椎间盘手术"（具体不详），术后无明显并发症。近 1 年患者偶有一过性头晕，约持续 1 分钟，无意识障碍等不适。否认高血压、糖尿病等慢性病病史，否认近期感冒史，否认耳毒性药物应用史。否认肝炎、结核病史及密切接触史，否认其他重大手术、外伤及输血史。未发现药物及食物过敏史。预防接种随当地，具体不详。

个人史：出生于当地、无外地久居史，无不良嗜好，饮食无特殊嗜好。

婚育史：育 2 女，配偶去世。

家族史：否认家族遗传病史。

二、体格检查

T 36.4℃，P 76 次 / 分，R 18 次 / 分，BP 191/79mmHg。

患者老年女性，发育正常，营养中等，神志清楚，自主体位，检查合作。全身皮肤无黄染、无瘀点、无出血点。全身浅表淋巴结未触及肿大。头颅发育正常，毛发分布均匀，眼睑无水肿，结膜无充血，巩膜无黄染，双侧瞳孔等大等圆，对光反射及调节反射存在，口唇无发绀。颈软，无抵抗，颈前正中可见约 6cm 瘢痕，颈静脉无怒张，气管居中，甲状腺无肿大。胸廓对称无畸形，未触及明显包块。双肺呼吸音清晰，未闻及干、湿性啰音。心前区无隆起及凹陷，心界无扩大，心率 76 次 / 分，节律规整，各瓣膜听诊区无闻及病理性杂音。腹部平坦，腹软，无压痛，无反跳痛。肝、脾肋下未触及，Murphy's 征阴性，肝、肾区无叩痛，肠鸣音无亢进，移动性浊音阴性。脊柱无畸形，四肢无畸形，双下肢无水肿。肛门、直肠及外生殖器未查。肱二头肌反射正常，膝腱反射正常，腹壁反射正常。巴氏征阴性，布氏征阴性，脑膜刺激征阴性。

专科检查：腰椎生理曲度变直，腰椎各向活动明显受限。$L_{4/5}$、L_5/S_1 棘间及右侧椎旁压痛（+），伴有右下肢放射；右侧臀上皮神经卡压点压痛（+），右侧秩边穴压痛（+），右侧臀中肌压痛（+），直腿抬高试验左（－），右 50°（+），加强试验（+）；右侧"4"字征（－），双侧梨状肌牵拉试验（－），双侧、跟腱膝腱反射等叩（++），双下肢肌张力可，右下肢肌力肌张力正常，双侧下肢深浅感觉未触及明显异常。病理征阴性。

三、辅助检查

2019 年 11 月 25 日山东省千佛山医院腰椎 DR 示：腰椎退行性变并椎间盘病变，腰椎不稳，骶尾椎退行性变，请结合临床。

四、入院诊断

1. 中医诊断　腰痛（瘀血阻络）。

2. 西医诊断　①腰椎间盘突出并椎管狭窄症；②听力减退；③冠状动脉粥样硬化性心脏病；④短暂性大脑缺血发作。

五、诊断依据

1. 中医辨证辨病依据　患者腰痛伴右下肢麻木疼痛 3 年余，饮食可，大小便正常，睡眠正常，舌质暗红，苔白，脉沉缓。综观脉症，四诊合参，该病属于祖国医学的"腰痛病"范畴，证属瘀血阻络。患者老年女性，有慢性腰痛病史，久痛入络，腰部经络阻滞不通，气血运行不畅，加之风、寒、湿邪入侵，更益腰部气血运行不畅，不通则痛。舌脉也为瘀血阻络之象。总之，本病病位在腰部，病属标实，考虑病程迁延日久，病情复杂，预后一般。

2. 西医诊断依据

（1）腰痛伴右下肢麻木疼痛 3 年余。

（2）患者右耳反复流脓流水约 60 余年，有冠心病病史，3 年前在山东省中医院行"颈椎间盘手术"（具体不详）。近 1 年患者偶有一过性头晕，约持续 1 分钟，无意识障碍等不适。

（3）专科查体：腰椎生理曲度变直，腰椎各向活动明显受限。$L_{4/5}$、L_5/S_1 棘间及右侧椎旁压痛（+），伴有右下肢放射；右侧臀上皮神经卡压点压痛（+），右侧秩边穴压痛（+），右侧臀中肌压痛（+），直腿抬高试验左（-），右50°（+），加强试验（+）；右侧"4"字征（-），双侧梨状肌牵拉试验（-），双侧、跟腱膝腱反射等叩（++），双下肢肌张力可，右下肢肌力肌张力正常，双侧下肢深浅感觉未触及明显异常。病理征阴性。

（4）辅助检查：腰椎DR（2019年11月25日本院）：腰椎退行性变并椎间盘病变，腰椎不稳，骶尾椎退行性变，请结合临床。

六、鉴别诊断

1. 颈椎结核　为慢性病。好发于脊柱、髋关节、膝关节，多见于儿童和青壮年。结核原发病灶一般不在骨与关节，约95%继发于肺部结核。多为血源性，少数通过淋巴管，或由胸膜或淋巴结病灶直接蔓延。两者都可出现脊髓受压的症状，但是颈椎结核有结核接触病史或肺结核病史，可伴有全身慢性感染，X线平片提示椎体有破坏，椎间隙变窄。通过影像学检查可进一步排除。

2. 腰椎后关节紊乱　相邻椎体的上下关节突构成腰椎后关节，为滑膜关节，有神经分布。当后关节上、下关节突的关系不正常时，急性期可因滑膜嵌顿产生疼痛，慢性病例可产生后关节创伤性关节炎，出现腰痛。此种疼痛多发生于棘突旁1.5cm处，可有向同侧臀部或大腿后的放射痛，易与腰椎间盘突出症相混。该病的放射痛一般不超过膝关节，且不伴有感觉、肌力减退及反射消失等神经根受损之体征。

七、诊疗计划

1. 疼痛科Ⅱ级护理。

2. 完善各项辅助检查，如血常规、CRP、ESR、肝功、肾功、心电图、胸片等，以排除治疗禁忌。

3. 择日行C型臂引导下复杂性针刀松解术＋侧隐窝臭氧注射＋臭氧融核术。

八、治疗经过

1. 住院第2日查房记录　今日查房，患者自诉腰部疼痛伴右下肢疼痛麻木。查体：腰椎生理曲度变直，腰椎各向活动明显受限。$L_{4/5}$、L_5/S_1棘间及右侧椎旁压痛（+），伴有右下肢放射；右侧臀上皮神经卡压点压痛（+），右侧秩边穴压痛（+），右侧臀中肌压痛（+），直腿抬高试验左（-），右50°（+），加强试验（+）；右侧"4"字征（-），双侧梨状肌牵拉试验（-），双侧、跟腱膝腱反射等叩（++），双下肢肌张力可，右下肢肌力肌张力正常，双侧下肢深浅感觉未触及明显异常。病理征阴性。辅助检查：腰椎 DR（2019 年 11 月 25 日本院）：腰椎退行性变并椎间盘病变，腰椎不稳，骶尾椎退行性变，请结合临床。择日行 C 型臂引导下复杂性针刀松解术＋侧隐窝臭氧注射＋臭氧融核术。

2. 住院第 2 日术前讨论记录　于慧主治医师：该病例有如下特点：①主诉：腰痛伴右下肢麻木疼痛 3 年余；②查体：腰椎生理曲度变直，胸腰椎各向活动受限，T_{12}～L_1 棘间、棘上压痛、双侧椎旁压痛（＋），相应椎体叩击痛（＋），双侧 L_3 横突压痛（＋），双秩边穴压痛（－），双侧直腿抬高试验（－），双侧"4"字征（－），双侧膝腱反射（＋＋），跟腱反射（＋＋），双下肢肌力正常，双足踇趾背伸力正常，双下肢无水肿，足背动脉搏动正常；③辅助检查：腰椎 DR（2019 年 11 月 25 日本院）：腰椎退行性变并椎间盘病变，腰椎不稳，骶尾椎退行性变。

刘垒主任医师：综合患者病例特点，腰椎间盘突出症诊断明确。今日可行 C 型臂引导下复杂性针刀松解术＋侧隐窝臭氧注射＋臭氧融核术为主的综合治疗。目前患者术前检查无明显手术禁忌，行 C 型臂引导下复杂性针刀松解术＋侧隐窝臭氧注射＋臭氧融核术。风险在于该患者对疼痛耐受情况，已与患者及其家属交代并签署知情同意书，术前应积极准备，与患者充分沟通，术中注意观察患者生命体征，防止意外的产生。将手术的必要性、成功率、风险性及可能的并发症向患者及家属讲明，取得家属同意及理解。

钱俊英护士长：术前应注意患者的生命体征，注意患者情绪疏导，术后保持伤口清洁干净干燥，指导患者床上功能锻炼。

小结：患者诊断明确，无介入禁忌证，准备行 C 型臂引导下复杂性针刀松解术＋侧隐窝臭氧注射＋臭氧融核术。

3. 住院第 2 日术前小结

简要病情：基本情况同前。

术前诊断：中医诊断　骨折（瘀血阻络）。西医诊断　①腰椎间盘突出并椎管狭窄症；②听力减退；③冠状动脉粥样硬化性心脏病；④短暂性大脑缺血发作。

手术指征：患者腰部及右下肢疼痛严重影响日常生活。

拟施手术名称和方式：复杂性针刀松解术＋侧隐窝臭氧注射＋臭氧融核术。

拟施麻醉方式：局部麻醉＋心电监护。

术中术后可能出现的风险及应对措施：麻醉意外；术后可能并发感染。术中风险在于该病人疼痛耐受情况，已与患者及其家属交代并签署知情同意书，术前应积极准备，与患者充分沟通；术中要密切观察患者生命体征，防止意外的产生；围术期内注意监测生命体征，术后密切观察病情变化，术后注意伤口清洁干燥，及时换药，预防感染。

特殊的术前准备内容：术前和患者及家属积极沟通病情及治疗方案，签署知情同意书。

注意事项：介入治疗的难点是充分松解，已将术中及术后可能出现的危险和并发症向病人及家属讲明，其表示理解，同意介入治疗，并在协议书上签字。

手术者术前查看患者情况：刘垒主任医师术前查看患者，已将患者病情及介入的必要性、成功率以及并发症等向患者及家属进一步讲解，患者及家属表示理解并同意。

4. 住院第 2 日手术记录

手术时间：2020 年 4 月 8 日 9：40。

术前诊断：同前。

术中诊断：同前。

手术名称：针刀松解术＋骶管滴注＋侧隐窝臭氧注射＋普通臭氧注射。麻醉方法：静脉麻醉。

手术经过、术中发现的情况及处理：患者于介入治疗室由刘方铭主任医师行非血管 DSA 引导下复杂性针刀松解术＋侧隐窝臭氧注射＋普通臭氧注射术＋骶管滴注，术前签署知情同意书。患者俯卧于治疗床上，腰腹下垫枕，开放静脉通道，常规监测生命体征。在 C 型臂引导下定位双侧 L_3 横突体表投影点、$L_4 \sim S_1$ 夹脊穴、右侧臀上皮神经卡压点、髂腰韧带压痛点、右侧臀中肌压痛点、右侧坐骨大切迹、右侧梨状肌在股骨大转子指点的体表投影点共 20 个点。用 0.75％碘伏无菌棉球以标记点为中心进行常规消毒，铺无菌洞巾。

先行骶管滴注术：首先以骶管裂孔为进针点，抽取由 1％利多卡因 2ml ＋维生素 B_6 200mg ＋维生素 B_{12} 1mg ＋曲安奈德注射液 40mg ＋醋酸泼尼松龙注射液 125mg ＋0.9％ NS 适量组成的消炎镇痛液，在骶管裂孔处，用 7 号普通针头，垂直皮面快速进针，越过骶尾韧带，阻力感消失，注气无抵抗，皮下无气串，针尖已经进入骶管，然后以每分钟 5ml 的速度缓慢注入消炎镇痛液 60ml，12 分钟后注射完毕，快速出针，迅速用无菌纱布按压针孔 2 分钟，针孔无出血无渗液，骶管滴注疗法操作成功。

后抽取 1％利多卡因 20ml 并于上述标记点局部麻醉。C 型臂引导下定位在侧隐窝和椎间孔位置，注射由 2％利多卡因 5ml 2 支＋维生素 B_6 200mg ＋维生素 B_{12} 1mg ＋曲安奈德注射液 40mg ＋醋酸泼尼松龙注射液 125mg ＋ 0.9％ NS 适量组成的消炎镇痛液 3ml，后注射 45mg/L 的臭氧 5ml，侧隐窝臭氧注射操作完毕。

以上述标记点共 20 个点为进针点，穿刺针垂直进针，依次到达骨面及小关节，分别注射 0.5％利多卡因、消炎镇痛液和 45mg/L 臭氧，操作完毕后持 Ⅰ 型 2 号针刀，刀口线与人体纵轴平行，刀体垂直于皮肤，于上述标记点快速进针，松解神经根周围粘连及相关组织的粘连和瘢痕处，快速出针，迅速用无菌棉球按压针刀孔 2 分钟，针刀孔无出血渗液后，针刀松解术操作完毕，局部贴敷无菌敷贴。

结果：患者在整个治疗过程中生命体征平稳，无心慌，无头疼，无恶心、呕吐等不适症状。治疗结束后，患者精神状态好，无其他不适症状，叮嘱患者术后注意事项后，以平车推回病房。

术后注意事项：嘱患者适当活动，避免腰部不当受力动作，针口 72 小时内避免接触水，以防止针口局部感染。

5. 住院第 2 日术后首次病程记录　患者张某，女，78 岁，因"腰痛伴右下肢麻木疼痛 3 年余。"门诊以"腰椎间盘突出症"收入院。中医诊断　腰痛（瘀血阻络）西医诊断　①腰椎间盘突出症；②听力减退；③冠状动脉粥样硬化性心脏病；④短暂性大脑缺血发作。行非复杂性针刀松解术＋侧隐窝臭氧注射＋臭氧融核术。患者腰部无疼痛不适，VAS 评分 3～4 分，其他无明显不适。嘱卧床休息 5 小时，并给予一次 0.9% NS 250ml ＋克林霉素 0.9g 静脉注射，防感染，复方甘露醇 250ml，静脉注射，减轻局部水肿，观察治疗。

6. 住院第 3 日查房记录　患者腰部无疼痛不适。患者自述术后至现在未再出现腰部疼痛，无不适感，VAS 评分 0～1 分，嘱继续观察。

7. 住院第 7 日查房记录　患者自诉无明显腰痛，二便正常，饮食睡眠一般。查体：腰椎生理曲度变直，腰椎各向活动明显受限。$L_{4/5}$、L_5/S_1 棘间及右侧椎旁压痛（－），伴有右下肢放射；右侧臀上皮神经卡压点压痛（－），右侧秩边穴压痛（－），右侧臀中肌压痛（－），直腿抬高试验（－），加强试验（－）；右侧"4"字征（－），双侧梨状肌牵拉试验（－），双侧、跟腱膝腱反射等叩（＋＋），双下肢肌张力可，右下肢肌力肌张力正常，双侧下肢深浅感觉未触及明显异常。病理征阴性。今日出院。

九、出院诊断

1. 中医诊断　腰痛（瘀血阻络）
2. 西医诊断　①腰椎间盘突出并椎管狭窄症；②听力减退；③冠状动脉粥样硬化性心脏病；④短暂性大脑缺血发作。

十、讨论

腰椎管狭窄症是由于先天或后天因素所致的腰椎管或椎间孔狭窄，进而引起腰椎神经组织受压、血液循环障碍，出现以臀部或下肢疼痛、神经源性跛行、伴或不伴腰痛症状的一组综合征，为 60 岁以上患者最常见的脊柱退行性疾患之一。随着进入老龄化社会，腰椎管狭窄症发病率增高逐年增高。

腰椎管狭窄症分为先天性椎管狭窄（发育性椎管狭窄）、后天性椎管狭窄（获得性椎管狭窄）和混合性椎管狭窄。先天性狭窄常见于软骨发育不良或其他身材矮小综合征，也包括身材正常但先天性短椎弓根伴多节段膨出；后天性狭窄分为退行性、医源性、外伤性和病理性其中以退行性狭窄最常见，多发生在老年人。女性发病年龄平均为 73 岁男性发病年龄稍小些。女性比男性易发生脊椎滑脱而退行性滑脱也是引起椎管狭窄症状的原因之一。退行性狭窄分下列几种：①中央椎管狭窄；②侧隐窝狭窄，多为小关节重叠过多、肥大导致神经根受压；③神经根管狭窄；④混合型狭窄。按照解剖位置不同，分为中央型、侧隐窝型和椎间孔型。

腰椎管狭窄症会引起臀部或下肢疼痛，其典型症状是神经源性间歇性跛行，可伴有腰痛。

该病的发病机制尚不完全清楚，但多数学者认为腰椎管狭窄症是椎管因骨性或纤维性增生等原因引起的前后径和横径变窄，致脊髓血液循环障碍而出现的慢性进行性脊髓及神经根疾病。

该病多发于 60 岁以上的老年人，休息状态时常无症状，但行走一段距离后常出现下肢痛、麻木、无力等症状。随着病情的加重，行走的距离越来越短，需休息的时间越来越长。

西医的治疗方法中传统开放手术治疗虽然减压充分，但需要广泛切除脊柱后柱结构，创伤大，易引起脊柱节段的医源性不稳定，且易并发局部血肿、粘连、瘢痕形成等。因此，创伤小、恢复快、疗效确切的显微镜下腰椎管减压术、显微内镜下腰椎管减压术、经皮内镜下腰椎管减压术等微创技术日益得到重视，然而目前微创减压手术有一定的局限性，尚不能取代传统减压手术。

从中医的角度上看，腰椎管狭窄属于"痹证""腰腿痛"等范畴，其病因病机在于肾气亏虚、气血不足，难以濡养经脉，加上风、寒、湿等外邪干扰致使经脉闭塞，不通则痛。目前临床治疗腰椎管狭窄多以腰椎牵引、推拿等治疗为主，但有研究表明临床效果不甚理想。

针刀作为在中医理论指导下结合西医解剖学发展起来的一项新的治疗手段，该疗法通过对肌肉、韧带等组织的切割、松解，对高张力软组织的减压，调节人体的力学动态平衡，促进补充和释放能量，促进体液循环和微循环来发挥作用，能够解除皮神经的卡压，增加压痛点的血液循环，减轻对神经的刺激。以闭合性手术的方式消除粘连、挛缩、堵塞、瘢痕等病理因素治疗慢性软组织损伤，恢复软组织的动态平衡，从而达到镇痛、治疗的作用。

针刀治疗腰椎管狭窄症的作用机制大致为：①腰椎管狭窄主要是由各种原因导致椎管内压力上升，压迫硬膜或（和）神经很而成，治疗关键在于减压；小针刀治疗主要是通过切断部分黄韧带等病变软组织发挥椎管内减压作用，有利于疼痛症状缓解；②小针刀操作仅局部麻醉，通常 20 ~ 25 分钟便可结束，操作简单，能极大减轻患者痛苦；同时小针刀基本不影响脊柱功能，创伤小，并发症少且恢复快；③小针刀可发挥针刺作用，有通经活络、畅通气血功效，进而达到解除腰椎管狭窄所致疼痛症状。

侧隐窝神经阻滞术是通过精确穿刺将消炎镇痛药注入侧隐窝，使病变部位的药物浓度达到最大化，准确、快速消除炎症，从而减轻患者疼痛程度；能抑制炎症细胞合成，改善局部血液循环，维持神经系统正常功能，促进神经髓鞘恢复及神经纤维再生，利于患者腰椎功能恢复。

针刀联合侧隐窝阻滞治疗腰椎管狭窄症相对于中医传统治疗方法有疗效快、作用强等优点，值得研究与推广。

参考文献

[1] 黄栢通，郑明锋. 小针刀治疗老年腰椎管狭窄所致疼痛及功能障碍效果观察 [J]. 数理医药学杂志，2018，31（11）：1624-1625.

[2] 姜乐涛，杜建伟. 腰椎管狭窄症的治疗进展 [J]. 局解手术学杂志，2021，30（11）：1012-1017.

[3] 王玉，孔清泉，陈仲强. 再议腰椎管狭窄症 [J]. 中国修复重建外科杂志，2019，33（07）：789-794.

[4] 郑旭耀，康武林，杨锋. 针刀治疗胸椎管狭窄症 1 例 [J]. 中国骨伤，2021，34（04）：378-381.

[5] 康健，王世轩. 中医外治法治疗腰椎管狭窄症的研究进展 [J/OL]. 实用中医内科杂志，2022，36（01）：97-99.

病例 **29** 脊柱内镜治疗腰椎融合术后疼痛

一、一般资料

患者刘某，女，71岁。

主诉：腰痛伴右下肢麻木疼痛半年余。

现病史：患者半年前无明显诱因出现腰痛及右下肢冰凉痛胀麻木感，疼痛自右髋部沿大腿后外侧、小腿外侧至足拇趾，右髋部疼痛剧烈，活动受限，于当地行针灸、埋线等治疗后，症状未见缓解。2个月前就诊于新泰洪强医院，行"腰椎内固定手术"，术后腰痛稍有缓解，右下肢疼痛未见改善，久坐加重，影响睡眠。今为求进一步治疗，特来我院就诊，门诊以"腰椎间盘脱出伴坐骨神经痛"收入院。患者自发病以来，饮食可，睡眠差，大小便正常，体重无明显变化。

既往史：高血压病5年余，血压最高至150/100mmHg，未规律监测血压及用药；否认冠心病、糖尿病等其他慢性疾病病史，否认有肝炎、结核病史及密切接触史。"腰椎内固定术"手术2个月余，否认有重大外伤史及其他手术史，有输血史（具体不详）；未发现食物及药物过敏史。预防接种史不详。

个人史、婚姻史、月经生育史、家族史：生于原籍，久居该地；龄婚育，育有2子1女，配偶及子女均体健；既往月经周期规律，无痛经史；父母已故，具体不详；有3妹2弟，小弟、小妹已故（具体不详）；否认家族遗传性、传染性疾病病史。

二、体格检查

T 36.4℃，P 82次/分，R 20次/分，BP 151/91mmHg。

患者老年女性，发育正常，营养中等，神志清楚，自主体位，查体合作。全身皮肤无黄染、无瘀点、无出血点，腰部正中可见一长约10cm手术瘢痕。全身浅表淋巴结未触及肿大。头颅发育正常，毛发分布均匀，眼睑无水肿，结膜无充血，巩膜无黄染，双侧瞳孔等大等圆，对光反射及调节反射存在，耳、鼻无异常，口唇无发绀，咽部无充血，扁桃体无肿大。颈软，无抵抗，颈静脉无怒张，双侧颈动脉未闻及杂音，气管居中，甲状腺无肿大。胸廓对称无畸形，双肺呼吸音清晰，未闻及干、湿性啰音。心前区无隆起及凹陷，心界无扩大，心率82次/分，节律规整，各瓣膜听诊区未闻及病理性杂音。腹部平坦、腹软、无压痛、无反跳痛。肝、脾肋下未触及，Murphy's征阴性，肝、肾区无叩痛，肠鸣音无亢进，移动性浊音阴性。脊柱无畸形，四肢无畸形，双下肢无水肿。双下肢足背动脉搏动正常。肱二头肌反射正常，膝腱反射正常，腹壁反射正常。巴氏征阴性，布氏征阴性。

专科检查：轮椅推入病房，腰椎生理曲度变直，前屈、后伸、侧屈及旋转功能受限。L_5/S_1 棘间及椎旁压痛（+），伴右下肢放射痛。右腰三横突压痛（+），臀上皮神经出口点压痛（+），右侧臀中肌压痛（+），右侧秩边穴（+），躯干部、会阴区、右下肢感觉基本正常。四肢肌力肌张力正常。双侧梨状肌牵拉试验（-），直腿抬高试验（-），双侧"4"字征（-），双侧跟膝腱反射（+），双踝反射（+），双 Babinski 征（-）。双侧髌阵挛、踝阵挛未引出。双肱二、三头肌反射、桡骨骨膜反射（++），双侧 Hoffmann 征（-）。

三、辅助检查

2022 年 6 月 4 日新泰市人民医院行腰椎 CT 检查示：腰椎滑脱术后改变，请结合临床。L_5/S_1 椎间盘突出并右侧神经根受压。腰椎及椎间盘退行性变。

四、入院诊断

1. 中医诊断　腰痛病（瘀血阻络）。

2. 西医诊断　①腰椎间盘脱出伴坐骨神经痛；②高血压（3 级，很高危）；③腰椎术后。

五、诊断依据

1. 中医辨证辨病依据　患者腰痛伴右下肢麻木疼痛半年余，有慢性腰痛病史，饮食可，大小便正常，睡眠差，舌质暗红，苔白，脉涩。综观脉症，四诊合参，该病属于祖国医学的"腰痛病"范畴，证属瘀血阻络。患者有慢性腰痛病史，久痛入络，腰部经络阻滞不通，气血运行不畅，加之扭伤闪挫，更益腰部气血运行不畅，不通则痛。舌脉也为瘀血阻络之象。总之，本病病位在腰部，病属标实，考虑病程迁延日久，病情复杂，预后一般。

2. 西医诊断依据

（1）腰痛伴右下肢麻木疼痛半年余。

（2）患者半年前无明显诱因出现腰痛及右下肢冰凉痛胀麻木感，疼痛自右髋部沿大腿后外侧、小腿外侧至足蹬趾，右髋部疼痛剧烈，活动受限。2 个月前行"腰椎内固定手术"，术后右下肢疼痛未见改善。

（3）既往高血压病 5 年余。

（4）专科检查：轮椅推入病房，腰脊柱生理曲度变直，前屈、后伸、侧屈及旋转功能受限。L_5/S_1 棘间及椎旁压痛（+），伴右下肢放射痛。腰三横突压痛（+），臀上皮神经出口点压痛（+），右侧臀中肌压痛（+），右侧秩边穴（+），躯干部、会阴区、右下肢感觉基本正常。

（5）辅助检查：腰椎CT（2022年6月4日新泰市人民医院）：腰椎滑脱术后改变，请结合临床。L_5/S_1 椎间盘突出并右侧神经根受压。腰椎及椎间盘退行性变。

六、诊断鉴别

1. 腰椎结核　早期局限性腰椎结核可刺激邻近的神经根，造成腰痛及下肢放射痛。腰椎结核有结核病的全身反应，腰痛较剧，X线片上可见椎体或椎弓根的破坏。CT扫描对X线片不能显示的椎体早期局限性结核病灶有独特作用。

2. 腰椎后关节紊乱　相邻椎体的上下关节突构成腰椎后关节，为滑膜关节，有神经分布。慢性病例可产生后关节创伤性关节炎，出现腰痛。此种疼痛多有向同侧臀部或大腿后的放射痛，易与腰椎间盘突出症相混。该病的放射痛一般不超过膝关节，且不伴有感觉、肌力减退及反射消失等神经根受损之体征。

七、诊疗计划

1. 中医科Ⅱ级护理。

2. 完善入院常规检查，肝功能、肾功能、血常规、感染指标等，以排除治疗禁忌，行腰椎薄层CT以进一步明确病情。

3. 明日行非血管DSA引导下椎管扩大减压术＋后路腰椎间盘髓核摘除术。

4. 给予营养神经、改善微循环、止痛等治疗。

八、治疗经过

1. 住院第2日查房记录　今日查房，患者自诉腰痛伴右下肢疼痛较前无改善，饮食睡眠一般，二便调。专科查体：腰脊柱生理曲度变直，前屈、后伸、侧屈及旋转功能受限。L_5/S_1 棘间及椎旁压痛（+），伴右下肢放射痛。腰三横突压痛（+），臀上皮神经卡压点压痛（+），右侧臀中肌压痛（+），直腿抬高试验（-），双侧"4"字征（-），双侧跟膝腱反射（+），双踝反射（+），双Babinski征（-）。腰椎术后CT表现，腰椎退行性变：L_5/S_1 右侧椎间盘极外侧突出（病例29图1）。肌电图检查（2022年6月13日）：右下肢神经源性损害：$L_5 \sim S_1$ 水平，请结合临床。刘垒主任医师查房分析，综合患者的症状、体征和影像学检查，同意目前诊断，目前诊断：中医诊断为腰痛病（瘀血阻络）；西医诊断为腰椎间盘脱出伴坐骨神经痛（L_5/S_1 极外侧）、高血压（3级，很高危）、腰椎术后。腰椎间盘突出症属于腰痛病范畴，好发于 $L_{4/5}$、L_5/S_1 之间。治本病的关键有两点：一是缓解椎间盘突出物对神经根的压迫；二是消除脊神经根周围水肿、血肿、粘连等无菌性炎症。本患者已行腰椎内固定手术治疗，术后疼痛缓解不明显，考虑为 L_5/S_1 右极外侧突出引起的疼痛，因患者曾行手术治疗，病情复杂，嘱先行 L_5 神经阻滞治疗，观察疗效，如疼痛症状可明显改善，可考虑椎间孔镜手术治疗，余治疗不变，密切观察病情变化，及时对症处理。

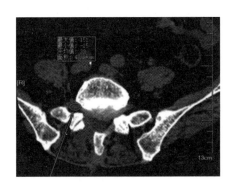

病例 29 图 1　极外侧突出

2．住院第 2 日有创操作记录

操作名称：CT 引导下腰神经阻滞治疗。

操作时间：2022 年 6 月 14 日 16：16。

操作步骤：患者于 CT 室由刘垒主任医师行 CT 引导下行腰 5 神经根外口阻滞治疗，术前签署知情同意书。患者俯卧于治疗床上，充分暴露腰部。以右侧 L_5/S_1 正中旁开 7cm 为标记点，并于 CT 引导下进行调整后，用碘伏无菌棉球以标记点为中心进行常规消毒，铺无菌洞巾。抽取 1% 利多卡因 6ml，先局部垂直皮面快速进针，每点注射 1ml，快速出针。注射完毕后，术后平车推回病房。

结果：治疗期间患者未出现心慌、头晕、恶心、呕吐等不适。生命体征均正常。本治疗后 2 小时内右下肢疼痛缓解，证实极外侧突出压迫神经的诊断。选择椎间孔镜手术指征明确。

术后注意事项：嘱患者静卧 6 小时，限制活动 3 天，针口 72 小时内避免接触水，以防止针口局部感染。

3．住院第 3 日术后首次病程记录

手术完成时间：2022 年 6 月 15 日 18：20。

患者左侧卧于 DSA 治疗床，开放静脉，侧腹下垫枕，使患者腰椎处于侧卧位，监测生命体征，定位 L_5/S_1 椎间隙，棘突正中、右侧旁开 6cm 体表标记。常规消毒，铺巾，1% 利多卡因逐层局部浸润麻醉。使用 18G 穿刺针经患侧椎旁肌至椎间隙，穿刺过程中逐层麻醉，透视下监测导针至突出靶点处位置无误，穿刺针正位示后置入穿刺导丝，C 型臂确认位置，行亚甲蓝染色剂注射 1ml。椎间盘髓核摘除术＋椎间孔扩大成形术：以穿刺导丝为中心切开约 1cm 皮肤，然后依次沿导丝置入细、粗软组织扩张管至小关节外侧缘，扩张软组织通道，拔出软组织扩张管，置入合适的工作套管，经透视定位侧位在椎体后缘，正位在椎弓根外侧缘，取出导丝，在通道内放置内窥镜系统，调节影响白平衡，连接生理盐水，观察髓核及纤维环，镜下可见出行神经根和髓核，分离神经根和髓核。纤维环钳咬穿后纵韧带及纤维环，镜下直视下用髓核钳选择性摘除椎间盘髓核组织，抓取椎间盘过程中应用双极可屈性等离子体多功能刀头逐步消融退变毛糙的突出椎间盘，取出椎间盘 2～3g，全部摘除突出椎间盘后转动套管仔细检出有无游离的椎间盘碎块，后再使用双极可屈性电极射频等离子体多功能刀头消融已长入纤维环裂隙内的肉芽组织和神经末稍，同时对术区彻底止血。生理盐水不间断冲洗。术后解压的神经根随着脉搏自由波动，表面血供开始恢复。局部浸润麻醉：摘除椎间盘后，稍拔出工作套管至侧隐窝处，放入内镜，抽取利多卡因加生理盐水稀释为10ml，在内镜监视下注射以麻醉镇痛症。操作完毕，取出椎间孔镜，缝合皮肤，无菌敷料加压固定，椎管内手术结束。术后平车推回病房。结果：患者在整个治疗过程中生命体征平稳，无心慌，无头疼，无恶心呕吐等不适。术后注意事项：密切观察刀口，及时换药，针口 72 小时内不要接触水，以防止感染。给予甲强龙抗神经炎症及甘露醇消除神经根水肿，密切观察病情，及时对症处理（病例 29 图 2、3）。

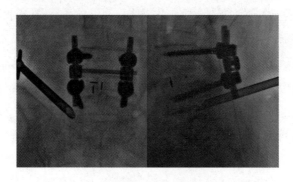

病例 29 图 2　术中置管情况

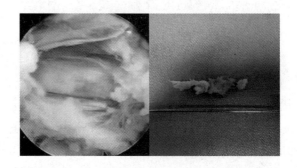

病例 29 图 3　术中摘除突出髓核后可见出行根得以减压

4．住院第 4 日查房记录　今日查房，患者诉腰部无明显不适，右下肢疼痛消失，饮食睡眠一般，二便正常。术后第一天暂不专科查体。刘垒主任医师查房分析，患者昨日行经皮椎间孔镜下髓核摘除术为主的综合治疗，针对突出物直接摘除，解除压迫，同时对周围神经嵌压进行松解，目前疗效显著，治疗继续抗炎、神经脱水、营养神经等巩固疗效，继观。

5．住院第 6 日查房记录　今日查房，患者自诉腰痛及右下肢疼痛基本缓解，饮食、睡眠可，大小便正常，饮食正常。查体：腰椎生理曲度变直，腰椎活动未明显受限。$L_{3\sim5}$ 棘间压痛（-），叩击痛（-），直腿抬高试验（-），双侧"4"字征（-）。目前患者病情明显好转，要求出院，刘垒主任医师批准今日出院，嘱出院后继续药物抗凝、镇痛治疗，积极血管外科复诊，1 周后于当地门诊拆线，不适随诊。

九、出院诊断

1．中医诊断　腰痛病（瘀血阻络）。

2．西医诊断　①腰椎间盘脱出伴坐骨神经痛；②高血压（3 级，很高危）；③腰椎术后。

十、讨论

腰椎术后综合征（failed back surgery syndrome，FBSS）是多原因所致的一组临床病征，目前普遍接受的说法是指在行椎板切除术或椎间盘摘除术后，患者腰痛或腿痛症状未缓解或未完全消除，甚至症状加重或出现新症状。FBSS 的发生原因较复杂，以内固定因素、椎间隙感染、髓核碎片残留、神经根瘢痕形成及医源性失稳最为常见，而由定位错误或减压不充分所致的病例也有报道。

本病例中，患者曾于当地医院行"腰椎内固定手术"，术后腰痛稍有缓解，右下肢疼痛未见改善，右髋部疼痛剧烈，右下肢麻木疼痛，久坐后加重，夜间疼痛影响睡眠。来本院就诊，收住入院完善检查后，诊断为 L_5/S_1 椎间盘极外侧突出症。

极外侧型椎间盘突出症（extreme lateral lumbar disc hernia-tion，ELLDH），是腰椎间盘突出症中较为罕见的一种类型，近期报道其相对于腰椎间盘突出症的发生率不足 11.7%。常规的腰椎间盘突出症，其突出髓核仍位于椎管内，CT 或 MRI 检查均可明确诊断，但极外侧型椎间盘突出症患者，其突出髓核位于椎间孔处椎间孔外较远位置。不仅医师在阅片时易忽略，而且放射科在行多节段 CT 扫描时，也易遗漏，从而导致漏诊。对于经验不足的医师，往往会出现病变节段判断不准确，导致术后症状不缓解。

有研究表明，联合肌电图及 CT 检查能提高本病的确诊率。MRI 扫描由于具有较高软组织的分辨力及多方位成像的能力，能清楚显示突出椎间盘与受压的神经根。经临床统计表明，CT检查法和MRI检查法在临床确诊率上无明显差异，一般对FLLDH的临床确诊率在95%之上，且此两种检查法比较直观，对FLLDH的临床确诊具有十分重要的意义。

由于多数ELLDH的脊柱形态退化较重、椎间隙变窄，常常伴有腰椎稳定性较差等问题。因此使用微创治疗手术尽管近期疗效较佳，微创手术由于切开小，尽量通过自然间隙，避免了对肌肉的严重损伤。很少能引起周边肌肉的萎缩、粘连，降低切口的感染率和脂肪液化发生率，进而可避免术后由于切口引起的腰背痛等诸多并发症。

笔者体会：该病例为老年患者腰腿疼痛患者，曾经"腰椎内固定融合手术"，但术后症状仍未缓解。作者选择椎间孔镜手术，并有以下诊治体会：

1. 对ELLDH来讲，诊断非常重要 该病例如单纯由术后的影像资料判断，手术是"成功"的，但是为何术后仍然下肢疼痛症状？其实是诊断不明确，或者漏诊了$L_5$$S_1$的极外侧突出（责任间盘），导致了治疗方向错误。极外侧椎间盘突出因其解剖位置的特殊性，确有难以诊断、易于漏诊的特点。但其亦具较特殊的临床表现，如夜间疼痛明显、椎间孔挤压试验阳性、薄层CT可见突出物等。我们认为，诊断是否明确，关键在于临床医生是否对该病有所认识；诊断性治疗的应用，对该病诊断非常重要。

2. 治疗方面 我们选择椎间孔镜手术治疗方案，直奔突出髓核靶点进行摘除、解除神经根压迫。这里需要注意以下几点：①要有保护好出行根的意识，出行根因背根神经节的存在，对机械损伤刺激敏感，一旦损伤疼痛严重、运动神经也会受到明显损伤而下肢功能障碍。我们采用由外而内的置管、亚甲蓝染色等措施，有较好的效果。必要时可以考虑CT引导手术操作。另外，应该高度关注腰椎内固定融合手术后的邻近椎的椎间盘突出问题，因腰椎相应节段的内固定所致单元活动度受限，导致邻近椎间受力加大，更容易出现椎间盘突出的情况，当然这种情况也适合椎间孔镜手术治疗；②要注意对椎间孔动脉的保护，椎间孔外口区域有重要的椎间孔动脉和椎间孔韧带结构，应尽量避免伤及椎间孔动脉导致术中出血及术后神经根血供受到影响。椎间孔韧带则建议尽量予以剪除松解，以解除其对出现神经根的束缚；③注重术后康复：ELLDH术后存在术后残留疼痛、术后下肢肌力下降等表现，应关注术后腰及下肢的功能康复，可以配合普瑞巴林、甲钴胺药物缓解手术后症状；配合超短波、中频等治疗促进神经机能恢复。因其背根神经节的特殊性，有时术后康复周期需要3～6个月。

参考文献

[1]Abdullah AF, Ditto EW 3rd, Byrd EB, et al.Extreme-lateral lumbar disc herniations.Clinical syndrome and special problems of diagnosis[J].J

Neurosurg，1974，41（2）：229-234.

[2]Ross JS，M asaryk TJ，M odicMT，et al.Lumbar spine：postoperative assessment with surface-coilMR imaging.Radiology，1987，164：851.

[3] 陈仲强，党耕町．椎间孔与椎间孔外腰椎间盘突出的分型及治疗 [J]．中华外科杂志，1997（04）：35-37+67.

[4] 周跃，李长青，王建，等．经皮椎间孔镜治疗极外侧型腰椎间盘突出症的临床效果评价 [J]．中华创伤杂志，2009，25（8）：698-704.

病例 **30** 针刀联合臭氧治疗强直性脊柱炎

一、一般资料

患者李某，男，49岁。

主诉：颈背部疼痛1个月余。

现病史：患者1个月余前无明显原因出现颈背部疼痛，呈间断性，无上肢放射痛，疼痛时活动困难，休息时减轻，偶有晨僵乏力，与天气变化无明显相关。于当地医院行针灸、理疗，口服止痛药物（具体药物不详）治疗，效果不佳。今为求进一步治疗，来我科就诊，门诊以"强直性脊柱炎"收住院。

既往史：既往体健。否认有高血压、冠心病、糖尿病等慢性病史。否认肝炎、结核等传染病病史，10余年前因外伤导致右髌骨骨折，行手术治疗，现恢复可。否认有重大外伤史及手术史，否认有输血史。未发现食物及药物过敏史，预防接种史不详。

个人史：生于原籍，无长期外地居住史。有吸烟史20余年，半包/天，偶尔饮酒，无疫区、疫水接触史，无工业毒物、粉尘及放射性物质接触史。

婚育史：适龄结婚，育有1子1女，配偶及子女均体健。

家族史：父亲肺心病去世，母亲体健。否认家族传染病及遗传病史。

二、体格检查

T 36℃，P 78次/分，R 19次/分，BP 132/75mmHg。患者青年男性，发育正常，营养中等，神志清楚，自主体位，检查合作。全身皮肤无黄染、无瘀点、无出血点。全身浅表淋巴结未触及肿大。头颅发育正常，毛发分布均匀，眼睑无水肿，结膜无充血，巩膜无黄染，双侧瞳孔等大等圆，对光反射及调节反射存在，耳、鼻无异常，口唇无发绀，咽部无充血，扁桃体无肿大。颈软，无抵抗，颈静脉无怒张，气管居中，甲状腺无肿大。胸廓对称无畸形，双侧乳房对称，未触及明显包块。双肺呼吸音清晰，未闻及干、湿性啰音。心前区无隆起及凹陷，心界无扩大，心率78次/分，节律规整，各瓣膜听诊区无闻及病理性杂音。腹部平坦，腹软，无压痛，无反跳痛。肝、脾肋下未触及，Murphy's征阴性，肝、肾区无叩痛，肠鸣音无亢进，移动性浊音阴性。脊柱无畸形，四肢无畸形，双下肢无水肿。双下肢足背动脉搏动正常。肱二头肌反射正常，膝腱反射正常，腹壁反射正常。巴氏征阴性，布氏征阴性。

专科查体:颈胸部脊柱生理后凸畸形,活动度明显受限,枕墙距 1cm,颌柄距 0.5cm,指地距离 10cm。骶髂关节无压痛,双侧"4"字征(-),双侧膝腱反射(++),双侧跟腱反射(++),四肢肌力正常,双侧下肢深浅感觉未触及异常。病理反射未引出。

三、辅助检查

HLA-B27:阳性。X 片及 CT 影像显示:强直性脊柱炎改变。

四、入院诊断

1. 中医诊断　大偻(寒湿阻络)。
2. 西医诊断　强直性脊柱炎。

五、诊断依据

1. 中医辨证辨病依据　患者颈背部疼痛 1 个月余。饮食可,二便正常,睡眠差。舌淡,苔白,脉象沉滑。综观脉症,四诊合参,该病属于祖国医学的"大偻"范畴,证属"寒湿阻络"。患者青年男性,患者饮食不节,湿寒露重,或冒雨着凉,或暑夏贪凉,腰府失护,寒湿毒邪趁虚侵入,造成经脉受阻,气血运行不畅而发为腰部、髋部疼痛,腰部经络阻滞不通,气血运行不畅,加之寒、湿邪入侵,更益颈背部气血运行不畅,不荣则痛,不通则痛。舌脉也为寒湿入侵之象。总之,本病病位在督脉,病属实证,考虑病程迁延日久,病情复杂,预后一般。

2. 西医诊断依据

(1)颈背部疼痛 1 个月余。

(2)既往体健。10 余年前因外伤导致右髌骨骨折,行手术治疗,现恢复可。

(3)查体:颈胸部脊柱生理后凸畸形,活动度明显受限,枕墙距 1cm,颌柄距 0.5cm,指地距离 10cm。骶髂关节无压痛,双侧"4"字征(-),双侧膝腱反射(++),双侧跟腱反射(++),四肢肌力正常,双侧下肢深浅感觉未触及异常。病理反射未引出。

(4)辅助检查:HLA-B27:阳性。X 片及 CT 影像显示:强直性脊柱炎改变。

六、鉴别诊断

1. 腰椎间盘突出症　是指腰椎间盘各个部分有不同程度的退行性改变后,在外力因素的作用下,椎间盘的纤维环破裂,髓核组织从破裂处突出于后方或椎管内,导致相邻脊神经根遭受刺激或压迫,从而产生腰腿部疼痛麻木等一系列临床症状,早期的强直性脊柱炎与腰椎间盘突出的临床表现极为相似,腰椎间盘突出症的疼痛则主要是通过休息来缓解,AS 腰骶部疼痛通过休息不能够缓解,但活动过后反而可使疼痛症状减轻，这是炎症性腰痛和机械性腰痛的鉴别要点之一。在体检中，AS 患者随着病情的进展，脊柱的活动受限，胸廓扩展范围缩小，可采用枕壁试验、胸廓扩展、下肢"4"字试验等检查。MRI 则可观察到病变部位的慢性骨结构改变以及微小的病变和炎症，因此，影像检查在诊断、区分 AS 与腰椎间盘突出症具有准确度、敏感度高的优势，对早期骶髂关节病变的诊断具有较大的参考价值。

2. 风湿性关节炎 风湿热的临床表现之一，多见于青少年。其关节炎的特点为四肢大关节游走性肿痛，但很少出现关节畸形。关节外症状包括发热、咽痛、心脏炎、皮下结节等，血清抗链球菌溶血素 O 度升高，RF（-）。该患者无上述症状，基本排除。

七、诊疗计划

1. 疼痛科 II 级护理。

2. 完善三大常规、血生化、凝血常规、入院五项、HLA-B27、心电图、胸片等各项辅助检查。

3. 给予氨酚曲马多止痛抗感染治疗；丹参注射液改善微循环；甲钴胺营养神经。

4. 排除手术禁忌证，择日行非血管 DSA 引导下复杂性针刀松解术＋臭氧注射术治疗。

八、治疗经过

1. 住院第 2 日查房记录 患者入院第 2 天诉颈背部仍感疼痛，饮食可，睡眠差，二便正常。专科查体：脊颈胸部脊柱生理后凸畸形，活动度明显受限，枕墙距 1cm，颌柄距 0.5cm，指地距离 10cm。骶髂关节无压痛，双侧"4"字征（-），双侧膝腱反射（++），双侧跟腱反射（++），四肢肌力正常，双侧下肢深浅感觉未触及异常。病理反射未引出。部分实验室结果已回：人类白细胞抗原 B27 测定（HLA-B27）（流式细胞仪法）：HLA-B27 阳性，葡萄糖测定（酶法）、电解质、血脂、肾功能、肝功能：葡萄糖 6.72mmol/L，C- 反应蛋白测定（CRP）（免疫散射比浊法）：C 反应蛋白（散射比浊）4.56 ↑ mg/L，余未见明显异常。根据患者病史、体征及辅助检查，目前诊断：中医诊断为大偻（寒湿阻络），西医诊断为强直性脊柱炎诊断明确。患者无手术禁忌证拟定于明日行非血管 DSA 引导下复杂性小针刀＋臭氧注射术治疗。术前应和患者充分交流，并签署治疗知情同意书，密切观察病情变化，及时对症处理。

2. 住院第 2 日术前讨论记录 杨文龙主治医师：该病例有如下特点：①主诉：颈背部疼痛 1 个月余；②查体：脊颈胸部脊柱生理后凸畸形，活动度明显受限，枕墙距 1cm，颌柄距 0.5cm，指地距离 10cm。骶髂关节无压痛，双侧"4"字征（-），双侧膝腱反射（++），双侧跟腱反射（++），四肢肌力正常，双侧下肢深浅感觉未触及异常。

病理反射未引出。部分实验室结果已回：人类白细胞抗原 B27 测定（HLA-B27）（流式细胞仪法）：HLA-B27 阳性，葡萄糖测定（酶法）、电解质、血脂、肾功能、肝功能：葡萄糖 6.72mmol/L，C- 反应蛋白测定（CRP）（免疫散射比浊法）：C 反应蛋白（散射比浊）4.56mg/L，余未见明显异常。

刘垒主任医师：综合患者病例特点，强直性脊柱炎诊断明确。今日可行针刀松解术＋臭氧注射术为主的综合治疗。目前患者术前检查无明显手术禁忌，行非血管 DSA 引导下复杂性针刀治疗＋普通臭氧注射。风险在于该患者对疼痛耐受情况，已与患者及其家属交代并签署知情同意书，术前应积极准备，与患者充分沟通，术中注意观察患者生命体征，防止意外的产生。将手术的必要性、成功率、风险性及可能的并发症向患者及家属讲明，取得家属同意及理解。

钱俊英护士长：术前应注意患者的生命体征，注意患者情绪疏导，术后保持伤口清洁干净干燥，指导患者床上功能锻炼。

小结：患者诊断明确，无介入禁忌证，准备行非血管 DSA 引导下复杂性针刀治疗＋普通臭氧注射。

3．住院第 2 日术前小结

简要病情：一般情况同前。

术前诊断：同前。

手术指征：患者颈背部疼痛影响日常生活。

拟施手术名称和方式：非血管 DSA 引导下复杂性针刀治疗＋普通臭氧注射。

拟施麻醉方式：局部麻醉＋心电监护。

注意事项：术中注意观察病人反应情况，关注生命体征，准确定位和充分松解。

手术者术前查看患者情况：刘垒主任医师术前查看患者，已将患者病情及介入的必要性、成功率以及并发症等向患者及家属进一步讲解，患者及家属表示理解并同意。

4．住院第 2 日手术记录

术前诊断：同前。

术中诊断：同前。

手术名称：针刀松解术＋普通臭氧注射术。手术切口类型：0 类切口（无切口或经人体自然腔道进行的操作）。

麻醉方法：局部麻醉＋心电监护。

手术经过、术中发现的情况及处理：患者于介入治疗室由刘垒主任医师行非血管 DSA 引导下复杂性小针刀松解术＋臭氧注射术，术前签署知情同意书。患者俯卧于治疗床上，充分暴露颈背部。以 $C_7 \sim T_8$ 棘下，$T_{3\sim8}$ 双侧夹脊穴为标记点，于 C 型臂引导下进行调整后，用碘伏无菌棉球以标记点为中心进行常规消毒，铺无菌洞巾，铺无菌单。用无痛泵局部麻醉，抽取 1% 利多卡因 20ml 并于上述标记点局部麻醉，后抽取由维生素 B_6 200mg ＋维生素 B_{12} 1mg ＋曲安奈德注射液 40mg ＋醋酸泼尼松龙注射液 125mg ＋ 0.9% NS 适量组成的消炎镇痛液，每处注射 3～5ml，并于以上述标记点注射 45% 浓度臭氧，每穴各注射适量臭氧。于上述标记点进行针刀松解，并于 C 型臂调整下精确定位，确定针尖到达各椎体小关节、棘上韧带、棘间韧带，松解后迅速出针，用无菌纱布按压针眼 2 分钟后用敷贴覆盖伤口，术后平车推回病房。

结果：患者在整个治疗过程中生命体征平稳，无心慌，无头疼，无恶心、呕吐等不适。治疗结束后，患者精神状态好，告知术后注意事项后安返病房。

术后注意事项：嘱患者术后针口 72 小时内不要接触水，以防止感染。

5. 住院第 2 日术后首次病程记录 患者术后 6 小时，一般情况良好，刀口处疼痛轻微，诉腰颈背部疼痛减轻。患者生命体征平稳，无心慌，无头疼，无恶心、呕吐等不适。嘱术后注意事项：针口 72 小时内不要接触水，以防止感染密切观察病情，及时对症处理。

6. 住院第 3 日查房记录 患者诉腰颈背部疼痛症状较前减轻，手术针眼处无红肿，稍有渗血，饮食睡眠可，二便正常。术后第 1 天暂不查体。刘垒主任医师仔细分析病情后指出：患者术后第 1 天，注意伤口处有无红肿热痛。患者血糖控制可，余治疗计划暂不变，密切观察病情变化，及时对症处理。

7. 住院第 4 日查房记录 患者诉颈背部疼痛明显缓解，饮食可，睡眠差，二便正常。专科查体：脊颈胸部脊柱生理后凸畸形，活动度明显受限，枕墙距 1cm，颌柄距 0.5cm，指地距离 10cm。骶髂关节无压痛，双侧"4"字征（-），双侧膝腱反射（++），双侧跟腱反射（++），四肢肌力正常，双侧下肢深浅感觉未触及异常。病理反射未引出。患者目前疼痛明显缓解，要求出院，刘垒主任医师批准今日出院，嘱出院后加强锻炼，不适随诊。

九、出院诊断

1. 中医诊断 大偻（寒湿阻络）。
2. 西医诊断 强直性脊柱炎。

十、讨论

强直性脊柱炎（ankylosing spondylitis, AS）是一种累及中轴及外周关节的慢性炎性进展性风湿病，本病病理改变以肌腱、韧带等附着于关节部位的非特异性炎症、纤维化甚至骨化为主，它所带来的疼痛、晨僵、疲劳或乏力、功能活动受限、抑郁及焦虑等痛苦，都影响着患者的日常工作、学习、生活及心理健康，随着疾病的进展，严重影响到患者的生存质量。

AS患者多为男性，男女比例约2∶1，约80%发病年龄<30岁，发病年龄>45岁者<5%。AS发病机制尚未完全阐明，脊柱炎症和新骨生成的原因尚不清晰，可能与遗传、慢性感染、免疫功能紊乱有关。

AS一般起病较隐匿，早期可无明显临床症状，部分患者表现为轻度全身症状，如长期或间断低热、乏力、消瘦、厌食、轻度贫血等；随病情进展，可出现在炎性腰背痛，表现为腰骶部钝痛，同时伴有晨僵、无力等现象，疼痛为静息痛，夜间疼痛明显，活动后疼痛减轻。随脊椎炎、椎间盘炎或小关节炎等脊柱炎症逐渐加重，脊柱结构被破坏（主要由骨质增生引起，而并非骨质吸收破坏），患者表现为脊柱僵硬和活动度下降。部分患者以外周关节炎为首发症状，主要表现为单关节肿胀，以髋、膝、踝、肩关节多见其中髋关节首发症状者以青少年多见，病情进展可致髋关节畸形，预后较差。部分患者尤其是人类白细胞抗原（human leukocyte antigen, HLA）-B27阳性者易出现关节外表现，常见的是急性前葡萄膜炎，多为单侧受累，表现为畏光流泪、视物模糊，可自行缓解，但易反复发作导致青光眼、白内障。

少数AS患者还可出现心包炎、主动脉瓣关闭不全等。

目前西医多采用非甾体抗炎药、缓解病情药物、类固醇激素和特异性治疗，虽能缓解和减轻症状，但不能阻止病情发展。晚期AS最严重的并发症是髋关节融合、脊柱畸形、脊柱骨折，手术治疗是此类患者的首选治疗方案。

本病在中医学属"腰痹""竹节风""督脉痹""龟背风"等范畴，现多统一为"大偻"病名。病机为督脉经络气血不通，脊柱关节筋骨不荣：督脉经气往来不利，血络通行不畅为"不通则痛"，脊柱、关节、筋骨无法从气血中充分得到滋养，故"不荣则痛"。

针刀作为在中医理论指导下发展起来的一项新的治疗手段，通过直接剥离松解局部病变组织，缓解神经、血管的卡压，改善了局部血液循环，对因粘连、瘢痕、挛缩、关节微小错位等所造成的力学动态平衡失调能够迅速缓解，肌肉的紧张消除，关节应力得以调整，并且减轻了区域组织内压，有利于局部组织的新陈代谢，加快组织修复，从而恢复机体的动态平衡，达到治疗目的。

从中医角度而言，针刀通过"针刺腧穴，疏通经络；刀切经筋，松筋利节"调节疏通督脉，起到治疗大偻的作用。其用于顽固性疼痛及风湿性关节炎等疾病的治疗，常可取得满意疗效。治疗位点多从督脉、足少阴肾经、足少阴经筋、足太阳膀胱经、足太阳经筋、足厥阴肝经、足少阳胆经选取。根据患者发病部位的不同，治疗点的选取也各有侧重，肌腱附着点炎处，即阿是穴是治疗的常用位点，督脉及两旁夹脊穴也常作为主要治疗点。

从西医角度而言，针刀治疗AS虽尚无完整明确的机制阐述，但现有研究表明针刀通过松解脊柱两侧骨突及病变部位上粘连挛缩的肌肉及肌腱附着点，破坏钙化僵硬的关节囊，使局部张力增高的软组织减压，改善软组织局部血液循环，消散局部累积的代谢产物，加快炎症吸收，恢复软组织活动功能，解除小关节的固定及内脏神经卡压，从而起到抗炎镇痛、改善关节活动功能等作用；分子层面上，AS 慢性炎症与白细胞介素（IL）-1、IL-6、IL-12 等及其相关的炎症信号通路如 IL-23/IL-17 炎症轴相关，受骨代谢相关细胞因子、趋化因子、TNF-α、血管内皮生长因子等多种细胞因子的影响，针刀治疗 AS 可明显降低患者体内的 P 物质、IL-6、IL-2 和 TNF-α 多种因子。

综上，针刀治疗 AS 主要通过对病变关节及其周围软组织进行针刀松解，使其迅速改善关节疼痛、肿胀和活动受限等临床症状，同时减轻关节内炎症反应，抑制或延缓病变发展成不可逆的骨质破坏，尽可能保护关节和肌肉的功能，尤其对于中晚期 AS 所致的关节功能障碍和肢体畸形矫正是一种有效的治疗方法。

参考文献

[1] 李丹慧，汤丽群，陈朝明 . 强直性脊柱炎的针灸康复治疗进展 [J]. 针灸临床杂志，2017，33（07）：84-87.

[2] 丁香园 . 强直性脊柱炎的诊断与治疗骨科专家共识 [J]. 中国全科医学，2013，16（32）：3036.

[3] 张晓宇，谢招虎，张丽萍，李兆福 . 针刀治疗强直性脊柱炎的研究进展 [J]. 风湿病与关节炎，2020，9（06）：70-72、80.

[4] 王志锐 . 小针刀配合温针灸治疗强直性脊柱炎的临床观察 [J]. 基层医学论坛，2021，25（13）：1899-1901. DOI：10.19435/j.1672-1721.2021.13.062.

病例 **31** 手法整复寰枢椎半脱位

一、一般资料

患者董某，女，18 岁。

主诉：头痛、头晕 1 周。

现病史：患者 1 周前无明显诱因出现头痛、头晕，伴颈部疼痛，伴呕吐不适感，呈阵发性，夜间不影响睡眠，一天发作 3～4 次，每次发作半小时，休息后可缓解，无行走不稳，无腰部束带感，无意识障碍，因症状反复发作，就诊于我院，行 CT 检查示：$C_{3/4}$、$C_{4/5}$ 椎间盘轻度突出。以"寰枢椎半脱位、颈椎病"收入院。患者患病以来，饮食可，睡眠可，体重无明显减轻，二便正常。

既往史：既往体健。否认有高血压、糖尿病、冠心病等慢性病史，否认有肝炎、结核等传染病史，否认有重大外伤史及手术史，否认有输血史。未发现食物及药物过敏史。预防接种史不详。

个人史：生于原籍，无长期外地居住史。无冶游史，无吸烟饮酒史，无疫区、疫水接触史，无工业毒物、粉尘及放射性物质接触史。

婚育史：未婚未育。

月经史：月经周期规律，无痛经史。

家族史：否认家族传染病及遗传病史。

二、体格检查

T 36.5℃，P 80 次 / 分，R 18 次 / 分，BP 126/70mmHg。患者青年女性，发育正常，营养中等，神志清楚，自主体位，检查合作。全身皮肤无黄染、无瘀点、无出血点。全身浅表淋巴结未触及肿大。头颅发育正常，毛发分布均匀，眼睑无水肿，结膜无充血，巩膜无黄染，双侧瞳孔等大等圆，对光反射及调节反射存在，耳、鼻无异常，口唇无发绀，咽部无充血，扁桃体无肿大。颈软，无抵抗，颈静脉无怒张，气管居中，甲状腺无肿大。胸廓对称无畸形，双侧乳房 对称，未触及明显包块。双肺呼吸音清晰，未闻及干、湿性啰音。心前区无隆起及凹陷，心界无扩大，心率 80 次 / 分，节律规整，各瓣膜听诊区无闻及病理性杂音。腹部平坦，腹软，无压痛，无反跳痛。肝、脾肋下未触及，Murphy's 征阴性，肝、肾区无叩痛，肠鸣音无亢进，移动性浊音阴性。脊柱无畸形，四肢无畸形，双下肢无水肿。双下肢足背动脉搏动正常。肱二头肌反射正常，膝腱反射正常，腹壁反射正常。巴氏征阴性，布氏征阴性。

专科查体：颈椎生理曲度及活动度尚可，左侧 $C_{3/4}$、$C_{4/5}$、$C_{5/6}$ 椎旁压痛，双侧风池穴压痛（+），双侧曲垣穴、天突穴压痛（+）。叩顶试验（-），双侧臂丛神经牵拉试验（-），旋颈试验（-），双侧霍夫曼征（-）。双上肢肌张力、肌力正常，双侧腱反射正常。

三、辅助检查

颈椎CT（2021年11月2日本院）：$C_{3/4}$、$C_{4/5}$ 椎间盘轻度突出。颈椎张口位（2021年11月2日本院）：颈椎在张口位枢椎左右侧间隙差3mm，请结合临床。新型冠状病毒核酸检测（2021年11月2日）：阴性。

四、入院诊断

1. 中医诊断　项痹（肝气郁结）
2. 西医诊断　①寰枢椎半脱位；②颈椎病（颈型）。

五、诊断依据

1. 中医辨证辨病依据　患者头痛、头晕1周。饮食可，小便正常，舌质暗红，苔白，脉弦细。综观脉症，四诊合参，该病属于祖国医学的"项痹"范畴，证属气虚血瘀。患者青年女性，气血亏虚，气不行血使血液运行不畅，导致肩背部经络阻滞不通，加之风、寒、湿邪入侵，更益肩背部气血运行不畅，不通则痛，不容则木。舌脉也为肝气郁结之象。总之，本病病位在颈，病属本虚标实，考虑病程迁延日久，病情复杂，预后一般。

2. 西医诊断依据：

（1）主诉：头痛、头晕1周。

（2）既往体健。否认有高血压、糖尿病、冠心病等慢性病史，否认有肝炎、结核等传染病史，否认有重大外伤史及手术史，否认有输血史。未发现食物及药物过敏史。预防接种史不详。

（3）专科查体：颈椎生理曲度及活动度尚可，左侧 $C_{3/4}$、$C_{4/5}$、$C_{5/6}$ 椎旁压痛，双侧风池穴压痛（+），双侧曲垣穴、天突穴压痛（+）。叩顶试验（-），双侧臂丛神经牵拉试验（-），旋颈试验（-），双侧霍夫曼征（-）。双上肢肌张力、肌力正常，双侧腱反射正常。

（4）颈椎CT（2021年11月2日本院）：$C_{3/4}$、$C_{4/5}$ 椎间盘轻度突出。颈椎张口位

（2021年11月2日本院）：颈椎在张口位枢椎左右侧间隙差3mm，请结合临床。

六、鉴别诊断

1. 颈椎结核　为慢性病。好发于脊柱、髋关节、膝关节，多见于儿童和青壮年。结核原发病灶一般不在骨与关节，约95%继发于肺部结核。多为血源性，少数通过淋巴管，或由胸膜或淋巴结病灶直接蔓延。两者都可出现脊髓受压的症状，但是颈椎结核有结核接触病史或肺结核病史，可伴有全身慢性感染，X线平片提示椎体有破坏，椎间隙变窄。通过影像学检查可进一步排除。

2. 神经根型颈椎病　是颈椎椎间盘退行性改变及其继发性病理改变所导致神经根受压引起相应神经分布区疼痛为主要临床症状的疾病。在其病因中，颈椎间盘退行性改变是颈椎病发生发展病理过程中最为重要的原因，在此基础上引起一系列继发性病理改变，如椎间盘突出，相邻椎体后缘及外侧缘的骨刺形成，小关节及钩椎关节的增生肥大，黄韧带的增厚及向椎管内形成褶皱，这些病理性因素与椎间盘相互依存，互相影响，均可对颈神经根形成压迫，进而产生临床症状。此患者无上肢麻痛症状，不属于神经根型颈椎病。

七、诊疗计划

1. 疼痛科Ⅱ级护理。

2. 完善三大常规、胸片、心电图、肝功能、肾功能、凝血常规等各项辅助检查。

3. . 给予胞磷胆碱钠、甲钴胺营养神经，给予吲哚美辛栓止痛，择日行C型臂引导下复杂性针刀松解术＋脊髓和神经根粘连松解术＋普通臭氧注射术＋神经阻滞治疗。

4. 手法复位寰枢椎关节。

八、治疗经过

1. 住院第2日查房记录　患者诉仍头痛、头晕，无恶心、呕吐。饮食可、睡眠可，大小便正常。专科查体：颈椎生理曲度及活动度尚可，左侧$C_{3/4}$、$C_{4/5}$、$C_{5/6}$椎旁压痛，双侧风池穴压痛（+），双侧曲垣穴、天突穴压痛（+）。叩顶试验（−），双侧臂丛神经牵拉试验（−），旋颈试验（−），双侧霍夫曼征（−）。双上肢肌张力、肌力正常，双侧腱反射正常。辅助检查：颈椎CT（2021年11月2日本院）：$C_{3/4}$、$C_{4/5}$椎间盘轻度突出。颈椎张口位（2021年11月2日本院）：颈椎在张口位枢椎左右侧间隙差3mm，请结合临床。分析：综合患者的症状、体征和影像学检查，患者目前诊断：中医诊断为项痹（肝气郁结）。西医诊断为寰枢椎半脱位、颈椎病。根据患者目前症状及各项辅助检查，患者无手术禁忌证，定于今日行 C 臂引导下复杂性针刀松解术＋普通臭氧注射术。术前应和患者充分交流，并签署治疗知情同意书，术后加用七叶皂苷钠减轻组织水肿，余治疗不变，密切观察病情变化，及时对症处理。

2. 住院第 2 日术前讨论记录　吴文庆主治医师：该病例特点同上。

刘垒主任医师：综合患者病例特点，颈椎间盘突出诊断明确。今日可行针刀松解术＋臭氧注射术为主的综合治疗。目前患者术前检查无明显手术禁忌，行非血管 DSA 引导下复杂性针刀松解术＋普通臭氧注射术＋神经阻滞治疗＋局部浸润麻醉。风险在于该患者对疼痛耐受情况，已与患者及其家属交代并签署知情同意书，术前应积极准备，与患者充分沟通，术中注意观察患者生命体征，防止意外的产生。将手术的必要性、成功率、风险性及可能的并发症向患者及家属讲明，取得家属同意及理解。

钱俊英护士长：术前应注意患者的生命体征，注意患者情绪疏导，术后保持伤口清洁干净干燥，指导患者床上功能锻炼。

小结：患者诊断明确，无介入禁忌证，准备行非血管 DSA 引导下复杂性针刀松解术＋普通臭氧注射术＋神经阻滞治疗＋局部浸润麻醉。

3. 住院第 2 日术前小结

简要病情：患者头痛、头晕 1 周入院，伴头晕、恶心不适感。查体：颈椎生理曲度及活动度尚可，左侧 $C_{3/4}$、$C_{4/5}$、$C_{5/6}$ 椎旁压痛，双侧风池穴压痛（+），双侧曲垣穴、天突穴压痛（+）。叩顶试验（−），双侧臂丛神经牵拉试验（−），旋颈试验（−），双侧霍夫曼征（−）。双上肢肌张力、肌力正常，双侧腱反射正常。颈椎 CT（2021 年 11月 2 日本院）：$C_{3/4}$、$C_{4/5}$ 椎间盘轻度突出。颈椎张口位（2021 年 11 月 2 日本院）：颈椎在张口位枢椎左右侧间隙差 3mm，请结合临床。新型冠状病毒核酸检测（2021 年 11月 2 日）：阴性。

术前诊断：中医诊断　项痹（肝气郁结）。西医诊断　①寰枢椎半脱位；②颈椎病。

手术指征：患者头痛、头晕严重影响日常生活。

拟施手术名称和方式：非血管 DSA 引导下复杂性针刀松解术＋普通臭氧注射术＋神经阻滞治疗＋局部浸润麻醉。

拟施麻醉方式：局部麻醉＋心电监护。

注意事项：介入治疗的难点是准确定位和充分松解，已将术中及术后可能出现的危险和并发症向病人及家属讲明，其表示理解，同意介入治疗，并在协议书上签字。

手术者术前查看患者情况：刘垒主任医师术前查看患者，已将患者病情及介入的必要性、成功率以及并发症等向患者及家属进一步讲解，患者及家属表示理解并同意。

4. 住院第 2 日手术记录

术前诊断：同上。

术中诊断：同上。

手术名称：非血管 DSA 引导下手法复位＋复杂性针刀松解术＋普通臭氧注射术＋神经阻滞治疗＋局部浸润麻醉。麻醉方法：局部麻醉。

手术经过、术中发现的情况及处理：患者于介入室由刘垒主任医师非血管 DSA 引导下，寰枢椎复位＋复杂性针刀松解术＋普通臭氧注射术＋神经阻滞治疗＋局部浸润麻醉，术前签署知情同意书。患者俯卧于治疗床上，充分暴露颈背部。施以寰枢椎手法复位治疗，在 X 光透视下，手法旋转复位 3 次，见张口位枢椎左右侧间隙对等。然后以脑户穴、大椎穴、右侧肩井穴、双侧脑空穴、双侧曲垣穴、双侧天宗穴、身柱、陶道、筋缩、中枢、脊中、命门、志室、双侧肝俞、双侧胆俞、双侧气海俞、双侧关元俞、胸背部阿是穴，共 30 个部位为标记点，用 0.75％碘伏无菌棉球以标记点为中心进行常规消毒，铺无菌洞巾。

抽取 0.5％利多卡因于上述标记点局部麻醉，局部麻醉后抽取 2％利多卡因 2ml＋维生素 B_6 200mg＋维生素 B_{12} 1mg＋曲安奈德注射液 40mg＋醋酸泼尼松龙注射液 125mg＋0.9％ NS 适量，组成消炎镇痛液，以上述标记点为进针点，垂直皮面快速进针，每点注射消炎镇痛液 2～4ml，注射 45％臭氧 1～2ml，注射完毕后，后持 I 型 4 号针刀，刀口线与人体纵轴平行，刀体垂直于皮肤，于上述标记点快速进针，松解神经根周围粘连及相关组织的粘连和瘢痕处，快速出针。右侧肩井穴及阿是穴针刀松解以浅筋膜层、深筋膜层减张减压为主。敷贴固定，针刀松解术操作完毕。以平车推回病房。

患者在整个治疗过程中生命体征平稳，无心慌，无头疼，无恶心呕吐等不适。嘱患者针口 72 小时内保持清洁干燥，以防止针口局部感染。

5. 住院第 2 日术后首次病程记录　患者术后 6 小时，一般情况良好，刀口处疼痛轻微，颈部疼痛解除。患者生命体征平稳，无心慌，无头疼，无恶心呕吐等不适。嘱术后注意事项：针口 72 小时内不要接触水，以防止感染密切观察病情，及时对症处理。

6. 住院第 3 日查房记录　患者自述颈部无明显不适，头晕较前稍改善，饮食可，睡眠可，二便正常，术后第 1 天暂不查体。分析：患者于昨日行 C 型臂引导下复杂性针刀为主的微创治疗，术后第 1 天，不做效果评估。针刀松解是在颈椎周围选取穴位，通过松解使颈肩背部诸经气血畅通，减轻或消除对受累神经的压力及对周围痛觉感受器的刺激，达到症状、体征缓解目的，术后患者症状稍有缓解。积极配合改善微循环药物治疗，余治疗暂不改变，密切关注患者病情变化，及时对症处理。

7. 住院第 4 日查房记录　患者自诉头痛头晕基本缓解，饮食睡眠一般，二便调。专科查体：颈椎生理曲度变直，颈椎活动度尚可，双侧风池穴、肩井穴、肩胛内角、天宗穴压痛（－），叩顶试验（－），右侧臂丛神经牵拉试验（－），双上肢肌力、肌张力正常，双上肢深浅感觉未见明显异常。双侧肱二头肌反射（＋＋），双侧肱三头肌腱反射（+），双侧巴氏征（－），双侧霍夫曼征（－）。双侧足背动脉搏动正常。患者目前症状明显缓解，要求出院，刘垒主任医师查房分析，患者针刀术后第二天，通过针刀松解颈椎周围腧穴，改善颈椎生理曲度，患者症状缓解，批准出院，嘱出院后适当运动，避免受凉。

九、出院诊断

1. 中医诊断　项痹（肝气郁结）。
2. 西医诊断　①寰枢椎半脱位；②颈椎病。

十、讨论

寰枢椎半脱位（atlantoaxial subluxation）又叫寰齿关节错位、寰枢关节紊乱，是因寰枢关节关系异常而导致的上颈椎节段性不稳，临床表现为颈部僵硬、疼痛、偏头痛或头项痛、头晕或眩晕发作、恶心、胸闷、眼胀、视物模糊等交感神经机能增强和脑供血不足的征象。寰枢椎半脱位在中医学中虽无明确病名，但根据该病患者的临床症状和体征可将其归属于"骨错缝，筋出槽"范畴。

寰枢关节是第一颈椎寰椎和第二颈椎枢椎之间连接的总称，其解剖结构复杂，一共包括3个独立的关节，即2个寰枢外侧关节和1个寰枢正中关节。寰枢外侧关节由寰椎下关节凹和枢椎上关节突构成。寰枢正中关节由枢椎齿突与寰椎前弓后面的后关节面和寰椎横韧带之间构成。主要靠翼状韧带、寰椎横韧带、齿突尖韧带以及关节囊韧带、覆膜等来维持其稳定性。寰枢关节以齿突为垂直轴进行旋转运动，使头连同寰椎绕齿突做旋转运动。寰枕关节和寰枢关节构成联合关节，使头能作多轴运动，即能使头做俯仰、侧屈和旋转运动。因关节活动幅度大，是应力的集中点，软组织易损伤、变性，失去弹性，成为半脱位或脱位的解剖学基础。正常情况下各肌群、韧带相互制约，关节处于平衡稳定状态，一旦平衡被打破，则易于发生半脱位。

目前对寰枢关节半脱位的发病机制认识较为统一，可总结为：①外伤性：是本病的最常见病因，多发于韧带未发育完全的儿童，原因多样，如暴力打击头部及颈部、体育运动时头部用力或头面部着地受伤等，造成颈部肌肉韧带的损伤而导致寰枢关节半脱位；②自发性：儿童常见，无外伤病史，多由家长发现患儿四肢肌力下降、张力升高等表现，多为继发性感染所致；③先天性：常见于诸如齿状突发育异常、颅底压迹、枕寰融合、$C_1 \sim C_2$ 棘突连接等先天发育的异常；④病理性：神经纤维疾病引起的病理改变可导致寰枢关节半脱位；或由于感染引起，咽喉壁后方静脉丛与齿突周围静脉丛建立交通支，上呼吸道感染后局部组织充血，可使寰枢椎脱钙，韧带松弛，出现斜颈僵硬等寰枢椎半脱位现象；⑤退行性：多见于成年人，有长期头部姿势不良工作史或生活史，造成寰枢关节退变而引起本病；⑥代谢性疾病：某些代谢病引起的严重骨质疏松、骨软化，均可继发引起颅底骨组织软化造成颅底压迹，影响椎体稳定而诱发本病；⑦诱发性：在寰枢关节有自发性、先天性及退行性改变的基础上，头颈部受到轻微外力作用诱发或加重寰枢关节的不稳定。

传统医学中整复手法应用对治疗寰枢椎半脱位取得了良好效果。手法的主要作用机制包括：①平衡阴阳；②调和气血、经络与脏腑功能；③恢复关节及筋骨功能。

常用的手法主要有：①仰卧位牵引推扳法：患者仰卧位，采用滚法、按揉法、拿法、弹拨等手法治疗治疗 3 ~ 5 分钟，使患者颈肩部肌肉充分放松，根据患者寰枢关节偏移的情况选择相应的手法治疗。以 C_1 横突偏右为例，患者取仰卧位，下颌稍内收，颈椎左侧旋转，医者站于患者头顶处，左手托住患者下颌部，左上肢紧贴患者左侧颜面部以固定，右手拇指触到偏移横突固定之，余四指固定患者后枕部，医者左手施以水平纵向牵引力，颈椎左侧旋转到极限，双手配合右手施以瞬间推动力，常听到弹响声，拇指下有轻度移动感，触之平复或改善，手法完毕；②坐位定点复位法。患者坐位，采用滚法、按揉法、拿法、弹拨等手法治疗治疗 3 ~ 5 分钟，使患者颈肩部肌肉充分放松，根据患者寰枢关节偏移的情况选择相应的手法治疗。以 C_1 横突偏右为例，患者取矮坐位，医者站于患者背后，左手拇指触到偏移横突固定之，余四指置于患者右侧头颞部，颈部前屈 15°，头左屈 15°，右手扶持左面部，在右手向右上方旋转至极限后施以瞬间"闪动力"，同时左手拇指将横突轻压向患者前左侧，常听到弹响声，拇指下有轻度移动感，触之平复或改善，手法完毕。

小针刀是在古代九针中的镵针、锋针等基础上，与现代医学手术刀有机结合的产物。小针刀疗法是一种介于手术和非手术疗法之间的闭合性松解术，在治疗部位刺入深部到病变处进行切割、剥离，以达到松解粘连、恢复平衡，治愈疾病的目的。针刀可直接松解寰枕部软组织因无菌性炎症，在代偿性修复过程中形成的粘连、瘢痕、挛缩的病理组织对周围血管神经的压迫，重建脊柱力学平衡。臭氧作为强氧化物具有抗炎和镇痛作用，可有效缓解症状。

手法联合针刀及臭氧治疗寰枢椎半脱位疗效好，值得进一步研究和推广。

参考文献

[1] 李纪华，李月中 . 50 例寰枢关节半脱位患者的 CT 影像分析 [J]. 影像研究与医学应用，2021，5（09）：185-186.

[2] 李亨，曹亚飞，李晓晓，刘伟东，余伟吉，张瑞华 . 寰枢关节半脱位的诊断研究进展 [J]. 按摩与康复医学，2018，9（07）：7-10. DOI：10.19787/j.issn.1008-1879.2018.07.003.

[3] 赵烨，毛书歌，张馨心．手法治疗寰枢关节半脱位的研究进展［J］．中国高新科技，2020（20）：81-82．DOI：10.13535/j.cnki.10-1507/n.2020.20.35.

[4] 袁凤祥．小针刀配合牵引治疗寰枢椎半脱位的临床研究［J］．中国中医药现代远程教育，2019，17（01）：100-102.

病例**32** 儿童型腰椎间盘突出症的治疗

病例一：

一、一般资料

患者孙某，男，10 岁。

主诉：右侧臀部及右下肢疼痛无力半年，加重 2 个月。左眼睑肿痛 3 天。

现病史：患者半年前出现右侧臀部及右下肢疼痛无力，自觉与跑步等活动量大有关，疼痛活动后加重，休息后减轻，未行系统检查治疗。2 个月前发现右下肢无力加重，行走右下肢抬举无力，家长发现右下肢肌肉萎缩明显，在当地医院就诊，考虑"肌肉、筋膜"损伤，给予康复治疗，肌肉萎缩逐渐好转，当仍有右侧臀部疼痛及右下肢无力，在外院行脊柱全长正侧位片提示：脊柱轻微侧弯，颈胸腰椎生理曲度变直，C_4 椎体变扁，请结合临床。腰椎 MRI 示：腰椎退行性变，$L_{2/3}$、$L_{3/4}$ 间盘突出并椎管狭窄，$L_{4/5}$ 间盘膨出并突出，并符合右侧侧隐窝及椎间孔狭窄及中央椎管狭窄 MRI 表现；L_5/S_1 间盘膨出并突出，并符合中央椎管狭窄 MRI 表现。双下肢神经传导速度：右侧腓总神经、右侧胫神经运动传导速度减低。发现左侧上眼睑红肿疼痛 3 天。为进行进一步系统治疗，门诊以"腰椎间盘突出症"收入院。

患者发病以来，饮食可，睡眠正常，二便正常。体重未见明显变化。

既往史：既往体健。否认高血压、糖尿病、冠心病等病史；否认肝炎、结核、伤寒等传染病病史；无重大外伤及输血史；未发现药物及食物过敏史，按时预防接种。

个人史：生于原籍，无外地久居史；无疫区、疫水接触史，无其他不良嗜好。

婚育史：未婚未育。

家族史：父母体健，有 1 妹妹，体健。否认家族遗传病史。

二、体格检查

T 36.3℃，P 90 次 / 分，R 22 次 / 分，BP 133/65mmHg。患者学龄儿童，发育正常，营养中等，神志清楚，自主体位，检查合作。全身皮肤无黄染、无瘀点、无出血点。全身浅表淋巴结未触及肿大。头颅发育正常，毛发分布均匀，左侧眼睑红肿，结膜无充血，巩膜无黄染，双侧瞳孔等大等圆，对光反射及调节反射存在，耳、鼻无异常，口唇无发绀，咽部无充血，扁桃体无肿大。颈软，无抵抗，颈静脉无怒张，气管居中，甲状腺无肿大。胸廓对称无畸形，双侧乳房 对称，未触及明显包块。双肺呼吸音清晰，未闻及干、湿性啰音。心前区无隆起及凹陷，心界无扩大，心率 90 次 / 分，节律规整，各瓣膜听诊区无闻及病理性杂音。腹部平坦，腹软，无压痛，无反跳痛。肝、脾肋下未触及，Murphy's 征阴性，肝、肾区无叩痛，肠鸣音无亢进，移动性浊音阴性。脊柱无畸形，四肢无畸形，双下肢无水肿。双下肢足背动脉搏动正常。肱二头肌反射正常，腹壁反射正常。

专科查体：挺胸凸腹步态，腰椎生理曲度尚可，腰椎活动无明显受限。$L_{1/2}$、L_5/S_1 棘间压痛（+）及双侧椎旁压痛（+），叩击痛（+），双侧 L_3 横突压痛（+），右侧秩边穴、环跳穴压痛（+），双侧臀中肌压痛（+），右侧承扶穴、委中穴、承山学压痛（+），双侧直腿抬高试验 10°（+-），加强试验（-），双"4"字征（-），双侧髋关节活动度无明显受限，右下肢髂腰肌、股四头肌、胫前肌、姆背伸肌、踝背神肌力均较对侧减弱，4 级。双侧膝腱反射（+），双侧跟腱反射（+），双下肢浅感觉未见明显异常。左眼上睑红肿内侧皮肤破溃，表面见脓液溢出。局部压痛。

三、辅助检查

脊柱全长正侧位片（2021 年 7 月 12 日德州市人民医院）：脊柱轻微侧弯，颈胸腰椎生理曲度变直，C_4 椎体变扁，请结合临床。

腰椎 MRI（2021 年 8 月 23 日宁津县人民医院）：腰椎退行性变，$L_{2/3}$、$L_{3/4}$ 间盘突出并椎管狭窄，$L_{4/5}$ 间盘膨出并突出，并符合右侧侧隐窝及椎间孔狭窄及中央椎管狭窄 MRI 表现；L_5/S_1 间盘膨出并突出，并符合中央椎管狭窄 MRI 表现。

双下肢神经传导速度（2021 年 8 月 23 日宁津县人民医院）：右侧腓总神经、右侧胫神经运动传导速度减低。

新冠病毒核酸检测（2021 年 8 月 23 日）：阴性。

四、入院诊断

1. 中医诊断　腰痛病（瘀血阻络）
2. 西医诊断　①腰椎间盘突出症；②周围神经病；③左眼睑腺炎。

五、诊断依据

1. 中医辨证辨病依据　患者右侧臀部及右下肢疼痛无力半年，加重 2 个月。饮食可，大小便正常，睡眠正常，舌质暗红，苔白，脉沉缓。综观脉症，四诊合参，该病属于祖国医学的"腰痛病"范畴，证属瘀血阻络。患者学龄儿童，活动后有腰部扭伤和受凉史，致腰部经络阻滞不通，气血运行不畅，加之风、寒、湿邪入侵，更益腰部气血运行不畅，不通则痛。舌脉也为瘀血阻络之象。总之，本病病位在腰部，病属标实，考虑病程迁延日久，病情复杂，预后一般。

2. 西医诊断依据

（1）主诉：右侧臀部及右下肢疼痛无力半年，加重 2 个月。左眼睑肿痛 3 天。

（2）患者半年前出现右侧臀部及右下肢疼痛无力，自觉和跑步等活动量大有关，疼痛活动后加重，休息后减轻，2 个月前发现右下肢无力加重，行走右下肢抬举无力，家长发现右下肢肌肉萎缩明显，在当地医院就诊，考虑肌肉、筋膜损伤，给予康复治疗，肌肉萎缩逐渐好转，当仍有右侧臀部疼痛及右下肢无力。

（3）专科查体：挺胸凸腹步态，腰椎生理曲度尚可，腰椎活动无明显受限。$L_{1/2}$、L_5/S_1 棘间压痛（＋）及双侧椎旁压痛（＋），叩击痛（＋），双侧 L_3 横突压痛（＋），右侧秩边穴、环跳穴压痛（＋），双侧臀中肌压痛（＋），右侧承扶穴、委中穴、承山学压痛（＋），双侧直腿抬高试验 10 度（＋－），加强试验（－），双"4"字征（－），双侧髋关节活动度无明显受限，右下肢髂腰肌、股四头肌、胫前肌、蹰背伸肌、踝背神肌力均较对侧减弱，4 级。双侧膝腱反射（＋），双侧跟腱反射（＋），双下肢浅感觉未见明显异常。左眼上睑红肿内侧皮肤破溃，表面见脓液溢出。局部压痛。

（4）脊柱全长正侧位片（2021 年 7 月 12 日德州市人民医院）：脊柱轻微侧弯，颈胸腰椎生理曲度变直，C_4 椎体变扁，请结合临床。腰椎 MRI（2021 年 8 月 23 日宁津县人民医院）：腰椎退行性变，$L_{2/3}$、$L_{3/4}$ 间盘突出并椎管狭窄，$L_{4/5}$ 间盘膨出并突出，并符合右侧侧隐窝及椎间孔狭窄及中央椎管狭窄 MRI 表现；L_5/S_1 间盘膨出并突出，并符合中央椎管狭窄 MRI 表现。双下肢神经传导速度（2021 年 8 月 23 日宁津县人民医院）：右侧腓总神经、右侧胫神经运动传导速度减低。新型冠状病毒核酸检测（2021 年 8 月 23 日）：阴性。

六、鉴别诊断

1. **腰椎结核**　早期局限性腰椎结核可刺激邻近的神经根，造成腰痛及下肢放射痛。腰椎结核有结核病的全身反应，腰痛较剧，X 线片上可见椎体或椎弓根的破坏。CT 扫描对 X 线片不能显示的椎体早期局限性结核病灶有独特作用。

2. **腰椎后关节紊乱**　相邻椎体的上下关节突构成腰椎后关节，为滑膜关节，有神经分布。当后关节上、下关节突的关系不正常时，急性期可因滑膜嵌顿产生疼痛，慢性病例可产生后关节创伤性关节炎，出现腰痛。此种疼痛多发生于棘突旁 1.5cm 处，可有向同侧臀部或大腿后的放射痛，易与腰椎间盘突出症相混。该病的放射痛一般不超过膝关节，且不伴有感觉、肌力减退及反射消失等神经根受损之体征，此患者可排除本病。

七、诊疗计划

1. 中医科Ⅱ级护理。

2. 完善各项辅助检查，如血常规、CRP、ESR、肝功能、肾功能、心电图、胸片等，以排除治疗禁忌证。

3. 择日行 C 型臂引导下复杂性针刀松解术＋脊髓和神经根粘连松解术＋臭氧注射术。

4. 请眼科会诊，协助治疗。

八、治疗经过

1. 住院第 1 日会诊记录　左侧眼睑红肿疼痛 3 天，请眼科会诊：左眼上睑红肿内侧皮肤破溃，表面见脓液溢出。压痛阳性。诊断：左眼睑腺炎。建议：每日皮肤消毒，保持清洁；继续应用左氧氟沙星滴眼液、红霉素眼膏；口服抗生素。和患者家长沟通后，执行会诊意见。

2. 住院第 2 日查房记录　患者左侧臀部疼痛，伴左下肢疼痛无力，饮食二便调，睡眠可。专科查体：挺胸凸腹步态，腰椎生理曲度尚可，腰椎活动无明显受限。$L_{1/2}$、L_5/S_1 棘间压痛（＋）及双侧椎旁压痛（＋），叩击痛（＋），双侧 L_3 横突压痛（＋），右侧秩边穴、环跳穴压痛（＋），双侧臀中肌压痛（＋），右侧承扶穴、委中穴、承山学压痛（＋），双侧直腿抬高试验 10 度（＋－），加强试验（－），双"4"字征（－），双侧髋关节活动度无明显受限，右下肢髂腰肌、股四头肌、胫前肌、踇背伸肌、踝背神肌力均较对侧减弱，4 级。双侧膝腱反射（＋），双侧跟腱反射（＋），双下肢浅感觉未见明显异常。入院常规检查血沉 24mm/h（0～15），C 反应蛋白（散射比浊）12.1mg/L（0～3.48），葡萄糖测定（酶法）、电解质、血脂、肾功能、肝功能（2021 年 8 月 26 日 12：44：47）；谷丙转氨酶 31.90U/L（7～30），γ-谷氨酰转酶 27.00U/L（5～19），尿酸 458.0μmol/L（202.3～416.5），余未见明显异常。分析：综合患者症状、体征和辅助检查，患者目前诊断为：中医诊断为腰痛病（瘀血阻络），西医诊断为腰椎间盘突出症、周围神经病、左眼睑腺炎。本患者学龄儿童，多节间盘突出，本次入院拟行腰椎椎管内＋椎管外针刀松解的综合疗法，直接针对突出和无菌性炎症组织，松解粘连，解除压迫，同时松解周围神经和组织的卡压。患者无手术禁忌证，化验检查 CRP、ESR 偏高，考虑与麦粒肿相关，血尿酸偏高，指导患者低嘌呤饮食。定于今日行介入引导下脊髓和神经根年龄松解术＋复杂性针刀松解术＋臭氧注射＋侧隐窝消炎镇痛治疗，术前和患儿家长充分交流，并签署治疗知情同意书，密切观察病情变化，及时对症处理。

3．住院第 2 日术前讨论　于慧主治医师：该病例有如下特点：①主诉：右侧臀部及右下肢疼痛无力半年，加重 2 个月。左眼睑肿痛 3 天。②查体：挺胸凸腹步态，腰椎生理曲度尚可，腰椎活动无明显受限。$L_{1/2}$、L_5/S_1 棘间压痛（+）及双侧椎旁压痛（+），叩击痛（+），双侧 L_3 横突压痛（+），右侧秩边穴、环跳穴压痛（+），双侧臀中肌压痛（+），右侧承扶穴、委中穴、承山穴压痛（+），双侧直腿抬高试验 10°（+−），加强试验（−），双"4"字征（−），双侧髋关节活动度无明显受限，右下肢髂腰肌、股四头肌、胫前肌、踇背伸肌、踝背神肌力均较对侧减弱，4 级。双侧膝腱反射（+），双侧跟腱反射（+），双下肢浅感觉未见明显异常。左眼上睑红肿内侧皮肤破溃，表面见脓液溢出。局部压痛；③辅助检查：脊柱全长正侧位片（2021 年 7 月 12 日德州市人民医院）：脊柱轻微侧弯，颈胸腰椎生理曲度变直，C_4 椎体变扁。腰椎 MRI（2021 年 8 月 23 日宁津县人民医院）：腰椎退行性变，$L_{2/3}$、$L_{3/4}$ 间盘突出并椎管狭窄，$L_{4/5}$ 间盘膨出并突出，并符合右侧侧隐窝及椎间孔狭窄及中央椎管狭窄 MRI 表现；L_5/S_1 间盘膨出并突出，并符合中央椎管狭窄 MRI 表现。双下肢神经传导速度（2021 年 8 月 23 日宁津县人民医院）：右侧腓总神经、右侧胫神经运动传导速度减低。

刘垒主任医师：综合患者病例特点，腰椎间盘突出诊断明确。今日可行复杂针刀松解术＋侧隐窝消炎镇痛治疗为主的综合治疗。目前患者术前检查无明显手术禁忌，行非血管 DSA 引导下脊髓和神经根粘连松解术＋侧隐窝消炎镇痛治疗＋复杂性针刀治疗＋普通臭氧注射。风险在于该患者对疼痛耐受情况，已与患者及其家属交代并签署知情同意书，术前应积极准备，与患者充分沟通，术中注意观察患者生命体征，防止意外的产生。将手术的必要性、成功率、风险性及可能的并发症向患者及家属讲明，取得家属同意及理解。

钱俊英护士长：术前应注意患者的生命体征，注意患者情绪疏导，术后保持伤口清洁干净干燥，指导患者床上功能锻炼。

小结：患者诊断明确，无介入禁忌证，准备行行非血管 DSA 引导下脊髓和神经根粘连松解术＋侧隐窝消炎镇痛治疗＋复杂性针刀治疗＋普通臭氧注射。

4．住院第 2 日术前小结

术前诊断：中医诊断　腰痛病（瘀血阻络）。西医诊断　①腰椎间盘突出症；②周围神经病；③左眼睑腺炎。

手术指征：患者右侧臀部疼痛及右下肢疼痛无力影响日常生活。

拟施手术名称和方式：非血管 DSA 引导下脊髓和神经根粘连松解术＋侧隐窝消炎镇痛治疗＋复杂性针刀治疗＋普通臭氧注射。

拟施麻醉方式：局部麻醉＋心电监护。

注意事项：术中注意观察病人反应情况，关注生命体征，准确定位和充分松解。

手术者术前查看患者情况：刘方铭主任医师术前查看患者，已将患者病情及介入的必要性、成功率以及并发症等向患者及家属进一步讲解，患者及家属表示理解并同意。

6. 住院第 2 日手术记录

术前诊断：同上。

术中诊断：同上。

手术名称：非 DSA 引导下脊髓和神经根粘连松解术＋侧隐窝消炎镇痛治疗＋复杂性小针刀治疗＋普通臭氧注射。麻醉方法：局部麻醉。

手术经过、术中发现的情况及处理：患者俯卧于治疗床上，开放静脉通道，常规监测生命体征。DSA 引导下标记右侧 $L_{4/5}$、L_5/S_1 小关节内侧缘、双侧 L_3、L_5 横突，双侧臀上皮神经卡压点、双侧髂后上棘、双侧臀中肌压痛点、右侧秩边穴、环跳穴。消毒铺巾。

先行椎管外复杂性针刀松解术＋普通臭氧注射：以双侧 L_3、L_5 横突，双侧臀上皮神经卡压点、双侧髂后上棘、双侧臀中肌压痛点、右侧秩边穴、环跳穴为进针点，麻醉枪皮下麻醉，穿刺针垂直进针，依次到达骨面及小关节，分别注射 0.5％利多卡因、消炎镇痛液和 45μg/ml 臭氧，操作完毕后持Ⅰ型 2 号针刀，刀口线与人体纵轴平行，刀体垂直于皮肤，于上述标记点快速进针，松解神经根周围粘连及相关组织的粘连和瘢痕处，快速出针，迅速用无菌棉球按压针刀孔 2 分钟，针刀孔无出血渗液后，针刀松解术操作完毕。

脊髓和神经根粘连松解术＋侧隐窝消炎镇痛治疗：右侧 $L_{4/5}$、L_5/S_1 夹脊穴为进针点，局部麻醉后，用 20ml 空针破皮，侧隐窝注射针进针，到达小关节内侧缘，沿小关节内侧缘进入侧隐窝位置，在 DSA 引导下核实定位在侧隐窝，注射消炎镇痛液各 3ml，45％浓度臭氧各 3ml。用侧隐窝注射针行脊神经根粘连松解，松解神经根周围粘连及相关组织的粘连和瘢痕处，诱发出右下肢神经一过性放射感。

患者在整个治疗过程中生命体征平稳，无心慌，无头疼，无恶心、呕吐等不适症状。治疗结束后，患者精神状态好，无其他不适症状，叮嘱患者术后注意事项后，以平车推回病房。

7. 住院第 2 日术后首次病程记录　患者术后 6 小时，一般情况良好，刀口处疼痛轻微，右下肢疼痛解除。患者生命体征平稳，无心慌，无头疼，无恶心呕吐等不适。嘱术后注意事项：针口 72 小时内不要接触水，以防止感染密切观察病情，及时对症处理。

8. 住院第 3 日查房记录　患者右侧臀部及右下肢无明显疼痛，自觉腰部不适，仍有右下肢无力。余未诉特殊不适。刘方铭主任医师查房后分析：患者行针刀与臭氧结合的综合治疗，目前恢复良好。患者目前疼痛症状减轻，给予甲钴胺营养神经，积极指导患者行卧床腰臀部功能锻炼，余治疗暂不改变，继观。

9. 住院第 4 日查房记录　患者一般情况可，病情稳定，右侧臀部及右下肢无明显疼痛，自觉腰部不适，仍有右下肢无力。左眼睑红肿明显好转。余未诉特殊不适。专科查体：右侧 $L_{4/5}$、L_5/S_1 棘间压痛及夹脊穴压痛不明显，右侧秩边穴、环跳穴压痛（-），右侧髂嵴上缘压痛（-）。双侧直腿抬高试验 10°（+-），加强试验（-），双"4"字征（-），双侧髋关节活动度无明显受限，右下肢髂腰肌、股四头肌、胫前肌、跛背伸、踝背神肌力均较对侧减弱，4 级。双侧膝腱反射（+），双侧跟腱反射（+），双下肢浅感觉未见明显异常。分析：患者目前疼痛基本缓解，仍有右下肢无力，指导患者适当活动，锻炼肌肉功能，逐渐回归校园生活，暂不进行体育运动。明日办理出院，半月后复查。

九、出院诊断

1. 中医诊断　腰痛病（瘀血阻络）。
2. 西医诊断　①腰椎间盘突出症；②周围神经病。

病例二：

一、一般资料

患者孙某，男，10 岁。

主诉：右侧臀部及右下肢疼痛无力半年，加重伴左下肢疼痛 3 天。

现病史：患者半年前出现右侧臀部及右下肢疼痛无力，自觉与跑步等活动量大有关，疼痛活动后加重，休息后减轻，未行系统检查治疗。2 个月前发现右下肢无力加重，行走右下肢抬举无力，家长发现右下肢肌肉萎缩明显，在当地医院就诊，考虑肌肉、筋膜损伤，给予康复治疗，肌肉萎缩逐渐好转，当仍有右侧臀部疼痛及右下肢无力，在外院行脊柱全长正侧位片提示：脊柱轻微侧弯，颈胸腰椎生理曲度变直，C_4 椎体变扁，请结合临床。腰椎 MRI 示：腰椎退行性变，$L_{2/3}$、$L_{3/4}$ 间盘突出并椎管狭窄，$L_{4/5}$ 间盘膨出并突出，并符合右侧侧隐窝及椎间孔狭窄及中央椎管狭窄 MRI 表现；L_5/S_1 间盘膨出并突出，并符合中央椎管狭窄 MRI 表现。双下肢神经传导速度：右侧腓总神经、右侧胫神经运动传导速度减低。于 2021 年 8 月 26 日在我院我科住院，行腰椎脊髓和神经根粘连松解术，术后腰痛及右下肢疼痛缓解，右下肢无力减轻，住院 4 天出院。

出院后，患者一般情况可，自由活动不受影响，3 天前开始上学后，久坐后仍有右侧臀部疼痛、右小腿胀痛，伴有左下肢小腿胀痛，规定坐位或站位状态下，疼痛症状仍明显。今为求进一步系统治疗，门诊再次以"腰椎间盘突出症"收住院。

患者发病以来，饮食可，睡眠正常，二便正常。体重未见明显变化。

既往史：既往体健。否认高血压、糖尿病、冠心病等病史；否认肝炎、结核、伤寒等传染病病史；无重大外伤及输血史；未发现药物及食物过敏史，按时预防接种。

个人史：生于原籍，无外地久居史；无疫区、疫水接触史，无其他不良嗜好。

婚育史：未婚未育。

家族史：父母体健，有 1 妹妹，体健。否认家族遗传病史。

二、体格检查

T 36.3℃，P 90 次 / 分，R 22 次 / 分，BP 133/65mmHg。患者学龄儿童，发育正常，营养中等，神志清楚，自主体位，检查合作。全身皮肤无黄染、无瘀点、无出血点。全身浅表淋巴结未触及肿大。头颅发育正常，毛发分布均匀，左侧眼睑红肿，结膜无充血，巩膜无黄染，双侧瞳孔等大等圆，对光反射及调节反射存在，耳、鼻无异常，口唇无发绀，咽部无充血，扁桃体无肿大。颈软，无抵抗，颈静脉无怒张，气管居中，甲状腺无肿大。胸廓对称无畸形，双侧乳房 对称，未触及明显包块。双肺呼吸音清晰，未闻及干、湿性啰音。心前区无隆起及凹陷，心界无扩大，心率 90 次 / 分，节律规整，各瓣膜听诊区无闻及病理性杂音。腹部平坦，腹软，无压痛，无反跳痛。肝、脾肋下未触及，Murphy's 征阴性，肝、肾区无叩痛，肠鸣音无亢进，移动性浊音阴性。脊柱无畸形，四肢无畸形，双下肢无水肿。双下肢足背动脉搏动正常。肱二头肌反射正常，腹壁反射正常。

专科查体：挺胸凸腹步态，腰椎生理曲度尚可，腰椎活动无明显受限。$L_{1/2}$、L_5/S_1 棘间压痛（+）及双侧椎旁压痛（+），叩击痛（-），双侧 L_3 横突压痛（+），右侧秩边穴、环跳穴压痛（+），双侧臀中肌压痛（+-），右侧承扶穴、委中穴、承山穴压痛（+），双侧直腿抬高试验 10 度（+-），加强试验（-），双"4"字征（-），双侧髋关节活动度无明显受限，右下肢髂腰肌、股四头肌、胫前肌、踇背伸、踝背神肌力均较对侧减弱，4 级。双侧膝腱反射（+），双侧跟腱反射（+），双下肢浅感觉未见明显异常。

三、辅助检查

新冠病毒核酸检测（2021 年 9 月 9 日）：阴性。

脊柱全长正侧位片（2021 年 7 月 12 日德州市人民医院）：脊柱轻微侧弯，颈胸腰椎生理曲度变直，C_4 椎体变扁，请结合临床。

腰椎 MRI（2021 年 8 月 23 日宁津县人民医院）：腰椎退行性变，$L_{2/3}$、$L_{3/4}$ 间盘突出并椎管狭窄，$L_{4/5}$ 间盘膨出并突出，并符合右侧侧隐窝及椎间孔狭窄及中央椎管狭窄 MRI 表现；L_5/S_1 间盘膨出并突出，并符合中央椎管狭窄 MRI 表现。

双下肢神经传导速度（2021 年 8 月 23 日宁津县人民医院）：右侧腓总神经、右侧胫神经运动传导速度减低。

四、入院诊断

1. 中医诊断　腰痛病（瘀血阻络）
2. 西医诊断　①腰椎间盘突出症；②周围神经病。

五、诊断依据

1. 中医辨证辨病依据　患者右侧臀部及右下肢疼痛无力半年，加重 2 个月。饮食可，大小便正常，睡眠正常，舌质暗红，苔白，脉沉缓。综观脉症，四诊合参，该病属于祖国医学的"腰痛病"范畴，证属瘀血阻络。患者学龄儿童，活动后有腰部扭伤和受凉史，致腰部经络阻滞不通，气血运行不畅，加之风、寒、湿邪入侵，更益腰部气血运行不畅，不通则痛。舌脉也为瘀血阻络之象。总之，本病病位在腰部，病属标实，考虑病程迁延日久，病情复杂，预后一般。

2. 西医诊断依据

（1）主诉：右侧臀部及右下肢疼痛无力半年，加重伴左下肢疼痛 3 天。

（2）患者半年前出现右侧臀部及右下肢疼痛无力，自觉和跑步等活动量大有关，疼痛活动后加重，休息后减轻，2 个月前发现右下肢无力加重，行走右下肢抬举无力，家长发现右下肢肌肉萎缩明显，在当地医院就诊，考虑"肌肉、筋膜"损伤，给予康复治疗，肌肉萎缩逐渐好转，当仍有右侧臀部疼痛及右下肢无力。。于 2021 年 8 月 26 日在我院我科住院，行腰椎脊髓和神经根粘连松解术，术后腰痛及右下肢疼痛缓解，右下肢无力减轻，住院 4 天出院。

（3）专科查体：挺胸凸腹步态，腰椎生理曲度尚可，腰椎活动无明显受限。$L_{1/2}$、L_5/S_1 棘间压痛（+）及双侧椎旁压痛（+），叩击痛（−），双侧 L_3 横突压痛（+），右侧秩边穴、环跳穴压痛（+），双侧臀中肌压痛（+−），右侧承扶穴、委中穴、承山穴压痛（+），双侧直腿抬高试验 10°（+−），加强试验（−），双"4"字征（−），双侧髋关节活动度无明显受限，右下肢髂腰肌、股四头肌、胫前肌、跆背伸、踝背神肌力均较对侧减弱，4 级。双侧膝腱反射（+），双侧跟腱反射（+），双下肢浅感觉未见明显异常。

（4）辅助检查：新冠病毒核酸检测（2021 年 9 月 9 日）：阴性。脊柱全长正侧位片（2021 年 7 月 12 日德州市人民医院）：脊柱轻微侧弯，颈胸腰椎生理曲度变直，C_4 椎体变扁，请结合临床。腰椎 MRI（2021 年 8 月 23 日宁津县人民医院）：腰椎退行性变，$L_{2/3}$、$L_{3/4}$ 间盘突出并椎管狭窄，$L_{4/5}$ 间盘膨出并突出，并符合右侧侧隐窝及椎间孔狭窄及中央椎管狭窄 MRI 表现；L_5/S_1 间盘膨出并突出，并符合中央椎管狭窄 MRI 表现。双下肢神经传导速度（2021 年 8 月 23 日宁津县人民医院）：右侧腓总神经、右侧胫神经运动传导速度减低。

六、鉴别诊断

同病例一。

七、诊疗计划

1. 中医科 II 级护理。

2. 给予理疗舒筋通络止痛，指导患者行腰臀腿部肌肉功能锻炼，必要时行骶管注射疗法。

八、诊疗经过

1. **住院第 2 日查房记录** 患者腰部疼痛不明显，仍有双下肢疼痛，右下肢为重，久行后症状明显，卧床休息疼痛减轻。专科查体：腰椎生理曲度尚可，腰椎活动无明显受限。$L_{1/2}$、L_5/S_1 棘间压痛（+）及双侧椎旁压痛（+），叩击痛（−），双侧 L_3 横突压痛（+），右侧秩边穴、环跳穴压痛（+），双侧臀中肌压痛（+−），右侧承扶穴、委中穴、承山穴压痛（+），双侧直腿抬高试验 10°（+−），加强试验（−），双"4"字征（−），双侧髋关节活动度无明显受限，右下肢髂腰肌、股四头肌、胫前肌、踇背伸、踝背神肌力均较对侧减弱 4+ 级。双侧膝腱反射（+），双侧跟腱反射（+），双下肢浅感觉未见明显异常。刘维菊主治医师查房分析：综合患者的症状、体征同意目前诊断：中医诊断为腰痛病（瘀血阻络）西医诊断为腰椎间盘突出症、周围神经病。腰椎间盘突出症指由于腰椎间盘变性，纤维环破裂，髓核刺激或压迫神经根、马尾神经所表现出腰痛伴下肢放射性疼痛的临床症候群，俗称腰突症，属于祖国医学"腰痛""痹证""痿证"的范畴，好发于 $L_{4/5}$、L_5/S_1 之间。

临床 16 大临床症状：①腰背痛；②坐骨神经痛；③下腹部或大腿前侧痛；④间歇性跛行；⑤麻木；⑥肌肉痉挛；⑦肌肉瘫痪；⑧双侧下肢症状；⑨马尾综合征；⑩脊髓圆椎综合征；⑪外周圆椎综合征；⑫颈腰综合征；⑬患肢发凉；⑭尾部疼痛；⑮小腿水肿；⑯症状与神经损伤严重度的分级。其发病机制是破裂的纤维环脱落组织刺激产生无菌性炎症，脱落组织刺激释放出具有致痛特性化学介质，引起根性神经痛，无菌性炎症刺激或者突出的髓核直接压迫神经根或硬膜囊直接压迫所致周围组织及神经根水肿，均可使神经根损伤，形成继发性神经根损害。本患儿学龄儿童，多节间盘退变、突出，第一次住院行神经根粘连松解后，病情减轻，现不能耐受上学久坐、久行时间。本次入院以保守治疗为主，同时鼓励患儿加强锻炼，改善脊柱力学不平衡状态，加强肌力训练，以改善症状，减少复发。注意观察病情变化，及时对症处理。

2. 住院第 3 日查房记录 患者腰部疼痛不明显，久站、久行后仍有双下肢疼痛，右下肢为重，卧床休息疼痛减轻。查体同前无明显变化。刘方铭主任医师查房分析：患儿学龄儿童，多节间盘退变、突出，第一次住院行神经根粘连松解后，病情减轻，现不能耐受上学久坐、久行时间。自由活动无明显不适，规定坐位或站位是症状明显。本次入院行理疗舒筋通络止痛，配合功能锻炼，向症状较前减轻，继续目前治疗方案，必要时行骶管疗法，注意观察病情变化，及时对症处理。

3. 住院第 5 日查房记录 患者一般情况可，左下肢疼痛基本缓解，仍有右侧臀部及右下肢小腿肚胀痛，久行后症状明显，休息后疼痛减轻。查体：右侧 $L_{4/5}$、L_5/S_1 棘间压痛及夹脊穴压痛（+-），右侧秩边穴、环跳穴压痛（+），双侧直腿抬高试验 10°（+-），加强试验（-），双"4"字征（-），双侧髋关节活动度无明显受限，右下肢髂腰肌、股四头肌、胫前肌、踇背伸、踝背神肌力均较前好转 4^+ 级。刘方铭主任医师查房分析：患儿目前病情稳定好转，仍有右下肢疼痛不适，肌力较前好转，继续目前治疗方案，今日门诊治疗室行骶管疗法，余治疗不变。

4. 住院第 5 日有创诊疗操作记录

操作名称：骶管注射疗法。

操作时间：2021 年 9 月 15 日 15：26。

操作步骤：患者于门诊治疗室由刘方铭主任医师行骶管注射疗法，术前签署知情同意书。患者俯卧于治疗床上，充分暴露腰臀部，标记骶管裂孔位置，用 0.75% 碘伏无菌棉球以标记点为中心进行常规消毒，铺无菌洞巾。在骶管裂孔处，用 7 号普通针头，快速进针，0.5% 利多卡因局部麻醉，继续进针，越过骶尾韧带，阻力感消失，注气无抵抗，皮下无气串，针尖已经进入骶管，注射 0.5% 利多卡因 8ml，后抽取由维生素 B_{12} 1mg ＋曲安奈德注射液 20mg ＋ 0.9% Ns 适量组成的消炎镇痛液 15ml，然后以每分钟 5ml 的速度缓慢注入消炎镇痛液，注射完毕后快速出针，迅速用无菌纱布按压针孔 2 分钟，针孔无出血无渗液，再用胶布将无菌棉球加压固定，骶管注射疗法操作成功。

结果：治疗过程中，患者生命体征平稳，无心慌，无头疼，无恶心、呕吐等不适。治疗结束后，安返病房。

术后注意事项：嘱患者针口 24 小时内保持清洁干燥，以防止感染。

5. 住院第 7 日查房记录 患者右侧臀部及双下肢疼痛明显减轻，右下肢无力缓解，行走步态异常好转。专科查体：右侧 $L_{4/5}$、L_5/S_1 棘间压痛及夹脊穴压痛不明显，右侧秩边穴、环跳穴压痛（-），双侧直腿抬高试验 10°（+-），加强试验（-），双"4"字征（-），双侧髋关节活动度无明显受限，右下肢髂腰肌、股四头肌、胫前肌、拇背伸、踝背神肌力均较对侧减弱 5⁻ 级。患者家属对治疗效果满意，主动要求今日出院。刘方铭主任医师查房分析，患者症状基本缓解，同意其今日出院，嘱出院后加强腰背肌锻炼，逐渐增加活动量，过渡至日常生活、学习状态。不适随诊。

九、出院诊断

1. 中医诊断　腰痛病（瘀血阻络）。
2. 西医诊断　①腰椎间盘突出症；②周围神经病。

十、讨论

腰椎间盘突出症（lumbar disc herniation，LDH）指腰椎间盘发生退行性病变后，纤维环部分或全部破裂，髓核单独或者连同纤维环、软骨终板向外突出，刺激或压迫窦椎神经和神经根引起的以腰腿痛为主要症状的一种综合征。LDH 是临床常见病和多发病，好发于成年人；其病因除椎间盘退行性改变、积累性损伤、先天异常、遗传外，妊娠、肥胖、糖尿病、高脂血症等也是发生 LDH 的危险因素。关于儿童（＜ 12 岁）腰椎间盘突出症的报道较少，在临床上，儿童椎间盘突出症患儿的主诉主要为下腰痛和下肢放射痛，而神经功能障碍不常见。

目前，多数学者认为外伤、先天性畸形、椎体骨骺滑移等是导致少年儿童腰椎间盘突出症的主要原因，少儿活泼好动，易发生损伤，故易致急性腰椎间盘突出；由于少年儿童椎间盘髓核呈胶冻状，水分较多，弹性较大，经合适的非手术治疗后，髓核可部分还纳，因此提倡少年儿童腰椎间盘突出症的治疗应首先考虑保守治疗，其方法包括睡硬板床、腰椎牵引及理疗等，轻度的患者往往可以治愈，但对于经保守治疗无效或神经根压迫症状十分明显的患者应果断采取手术治疗，以防病程过长造成突出的髓核及破裂的纤维环与神经根粘连，使手术操作困难影响疗效。

腰椎间盘突出症属于"腰痛病"范畴，好发于 $L_{4/5}$、L_5/S_1 之间。腰椎间盘突出后髓核容易压迫硬膜囊和侧隐窝处的神经根，从而出现充血水肿，产生无菌性炎症，释放组胺、5- 羟色胺等炎性致痛物质而产生的一系列临床表现，并且发生腰椎间盘突出后，引起腰椎周围的肌肉、韧带、筋膜的牵拉、劳损，产生粘连、瘢痕、挛缩及局部血液循环障碍等问题。所以治疗本病的关键有两点：一是缓解椎间盘突出物对神经根的压迫；二是消除脊神经根周围水肿、血肿、粘连等无菌性炎症。

针刀医学源于针灸，针刀一方面刺激相关腧穴，起到调节气血，疏经通络的作用。另一方面，通过针刀的松解、剥离，改变腰椎的生理曲度，纠正椎体旋转，恢复椎体的屈伸和旋转功能，恢复腰椎关节活动度；改变腰椎的动态平衡，单侧或双侧腰部病变后，肌肉痉挛、挛缩，改变腰椎的生物力学，破坏其平衡，通过针刀治疗，纠正椎体序列和旋转，从而重新建立平衡；恢复肌肉筋膜韧带动力性和静力性特性，在椎体松动的过程中，附着在上的肌肉及筋膜韧带受牵拉改变其顺应性，肌肉筋膜被拉长，松解粘连，改变挛缩，恢复肌肉韧带长度，从而恢复其动力和稳定功能；缓解疼痛，针刀松解，降低组胺、5- 羟色胺等炎性致痛物质的释放，改善局部缺血缺氧，神经末梢卡压症状减轻，从而改善疼痛，甚至疼痛消失。

臭氧具有较明显的抗炎和镇痛的作用。臭氧为不稳定气体，在人体内接触体液后很快转化为氧气，而氧气会对粘连组织进行机械分离。通过针刀与臭氧结合能有效的治疗本病。

侧隐窝是硬膜外腔的侧前间隙，其内界是硬膜囊侧壁，外界是椎间孔内口，前界是椎间盘、椎体后缘，后界是小关节、黄韧带。脊神经经侧隐窝进入椎间孔。侧后方突出的腰椎间盘，恰在侧隐窝压迫神经根，或椎间盘发生突出时释放的化学介质在侧隐窝刺激神经根引起神经根充血、水肿、渗出等炎性改变，使病人产生该脊神经分布区的疼痛，炎症消退后的继续压迫和粘连卡压使病人产生该脊神经分布区的疼痛，炎症消退后的继续压迫和粘连卡压使病人产生相应部位的麻木。侧隐窝神经阻滞术是通过精确穿刺将消炎镇痛药注入侧隐窝，使病变部位的药物浓度达到最大化，准确、快速消除炎症，从而减轻患者疼痛程度。

因此我们认为，青少年发病时多无椎管狭窄且椎间盘髓核含水量高，经针刀、臭氧、侧隐窝神经阻滞的综合治疗，能取得良好疗效。

参考文献

[1]Ashley Laurence Bharat Raghu, Anthony Wiggins, Jothy Kandasamy. Surgical management of lumbar disc herniation in children and adolescents[J]. Clinical Neurology and Neurosurgery, 2019, 185（C）：185-186

[2] 王晓东，虎松艳，洪曼杰，王华 . 儿童椎间盘突出症的手术治疗 [J]. 实用临床医学，2013，14（05）：33-35、113、139.

[3] 魏成，伍磊鑫 . 非手术治疗少儿腰椎间盘突出症 6 例随访 8 年报告 [J]. 颈腰痛杂志，2011，32（04）：303-304.

[4] 乔瑞国 . 经侧隐窝注药针刀治疗腰椎间盘突出症的临床观察 [C]// 北医—哈佛麻醉与疼痛治疗论坛大会文集，2006：337.

[5] 党磊，陈仲强，刘晓光，等 . 青少年下腰椎间盘突出症的病因分析——腰椎过度承载及腰骶部骨与关节形态变异在发病中的意义 [J]. 中国脊柱脊髓杂志，2015，25（11）：991-996.

病例33 CT 引导下脊柱内镜手术治疗神经根型颈椎病

一、一般资料

患者辛某，男，37 岁。

主诉：颈部疼痛伴左上肢疼痛 1 个月余。

现病史：患者 1 个月前无明显诱因出现颈部不适伴左肩部疼痛及上肢麻痛，无头痛、头晕，无活动障碍，疼痛性质为酸胀，呈持续性，放射到上臂外侧，严重时影响睡眠。疼痛与天气变化无关，休息后无明显减轻。自行膏药及牵引治疗，症状未见明显缓解，疼痛逐渐加重，伴左上肢抬举无力。今为求进一步系统治疗，特来我院就诊，门诊以"神经根型颈椎病"收入院。患者自发病以来，纳眠差，二便调，体重无明显减轻。

既往史：既往高血压病 2 年，未系统治疗。否认糖尿病、冠心病病史。否认结核等传染病史，无重大外伤手术史，无输血史，未发现食物、药物过敏史，预防接种史不详。

个人史：生于原籍，无长期外地居住史。无冶游史，无吸烟饮酒史，无疫区疫水接触史，无工业毒物、粉尘及放射性物质接触史。

婚育史：适龄结婚，育有 1 女，配偶及女儿体健。

家族史：父母健在，有 1 弟 1 妹，均体健。否认家族遗传病及传染病病史。

二、体格检查

T 36.6℃，P 78 次 /min，R 19 次 /min，BP 136/76mmHg。患者中年男性，发育正常，营养中等，神志清楚，自主体位，检查合作。全身皮肤无黄染、无瘀点、无出血点。全身浅表淋巴结未触及肿大。头颅发育正常，毛发分布均匀，眼睑无水肿，结膜无充血，巩膜无黄染，双侧瞳孔等大等圆，对光反射及调节反射存在，耳、鼻无异常，口唇无紫绀，咽部无充血，扁桃体无肿大。颈软，无抵抗，颈静脉无怒张，气管居中，甲状腺无肿大。胸廓对称无畸形，双侧乳房对称，未触及明显包块。双肺呼吸音清晰，未闻及干、湿性啰音。心前区无隆起及凹陷，心界无扩大，心率 78 次 / 分，节律规整，各瓣膜听诊区无闻及病理性杂音。腹部平坦，腹软，无压痛、反跳痛。肝、脾肋下未触及，Murphy's 征阴性，肝、肾区无叩痛，肠鸣音无亢进，移动性浊音阴性。

脊柱无畸形，四肢无畸形，双下肢无水肿。双下肢足背动脉搏动正常。肱二头肌反射正常，膝腱反射正常，腹壁反射正常。巴氏征阴性，布氏征阴性。

专科查体：颈椎生理曲度变直，颈椎活动度尚可，左侧风池穴、肩井穴、肩胛内角、天宗穴压痛（+），叩顶试验（+），左侧臂丛神经牵拉试验（+），左侧侧肱二头肌反射（+），左侧肱三头肌腱反射（+），左上肢肌力4级，肌张力可，双上肢深浅感觉未触及明显异常，病理征（−）。双侧足背动脉搏动正常。

三、辅助检查

2020年3月19日济南市槐荫人民医院颈椎CT示：颈椎轻度退行性变，$C_{2/3}$～$C_{6/7}$椎间盘突出并 $C_{3/4}$～$C_{5/6}$椎管及$C_{5/6}$左侧侧隐窝狭窄。

四、入院诊断

1. 中医诊断　项痹（瘀血阻络）。
2. 西医诊断　①神经根型颈椎病；②高血压病。

五、诊断依据

1. 中医辨证辨病依据　患者颈部疼痛伴左上肢疼痛1个月余，饮食可，小便正常，舌质暗红，苔白，脉弦细。综观脉症，四诊合参，该病属于祖国医学的"项痹"范畴，证属瘀血阻络。患者青年男性，气血亏虚，气不行血使血液运行不畅，导致肩背部经络阻滞不通，加之风、寒、湿邪入侵，更益肩背部气血运行不畅，不通则痛，不容则木。舌脉也为瘀血阻络之象。总之，本病病位在颈，病属本虚标实，考虑病程迁延日久，病情复杂，预后一般。

2. 西医诊断依据

（1）颈部疼痛伴左上肢疼痛1个月余。

（2）既往"高血压病"2年，未系统治疗。

（3）专科查体：颈椎生理曲度变直，颈椎活动度尚可，左侧风池穴、肩井穴、肩胛内角、天宗穴压痛（+），叩顶试验（+），左侧臂丛神经牵拉试验（+），左侧侧肱二头肌反射（+），左侧肱三头肌腱反射（+），左上肢肌力4级，肌张力可，双上肢深浅感觉未触及明显异常，病理征（−）。双侧足背动脉搏动正常。

（4）辅助检查：颈椎CT（2020年3月19日济南市槐荫人民医院）：颈椎轻度退行性变，$C_{2/3}$～$C_{6/7}$椎间盘突出并$C_{3/4}$～$C_{5/6}$椎管及$C_{5/6}$左侧侧隐窝狭窄（病例33图1）。

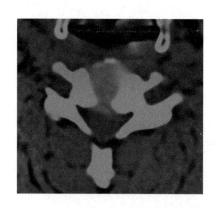

病例 33 图 1　颈椎 CT

六、鉴别诊断

1. 颈椎结核　为慢性病。好发于脊柱、髋关节、膝关节，多见于儿童和青壮年。结核原发病灶一般不在骨与关节，约 95% 继发于肺部结核。多为血源性，少数通过淋巴管，或由胸膜或淋巴结病灶直接蔓延。两者都可出现脊髓受压的症状，但是颈椎结核有结核接触病史或肺结核病史，可伴有全身慢性感染，X 线平片提示椎体有破坏，椎间隙变窄。通过影像学检查可进一步排除。

2. 脊柱肿瘤　脊柱是原发或转移肿瘤的常见部位，大部分肿瘤是溶骨性的，其首先破坏椎体，导致椎体的压缩骨折、肿瘤突破椎体后壁，侵入椎管，导致脊髓、神经根受压产生临床症状，通过影像学检查可发现椎体破坏和椎管内占位等影像。

七、诊疗计划

1. 疼痛科 II 级护理。

2. 完善三大常规、胸片、心电图、肝功能、肾功能、凝血常规等各项辅助检查，嘱患者行颈椎 MRI 明确病情。

3. 给予甘露醇脱水，丹参活血化瘀，地左辛止痛。今日于门诊治疗室行颈周腧穴针刀松解治疗，择日行 CT 引导下脊柱内镜 $C_{4/5}$ 椎间盘突出髓核摘除术。

八、治疗经过

1. 住院第 1 日有创诊疗操作记录

操作名称：复杂性针刀松解术。

操作步骤：患者于门诊治疗室由刘垒主任医师行颈椎颈周腧穴针刀松解治疗，术前签署知情同意书。患者俯卧于治疗床上，充分暴露肩背部。以脑户穴、大椎穴、$C_{5/6}$ 椎旁左侧夹脊穴、左曲垣穴、左侧天宗穴为标记点，用 0.75% 碘伏无菌棉球以标记点为中心进行常规消毒，铺无菌洞巾。抽取 1% 利多卡因 5ml 并于上述标记点局部麻醉，后抽取由 2% 利多卡因 2ml ＋维生素 B_6 200mg ＋维生素 B_{12} 1mg ＋ 0.9% NS 适量组成的消炎镇痛液，每处注射 3～5ml。再持 I 型 3 号针刀，刀口线与人体纵轴平行，刀体垂直于皮肤，分别在上述标记点快速进针，行针刀松解后，快速出针，迅速用无菌棉球按压针孔 2 分钟。操作完毕。

结果：患者在整个治疗过程中生命体征平稳，无心慌、头疼，无恶心、呕吐等不适。治疗结束后，以平车推回病房。

术后注意事项：嘱患者限制活动 3 天，针口 72 小时内避免接触水，以防止针口局部感染。密切观察病情，及时对症处理。

2. 住院第 2 日查房记录　今日查房，患者自述颈部不适伴左上肢麻痛仍较明显，饮食可，睡眠一般，二便正常。专科查体：颈椎生理曲度变直，颈椎活动度尚可，左侧风池穴、肩井穴、肩胛内角、天宗穴压痛（＋），叩顶试验（＋），左侧臂丛神经牵拉试验（＋），左侧肱二头肌反射（＋），左侧肱三头肌腱反射（＋），左上肢肌力 4 级，肌张力可，双上肢深浅感觉未触及明显异常，病理征（－）。双侧足背动脉搏动正常。辅助检查：颈椎 CT（2020 年 3 月 19 日济南市槐荫人民医院）：颈椎轻度退行性变，$C_{2/3}$～$C_{6/7}$ 椎间盘突出并 $C_{3/4}$～$C_{5/6}$ 椎管及 $C_{5/6}$ 左侧侧隐窝狭窄。化验结果回示：肝功能、肾功能、血脂、电解质、葡萄糖测定（酶法）：谷丙转氨酶 109.90 ↑ U/L，谷草转氨酶 93.50 ↑ U/L，γ- 谷氨酰转肽酶 277.00 ↑ U/L，葡萄糖 6.22 ↑ mmol/L。心电图未见明显异常。患者昨晚因平卧后疼痛加剧，故未行颈椎及肩关节 MRI 检查。刘垒主任医师查房分析：综合患者的症状、体征及辅助检查，同意目前诊断，中医诊断为项痹（瘀血阻络）、西医诊断为神经根型颈椎病及高血压病。神经根型颈椎病是临床常见的颈椎病，指颈椎椎间盘退行性改变及其继发性病理改变所导致神经根受压引起相应神经分布区疼痛为主要临床表现的总称。颈椎间盘射频消融术是近 10 余年来治疗神经根型颈椎病微创方法之一。射频消融术治疗颈椎病的原理是精确定位在突出椎间盘的位置，通过局部加热，破坏髓核内的胶原蛋白分子，椎间盘内压力降低，髓核回缩，从而达到对椎间盘周围组织、神经根、动脉、脊髓等的减压目的，同时还可灭活窦椎神经末梢，使疼痛减轻。在髓核内注入少量高浓度臭氧气体可以对射频消融后的局部髓核发挥强氧化作用，使髓核快速分解萎缩，并且不至于大量的气体进入而增加盘内压力，避免造成严重并发症，部分渗出的臭氧还可发挥局部抗炎、抗渗出、消肿及防止粘连的作用。定于今日下午于介入室行 $C_{5/6}$ 椎间盘微创消融术，术前与患者及家属充分沟通，签署知情同意书，治疗方案暂不改变，继观。

3. 住院第 2 日日常病程记录　今日查房，患者自诉颈部疼痛伴左上肢疼痛，饮食、睡眠一般，二便调。专科查体同前。颈椎 MRI 示：颈椎退行性变：$C_{2/3}$、$C_{3/4}$、$C_{4/5}$、

$C_{5/6}$、$C_{6/7}$ 椎间盘突出并 $C_{2/3}$、$C_{3/4}$、$C_{4/5}$ 椎管狭窄。主治医师查房分析，患者责任间盘在 $C_{4/5}$，且椎间盘突出较大，患者此次入院计划行 $C_{4/5}$ 经皮颈椎椎间孔镜治疗，目前患者血压控制不稳，请心内科会诊，指导用药，余治疗不变，继观。

4. 住院第 3 日会诊记录　患者因"颈部疼痛伴左上肢疼痛 1 个月余。"患者入院后需要维持在 170 ～ 215/100 ～ 120mmHg，为进一步协助诊疗，特请心内科会诊。会诊意见如下：排除继发性高血压；肾上腺及肾血流 B 超；肾素 - 血管紧张素 - 醛固酮、皮质醇以及血钾；比索洛尔 5mg　1 次 / 天；改善生活方式，低盐、戒烟等，已遵医嘱执行，继观。

5. 住院第 7 日术前讨论及术前小结

简要病情：患者辛某，男，37 岁，因颈部疼痛伴左上肢疼痛 1 个月余。于 2020 年 4 月 22 日入院。

患者 1 个月前无明显诱因出现颈部不适伴左肩部疼痛及上肢麻痛，无头痛、头晕，无活动障碍，疼痛性质为酸胀，呈持续性，放射到上臂外侧，严重时影响睡眠。疼痛与天气变化无关，休息后无明显减轻。自行膏药及牵引治疗，症状未见明显缓解，疼痛逐渐加重，伴左上肢抬举无力。查体：颈椎生理曲度变直，颈椎活动度尚可，左侧风池穴、肩井穴、肩胛内角、天宗穴压痛（+），叩顶试验（+），左侧臂丛神经牵拉试验（+），左侧侧肱二头肌反射（+），左侧肱三头肌腱反射（+），左上肢肌力 4 级，肌张力可，双上肢深浅感觉未触及明显异常，病理征（-）。双侧足背动脉搏动正常。辅助检查：颈椎 CT（2020 年 3 月 19 日济南市槐荫人民医院）：颈椎轻度退行性变，$C_{2/3}$ ～ $C_{6/7}$ 椎间盘突出并 $C_{3/4}$ ～ $C_{5/6}$ 椎管及 $C_{5/6}$ 左侧侧隐窝狭窄。

术前诊断：中医诊断　项痹（瘀血阻络）。西医诊断　①神经根型颈椎病；②高血压病。

手术指征：患者颈部及左上肢疼痛影响日常生活。

拟施手术名称和方式：CT 引导下经皮颈椎椎间盘髓核摘除术＋椎管扩大减压术＋椎间盘微创消融术＋脊髓和神经根粘连松解术。

拟施麻醉方式：静脉麻醉＋心电监护。

术中术后可能出现的风险及应对措施：术中操作可能发生神经、血管、韧带或硬脊膜的意外损伤；麻醉意外；术后可能并发感染。脑脊液外溢。穿刺过程 CT 引导，减少意外损伤，以验证针尖位置，避免损伤神经。术后注意伤口清洁干燥，及时换药，预防感染。

特殊的术前准备内容：术前和患者及家属积极沟通病情及治疗方案，签署知情同意书。

注意事项：术中注意观察病人反应情况，关注生命体征，准确定位和充分松解。

手术者术前查看患者情况：刘垒主任医师术前查看患者，已将患者病情及介入的必要性、成功率以及并发症等向患者及家属进一步讲解，患者及家属表示理解并同意。

6. 住院第 6 日手术记录

手术时间：2020 年 4 月 28 日 14：00。

术前诊断：中医诊断　项痹（瘀血阻络）。西医诊断　①神经根型颈椎病；②高血压病。

术中诊断：同上。

手术名称：CT 引导下经皮颈椎椎间盘髓核摘除术＋椎管扩大减压术＋椎间盘微创消融术＋脊髓和神经根粘连松解术。麻醉方法：静脉麻醉。

手术经过、术中发现的情况及处理：患者于手术室由刘垒主任医师行静脉麻醉下 CT 引导下经皮颈椎椎间盘髓核摘除术＋椎管扩大减压术＋椎间盘微创消融术＋脊髓和神经根粘连松解术。患者俯卧于手术治疗床，开放静脉，胸部垫枕，固定头部，充分暴露颈椎。监测生命体征，在 CT 引导下透视辅助下定位 $C_{4/5}$ 左侧棘突旁 0.3cm 穿刺点为进针穿刺点。先行椎管扩大减压术：常规消毒、铺巾，1％利多卡因逐层局部浸润麻醉后，使用 18G 穿刺针经患侧椎旁肌至椎间隙，穿刺过程中逐层麻醉，透视下监测导针位置无误，穿刺针正位示后置入穿刺导丝，CT 确认位置，拔出穿刺针芯，以穿刺导丝为中心切开约 1cm 皮肤，然后依次沿导丝置入细、粗软组织扩张管至椎间隙后缘 $C_{4/5}$"V"点处，扩张软组织通道，拔出软组织扩张管，动力磨钻逐渐扩大，C_4 椎板下缘，磨除部分骨质及黄韧带，暴露椎管，椎管扩大减压术结束。再行椎间盘髓核摘除术＋椎间盘微创消融术＋脊髓和神经根粘连松解术：置入粗软组织扩张管，置入工作套管，在通道内放置内镜系统，调节影响白平衡，连接生理盐水，观察髓核及纤维环，可见工作套管将神经根和硬膜囊挡在外面只显露髓核，分离神经根和髓核，髓核一般位于神经根下部，应仔细辨认。纤维环钳咬穿黄韧带，镜下直视下用髓核钳选择性摘除椎间盘髓核组织，抓取椎间盘过程中应用双极可屈性等离子体多功能刀头逐步消融退变毛糙的突出椎间盘，取出椎间盘约 0.6g，全部摘除突出椎间盘后转动套管仔细检出有无游离的椎间盘碎块，后再使用双极可屈性电极射频等离子体多功能刀头消融已长入纤维环裂隙内的肉芽组织和神经末梢，同时对术区彻底止血。生理盐水不间断冲洗。操作完毕，缝合皮肤，无菌敷料加压固定，术后平车推回病房（病例 33 图 2、图 3）。

结果：患者在整个治疗过程中生命体征平稳，无心慌、头疼，无恶心、呕吐等不适。

术后注意事项：针口 72 小时内不要接触水，以防止感染密切观察病情，及时对症处理。

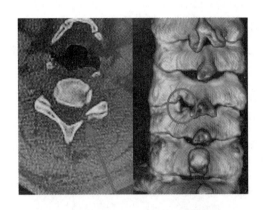

病例 33 图 2　C$_{4/5}$ 椎板抹除骨质

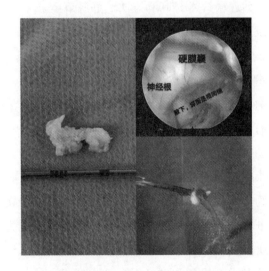

病例 33 图 3　镜下摘除突出的髓核

9. 住院第 7 日　术后首次病程记录。

手术完成时间：2020 年 4 月 28 日 16 : 20。

患者于手术室由刘垒主任医师行静脉麻醉下 CT 引导下经皮颈椎椎间盘髓核摘除术＋椎管扩大减压术＋椎间盘微创消融术＋脊髓和神经根粘连松解术。手术顺利，操作完毕，缝合皮肤，无菌敷料加压固定，术后平车推回病房。

结果：患者在整个治疗过程中生命体征平稳，无心慌、头疼，无恶心、呕吐等不适。

术后注意事项：针口 72 小时内不要接触水，以防止感染密切观察病情，及时对症处理。

10. 住院第 8 日主治医师查房记录　今日查房，患者诉颈部及左上肢疼痛明显缓解，饮食睡眠可，二便正常。术后第一天暂不专科查体。孙钦然主治医师查房分析，患者昨日行经皮椎间孔镜下髓核摘除术为主的综合治疗，针对突出物直接摘除，解除压迫，同时对周围神经嵌压进行松解，目前患者颈部疼痛痛伴左上肢疼痛消失，疗效显著，治疗继续抗炎、神经脱水、营养神经等巩固疗效，继观。

11. 住院第 9 日刘叁主任医师查房记录　今日查房，患者诉颈部及左上肢疼痛明显改善，二便正常。专科查体：伤口愈合良好，无红肿、渗出，颈椎生理曲度变直，颈椎活动度尚可，左侧风池穴、肩井穴、肩胛内角、天宗穴压痛（+-），叩顶试验（-），左侧臂丛神经牵拉试验（-），左侧侧肱二头肌反射（+），左侧肱三头肌腱反射（+），左上肢肌力 4 级，肌张力可，双上肢深浅感觉未触及明显异常，病理征（-）。双侧足背动脉搏动正常。颈椎 MRI 示：颈椎退行性变：$C_{3/4}$、$C_{4/5}$、$C_{5/6}$、$C_{6/7}$ 椎间盘突出；颈椎术后表现。颈椎 CT 示：颈椎退行性变：$C_{3/4}$、$C_{4/5}$、$C_{5/6}$、$C_{6/7}$ 椎间盘突出并 $C_{3/4}$、$C_{4/5}$ 椎管狭窄。颈椎术后表现。辅助检查回示：血细胞分析：白细胞计数 9.80 ↑ ×10^9/L，患者对治疗结果满意，主动要求今日出院。刘叁主任医师查房分析，患者后路镜下椎间盘髓核摘除术＋脊髓和神经根粘连松解术＋周围神经卡压松解术＋椎间盘臭氧造影术＋椎间盘微创消融术后，疼痛基本消失，血象偏高，体温正常，伤口愈合良好，与治疗创伤有关，准予今日出院，指导患者出院后注意事项（病例 33 图 4）。

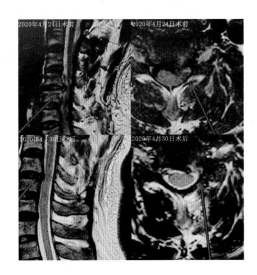

病例 33 图 4　手术前后影像对比，显示突出物摘除、神经根压迫解除

九、出院诊断

1. 中医诊断　项痹（瘀血阻络）。
2. 西医诊断　①神经根型颈椎病；②高血压病。

十、讨论

颈椎病是临床的常见病与多发病，且随着老龄退变、不良生活方式、工作压力等风险因素的增加，神经根型颈椎病（cervical spondylotic radiculopathy，CSR）的发病率在逐渐上升，通常表现为神经根管狭窄，神经根受压所致的根性疼痛、麻木、无力等症状。

随着脊柱内镜特别是颈椎内镜技术的进步，经皮内镜颈椎间盘切除术（PECD）可通过完全的经皮入路来达到内镜下颈椎间盘的减压，其手术适应证主要是针对于合并神经症状的软性突出导致的颈椎间盘突出症，可分为前路PECD和后路PECD。

颈椎后路内镜技术（PTED）该技术始于1944年，当时Spurling等证明了该手术可有效治疗因椎间盘突出或骨赘引起椎间孔狭窄引起的颈椎病。该方法可在直接观察神经根的情况下，通过切开椎间孔来减压外侧隐窝和椎间孔，手术成功率为93%～97%。运用该技术可避免对肌肉的广泛骨膜下剥离，所以术后颈部疼痛非常轻微。但在内镜技术发展的初期，由于内镜下颈椎后路手术需磨除部分骨性结构，在当时治疗CIDVH时多采用前方经椎间隙入路。直到骨微动力系统不断发展成熟，Rutten等在2007年首次报道了后路全内镜下颈椎间盘切除术治疗颈椎病的成功案例，术中可通过磨钻磨除部分小关节、椎间孔扩大成形、咬除黄韧带进行减压；所有患者手术当天即可出院，并且不需要使用止痛药物；随访2年后76例患者疼痛完全缓解，8例偶尔疼痛或疼痛明显减轻，3例没有改善。Rutten等在另一项针对颈椎间盘突出症的后路PECD与标准ACDF的随机对照试验中，对175例患者随访两年，87.4%的患者具有良好预后。

后路经椎板间入路PECD手术适应证：CT和MRI检查证实突出椎间盘位于脊髓边缘侧方的颈椎间盘突出症；单侧臂痛的神经根型颈椎病；椎间孔狭窄者；至少6周规范非手术治疗无效。手术禁忌证：明显节段不稳者；颈椎畸形；颈椎管狭窄；中央突出的颈椎间盘。后路经椎板间入路PECD采用局麻或者全身麻醉，该患者为我们选择局部麻醉联合静脉麻醉，取俯卧位，头架固定，双肩适度牵引保持颈椎轻度屈曲状态，透视定位手术节段，将颈椎内镜系统置于椎板小关节处。显露由上位椎板、下位椎板和小关节所组成的"V"点。需要注意的是，显露"V"点时不推荐使用克氏针定位法，因为置入克氏针时有可能进入椎管造成脊髓损伤。磨钻开窗范围：侧方磨除不超过小关节的内侧半，头尾侧直至近端和远端颈椎椎弓根，内侧不宜显露脊髓。颈椎小关节的磨除只要不超过50%，就不会影响颈椎小关节的稳定性。

后路经椎板间入路PECD的优点：相对于ACDF，该术式不破坏椎间隙，避免了前路重要组织结构如食管、气管、颈动脉、神经损伤；相对于前路PECD，后路PECD工作套管的直径更大，视野更加清晰；相对传统开放和显微镜下后路椎间孔切开术，经皮内镜和生理盐水持续灌洗使得手术视野更为清晰，有利于对小关节进行磨除和减少出血，另外手术切口缩小至0.7cm，对棘突旁的肌肉剥离更小，颈椎的稳定性得到更好地保留。后路经椎板间入路 PECD 学习曲线的陡峭，可能发生脑脊液漏、脊髓损伤、神经根牵拉、出血、伤口感染等并发症。对于颈椎前凸＜ 10°的患者，由于小关节和肌肉被破坏，后路间孔切开术后可能会并发颈椎前凸角度的丢失，而后路经椎板间入路 PECD 和后路椎间孔切开术手术入路类似，因此对颈椎前凸减小的患者行后路经椎板间入路 PECD 存在争议。

PECD 治疗颈椎间盘突出症需严格把握手术适应证，其治疗神经根型颈椎病疗效肯定，然而对于脊髓型颈椎病，由于术中可能造成脊髓进一步损伤，减压可能不充分，所以不予推荐。在严格掌握手术适应证的前提下，考虑到手术入路以及对椎间隙的影响，颈椎后路 PECD 更具有优越性。

笔者体会：该患者为典型的神经根型颈椎病（$C_{4/5}$），符合后路 PECD 手术指征。①我们选择在复合手术室进行，应用 CT 扫描引导置管，较之 C 臂 X 光引导，可直奔突出物靶点，寻找"V"点更加方便和准确，大大节约了手术时间，增加手术安全性，也便于术后即刻复查；②穿刺和置管过程选择局部麻醉，仅在微动力系统抹除骨质和椎管内操作时加用静脉麻醉，既保障手术安全性、舒适性，又兼顾可操作性，节约手术流程和时长；③骨微动力磨钻的使用，可精细化、精准化建立操作通道，在最小的抹除椎板骨质情况下最大限度保障手术疗效；④手术医师的内镜操作的经验必不可少，需避免脊髓、神经、血管及器官损伤，熟悉手术入路相关的解剖结构十分重要（病例33 图 5）；⑤ PECD 治疗软性突出、单一节段的颈椎间盘突出症短期疗效良好，其长期效果仍有待进一步观察和研究。我们认为，CT 引导下颈椎后路内镜手术治疗神经根型颈椎病，疗效肯定，值得临床推广。

不同节段的关系如下：

C5：肩上型30%，前方型70%；

C6：肩上型10%，前方型20%，腋下型70%；

C7：前方型10%，腋下型90%10；

C8：无接触型80%，腋下型20%。

病例 33 图 5　颈椎不同节段神经根与突出物之间的解剖关系

参考文献

[1] 赵文奎，祝斌，刘晓光 . 经皮脊柱内镜治疗神经根型颈椎病研究进展 [J]. 中国疼痛医学杂志，2018，24，（8）：571-575.

［2］王文，孙金子，康宁超，等．经后路脊柱内镜下椎间孔扩大成形减压术治疗神经根型颈椎病［J］．中国疼痛医学杂志，2017，23（7）：511-514.

［3］宋晓磊，王红建，经皮后路脊柱内镜下椎间盘髓核摘除术治疗神经根型颈椎病［J］．河南外科学杂志，2020，26（3）：40-43.

彩色插图

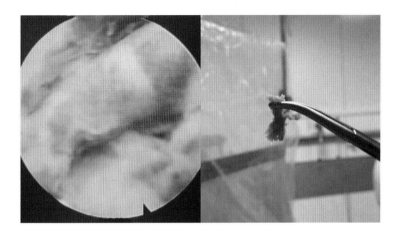

病例 1 图 2　取出、拨离突出物

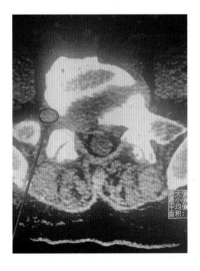

病例 1 图 3　突出物

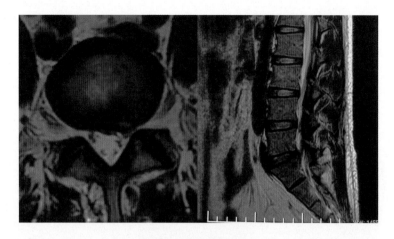

病例 2 图 1　腰椎 MRI

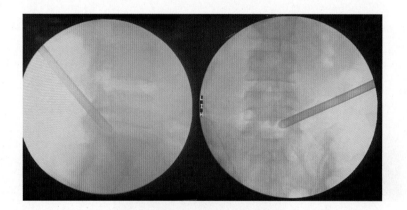

病例 2 图 2　侧隐窝臭氧注射术

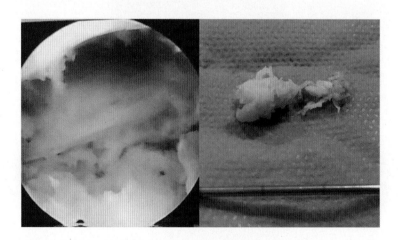

病例 2 图 3　脱出的椎间盘髓核

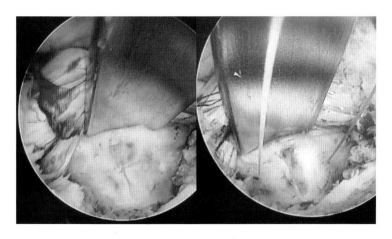

病例 3 图 3　椎间盘纤维环缝合

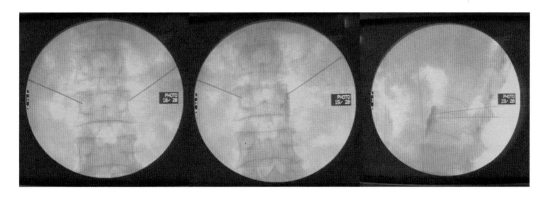

病例 5 图 2　置入工作套管补充图题

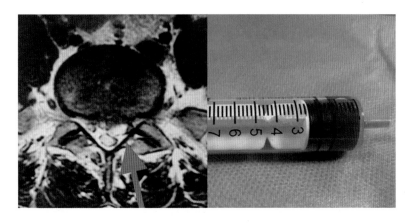

病例 6 图 2　椎管内血肿

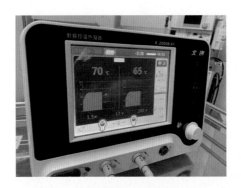

病例6图3　热凝

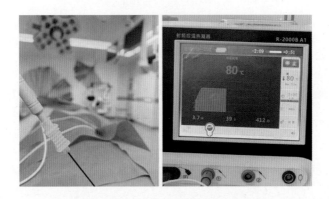

病例7图2　射频消融

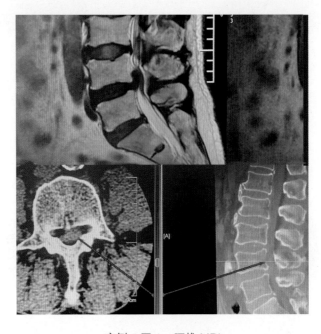

病例8图1　腰椎MRI

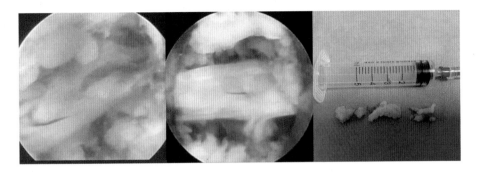

病例 8 图 3　摘除突出物后显露的神经根

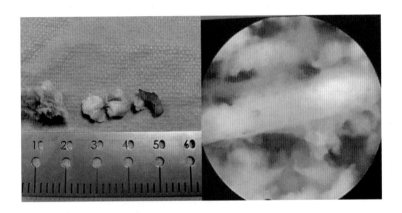

病例 8 图 6　取出的椎间盘组织

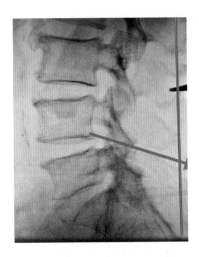

病例 8 图 7　"交叉点"定位法

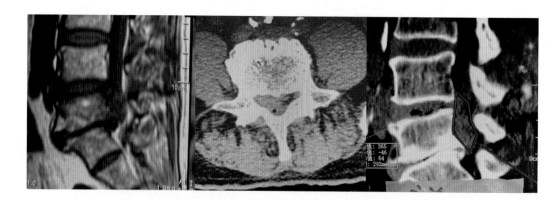

病例 10 图 1　腰椎 CT

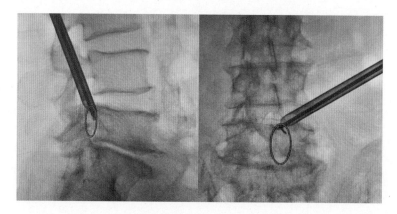

病例 10 图 2　套管内放入椎间孔镜髓核钳，证实可到达突出物处

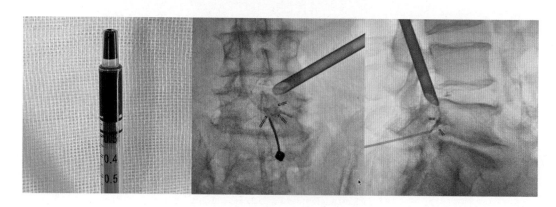

病例 10 图 3　透视下显示远端髓核染色成功

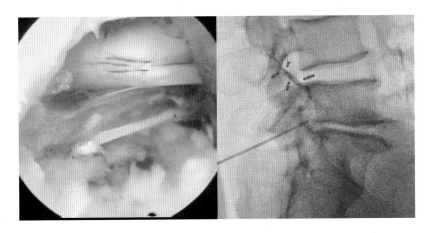

病例 10 图 4　内镜下观察髓核及纤维环

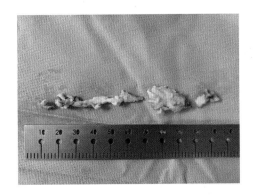

病例 10 图 5　取出椎间盘 3 ~ 4g

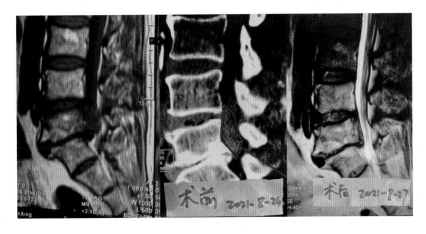

病例 10 图 6　腰椎 MR

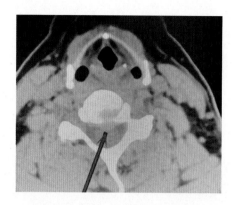

病例 11 图 1　可见突出组织

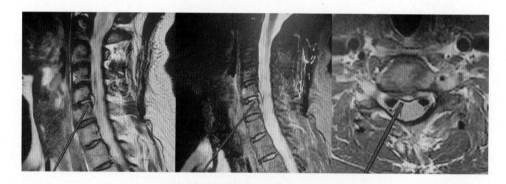

病例 11 图 3　核磁共振

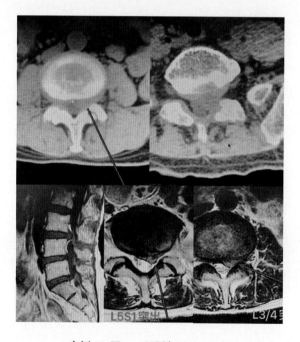

病例 12 图 1　腰骶部 CT、MRI

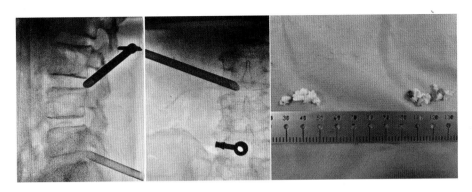

病例 12 图 2　经透视定位侧位在椎体后缘及摘除的椎间盘组织

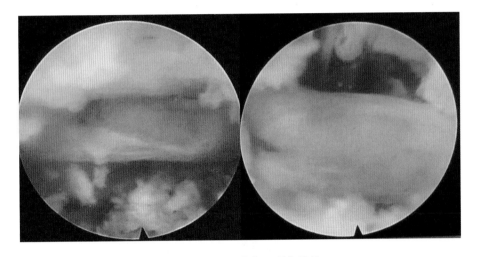

病例 12 图 3　内镜下观察髓核

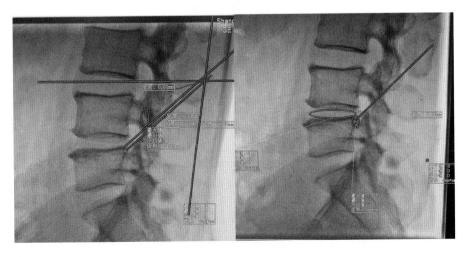

病例 13 图 2　术前置管设计

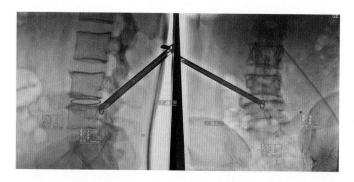

病例 13 图 3　工作套管位置

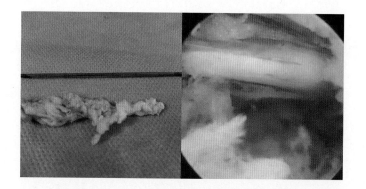

病例 13 图 4　突出物摘除后松解的神经根

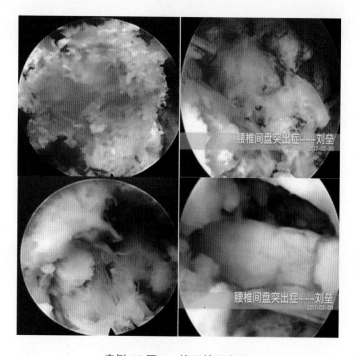

病例 13 图 5　镜下情况所见

镜下"纵横"

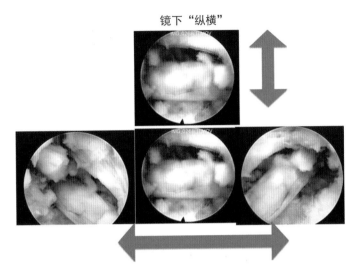

病例 13 图 6　镜下图示

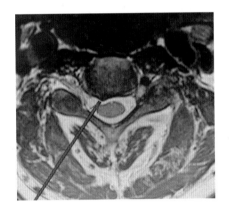

病例 14 图 1　MRI

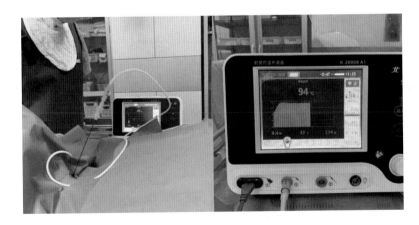

病例 14 图 2　射频治疗过程中

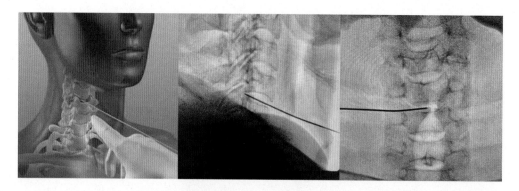

病例 14 图 3　射频热凝手术过程

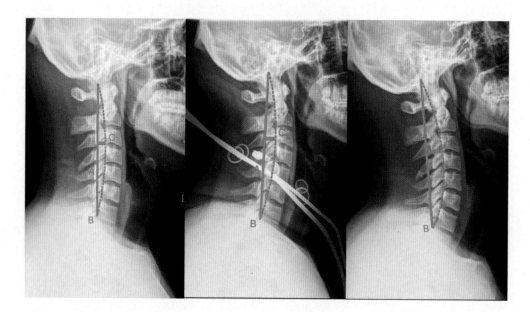

病例 15 图 2　颈椎生理曲度治疗前后的变化显示，生理曲度得到恢复

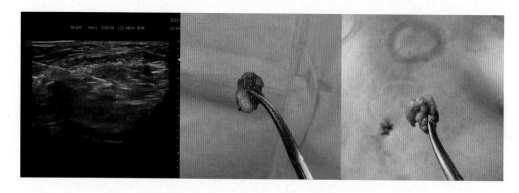

病例 16 图 1　肌骨超声及切除脂肪肿物

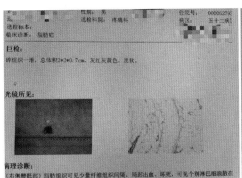
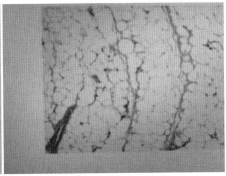

病例 16 图 2　病理结果：炎症性脂肪

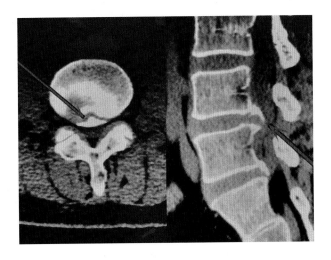

病例 17 图 1　胸部 CT 平扫

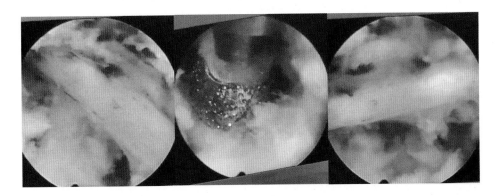

病例 17 图 3　磨除骨后环显露神经根

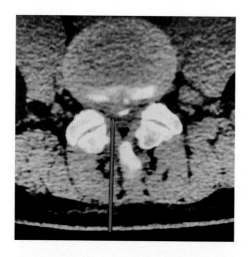

病例 17 图 4　薄弱区处突出

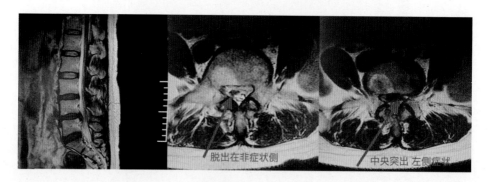

病例 19 图 1　腰椎 MR

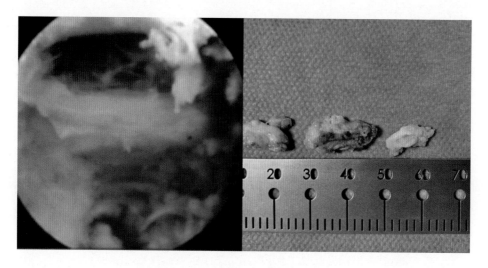

病例 19 图 3　摘除突出物后的神经根

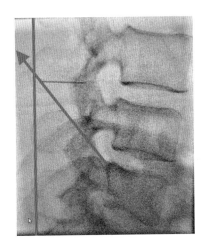

病例 19 图 4　皮肤穿刺点的位置

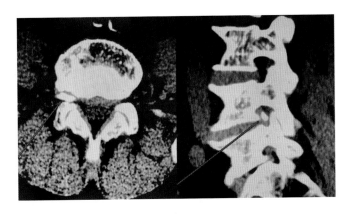

病例 20 图 1　腰椎 CT 重建

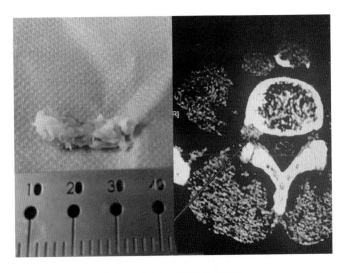

病例 20 图 3　摘除的突出物

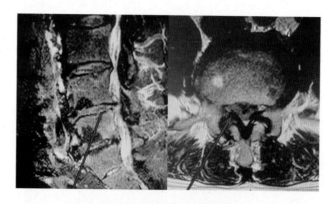

病例 22 图 1　腰椎 MRI

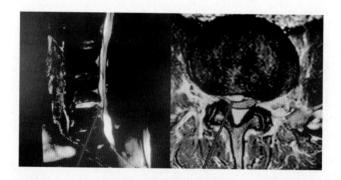

病例 22 图 4　腰椎 MRI

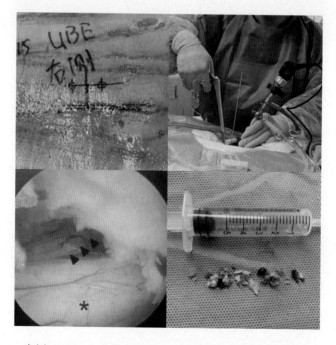

病例 23 图 2　定位、术中、镜下视野及摘除的髓核组织

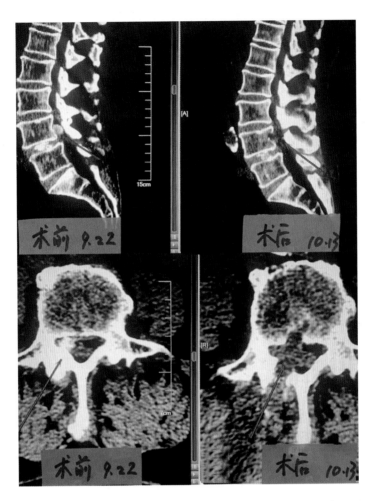

病例 23 图 3　术后复查腰椎 MRI

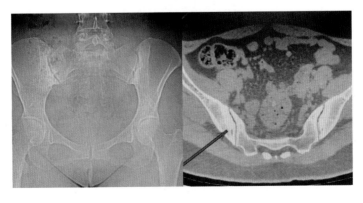

病例 24 图 1　骶髂关节 CT

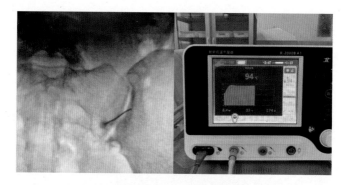

病例 24 图 2　射频热凝术

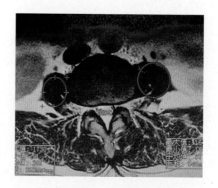

病例 25 图 1　腰椎 MRI

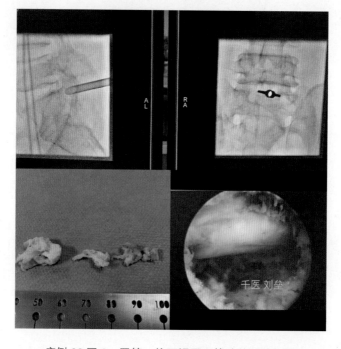

病例 26 图 2　置管、镜下视野及摘除的髓核组织